社区精神卫生理论与实践

Theory and Practice for Community Mental Health

主编　杨树旺　汤世明　李俊琳　朱长才　宫璇

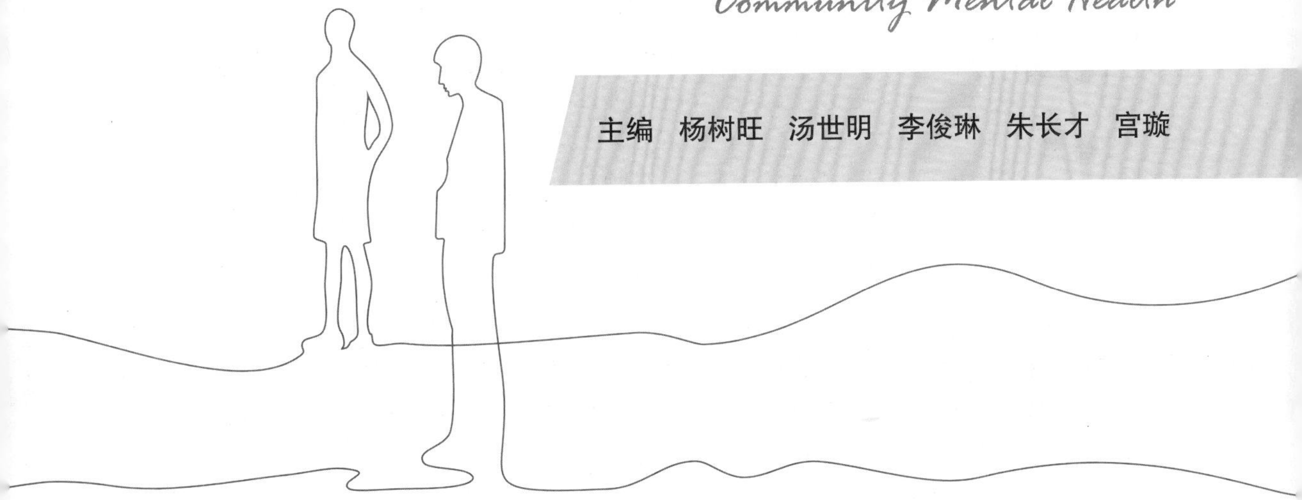

WUHAN UNIVERSITY PRESS
武汉大学出版社

图书在版编目(CIP)数据

社区精神卫生理论与实践/杨树旺等主编.—武汉：武汉大学出版社，2019.5

ISBN 978-7-307-20817-9

Ⅰ.社…　Ⅱ.杨…　Ⅲ.精神卫生—社区服务　Ⅳ.R749

中国版本图书馆 CIP 数据核字(2019)第 049913 号

责任编辑:任仕元　　责任校对:李孟潇　　版式设计:马　佳

出版发行：**武汉大学出版社**　（430072　武昌　珞珈山）

（电子邮箱：cbs22@whu.edu.cn　网址：www.wdp.com.cn）

印刷:湖北金海印务有限公司

开本:787×1092　1/16　印张:24　字数:569 千字　插页:1

版次:2019 年 5 月第 1 版　2019 年 5 月第 1 次印刷

ISBN 978-7-307-20817-9　定价:59.00 元

《社区精神卫生理论与实践》编写人员

主　　审　王晓萍　黄希宝　刘忠纯　蔡顺祥　张庆军

主　　编　杨树旺　汤世明　李俊琳　朱长才　宫　璇

副 主 编　阮　俊　刘修军　邓小鹏　祝淑珍　张　伟

　　　　　姚雪阳　齐俊锋　王　迎　刘　晋

学术秘书　王　迎

编　　委（按姓氏音序排列，主编、副主编略）

　　　　　陈　辉　杜菊梅　付爱军　方　星　樊学文

　　　　　胡　春　韩胜红　柳　森　马则英　任世成

　　　　　施小红　谈金莲　唐雨萌　吴　迪　王　锋

　　　　　向恩平　夏奇兵　杨晨璐　杨　皓　叶　辉

　　　　　易善志　赵成坤　周含宇　朱　可　张佩君

序

目前，精神卫生问题已成为影响我国经济社会发展的重大公共卫生问题和社会问题。如何有效地开展精神障碍预防、治疗和康复等工作，是促进精神障碍患者早日回归家庭、回归社会，减少精神障碍患者肇事肇祸案（事）件发生、维护社会和谐稳定发展的关键所在。

精神障碍属于慢性病，具有病因复杂、病程长、健康损害和社会危害严重等特点，在患者长期治疗康复过程中，居家治疗与康复具有重要意义。如何在现阶段乃至今后一段时期内做好精神障碍患者社区管理治疗工作，《社区精神卫生理论与实践》一书做了有益的尝试。该书共分十二章，既有精神卫生理论知识的简要阐述，又有当前实际工作具体操作，还有精神卫生科研方法的基础性描述，以及对社区康复前沿包括理念、康复机构建设及康复技术的实用性介绍等，这些都体现了我国社区精神卫生工作未来发展方向和特点。

该书理论与实践紧密结合，对社区精神卫生的各个环节都予以重点介绍，涉及患者筛查、随访服务、应急处置、质量控制、人员培训、健康教育、督导考评等方面，能满足开展社区精神卫生工作的实际需要。特别是该书的编者均来自精神卫生工作第一线，在预防、临床及医学科研方面具有丰富的工作经验和学术造诣，既有公共卫生、临床医学专家、高等医学院校教授，又有法律工作者，可谓人才荟萃。该书凝集了十余载精神卫生项目工作实践，操作性强，通俗易懂，不失为从事社区精神卫生工作人员的良师益友。

承此书出版之际，聊言数语，是为序。

武汉大学人民医院教授、博士生导师
中国医师协会精神科医师分会会长

二〇一八年十二月

前　言

世界卫生组织提出："健康不仅是躯体没有疾病，还要具备心理健康、社会适应良好和有道德。"因此，现代人的健康应包括躯体健康、心理健康、社会健康、智力健康、道德健康等内容。社区精神卫生是综合应用社会精神病学、精神卫生学和预防医学等学科的理论和方法，来探讨如何保障和促进社区人群的心身健康，提高其承受各种应激和适应社会等能力，以防止各种心理障碍、行为问题和心身疾病的发生。社区精神卫生服务是以社区为工作单元，以基层精神卫生机构为主体、社区精神卫生工作者和全科医师为骨干，合理利用社区资源，采取融预防、医疗、保健、康复和健康教育等为一体的精神卫生干预策略，来解决社区人群中的精神卫生问题，满足其基本心理卫生需要的一种连续性基层卫生服务。

近年来，随着我国国民经济的飞速发展，生活节奏不断加快，社会竞争压力日趋加剧，生活中应激因素逐渐增加，再加上其他社会因素的影响，由此而诱发的心理和行为问题越来越多，加之酒精、药品和毒品成瘾所致精神障碍，我国精神障碍的种类、特点发生着变化，患病率也逐年增加，精神卫生问题已成为影响我国经济社会发展的重大公共卫生问题和社会问题。

据统计，精神障碍患者在其患病的若干年间，居家治疗、康复时间约占95%~97%，因此精神障碍患者的社区管理就显得尤为重要和必要。目前，我国社区精神卫生管理工作有两个项目在同时实施，即中央补助地方卫生经费严重精神障碍管理治疗项目和国家基本公共卫生服务项目，这两个项目都是着眼于严重精神障碍患者的院外管理治疗工作，但二者侧重点不同。如何使这两个项目无缝衔接，更好地服务精神障碍患者，正是本书编写的出发点和着眼点。因此，本书既适合从事社区精神卫生工作的精神科医护人员、基层精防人员与全科医师使用，也适合卫生行政人员和参与社区严重精神障碍管理治疗工作的民政、残联、公安等相关人员使用。本书既重视实用性与规范性，也强调可操作性与指导性，同时还有较强的理论基础和精神卫生科研方法指导，可以用作社区精神卫生日常工作参考、指导，也可作为社区精神卫生工作培训教材。

衷心感谢各位编委参与本书的编写，在此，对在本书编写过程中提供过帮助的同仁们致以诚挚的谢意，感谢北京大学第六医院/精神卫生研究所公共卫生事业部马宁主任、吴霞民副主任、王勋、张五芳、赵苗苗等各位老师提供的大力支持和无私帮助。由于视野、水平有限，书中不妥和错误之处在所难免，恳请读者批评指正。

杨树旺

二〇一八年十二月

目　　录

第一章　社区精神卫生概述

社区精神卫生（community-based mental health），是指综合应用社会精神病学、精神卫生学和预防医学等学科的理论和方法，来探讨如何保障和促进社区人群的心身健康，提高其承受各种应激和适应社会等的能力，以防止各种心理障碍、行为问题和心身疾病的发生。把社区作为基本单元，以县级精神卫生机构为主体、社区卫生服务中心/乡镇卫生院公共卫生科精防医生和全科医生为骨干，合理利用社区资源，采取“双向转诊”“点对点技术支持”和“关爱帮扶小组”三大措施，融预防、医疗、保健、康复和健康教育等为一体的精神卫生干预策略，来解决社区人群中的精神卫生问题，满足其基本心理卫生需要的一种连续性基层卫生服务，是我国社区精神卫生的立足点和基本目标。

从关注的对象而言，社区精神卫生分为广义和狭义两种。广义的社区精神卫生，是以社区中全体居民为对象，在政府及其各部门与全社会的参与下，不断提高社区居民的健康水平，使之更好地生活和适应社会，更有效地服务社会。狭义的精神卫生是指以社区中现症精神障碍患者为对象，在政府及其各部门与全社会的参与下，由卫生行政部门承担主要任务，加强精神障碍防治知识宣传、教育，消除社会偏见与歧视，采取积极对策以改善精神障碍患者的处境和待遇，促进其康复，减少其复发。

第一节　基本概念

一、社区（community）

目前，关于社区的定义社会学家之间的认识不尽相同。著名社会学家费孝通先生曾在《社会学概论》中对社区做了如下定义，即社区是若干社会群体（家庭、民族）或社会组织（机关、团体）聚集在一个地域里，形成一个生活上相互关联的大集体。概括起来讲，社区是若干社会群体或社会组织聚集在某一个地域里所形成的一个生活上相互关联的社会生活共同体，是社会有机体的最基本内容，是宏观社会的缩影。在构成社区的基本要素上，普遍认为一个社区应该包括一定数量的人口、一定范围的地域、一定规模的设施、一定特征的文化、一定类型的组织。社区具有一定的地理区域，有一定数量的人口，居民之间有共同的意识和利益较密切的社会交往等特征。如果说家庭是社会的“细胞”，社区则是社会的“组织”，是国家整个“机体”的基本保障形式。我国目前的行政区划中，社区应是一个基本的行政单位，一个社区便是农村中的一个乡或镇、城市中的一个街道办事处。社区是一个社会实体，既有群众，也有组织领导。社区的组织领导对本地区、本单位人群的健康负责，是开展社区卫生服务的组织保障体系，也是开展社区卫生服务的领导者和组织者。

（一）社区的功能

社区具有很多功能，而与社区卫生服务密切相关的功能主要包括空间功能、连接功能、社会化功能、控制功能、传播功能和援助功能。

1. 空间功能

社区为居民的生存和发展提供了空间，使得人们得以生存和发展，是社区最基本、最主要的功能。

2. 连接功能

社区将不同文化背景、生活方式、人生观和价值观的个人、家庭、团体聚集在一起，提供彼此沟通、交流的机会，提倡共同参与社区活动、相互援助，从而将居民密切连接起来，构成一个小社会。

3. 社会化功能

社区通过不断的社会化过程，相互影响，逐步形成社区的风土人情、人生观和价值观。

4. 控制功能

社区通过各种规章制度、道德规范有效地维持社区秩序，保护社区居民安全。

5. 传播功能

社区有相对密集的人口，从而形成文化源、知识源、技术源、信息源，为传播提供了条件和平台，各种信息在社区内外以各种方式迅速传播、辐射，为居民及社区本身的发展奠定了基础。

6. 援助功能

社区是一个生活上相互关联的大集体，社区内每一位居民均有支援、帮助和获得援助的功能。特别是妇女、儿童、老年人等特殊人群以及处于疾病或经济困难中的弱势群体，需要获得社区其他居民的援助。

（二）网络社区

在人类历史长河里，还从来没有一项技术像互联网那样，在那么短的时间内，深刻地影响着人们的工作和生活，给人类的生活方式带来如此大的变革。网络社区的出现使得互联网进入了人们的生活，也预示着互联网改变生活的开始，而且这种改变还将随着互联网技术的发展而彻底地改变人们的生活。

网络社区是随着互联网技术的发展而发展起来的。包括 BBS（Bulletin Board System 的缩写）、论坛、贴吧、公告栏、群组讨论、QQ 群、微信群、在线聊天、交友、个人空间、无线增值服务等形式在内的网上交流空间。同一主题的网络社区集中了具有共同兴趣的参与者和访问者。随着互联网技术的普及，网络社区功能得到不断扩展，并迅速成为全世界计算机用户交流信息的园地。从社会学的角度看，网络社区是指由网民在电子网络空间进行频繁的社会互动形成的具有文化认同的共同体及其活动场所。

1. 网络社区的功能

网络社区是传统社区的网络化、信息化和智能化，简而言之就是一个以成熟社区为内容的大型规模型局域网，涉及金融经贸、大型会展、高档办公、企业管理、文体娱乐、小区物业等综合信息服务功能需求，同时与所在地的信息平台在电子商务领域进行全面合作。网络社区除具备传统社区的功能之外，还具有如下功能：

(1) 与访问者直接沟通，或者在线回答访问者的问题，从而了解访问者的意见、观点与建议，可以收集有用的信息，帮助发现工作中的问题，改进不足，进而提高工作效率。

(2) 为访问者提供发表感言、意见与建议的平台，一些有争议的问题也可以在此进行讨论。

(3) 方便进行在线调查。无论是进行市场调研、热点问题调查，还是对病人管理、治疗效果、服务措施等效果评估，在线调查都是一种高效廉价的手段。

(4) 建立关系，寻求支持。网络社区为社区内的人们提供了交换人生经验、制造相遇相知的场所和机会，使得人们能够跨越时空限制，建立有意义的人际关系。

2. 网络社区的特点

根据网络社区的定义，可以归纳出网络社区有如下特点：

(1) 必须通过互联网网络来作为传播的媒介。

(2) 网络社区的成员通过互联网平台能共享信息与沟通。

(3) 网络社区的成员能通过互联网平台来满足社会生活需要。

(4) 网络社区的成员对网络社区有一定的归属感。

3. 网络社区与传统社区的异同

网络社区与传统社区从根本上来讲是一致的，但二者又有所差异。概括来讲，二者是互相弥补、各取所长而非相互取代的关系。

(1) 传统社区包括五个基本要素：一定范围的地域空间、一定规模的社区设施、一定数量的社区人口、一定类型的社区活动、一定特征的社区文化。构建网络社区同样必须具备这五个要素。

一定范围的地域空间：指的是网站的域名、网站的空间，同时还包括到达这个空间的带宽。网络社区仍然需要独立的个人空间（如 blog、SNS）等。

一定规模的社区设施：网络社区需要一定规模的公共活动和娱乐场所（如论坛、游戏等)，需要提供各种服务，如商城、生活资讯、分类信息、在线咨询等。

一定数量的社区人口：网络社区人口数量指网站的注册用户数，但注册的用户数并不等于有效的用户数。网络社区需要一定数量的有效用户，才能聚集人气，从而形成一个相对稳定、持续存在的社区。

一定类型的社区活动：指的是人们在生产、生活过程中参与的各种生活、工作和娱乐活动，以及在这个过程中结成的人与人之间的关系。在网络社区上具体体现为记录自己的感情和生活，发起和参与各种问题的讨论，表达对一些问题的看法和观点，参与各种兴趣、各种主题的活动，通过各种方法表达和满足个性的诉求，进行倾诉、认同、交友、交易等，以及人们在这些活动中形成的社会网络。

一定特征的社区文化：社区文化不是某个人赋予的，而是人们在社区活动中积累和沉淀下来的一种价值认同。由于网络社区的功能、结构、人群的组成、组织者的理念和倡导等方面的差异，形成了具有不同文化特征和社区认同的网络社区。例如，提起 mop 你会想起变态（bt）；提起 DoNews 你会想起 IT 评论；提起 ChinaRen 你会想起温馨的校园生活，等等。

（2）突破了人口数量的限制。传统社区的人口容量是有限的，而网络社区中的人口数量几乎是无限的。网络社区只需要传统社区建设成本的 1/10、1/100 乃至更低，就可以打造出与现实社会同样繁华的一个社区或一条商业街。

（3）突破了地域限制。网络社区的参与者、访问者，可以是同一地域的人，也可以是这个地域以外的人。在某种程度上，网络社区形成了“地球村”概念，突破了国界、肤色、母语、宗教信仰等限制。

（4）须借助互联网平台。网络社区是网民在电子网络空间进行的频繁的社会互动，因此必须借助互联网平台才能实现。这样，也把非网民直接或间接排除在外了。

根据调查，2014 年我国网民最主要的上网设备是手机，使用率为 64.1%；非网民不上网的原因，主要是不懂电脑/网络，比例为 61.3%，其次为年龄太大/太小，占比为 28.5%；网民年龄以 10~39 岁年龄段为主要群体，比例合计达到 78.1%；网民中具备中等教育程度的群体规模最大，初中、高中/中专、技校学历的网民占比分别为 36.8%与 30.6%；从职业分布来看，学生群体所占比例最高，为 23.8%，其次为个体户/自由职业者，比例为 22.3%，企业/公司的管理人员和一般职员比例合计达到 17.0%。①

（5）活动是在“虚拟空间”进行的。传统社区的活动是在自然地理区域中进行的，而网络社区的活动则是在网络上某个网站的空间里进行的。与传统社区不同，在网络社区中，人们借助互联网平台通过网名代号隐匿部分身份来进行“实质性的互动”，而不是传统社区的“面对面互动”。所以，这种通过网络社区互动建立起来的人际关系，在某种程度上比较脆弱。

（6）网络社区的兴趣、目标更单一、具体。传统社区里人们的交往基本上是全方位的，而网络社区中人们的交往，因组织者的理念和倡导等方面的差异，兴趣、目标更单一、更具体，绝大多数网络社区摒弃了生活琐事内容，专注于某一个特定的兴趣主题、目标。

（7）网络社区会随着时间变化而变迁或消失。传统社区除非拆迁或行政区划变革而发生变化，否则一般情况下会一直保存下来，而网络社区的虚拟性、超时空性，导致社区内人际关系相对松散，流动性更大，会随着组织者的更换、维护/管理能力削弱、网络人口减少等因素，而消失或变迁。

（8）网络社区与传统社区相互影响、相互融合。网络社区提供的服务版块是根据人们现实的需要而设定的，传统社区中人们的生活方式、观念和规范等无形中将影响到网络社区的构建。此外，网络社区提供的服务是传统社区服务的延伸和提高。二者相辅相成，脱离了生活现实，网络社区是不可能长期存在的。

现实生活中，网络社区的活动越来越多地与传统社区活动相互融合。如摄影群、驴友群，除在网络上交流摄影、旅游心得体会、注意事项外，还会时不时组织大家外出采风、旅行。这种在网络社区活动中相互“认识”的人们，基于共同的兴趣爱好和需要，在现

① 第 35 次中国数字传播趋势报告。

实生活中“真实”地相互融合了。

（三）社区的分类

社区分类的方式方法有很多，可以根据地理位置或者共同兴趣、志向等进行分类。

地理区域的社区指有一定地域边界的社区。主要依据是否为自然状态和是否从事农业生产活动，区分为不同的社区类型。依据前者可以分为自然社区和法定社区。自然社区以自然居住群体的形成、发展来确定，如村落。法定社区以行政管理的权力范围来确定，如乡、镇、县、市等。依据是否从事农业生产活动可以分为农村社区和都市社区。农村社区是以农业生产活动为基本特征的人口相对分散的社区，都市社区是以从事非农业生产活动为基本特征的人口相对集中的社区。小城镇社区则是发展规模较小、人口集中程度较低的以从事非农业生产活动为主的社区。在中国，它是联结农村社区和都市社区的中间环节。

也可以根据人群的某些共同兴趣、志向或目标来区分。这些人可以居住在不同的地区，为了某些共同的兴趣、志向或者目标，在特定的时间聚集在一起。如一所学校、一个工厂就可以构成一个社区。

还可以根据人群的共同问题来划分。这些人可能既不居住在同一地区，也不在一起学习和工作，但他们具有需要共同解决的问题。如某河流污染，影响了两岸流域居民的正常生活。为了有效解决这一问题，可以将这些居民视为一个社区。

二、精神卫生

所谓健康，是指一个人在身体、精神和社会等方面都处于良好的状态。健康包括两个方面的内容：一是主要脏器无疾病，身体形态发育良好，体形均匀，人体各系统具有良好的生理功能，有较强的身体活动能力和劳动能力；二是对疾病的抵抗能力较强，能够适应环境变化、各种生理刺激以及致病因素对身体的作用。世界卫生组织提出：“健康不仅是躯体没有疾病，还要具备心理健康、社会适应良好和有道德。”因此，现代人的健康应包括躯体健康、心理健康、社会健康、智力健康、道德健康、环境健康等内容。

关于精神卫生（mental health）的定义，大致分为狭义和广义两种。狭义精神卫生，是指研究精神障碍的预防、医疗和康复。即预防精神障碍的发生；早期发现、早期治疗；促使慢性精神障碍患者的康复，重归社会。广义精神卫生，是指研究健康者增进和提高精神健康、精神医学的咨询。从上述精神卫生的定义和内容来看，精神卫生的对象、范围和任务，一方面是精神障碍患者的预防、医疗和康复，另一方面是普通居民精神健康和精神医学咨询的提高和维护。

2013 年 5 月 1 日正式实施的《中华人民共和国精神卫生法》（以下简称《精神卫生法》）规定：开展维护和增进公民心理健康、预防和治疗精神障碍、促进精神障碍患者康复的活动，即涵盖了狭义与广义的精神卫生内容。精神卫生不仅属于医学事业，而且属于公共卫生事业，由于涉及社会各方面内容，也是社会事业的一个组成部分。

三、社区精神卫生服务

社区精神卫生是社区医学、精神病学的一个分支，是应用社会精神病学、精神卫生学、其他行为科学和预防医学等学科的理论和方法，对一定地域内的人口进行精神障碍的预防、治疗、康复和社会适应的统筹安排和管理，同时开展有关科学研究工作的学科。

社区精神卫生服务（community mental health service）又称社区精神卫生工作，是以社区为单元开展的精神障碍预防、治疗和康复等管理工作，目的是提高该社区居民的心理健康水平。社区精神卫生服务是目前我国基本公共卫生服务的重要内容，我国基本公共卫生服务于2009年正式启动，当时精神卫生是其9大项内容之一。随着我国基本公共卫生服务工作的深入发展，目前精神卫生依然是基本公共卫生服务13大项内容之一。

（一）社区精神卫生服务特征

社区精神卫生服务具有多部门协作性、综合性、可及性、多学科参与的特征。

（1）强调服务、管理的连续性和综合性。鼓励患者、家庭及社会的主动参与，重视患者的康复，极大缩短住院时间，节省昂贵的住院成本。

（2）由“以疾病为中心”转为“以患者为中心”。采取社会、环境等有效措施，提高患者的就治率和依从性，改善患者社会功能，逐步使患者回归家庭、回归社会，维护家庭、社区和社会稳定，体现“以人为本”的原则，尽可能地避免精神障碍患者因为长期住院而导致的“住院综合征”发生。

（3）社会文化因素明显影响精神障碍疾病的表现和发展。在社区精神卫生服务工作的组织和开展中，发挥社会、环境的作用，提供以精神障碍患者为中心、更切合患者需要的人性化服务管理——个案管理。

（4）在居家、工作场所等尽可能接近精神障碍患者的地方，为患者提供必要的治疗与康复训练。

（5）充分利用社区资源，不断扩大传统社区精神卫生的服务范围。如日间照料中心、阳光家园、工疗站、农疗场等。

（6）密切与社区居民接触，有助于减少社会对精神障碍患者的歧视和患者及其家庭的病耻感。目前，有调查表明，至少70%以上的民众对精神障碍有明显的病耻感。

（二）社区精神卫生服务的必要性

在社会高速发展的今天，竞争加剧，生活中应激因素不断增加，由此诱发的心理和行为问题越来越多，精神障碍患病率逐年增加。与此同时，我国精神卫生专业机构、专业人员仍十分匮乏，底子薄、病人多的矛盾相对突出。据我国中部一个省份调查：15%的县（市、区）既无精神科执业医师又无精神卫生专科机构；而在有精神卫生专业机构的县（市、区）中，医生平均仅6名左右，其中具有精神科资质的医生仅3名左右，精神障碍患者就医难、住院难矛盾仍然存在。此外，我国许多精神病专科医院基本上还是“医院精神病学”的格局，采取封闭式管理、固守坐堂行医/坐等病人上门来的模式，几十年来变化甚微，已明显不适应现代社会的需求。

如何化解精神专科医务人员短缺与大量精神障碍患者不能得到及时专科治疗的矛盾，进而避免或减轻精神障碍患者因未能得到及时救治而造成的精神残疾，以期降低家庭、社会相应的沉重负担，根据当前我国精神障碍防治工作的实际情况，唯有积极开展社区精神卫生防治，采取“双向转诊”“点对点技术支持”和“关爱帮扶小组”三大服务措施，依靠基层医务人员、全科医生，普及精神障碍防治知识，开展精神障碍患者信息管理、随访评估、分类干预、家属健康护理教育、康复指导和健康体检，才能打破精神科住院模式与精神障碍患者服务的需要不相适应的怪圈，提高精神障碍患者就诊率，改善患者的社会功能，减少、控制精神障碍患者肇事肇祸事（案）件发生，维护社会和谐稳定发展。

精神障碍在严重影响患者和家属生活质量的同时，也给社会带来了沉重的负担，是社会一大安全隐患。目前，精神卫生问题已经成为我国重大的公共卫生问题和突出的社会问题。在精神障碍患者肇事肇祸案件司法鉴定中，90%以上精神障碍患者不负法律责任，其中又有接近70%的精神障碍患者完全不负法律责任。据国家精神卫生项目办统计，我国严重精神障碍患者75%为青壮年，58%的精神障碍患者生活在当地贫困线以下，约30%患者不服药。因此，精神障碍患者作为一个特殊群体，既是弱势群体，又是高危人群，需要全社会的共同帮扶与关爱。

精神健康是健康不可或缺的一部分，如果一个精神障碍患者长期与外界隔绝封闭住院治疗，可能会出现“住院综合征”情况。这类患者有两个极端表现，一是几乎不说话，邋遢，无欲，甚至进餐都需要人来督促，这类患者占绝大多数。二是表现活跃，仪表整洁，但缺乏离开医院的要求与兴趣，对医院明显依赖。临床实践证明：一个长期住院的精神障碍患者，预后糟糕，随着“住院综合征”的出现而各项社会功能逐渐减退，最后会成为世俗眼中所谓的“废人”。因此，精神障碍患者急性期住院治疗，病情稳定后居家治疗，实行社区精神卫生服务管理，既有利于缓解患者住院难问题，又可大大节约医疗成本，同时还有利于患者社会功能康复，避免“住院综合征”的出现，是精神障碍患者管理的有效途径和方法。

随着现代医学由“生物医学”模式转变为“生物—心理—社会医学”模式，传统的“医院精神病学”一统天下的局面，自20世纪60年代社区精神卫生蓬勃兴起而逐渐被打破。欧美等发达国家大幅消减精神病院床位，部分精神病医院也随之关闭，精神障碍临床治疗回归家庭、社区，去机构化已形成趋势。此外，国外精神病医院、收容所存在的一些问题也引发了精神病医院的变革，间接促进了社区精神卫生服务的发展。

与国际大趋势去机构化相比，现阶段我国精神卫生去机构化条件尚不具备。但随着社会经济发展，广大民众对精神障碍的认识提高和病耻感减弱，特别是治疗效果好、副作用小的新型、长效抗精神病药物问世，精神障碍患者居家治疗、社区康复必将蓬勃发展，去机构化也是最终的必然。

（三）社区精神卫生服务的可行性

20世纪50年代以氯丙嗪、氟哌啶醇为代表的抗精神病药物陆续问世，使大多数精神障碍患者在门诊取药后再回到社区进行治疗成为可能。2004年9月30日，旨在探索我国建立精神障碍社区防治和康复管理工作机制与网络的“中央补助地方严重精神障碍管理治疗项目”（简称“686”项目）正式纳入国家公共卫生行列。目前，该项目已正常运行10余年，也由开始之初单纯的项目逐渐演变为精神卫生防治工作。

2009年，我国正式实施国家基本公共卫生服务项目。该项目是促进基本公共卫生服务逐步均等化的重要内容，是深化医药卫生体制改革的重要工作，是我国政府针对当前城乡居民存在的主要健康问题，以儿童、孕产妇、老年人、慢性疾病（高血压、糖尿病和严重精神障碍）患者为重点人群，面向全体居民免费提供的最基本的公共卫生服务。开展服务项目所需资金主要由政府承担，城乡居民可直接受益。基本公共卫生服务主要由乡镇卫生院、村卫生室、社区卫生服务中心（站）负责具体实施。村卫生室、社区卫生服务站分别接受乡镇卫生院和社区卫生服务中心的业务管理，合理承担基本公共卫生服务任务。其他基层医疗卫生机构也可以按照政府部门的部署来提供相应的服务。

2012 年 10 月 26 日，十一届全国人大常委会第 29 次会议审议并通过了《精神卫生法》，并于 2013 年 5 月 1 日正式颁布实施。从酝酿、准备至最终出台历时 27 年，《精神卫生法》堪称中国法律草案孕育时间最长的一部法律。《精神卫生法》规定：医疗机构应当为在家居住的严重精神障碍患者提供精神科基本药物维持治疗，并为社区康复机构提供有关精神障碍康复的技术指导和支持。社区卫生服务机构、乡镇卫生院、村卫生室应当建立严重精神障碍患者的健康档案，对在家居住的严重精神障碍患者进行定期随访，指导患者服药和开展康复训练，并对患者的监护人进行精神卫生知识和看护知识的培训。县级人民政府卫生行政部门应当为社区卫生服务机构、乡镇卫生院、村卫生室开展上述工作给予指导和培训。《精神卫生法》的出台，有利于解决精神障碍患者救治救助、服务管理中的薄弱环节以及非自愿住院治疗制度缺失等突出问题。

2013 年国务院办公厅《关于加强肇事肇祸等严重精神障碍患者救治救助工作意见的通知》将严重精神障碍患者救治管理工作纳入地方政府综合治理考核内容，对造成严重后果的严重精神障碍肇事肇祸事（案）件将实行一票否决，并进行责任倒查。2016 年中央综治办、公安部、民政部、财政部、国家卫生计生委、国家残联等六部委联合印发的《关于实施以奖代补政策 落实严重精神障碍患者监护责任的意见》，进一步夯实了社区精神卫生服务的基础。此外，2014 年版国家卫生城市标准——公共卫生与医疗服务，也将精神卫生纳入考评范畴。

（四）“686 项目”与基本公共卫生服务项目的关系

目前，我国精神卫生社区防治工作有两个项目在同时实施，即“686 项目”和基本公共卫生服务项目。这两个项目都是着眼于精神障碍患者的院外管理治疗工作，但二者侧重点不同。“686 项目”主要着眼于精神障碍患者的筛查与诊断、应急处置、家属护理教育、部分贫困患者门诊服药补助等。从供需层面看，随着“686 项目”的发展和我国医保农合政策对精神障碍患者治疗费用的报销比例不断提高，贫困患者住院补助、贫困患者门诊服药补助及有肇事肇祸危险行为者的解锁等需方补助，在项目中所占比重大幅度消减，而项目执行单位的供方补助所占比重大幅提升。基本公共卫生服务项目则侧重于患者信息管理、随访评估、分类干预和健康体检等工作内容。这两个项目相辅相成，共同为精神障碍患者社区管理服务。

从项目实施的时间来看，“686 项目”是从 2004 年 9 月 30 日开始实施的，而基本公共卫生服务项目则于 2009 年才开始实施。随着基本公共卫生服务项目的正式实施，原先属于“686 项目”内容的患者居家信息管理、随访评估、分类干预及健康体检，则成为基本公共卫生服务项目的重要内容之一。因此，从这个角度来说，基本公共卫生服务项目（严重精神障碍）源于“686 项目”。“686 项目”在技术要求环节上，强调精神障碍患者报告患病率、管理率、规范管理率、服药率和规律服药率，强调“双向转诊”“点对点技术支持”和“关爱帮扶小组”三大措施在社区精神卫生管理工作中的运用和发挥的作用。因此，从某种程度上来说，“686 项目”的要求更加精细化，技术指标也更加具体。

“686 项目”和基本公共卫生服务项目一样，目前都从项目工作逐渐转变为日常工作。随着基本公共卫生服务项目工作的深入发展，两个项目今后如何协调发展或整合，则取决于国家决策层。

四、网络社区精神卫生服务

网络社区精神卫生服务，是指通过计算机网络为网络社区的网民及其家人、朋友等提供的精神卫生服务总称。由于是通过网络提供的服务，其内容仅限于精神障碍患者或者疑似精神障碍患者的心理疏导、疾病咨询、用药指导、家属护理教育、康复指导、政策宣教等，无法用于精神障碍疾病的诊断和开具目前国家法律法规限定的处方药物等。同现实中的社区精神卫生服务相比，网络社区精神卫生服务的功能和作用明显受限，但在帮助患者克服病耻感、保护患者隐私、疾病早期心理疏导、干预和预防疾病发生与恶化等方面则独居优势。随着网络社区的飞速发展，网络社区精神卫生服务可以与现实中的社区精神卫生服务一起各自发挥作用，共同为社区精神障碍患者服务。然而，目前国内外尚无网络社区精神卫生服务的提法。

五、精神障碍常用概念及演变

目前，在疾病的分类和命名中很少使用疾病这个术语，从之前的“精神病”到“精神疾病”再到“精神障碍”概念上的转换，既避免了歧视，描述也更为准确，本书将统一使用“精神障碍”一词。根据世界卫生组织《国际疾病和健康相关问题分类（第 10 版）》（简称 ICD-10），精神障碍分 10 大类 72 小类，有近 400 种疾病。

精神障碍：指在各种生物学、心理学以及社会环境因素影响下，大脑功能失调或紊乱，导致认知、情感、行为和意志等精神活动不同程度障碍的总称。

严重精神障碍：指疾病症状严重，导致患者社会适应等功能严重损害，对自身健康状况或者客观现实不能完整认识，或者不能处理自身事务的精神障碍。严重精神障碍是一个法律概念，不是一个专业诊断名称。它是以疾病症状严重，社会功能严重损害，对自身健康状况或者客观现实不能完整认识，或者不能处理自身事务等几条标准为判断依据的一个具有法律意义的综合范畴。严重精神障碍患者发病时，患者丧失对疾病的自知力或者对行为的控制力，并可能导致危害公共安全和他人人身安全的行为，长期患病者可以造成社会功能严重损害。

重性精神疾病：也称重性精神病，是一个管理概念，是一组特殊精神障碍的统称。重性精神疾病指临床表现有幻觉、妄想、严重思维障碍、行为紊乱等精神病性症状，且患者社会生活能力严重受损的一组精神障碍。主要包括精神分裂症、分裂情感性障碍、偏执性精神病（妄想性障碍）、双向情感障碍、癫痫所致精神障碍、精神发育迟滞伴发精神障碍等 6 种疾病。国家基本公共卫生服务项目和严重精神障碍管理治疗项目也曾使用过“重性精神疾病”概念，目前均更改为“严重精神障碍”。

疑似精神障碍患者：指病人本人、家属或有关人员认为其有精神异常但还没有被专业机构明确诊断的患者。

精神障碍患者：指已被精神卫生医疗专科机构明确诊断的患者。

常住严重精神障碍患者：指在本辖区内有固定居所（包括家庭及康复、照料机构与监管场所等，但精神病专科医院除外），并且连续居住时间在半年以上的严重精神障碍患者。

六、住院综合征

精神障碍患者大多是慢性患者，有些患者需要长期住院治疗。长期住院治疗的精神障碍患者，由于长时间处于封闭的环境，过着单调的生活，逐步与社会隔离，习惯于医院内的一切生活管理而不愿离开医院，逐渐导致其社会功能衰退，以致最终无法回归社会。这种明显依赖医院的一组综合症状，谓之“住院综合征”，即患者对一切事物都明显地表现淡漠、缺乏始动性并兴趣索然，对粗暴或不公正的命令也没有不满表现，个人习惯衰退，对一切逆来顺受，日复一日、遥遥无期。“住院综合征”主要表现有：不要求出院，盲目乐观，只顾眼前利益，对一切事物淡漠，缺乏主动要求，对粗暴行为无怨言且逆来顺受，进食需督促，习惯于医院内的一切生活。

针对精神障碍患者长期住院可能出现的“住院综合征”现象，需不断改善住院环境，强化患者康复护理和院内康复训练活动，改变封闭式管理模式，增加家属探视时间和频次，促进患者亲情交流与表达，加强患者与社会环境接触，提升患者重返家庭、社会的几率，从而减少“住院综合征”的出现。

第二节　我国精神障碍现状及流行趋势

精神障碍存在于世界各地，无论是发达国家还是发展中国家，无论是富裕地区还是贫困地区，无论是城市还是农村，可见于各种社会文化和各个地理区域中。目前，我国正处于一个迅速变革的历史时期，社会变革导致对精神卫生服务的需求快速增加。我们在享受快速发展的物质文明的同时，也面临着一系列前所未有的精神卫生问题。

近年来，随着我国国民经济和社会的飞速发展，生活节奏不断加快，社会竞争压力日趋增加。再加上其他社会因素的影响，我国精神障碍的种类、特点也发生着变化。精神障碍患病率逐年增加，已由20世纪90年代的1%左右上升到21世纪初的10%左右，发病数量已超过心血管疾病，跃居疾病谱的首位，成为我国面临的一个严峻的社会问题。1982年全国12个地区精神障碍流行病学调查结果显示，15岁及以上人口中各类精神障碍的时点患病率为1.05%，终生患病率为1.27%，时点患病率和终生患病率均是城市高于农村。1993年全国7个地区精神障碍流行病学调查显示，15岁及以上人口中各类精神障碍的时点患病率为1.11%，终生患病率为1.34%，时点患病率和终生患病率均是农村高于城市。2001年，浙江省15岁及以上人群精神障碍流行病学调查14639人，结果显示调整后精神障碍总时点患病率为17.3%。2002年江西省精神障碍患病率调查15939人，结果显示各类精神障碍（不含神经症、药物依赖和人格障碍）的时点患病率为2.98%，总患病率为3.61%。① 2003年西藏

① 栗克清，杨新建，梁占凯，等．常见重性精神疾病社区防治手册［M］．北京：人民卫生出版社，2011：2.

自治区精神障碍流行病学调查5375人，结果显示心境障碍、精神分裂症、器质性精神障碍和急性短暂精神病性障碍的时点患病率分别为0.48%，0.34%，0.17%和0.04%；终生患病率分别为0.56%，0.37%，0.17%和0.04%。2004年10月至2005年3月，河北省精神障碍现况调查24000人，结果显示精神障碍的时点患病率为16.24%。2005年昆明市精神障碍患病率调查5033人，获得各类精神与行为障碍的12个月患病率为6.41%。2005年深圳市神经症流行病学调查7108人，结果显示神经症终生患病率为13.35%。2006年广州市调查获得各类精神障碍（包括心境障碍、精神分裂症及其他精神病性障碍、焦虑障碍、与物质有关的障碍等）调整时点患病率为4.33%；调整终生患病率为15.76%。2010年北京市抽样调查，对2469名16岁以上的居民进行访谈调查，获得各类精神障碍的终生患病率为11.30%，其中女性（10.79%）高于男性（9.26%）；各类精神障碍的12个月患病率为6.69%，其中女性（6.46%）高于男性（5.28%）；各类精神障碍普遍存在共病情况。①

纵观21世纪以来我国部分省份开展的精神障碍流行病学调查，各地患病率结果差异较大，但同1982年全国12个地区精神障碍流行病学调查结果相比，精神障碍患病率明显上升是不争的事实。各地流行病学调查结果显示的患病率不同，既是精神障碍患病率在不同地区存在差异的真实表现，也不能完全排除有抽样方法、诊断标准、调查工具等综合因素所造成的系统误差存在。从研究者角度来看，20世纪的研究基本上以临床精神医学专家为主体，当今则提倡多学科合作，更多的流行病学、统计学等预防医学和社会学、卫生经济学等多领域的专家参与调查。从疾病的诊断标准角度看，20世纪精神障碍诊断以世界卫生组织制定的《国际疾病与相关健康问题统计分类第九版》（ICD-9）中“精神和行为障碍诊断标准”为准，当今则以国际疾病分类第十版（ICD-10）和美国精神病学会制定的《诊断和统计手册Ⅴ》（DSM-V）为准，疾病的诊断分类系统有许多重大变化。从研究工具角度看，20世纪的调查多采用精神科医生使用的非定式问卷，当今则广泛采用精神科医生和非精神卫生专业人员使用的定式和半定式问卷的多种形式的工具。从研究方法角度看，20世纪的研究设计以线索调查、非随机抽样为主，当今则以严格的流行病学现况调查原理和方法、以随机抽样进行调查。从调查质量控制的角度看，20世纪的调查缺乏严格的现场调查质量控制，当今则多采用严格的人群调查质量控制的方法，如工具培训、样本抽样、现场核查等专门技术实施调查。从调查资料分析的角度看，20世纪的调查报告多为简单的患病率和单因素分析方法，当今则采用更先进的流行病学和统计学的单因素与多因素分析技术对资料进行全面分析。

2012—2014年，在国家科技部的支持下，40余家精神专科医疗机构和高校专业人员开展了中国精神障碍疾病负担及卫生服务利用研究。研究结果显示，我国心境障碍患病率为4.06%。其中抑郁障碍患病率是3.59%；焦虑障碍患病率是4.98%；65岁及以上人群老年期痴呆患病率为5.56%；酒精使用障碍患病率为1.84%。与既往国内研究结果比较，以抑郁障碍为主的心境障碍和焦虑障碍患病率总体上呈上升趋势。② 随着我国人口老龄化

① 黄悦勤．我国精神卫生的现状和挑战［J］．中国卫生政策研究，2011，4（9）：5-8.

② 2017年4月7日，国家卫生计生委4月例行新闻发布会。

加剧，老年期痴呆患病率总体上也呈上升趋势。不同地区酒精使用障碍患病率差异较大，男性患病率明显高于女性，与近年来国际权威期刊发表的部分经济发达国家和中等收入水平国家调查结果比较，我国酒精使用障碍患病率处于中等水平。

时至今日，全国范围的精神障碍流行病学调查尚未进行。目前，大家时常引用的“我国重性精神疾病患者 1600 万”数据仅仅是根据 1993 年全国 7 个地区的流行病学调查结果而来，未免以偏概全。况且随着时代的发展，国民经济实力陡增，专业机构及人才队伍较 1993 年有了明显壮大，精神障碍流行病学调查方法也有了较大发展，了解、掌握我国精神障碍各类病种及其分布状况、治疗情况、危害程度等资料，为科学制定国家宏观策略、政策确有裨益。因此，适时开展全国范围的精神障碍流行病学调查势在必行。

第三节　我国精神卫生服务资源现状

中华人民共和国成立后，我国精神卫生服务资源从短缺到不断增长，具备了一定的服务能力。尤其是近年来国家加大了精神卫生服务能力建设，投资建设、扩建了一批精神专科医院和综合医院精神科。国家拨出专款连续开展精神科医师转岗培训，重点加强对各级医疗机构尤其是县级医疗机构精神科医师的培养，不断健全人才队伍和服务网络建设。2005 年我国精神科医师为 19130 人，占医师总数的 1.2%；精神科床位数 135558 张，占总床位数的 5.3%。2010 年我国有 1650 家精神卫生机构，其中精神病专科医院 874 家，综合医院设精神科/心理科的有 604 家，康复机构设精神科的有 77 家，精神科/心理科门诊部（诊所）95 家。精神科开放床位 228100 张，精神科床位主要分布在精神病专科医院中，占总床位的 86.4%；主办单位包括政府部门、企业、个人、事业单位、社会团体等，以政府部门主办为主，占总床位数的 88.4%；精神科床位密度平均为 1.71 张/万人口（全球平均 4.36 张/万人口），上海和北京最高，西藏自治区精神科床位数为 0。全国精神病专科医院床位使用率为 92.4%，平均住院日中位数是 45 天。① 2011 年底，全国有精神科执业医师（含助理）2.05 万人，平均 1.49 名/10 万人口（全球中高收入水平国家平均 2.03 名/10 万人口）；精神科注册护士 3.53 万人，精神科其他卫技人员 1.30 万人。2015 年初，我国有 1959 家精神卫生机构，开放床位 282700 张。其中分布在精神病专科医院的占 89.75%，床位使用率为 95%以上；精神科床位密度依然是上海、北京最高，而我国一些偏远地区如西藏、贵州等床位密度最低。最新统计显示，截至 2016 年底我国开放精神科病床 360803 张，精神科床位密度 2.75 名/10 万人口，精神科执业医师 1.95 名/10 万人口，精神科注册护士 4.55 名/10 万人口。全国精神科门急诊 3405.7 万人次，较 2005 年、2010 年的 1105 万人次、1991 万人次有大幅提高。精神科病床使用率 95.5%，2016 年全国精神病院平均住院日 51.7 天，较 2005 年、2010 年的 47.1 天、48.5 天略有增加。

21 世纪以来，我国精神卫生服务资源虽然有了长足进步，但全国精神卫生服务资源存在的地域不均衡和层次不合理的问题依然严重，无论是机构、床位还是专业人员分布，

① 马宁，严俊，马弘，等.2010 年中国精神卫生机构和床位资源现状分析［J］.中国心理卫生杂志，2012，26（12）：885-889.

东部地区与西部地区之间、省市级和县级之间的差异都十分明显。精神卫生服务资源主要集中在东部和沿海地区，特别是集中在省级和地市级，而农村地区特别是中西部农村地区无任何精神卫生服务资源的所谓精神卫生“空白”县仍然存在，且所占比例并不低。这些服务资源地域分布不均衡和层次不合理，严重影响了精神卫生服务的公平性和可及性。

我国精神卫生人力资源发展速度远远滞后于机构和床位的建设速度，现有各类精神卫生专业人员的数量按床位配置的实际需要，差距较大且人员素质不高。总体上说，我国精神科专业人员职称、学历偏低，专业结构不合理，这种现象在县级尤为明显。有调查表明，我国精神科专业人员中60.8%的人没有本科学历，中专生占18.3%，有41.3%的人并非一开始就从事精神科工作。① 因此，精神科专业人员的学历教育与继续教育亟待加强。同时，由于中西部地区县级精神卫生机构工作环境差、待遇低，因此如何招聘来医学院校本科生就是个难题，即使招聘来了本科生也难以长期留用。特别是一些中青年专业骨干的人才流失现象也不容忽视，主要是从西部、中部地区向东部沿海地区流转，从县级向市级和省级流转，这些均进一步加剧了精神卫生服务资源的地域分布不均衡和层次不合理现象。除大城市个别社区卫生服务中心有少量精神卫生专业人员外，农村乡镇级卫生院精神卫生专业人员则是空白。

相比于其他医疗机构随我国国民经济的整体提高而迅速发展，精神卫生医疗机构和精神卫生学科则受制于现实的种种因素，发展一直滞后，甚至制药企业也对精神卫生领域缺乏足够的关注。与同级别综合性医院的医疗资源配置相比，精神病专科医院基础资源配置差距巨大。精神卫生医疗机构限于地方财政投入和自身经济发展需要，对于预防、康复的人力、物力投入又远低于医疗的投入。与同等经济发展水平国家相比，我国精神卫生服务资源不但数量上明显不足，而且专业人员主要是医师和护士，人员来源和技能单一，在国外精神卫生服务中发挥重要作用并占据一定数量的医学心理咨询师/治疗师、社工师及康复治疗师极度匮乏，差距明显。

第四节　我国精神卫生工作发展过程

一、不断完善政策与规划框架

1958年6月，卫生部、民政部、公安部在南京主持召开第一次全国精神病防治工作现场工作会议，提出“积极防治、就地管理、重点收容、开放治疗”的工作原则，明确了卫生部门负责治疗社会精神病人，民政部门负责治疗“三无”人员、复退军人中的精神病人，公安部门负责管理肇事肇祸精神病人的职责分工。1986年10月，卫生部、民政部、公安部在上海联合召开第二次全国精神卫生工作会议，提出积极抓好精神障碍防治工作、有计划地培养精神卫生专业人才、充分发挥医务人员在精神卫生工作中的作用、加强精神卫生机构建设等要求，使改革开放后我国精神卫生在服务形式、疾病诊断、治疗和康

① 何燕玲，朱紫青，张明园．中国精神科专业人员的现状调查［J］．上海精神医学，2002，14（增刊）：19-22.

复方法、基础与临床科研、人力资源培训等方面，全面而迅速地跟上国际发展的潮流。

进入 21 世纪，随着大众精神健康需求的提高，我国精神卫生工作受到了党和政府前所未有的重视，逐步形成了一系列精神卫生工作的政策与规划。2001 年 10 月，卫生部、民政部、公安部、中国残联在北京联合召开了第三次全国精神卫生工作会议，提出“预防为主，防治结合，重点干预，广泛覆盖，依法管理”的新时期精神卫生工作指导原则。2002 年 4 月，卫生部、民政部、公安部、中国残联四部门联合印发了《中国精神卫生工作规划（2002—2010 年）》，提出“我国精神卫生工作既包括防治各类精神障碍，也包括减少和预防各类不良心理及行为问题的发生”，确立了精神卫生涵盖范围。2004 年 9 月，国务院办公厅转发了卫生部等部门《关于进一步加强精神卫生工作的指导意见》，提出加强组织领导、重点人群心理行为干预、精神障碍治疗与康复、工作队伍建设、科研与监测、患者权益保护等要求。2006 年 6 月，卫生部、国家中医药管理局联合发布的《城市社区卫生服务机构管理办法（试行）》中，将社区精神卫生服务列入社区公共卫生服务内容，并且由政府提供补助。2006 年 11 月，经国务院批准，成立由卫生部牵头，中宣部、国家发改委、教育部、公安部、民政部、财政部、人力资源和社会保障部、文化部、中国残联等 18 个部门和组织参加的精神卫生工作部际联席会议制度。联席会议的主要职责是：在国务院领导下，研究拟订精神卫生工作的重大政策措施，向国务院提出建议；协调解决推进精神卫生工作发展的重大问题；讨论确定年度工作重点并协调落实；指导、督促、检查精神卫生各项工作。2008 年 1 月，卫生部等 17 个部门联合下发了《全国精神卫生工作体系发展指导纲要（2008—2015 年）》，提出要“建立与‘政府领导、部门合作、社会参与’工作机制相适应的精神卫生工作体系”，明确了联席会议各成员单位在精神卫生工作中的职责，以及到 2010 年、2015 年精神卫生工作体系发展的分阶段目标。2009 年 10 月和 11 月，卫生部相继印发《国家基本公共卫生服务规范》和《重性精神疾病管理治疗工作规范》，其中，《服务规范》和《工作规范》分别于 2011 年、2012 年进行了修订，2017 年 3 月和 2018 年 6 月又分别再次修订。这两个规范的颁发，标志着全国范围内社区精神卫生服务工作的全面开展，内容包括精神障碍患者的发现、诊断、登记和报告、随访管理和指导、居家患者药物治疗、应急处置、精神康复、人员培训、宣传和健康教育、督导、信息与资料管理、质量控制，以及服务对象、患者信息管理、随访评估、分类干预、健康体检等。2010 年 9 月，国家发改委、卫生部、民政部印发《精神卫生防治体系建设与发展规划》，明确了精神卫生专业机构、基层医疗卫生机构、精神障碍社区康复机构、疾病预防控制机构以及一般综合医院在精神卫生防治体系中的功能定位和任务，启动了 2010—2012 年精神卫生防治机构建设。2012 年 10 月，我国精神卫生第一部法律《精神卫生法》颁布，于 2013 年 5 月正式实施。2013 年国务院办公厅《关于加强肇事肇祸等严重精神障碍患者救治救助工作意见的通知》，将严重精神障碍患者救治管理工作纳入地方政府综合治理考核内容。2015 年 6 月国务院办公厅转发了国家卫生计生委等部门制定的《全国精神卫生工作规划（2015—2020 年）》，要求到 2020 年，普遍形成政府组织领导、各部门齐抓共管、社会组织广泛参与、家庭和单位尽力尽责的精神卫生综合服务管理机制。健全完善与经济社会发展水平相适应的精神卫生预防、治疗、康复服务体系，基本满足人民群众的精神卫生服务需求。健全精神障碍患者救治救助保障制度，显著减少患者重大肇事肇祸案（事）件发生。积极营造理解、接纳、关爱精神障碍患者的社会氛围，提高全社会对精神卫生重要性的认识，促进公众心理健康，推动社会和谐发展。2016 年中央综治办、公安部、民政部、财政部、国家卫生计生委、国家残联等六部委联合印发的《关于实施以奖代补政策 落实严重精神障碍患者监护责任的意见》，落实了居家精神障碍患者监护人职责，夯实了社区精神卫生服务的基础。

二、"686 项目" 发展简介

"中央补助地方严重精神障碍管理治疗项目"（简称"686 项目"）于 2004 年 9 月 30 日启动，由国家卫生部疾控司主管，依托北京大学第六医院/中国疾控中心精神卫生中心承担项目日常管理工作。2009 年，严重精神障碍患者的随访管理被正式纳入国家基本公共卫生服务。截至 2017 年底，686 项目累计投入经费 23.66 亿元，地方配套及自筹经费 11.08 亿元，项目已经覆盖全国 330 个市州及 2801 个区县，通过第一期的建设，"医院—社区一体化"的精神卫生服务模式在全国范围内已具规模。项目由社区/乡镇精防医生在精神科执业医师的指导下，为符合条件的六类严重精神障碍患者（精神分裂症、分裂情感性障碍、偏执性精神病、双相情感障碍、癫痫所致精神障碍、精神发育迟滞伴发精神障碍）提供定期随访管理服务。具体内容包括：为确诊的严重精神障碍患者登记建档；提供入户随访（通常每 3 个月一次），包括病情评估、服药指导、康复训练等，为家属提供心理支持和护理指导；为患者每年提供 1 次免费健康体检；在患者出现病情波动或伤害自己和他人等情况时，为家属提供帮助，包括安抚患者、联系精神科医护人员进行紧急处理等；提供精神卫生政策咨询或协助办理医疗费用减免（如住院补助、门诊服药补助、监护人补贴、残疾人护理和生活补贴等）。

2015 年 6 月，国家卫生计生委、中央综治办、公安部、民政部、人力资源和社会保障部、中国残联启动了第二期为期三年的全国精神卫生综合管理试点工作，涉及 31 个省的 40 个试点市（区），旨在探索和创新精神障碍预防、治疗和康复综合管理工作模式，解决精神卫生工作中的难点问题。2018 年精神卫生综合管理试点工作结束后，又着力推广试点地区成功的经验和做法，全面推动精神卫生工作向纵深发展。

三、规范化管理，倡导"三大措施"，更好地为患者服务

2004 年 9 月 30 日实施的"686 项目"，标志着全国范围内精神障碍社区防治的正式开始，也打破了传统"医院精神病学"坐堂行医/坐等患者上门式的模式。通过对居家患者随访管理以及治疗费用减免，降低了精神障碍患者肇事肇祸的社会和经济影响，提高了医务人员对精神障碍规范化治疗的能力，为建立"医院—社区一体化"精神卫生服务体系奠定了基础。2009 年，国家基本公共卫生服务项目的正式实施，以及同年 10 月、11 月卫生部相继印发的《国家基本公共卫生服务规范》和《重性精神疾病管理治疗工作规范》（其中，《服务规范》和《工作规范》分别于 2011 年、2012 年进行了修订，2017 年、2018 年又分别再次修订），通过开展精神障碍患者的发现、诊断、登记和报告、随访管理和指导、居家患者药物治疗、应急处置、精神康复、人员培训、宣传和健康教育、督导、信息与资料管理、质量控制，以及患者信息管理、随访评估、分类干预、健康体检等工

作，不但充分发挥了基层医疗卫生机构的作用，而且还进一步规范了精神障碍患者的社区管理，提高了精神卫生专业机构和基层医疗卫生机构对精神障碍的社区防治和管理能力。“双向转诊”“点对点技术支持”和“关爱帮扶小组”三大措施，是“686项目”实施10余年来总结、提炼出来的精华，是最符合我国精神卫生工作现状的有效手段和措施。

第五节　精神卫生的三级预防策略

预防精神病学是临床精神病学范畴的延伸和重要组成部分。1964年，Caplan首先倡导对预防精神障碍的重视，并提出了“三级预防”模式，对精神病学实践产生了巨大影响。2006年，世界卫生组织提出，精神障碍的预防是一个优先的公共卫生问题。一级预防包括普遍的、选择性的和有明确指向性的预防干预措施。二级预防则在于通过早发现、早治疗来降低确诊的精神障碍患者在人群中的罹患率。三级预防包括减少残疾、促进康复和防止疾病的复发，其间显然需要动用社会及大环境的资源。世界各国结合各自不同的社会制度、文化与民族特点，综合性地开展了精神障碍的预防工作。我国也逐步建立了符合我国现实特点的“三级预防”体系。

一、精神卫生的一级预防

一级预防不仅包括特异性的病因预防，即通过消除或减少病因或致病因素，促进保护因素来防止或减少精神障碍的发生，最终消灭此类疾病的发生。还包括非特异性的预防措施，即人群的健康教育和健康促进。一级预防属于最积极、最主动的预防措施。一级预防的主要内容包括：

（1）增进精神健康的保健工作，充分加强精神卫生知识的普及和宣教，及时提供正确的心理咨询服务，提高人们对精神健康的自我保健能力，减少与各种应激因素有关的心理障碍的发生。

（2）大力提倡优生、优育、优教，加强遗传咨询，防止近亲结婚，减少精神障碍发生率；积极开展精神障碍病因学研究，尽早阐明精神障碍的病因，从根本上预防精神障碍的发生。

（3）对病因已明的精神障碍，可针对病因采取果断预防措施，消除疾病发生。

（4）对一些易患精神障碍的“高危人群”，包括具有特殊心理素质者和从事高心理压力职业者，应采取特殊的心理干预措施，提供心理宣泄的途径，预防和减少精神障碍的发生。

（5）积极开展各年龄阶段的心理卫生咨询及行为指导工作。重视家庭教育，开设幼儿心理卫生课程，注意培养儿童健全的人格，尤其重视对独生子女、留守儿童进行良好、健康的个性培养，及时纠正儿童行为问题、情绪问题和青少年违纪行为，培养他们爱劳动、爱集体的品德与作风，养成诚实、坚强、克制和心情开朗的性格。青少年心理问题主要是学习类问题、人际关系问题、青春期心理问题和挫折适应问题。针对这些问题，要注意学习上的心理平衡，全面推进素质教育；增进自我了解，培养中学生自我接受的态度；建立良好的人际关系，培养青少年健全的情绪生活；树立科学的人生观，正确对待成功和失败。老年人的心理问题具有高龄性、广泛性、时代性和多样性四个特征。针对老年人心理问题的特点，一是要重新适应社会和家庭环境的角色转变；二是要保持乐观情绪，保持时刻积极向上的心理状态；三是要勤于学习，科学用脑，更新观念，跟上时代的步伐。

（6）在有条件的学校、社区设立“心理驿站”“心理乐园”等，支持经正规培训并考核合格的心理咨询人员为青少年及社区居民提供心理健康咨询和心理疏导服务。

（7）支持以学校、社区为基础，以特定人群（如青少年、老年人）为对象的高危对象识别、预防、干预和干预模式建立等科学研究。

（8）积极开展灾后心理援助与干预。面对突如其来的灾难，人们在没有任何心理准备的情况下遭受打击，目睹死亡和毁灭，会造成焦虑、紧张、恐惧等急性心理创伤，甚至留下无法弥补的长久心理伤害。灾难发生后及时进行心理援助与干预，可以帮助灾难亲历者最大限度地利用积极应对技能，正确面对和走出可能的心理阴影。需要指出的是，抢险救援人员的心理疏导经常被忽视，这些抢险救援人员长时间、重复地在灾害现场目睹死亡与灾难，更需要及时进行心理援助与干预。

（9）定期进行精神障碍的流行病学调查，研究精神障碍在人群的发生率、发病规律、影响因素和分布情况，结合地区人口构成的变化，为相关部门制订规划、进行决策，从宏观上预防精神障碍的发生提供依据。

二、精神卫生的二级预防

二级预防是通过早期发现、早期诊断、早期治疗来控制疾病，并争取疾病缓解后有良好的预后，防止复发，降低危害。由于许多精神障碍具有慢性或亚急性起病、症状隐匿、临床表现缺乏明确特征性等特点，往往失去及时干预的机会。因此，二级预防是精神障碍防治工作中极为重要的环节。其主要内容包括：

（1）积极、深入并有计划地向群众宣传精神障碍的有关知识，提高人们早期识别精神障碍的能力，尽早发现精神异常者。同时，要改善人们对精神障碍患者的偏见，帮助他们及时就医，把疾病控制在萌芽状态。

（2）对确认或可疑的精神障碍者，指导患者及家属及时就诊，明确诊断，积极治疗，争取使疾病达到完全缓解。同时，积极进行随访与巩固治疗，减少复发。

（3）在综合医院内设立精神科和心理治疗门诊，做好会诊—联络和咨询及培训工作，帮助非精神科医师早期发现、早期治疗精神障碍患者。

（4）支持引进、研制疗效好、副作用小的抗精神病药物，支持以提高精神障碍患者治疗效果为目的的科学研究工作。

三、精神卫生的三级预防

三级预防是通过各种综合措施，最大程度地做好精神障碍患者的康复训练，促进患者社会功能恢复，减少功能残疾，延缓疾病衰退进程，提高患者生活质量。全国精神卫生工作规划（2015—2020年）要求：到2020年，精神障碍康复工作粗具规模；探索建立精神卫生专业机构、社区康复机构及社会组织、家庭相互支持的精神障碍社区康复服务体系；70%以上的县（市、区）设有精神障碍社区康复机构或通过政府购买服务等方式委托社会组织开展康复工作；在开展精神障碍社区康复的县（市、区），50%以上的居家患者接受社区康复服务。可见，精神障碍康复工作是个庞大的社会工程，所涉及的内容、部门很多，需要政府各部门相互协作，社会、家庭积极配合才能完成。其主要内容包括：

（1）积极谋求各级政府部门对精神障碍防治工作的重视和支持，协调各相关部门工作，构建精神障碍防治康复体系，为减少精神残疾、提高精神障碍患者的生活质量和生活保障提供帮助。

（2）对经过治疗，病情趋于稳定的患者进行多种形式的心理治疗和康复训练。让患者正确认识疾患，进一步正确认识自己，克服性格弱点，正确应对现实生活中的各种心理社会问题和矛盾。同时，督促患者按时按量服药，防止疾病恶化，努力减少残疾，使患者最大限度地恢复心理和社会功能。

（3）建立各种工娱治疗站、农疗站等，对患者进行各种康复训练，同时进行健康教育和疾病咨询，使患者早日恢复家庭生活和社会功能。

（4）精神卫生中心、精神卫生医疗机构（含精神病专科医院和综合医院精神科）要建立医院内部的康复体系并开展住院精神障碍患者的康复工作，特别是做好病情稳定患者出院前的康复训练，为患者出院后更好地适应家庭、社会生活奠定基础。患者住院伊始，就是康复训练的开始，要积极开展院内各种生活自理能力、人际交往能力、职业工作能力的康复训练，促使患者在行为技能上能较顺利地从医院环境过渡到社区环境。让患者保持与家庭接触，保持与社会交往，尽量缩短住院时间，尽早转入社区康复。

（5）发挥“关爱帮扶小组”或/和“综合管理小组”作用，利用“点对点技术支持”，动员家庭成员支持和参与患者的康复活动，指导家庭成员为患者制订生活计划，努力解决患者的心理健康问题和日常生活中的实际困难。

（6）贯彻《关于实施以奖代补政策 落实严重精神障碍患者监护责任的意见》，明确精神障碍患者监护人职责，尽可能地调整出院患者的生活环境，督促患者按时服药、定期体检，指导、协助患者参与力所能及的家务劳动，积极参加社区康复或/和家庭康复活动，维护患者的合法权利。

（7）结合国家基本公共卫生服务项目和“686 项目”工作，做好出院后居家治疗的精神障碍患者的定期随访工作，及时掌握患者病情变化，实施分类干预，使患者能够接受及时而有针对性的医疗指导和服务。

（8）尊重精神障碍患者的人格，关心和满足精神障碍患者的合理要求，重视心理、社会环境对疾病预后、复发的影响，避免不必要的精神刺激。妥善解决精神障碍患者以及精神残疾者恢复工作或重新就业的问题，实现患者真正回归社会、回归家庭。

（9）加强精神残疾康复人才培养，满足日益增长的康复工作需要。支持精神障碍患者社区康复、家庭康复的科学研究，更好地服务精神障碍患者。

第六节 精神卫生的法律问题

历经酝酿、准备、起草、推进等阶段，前后耗时 27 年的《精神卫生法》，于 2012 年

10 月 26 日经十一届全国人大常委会第 29 次会议审议通过，并于 2013 年 5 月 1 日正式实施，这是中国精神卫生事业发展史上的一个里程碑式的大事。《精神卫生法》的出台，规范了社会不同组织、部门及人员的职责，保护了患者和医护人员双方的权益，有利于提高公众心理健康水平，维护精神障碍患者的合法权益，保障和促进精神卫生事业发展。

一、《精神卫生法》的主要内容

（一）明确了精神障碍患者的权益

精神障碍患者究竟享有哪些权利？这一直是个被忽略的话题。为此，《精神卫生法》明确了精神障碍患者的人格尊严、人身安全等宪法规定的公民基本权利不受侵犯，其享有的受教育、劳动、医疗、隐私、从国家和社会获得物质帮助等合法权益受法律保护；全社会应当尊重、理解、关爱精神障碍患者，任何组织或者个人不得歧视、侮辱、虐待精神障碍患者，不得非法限制精神障碍患者的人身自由。

（二）明确了精神卫生工作相关主体职责

为了保障精神卫生工作的有效开展，《精神卫生法》明确规定了精神卫生工作实行“政府组织领导、部门各负其责、家庭和单位尽力尽责、全社会共同参与”的综合管理机制。县级以上人民政府领导精神卫生工作，乡镇人民政府和街道办事处根据本地区的实际情况，组织开展预防精神障碍发生、促进精神障碍患者康复等工作；国务院卫生行政部门主管全国的精神卫生工作；县级以上地方人民政府卫生行政部门主管本行政区域的精神卫生工作。县级以上人民政府司法行政、民政、公安、教育、人力资源社会保障等部门在各自职责范围内负责有关的精神卫生工作。同时，《精神卫生法》还明确了社会团体、基层群众性自治组织的职责，强调了监护人的职责，并鼓励社会力量参与精神卫生事业的建设。另外，值得一提的是，《精神卫生法》还专门明确了监狱、看守所、拘留所、强制隔离戒毒所的职责，强调应当关注服刑人员以及被依法拘留、逮捕、强制隔离戒毒的人员等的心理健康状况，不仅需要对他们开展精神卫生知识宣传，还应在必要的时候向他们提供心理咨询和心理辅导。

（三）建立了心理健康促进和精神障碍预防制度

精神卫生工作实行预防为主的方针，坚持预防、治疗和康复相结合的原则。《精神卫生法》对心理健康促进和精神障碍预防制度进行了如下规定：

（1）明确各方主体的权责。各级政府及有关部门、社会团体、村民委员会和居民委员会、用人单位、各级各类学校、医疗卫生机构、监狱等场所在开展精神卫生的宣传和健康教育方面都负有责任和义务。

（2）突发事件应急预案中加入心理援助内容。各级人民政府和县级以上人民政府有关部门在针对突发事件制订应急预案时，应当包括心理援助的内容，并根据突发事件的具体情况，组织开展心理援助工作。

（3）设定了心理咨询工作的基本规范。心理咨询与治疗有着本质区别，所以心理咨询人员不得从事心理治疗或者精神障碍的诊断、治疗。如果发现接受咨询的人员可能患有精神障碍的，应当建议其到符合条件的医疗机构就诊。心理咨询时应注意保护接受咨询人员的隐私。

（4）建立监测网络与工作信息共享机制。由国务院卫生行政部门建立精神卫生监测网络，制定精神卫生监测和严重精神障碍发病报告管理办法，组织开展相关监测和专题调查工作，并建立精神卫生工作信息共享机制，实现信息互联互通、交流共享。

（四）对精神障碍进行诊断和治疗的医疗机构相关要求

（1）《精神卫生法》不但对精神障碍诊断和治疗医疗机构的条件、诊疗活动应遵循的原则、精神障碍诊断的依据进行了规定，同时还授予国务院卫生行政部门对精神障碍分类、诊断标准和治疗规范的制定权。要求医疗机构在精神障碍的诊断和治疗过程中还应注意配备适宜的设施、设备，为住院患者创造安全适宜的环境。而且还对病历资料记录与保存、药物的使用、保护性医疗措施和特殊治疗措施的程序与适用情形做了明确的规定。

（2）医疗机构的告知义务。《精神卫生法》强调医疗机构负有告知义务，其对于患者本人及其监护人，不仅应告知精神障碍患者享有的权利，还应说明为患者所制定的周详治疗方案及有关治疗方法、目的以及可能产生的后果等。同时还明确医疗机构在接到送诊的疑似精神障碍患者时，不得拒绝为其作出诊断。

（3）医疗机构的禁止行为。医疗机构不得强迫精神障碍患者从事生产劳动；除在急性发病期或者为了避免妨碍治疗可以暂时性限制外，不得限制患者的通信和会见探访者等权利；不得因就诊者是精神障碍患者，就推诿或者拒绝为其治疗属于本医疗机构诊疗范围的其他疾病；禁止利用约束、隔离等保护性医疗措施惩罚精神障碍患者；禁止对非自愿住院医疗治疗的精神障碍患者实施以治疗精神障碍为目的的外科手术；禁止对精神障碍患者实施与治疗其精神障碍无关的实验性临床医疗。

（五）明确了疑似精神障碍患者的送治权

（1）除个人自行到医疗机构进行精神障碍诊断外，疑似精神障碍患者的近亲属可以将其送往医疗机构进行精神障碍诊断。

（2）对查找不到近亲属的流浪乞讨疑似精神障碍患者，由当地民政等有关部门按照职责分工，帮助送往医疗机构进行精神障碍诊断。

（3）对于疑似精神障碍患者发生伤害自身、危害他人安全的行为，或者有伤害自身、危害他人安全的危险的，其近亲属、所在单位、当地公安机关应当立即采取措施予以制止，并将其送往医疗机构进行精神障碍诊断。

（六）规范了精神障碍患者住院医疗制度

（1）明确规定精神障碍的住院治疗实行自愿原则。自愿住院治疗的精神障碍患者可以随时要求出院，医疗机构应当同意。

（2）非自愿住院是精神障碍患者住院医疗制度中的特殊情形。

①明确规定了非自愿住院医疗措施的适用条件：一种是已经发生伤害自身的行为，或者有伤害自身的危险的，并且经其监护人同意；另一种是已经发生危害他人安全的行为，或者有危害他人安全的危险的。

②为精神障碍患者及其监护人提供异议程序。患者或者其监护人对需要住院治疗的诊断结论有异议，不同意对患者实施住院治疗的，可以自收到诊断结论之日起三日内向原医疗机构或者其他具有合法资质的医疗机构提出再次诊断要求。经再次诊断、鉴定结论表明当事人不是精神障碍患者或者不需要实施非自愿住院医疗的，任何单位或者个人不得限制

其离开医疗机构。

再次诊断需要由二名初次诊断医师以外的精神科执业医师进行，并及时出具再次诊断结论。如果对再次诊断结论有异议，可以自主委托依法取得执业资质的鉴定机构进行精神障碍医学鉴定。

鉴定需要具有该鉴定事项执业资格的二名以上鉴定人共同进行鉴定，并及时出具鉴定报告。此外，《精神卫生法》还对鉴定人回避制度以及鉴定的基本要求等方面进行了规定。

③规定了入院后的纠错机制。对非自愿住院患者，医疗机构应当组织精神科执业医师定期进行检查评估，评估结果表明患者不需要继续住院治疗的，医疗机构应当立即通知患者本人及其监护人，患者本人或者其监护人可以依法办理出院手续；县级卫生行政部门应当定期对本行政区域内从事精神障碍诊断和治疗的医疗机构进行检查，发现违法行为的，应当立即制止或者责令纠正，并依法作出处理。

（3）精神障碍患者的出院制度。自愿住院治疗的精神障碍患者可以随时要求出院，医疗机构应当同意。对于非自愿住院治疗精神障碍患者的出院：①对于已经发生伤害自身的行为，或者有伤害自身的危险的严重精神障碍患者，监护人可以随时要求患者出院，医疗机构应当同意；②对于已经发生危害他人安全的行为，或者有危害他人安全的危险的严重精神障碍患者，医疗机构认为患者可以出院的，应当立即告知患者及其监护人。但对于非自愿住院治疗精神障碍患者，医疗机构认为不宜出院的，应当告知不宜出院的理由；患者或者其监护人仍要求出院的，执业医师应当在病历资料中详细记录告知的过程，同时提出出院后的医学建议，患者或者其监护人应当签字确认。

（七）明确了精神障碍的康复制度

《精神卫生法》明确了社区康复机构、医疗机构、基层群众性自治组织、残疾人组织、用人单位、监护人的义务。主要包括县级人民政府根据实际情况统筹规划，建立精神障碍患者社区康复机构，并采取措施鼓励社会力量建立精神障碍患者康复机构；基层医疗卫生机构应当对出院的患者进行定期随访，指导患者服药，开展康复训练，并对监护人进行精神卫生知识和看护知识的培训；残疾人组织应当根据精神障碍患者康复的需要组织患者参加康复活动；用人单位应当根据精神障碍患者的实际情况，安排其从事力所能及的工作，保障患者享有同等待遇，等等。

（八）明确了构建精神卫生保障体系

（1）《精神卫生法》明确要求各级政府保障精神卫生工作所需经费，将精神卫生工作经费列入本级财政预算，并加强基层精神卫生服务体系建设。综合性医疗机构应当按照国务院卫生行政部门的规定开设精神科门诊或者心理治疗门诊；医学院校应当加强精神医学的教学和研究，培养精神医学专门人才；广泛开展精神卫生知识培训；师范院校应当为学生开设精神卫生课程，等等。

（2）强调了精神障碍患者的医疗保障。县级以上人民政府卫生行政部门应当组织医疗机构为严重精神障碍患者免费提供基本公共卫生服务。精神障碍患者纳入国家基本医疗保险，医疗费用按照国家有关社会保险的规定由基本医疗保险基金支付；精神障碍患者通过基本医疗保险支付医疗费用后仍有困难，或者不能通过基本医疗保险支付医疗费用的，民政部门应当优先给予医疗救助。民政部门主要负责对贫困严重精神障碍患者的社会救助；对符合城乡最低生活保障条件的严重精神障碍患者，民政部门应当会同有关部门及时将其纳入最低生活保障。

（3）保障精神卫生工作人员的人格尊严、人身安全，加强对精神卫生工作人员的职业保护，提高精神卫生工作人员的待遇水平，并按照规定给予适当的津贴。

（九）明确了精神卫生相关法律责任

对不同主体和行为的相关法律责任，《精神卫生法》进行了明确的规定。如县级以上人民政府卫生行政部门和其他有关部门精神卫生工作的法律责任，主要包括警告、记过、记大过、降级、撤职或者开除等行政处分责任。不符合规定条件的医疗机构法律责任，主要包括警告，并处五千元以上一万元以下罚款的行政处罚，以及相关行政处分责任。医疗机构及其工作人员的法律责任，除包括警告、撤职、开除等行政处分外，还可以责令有关医务人员暂停一个月以上六个月以下执业活动。对于心理咨询、心理治疗违法行为的不仅给予降低岗位等级或者撤职；对有关医务人员，暂停六个月以上一年以下执业活动；情节严重的，还可以给予或者责令给予开除的处分，并吊销有关医务人员的执业证书。

此外，《精神卫生法》还规定了监护人的相关法律责任和侵犯精神障碍患者隐私权，侵犯精神障碍患者或其他公民合法权益的民事赔偿责任；以及涉及治安管理处罚领域的法律责任；违反本法规定，构成犯罪的，依法追究刑事责任。

二、医疗机构及其工作人员的法律责任

医疗机构及其工作人员可能承担的法律责任，涉及《精神卫生法》的第二十七条第一款、第三十条、第三十一条、第三十五条第一款、第三十七条、第三十八条、第三十九条、第四十条、第四十一条第二款、第四十二条、第四十三条、第四十四条第一至三款、第四十六条、第四十七条、第七十三条、第七十四条、第七十五条、第七十七条以及其他相关条款。比如：

（1）不符合法定条件的医疗机构擅自从事精神障碍诊断、治疗的。

①医疗机构没有执业范围为精神科的执业医师；

②没有满足开展精神障碍诊断和治疗所必需的设施和设备；

③没有制定完善的精神障碍诊断、治疗管理制度和质量控制制度；

④从事精神障碍诊断和治疗的专科医疗机构没有配备从事心理治疗的人员；

⑤违反《医疗机构管理条例》的有关规定，未依法履行精神科诊疗科目审批手续，没有获得从事精神科诊疗工作的执业许可，即《医疗机构执业许可证》中没有精神科或其二级学科的诊疗科目；

⑥医疗机构内非精神科医生从事精神障碍的诊断和治疗。

（2）精神卫生医疗机构拒绝对送诊的疑似精神障碍患者做出诊断的。

（3）对住院治疗的患者未及时进行检查评估或者未根据评估结果做出处理的。

（4）对精神障碍患者实施约束、隔离等保护性医疗措施的。

（5）强迫精神障碍患者劳动的。

（6）对精神障碍患者实施外科手术或者实验性临床治疗的。

①对非自愿住院治疗患者实施以治疗精神障碍为目的的外科手术；

②对精神障碍患者实施与治疗其精神障碍无关的实验性临床治疗；

③实施导致人体器官丧失功能的外科手术、与精神障碍治疗相关的实验性临床治疗时，或没有尽到法定的告知义务，或没有得到患者或其监护人的书面同意，或没有得到本医疗机构伦理委员会的批准，或在紧急情况下没有取得本医疗机构负责人和伦理委员会的批准。

（7）侵害精神障碍患者的通信和会见探访者等权利的。

（8）违反精神障碍诊断标准，将非精神障碍患者诊断为精神障碍患者的。

（9）泄露精神障碍患者隐私的。

（10）非法限制精神障碍患者人身自由的。

①限制自愿住院治疗的精神障碍患者出院；

②精神障碍患者已经发生伤害自身的行为，或者有伤害自身的危险，但监护人不同意住院治疗，医疗机构继续对患者实施住院治疗；

③精神障碍患者已经发生伤害自身的行为，或者有伤害自身的危险者住院后，监护人依法要求出院时，医疗机构不同意；

④对于非自愿住院治疗者，或者患者不需要住院治疗的，医疗机构继续对其实施住院治疗。

三、精神障碍患者监护人的法律责任

监护人可能承担的法律责任，涉及《精神卫生法》的第九条第二款、第三十条第二款第二项、第三十一条、第三十五条第二款、第三十六条第一款、第四十五条、第四十九条、第七十九条、第八十三条第三款以及其他相关条款。比如：

（1）遗弃精神障碍患者的。

（2）对精神障碍患者实施家庭暴力的。

（3）未尽到看护管理义务的。

（4）拒绝或阻碍精神障碍患者住院治疗的。

（5）拒绝办理患者出入院手续的。

四、其他部门、机构和人员的法律责任

其他部门、机构和人员可能承担的法律责任，涉及《精神卫生法》第八条、第二十三条、第五十一条、第七十二条、第八十一条以及其他相关条款。比如：

（一）政府管理部门的法律责任

（1）未履行精神卫生工作职责的。

（2）滥用职权、玩忽职守、徇私舞弊的。

（二）心理咨询和心理治疗人员的法律责任

（1）心理咨询人员从事心理治疗或者精神障碍诊断、治疗的。

（2）心理治疗人员在医疗机构以外开展心理治疗活动的。

（3）专门从事心理治疗的人员从事精神障碍诊断的。

（4）专门从事心理治疗的人员为精神障碍患者开具处方或者提供外科治疗的。

（三）其他人员的法律责任

（1）将非精神障碍患者故意作为精神障碍患者送入医疗机构治疗的。

（2）歧视、侮辱、虐待精神障碍患者，侵害患者的人格尊严、人身安全的。

（3）非法限制精神障碍患者人身自由的。

（4）泄露精神障碍患者隐私的。

（5）其他侵害精神障碍患者合法权益的。

第七节　国内与精神卫生相关的法律、法规相关条款节录

一、《中华人民共和国宪法》（以下简称《宪法》）（1982 年 12 月 4 日施行，2004 年 3 月 14 日第四次修正）

第三十七条　中华人民共和国公民的人身自由不受侵犯。禁止非法拘禁和以其他方法非法剥夺或者限制公民的人身自由，禁止非法搜查公民的身体。

第三十八条　中华人民共和国公民的人格尊严不受侵犯。禁止用任何方法对公民进行侮辱、诽谤和诬告陷害。

第四十条　中华人民共和国公民的通信自由和通信秘密受法律的保护。除因国家安全或者追查刑事犯罪的需要，由公安机关或者检察机关依照法律规定的程序对通信进行检查外，任何组织或者个人不得以任何理由侵犯公民的通信自由和通信秘密。

第四十二条　中华人民共和国公民有劳动的权利和义务。

第四十五条　中华人民共和国公民在年老、疾病或者丧失劳动能力的情况下，有从国家和社会获得物质帮助的权利。国家发展为公民享受这些权利所需要的社会保险、社会救济和医疗卫生事业。

国家和社会保障残废军人的生活，抚恤烈士家属，优待军人家属。

国家和社会帮助安排盲、聋、哑和其他有残疾的公民的劳动、生活和教育。

第四十六条　中华人民共和国公民有受教育的权利和义务。

二、《中华人民共和国全国人民代表大会和地方各级人民代表大会选举法》（以下简称《选举法》）（2015 年 8 月 29 日第六次修正）

第二十六条第二款　精神病患者不能行使选举权利的，经选举委员会确认，不列入选民名单。

三、《中华人民共和国民法通则》（以下简称《民法通则》）（1986 年 4 月 12 日通过，2009 年 8 月 27 日修正）

第十三条　不能辨认自己行为的精神病人是无民事行为能力人，由他的法定代理人代理民事活动。

不能完全辨认自己行为的精神病人是限制民事行为能力人，可以进行与他的精神健康

状况相适应的民事活动；其他民事活动由他的法定代理人代理，或者征得他的法定代理人的同意。

第十四条　无民事行为能力人、限制民事行为能力人的监护人是他的法定代理人。

第十七条　无民事行为能力或者限制民事行为能力的精神病人，由下列人员担任监护人：

（1）配偶；

（2）父母；

（3）成年子女；

（4）其他近亲属；

（5）关系密切的其他亲属、朋友愿意承担监护责任，经精神病人的所在单位或者住所地的居民委员会、村民委员会同意的。

对担任监护人有争议的，由精神病人的所在单位或者住所地的居民委员会、村民委员会在近亲属中指定。对指定不服提起诉讼的，由人民法院裁决。

没有第一款规定的监护人的，由精神病人的所在单位或者住所地的居民委员会、村民委员会或者民政部门担任监护人。

第十八条　监护人应当履行监护职责，保护被监护人的人身、财产及其他合法权益，除为被监护人的利益外，不得处理被监护人的财产。

监护人依法履行监护的权利，受法律保护。

监护人不履行监护职责或者侵害被监护人的合法权益的，应当承担责任；给被监护人造成财产损失的，应当赔偿损失。人民法院可以根据有关人员或者有关单位的申请，撤销监护人的资格。

第十九条　精神病人的利害关系人，可以向人民法院申请宣告精神病人为无民事行为能力人或者限制民事行为能力人。

被人民法院宣告为无民事行为能力人或者限制民事行为能力人的，根据他健康恢复的状况，经本人或者利害关系人申请，人民法院可以宣告他为限制民事行为能力人或者完全民事行为能力人。

第一百三十三条　无民事行为能力人、限制民事行为能力人造成他人损害的，由监护人承担民事责任。监护人尽了监护责任的，可以适当减轻他的民事责任。

有财产的无民事行为能力人、限制民事行为能力人造成他人损害的，从本人财产中支付赔偿费用。不足部分，由监护人适当赔偿，但单位担任监护人的除外。

四、《最高人民法院关于贯彻执行〈中华人民共和国民法通则〉若干问题的意见（试行）》（1988 年 1 月 26 日经最高人民法院审判委员会讨论通过）

（4）不能完全辨认自己行为的精神病人进行的民事活动，是否与其精神健康状态相适应，可以从行为与本人生活相关的程度、本人的精神状态是否理解其行为，并预见相应的行为后果，以及行为标的数额等方面认定。

（5）精神病人（包括痴呆症人）如果没有判断能力和自我保护能力，不知其行为后果的，可以认定为不能辨认自己行为的人；对于比较复杂的事物或者比较重大的行为缺乏判断能力和自我保护能力，并且不能预见其行为后果的，可以认定为不能完全辨认自己行为的人。

（7）当事人是否患有精神病，人民法院应当根据司法精神病学鉴定或者参照医院的诊断、鉴定确认。在不具备诊断、鉴定条件的情况下，也可以参照群众公认的当事人的精神状态认定，但应以利害关系人没有异议为限。

（8）在诉讼中，当事人及利害关系人提出一方当事人患有精神病（包括痴呆症），人民法院认为确有必要认定的，应当按照《民事诉讼法（试行）》规定的特别程序，先作出当事人有无民事行为能力的判决。

确认精神病人（包括痴呆症人）为限制民事行为能力人的，应当比照《民事诉讼法（试行）》规定的特别程序进行审理。

（13）为患有精神病的未成年人设定监护人，适用《民法通则》第十六条的规定。

（67）间歇性精神病人的民事行为，确能证明是在发病期间实施的，应当认定无效。

（160）在幼儿园、学校生活、学习的无民事行为能力人或者在精神病院治疗的精神病人，受到伤害或者给他人造成损害，单位有过错的，可以责令这些单位适当给予赔偿。

五、《中华人民共和国民法总则》（以下简称《民法总则》）（2017 年 3 月 15 日通过，2017 年 10 月 1 日起施行）

第十九条　八周岁以上的未成年人为限制民事行为能力人，实施民事法律行为由其法定代理人代理或者经其法定代理人同意、追认，但是可以独立实施纯获利益的民事法律行为或者与其年龄、智力相适应的民事法律行为。

第二十一条第一款　不能辨认自己行为的成年人为无民事行为能力人，由其法定代理人代理实施民事法律行为。

第二十二条　不能完全辨认自己行为的成年人为限制民事行为能力人，实施民事法律行为由其法定代理人代理或者经其法定代理人同意、追认，但是可以独立实施纯获利益的民事法律行为或者与其智力、精神健康状况相适应的民事法律行为。

第二十三条　无民事行为能力人、限制民事行为能力人的监护人是其法定代理人。

第二十四条　不能辨认或者不能完全辨认自己行为的成年人，其利害关系人或者有关组织，可以向人民法院申请认定该成年人为无民事行为能力人或者限制民事行为能力人。

被人民法院认定为无民事行为能力人或者限制民事行为能力人的，经本人、利害关系人或者有关组织申请，人民法院可以根据其智力、精神健康恢复的状况，认定该成年人恢复为限制民事行为能力人或者完全民事行为能力人。

本条规定的有关组织包括：居民委员会、村民委员会、学校、医疗机构、妇女联合会、残疾人联合会、依法设立的老年人组织、民政部门等。

第二十八条　无民事行为能力或者限制民事行为能力的成年人，由下列有监护能力的人按顺序担任监护人：

（1）配偶；

（2）父母、子女；

（3）其他近亲属；

(4) 其他愿意担任监护人的个人或者组织，但是须经被监护人住所地的居民委员会、村民委员会或者民政部门同意。

第三十六条　监护人有下列情形之一的，人民法院根据有关个人或者组织的申请，撤销其监护人资格，安排必要的临时监护措施，并按照最有利于被监护人的原则依法指定监护人：

(1) 实施严重损害被监护人身心健康行为的；

(2) 怠于履行监护职责，或者无法履行监护职责并且拒绝将监护职责部分或者全部委托给他人，导致被监护人处于危困状态的；

(3) 实施严重侵害被监护人合法权益的其他行为的。

本条规定的有关个人和组织包括：其他依法具有监护资格的人，居民委员会、村民委员会、学校、医疗机构、妇女联合会、残疾人联合会、未成年人保护组织、依法设立的老年人组织、民政部门等。

前款规定的个人和民政部门以外的组织未及时向人民法院申请撤销监护人资格的，民政部门应当向人民法院申请。

第一百二十八条　法律对未成年人、老年人、残疾人、妇女、消费者等的民事权利保护有特别规定的，依照其规定。

第一百四十四条　无民事行为能力人实施的民事法律行为无效。

第一百四十五条　限制民事行为能力人实施的纯获利益的民事法律行为或者与其年龄、智力、精神健康状况相适应的民事法律行为有效；实施的其他民事法律行为经法定代理人同意或者追认后有效。

相对人可以催告法定代理人自收到通知之日起一个月内予以追认。法定代理人未作表示的，视为拒绝追认。民事法律行为被追认前，善意相对人有撤销的权利。撤销应当以通知的方式作出。

第一百九十四条第二款　在诉讼时效期间的最后六个月内，因下列障碍，不能行使请求权的，诉讼时效中止：

(2) 无民事行为能力人或者限制民事行为能力人没有法定代理人，或者法定代理人死亡、丧失民事行为能力、丧失代理权；

自中止时效的原因消除之日起满六个月，诉讼时效期间届满。

六、《中华人民共和国合同法》（以下简称《合同法》）(1999年3月15日通过，1999年10月1日起施行)

第四十七条第一款　限制民事行为能力人订立的合同，经法定代理人追认后，该合同有效，但纯获利益的合同或者与其年龄、智力、精神健康状况相适应而订立的合同，不必经法定代理人追认。

第一百九十三条　因受赠人的违法行为致使赠与人死亡或者丧失民事行为能力的，赠与人的继承人或者法定代理人可以撤销赠与。

赠与人的继承人或者法定代理人的撤销权，自知道或者应当知道撤销原因之日起六个月内行使。

第四百一十一条　委托人或者受托人死亡、丧失民事行为能力或者破产的，委托合同终止，但当事人另有约定或者根据委托事务的性质不宜终止的除外。

第四百一十二条　因委托人死亡、丧失民事行为能力或者破产，致使委托合同终止将损害委托人利益的，在委托人的继承人、法定代理人或者清算组织承受委托事务之前，受托人应当继续处理委托事务。

第四百一十三条　因受托人死亡、丧失民事行为能力或者破产，致使委托合同终止的，受托人的继承人、法定代理人或者清算组织应当及时通知委托人。因委托合同终止将损害委托人利益的，在委托人作出善后处理之前，受托人的继承人、法定代理人或者清算组织应当采取必要措施。

七、《中华人民共和国侵权责任法》（以下简称《侵权责任法》）（2009年12月26日通过，2010年7月1日起施行）

第九条　教唆、帮助他人实施侵权行为的，应当与行为人承担连带责任。

教唆、帮助无民事行为能力人、限制民事行为能力人实施侵权行为的，应当承担侵权责任；该无民事行为能力人、限制民事行为能力人的监护人未尽到监护责任的，应当承担相应的责任。

第三十二条　无民事行为能力人、限制民事行为能力人造成他人损害的，由监护人承担侵权责任。监护人尽到监护责任的，可以减轻其侵权责任。

有财产的无民事行为能力人、限制民事行为能力人造成他人损害的，从本人财产中支付赔偿费用。不足部分，由监护人赔偿。

第三十八条　无民事行为能力人在幼儿园、学校或者其他教育机构学习、生活期间受到人身损害的，幼儿园、学校或者其他教育机构应当承担责任，但能够证明尽到教育、管理职责的，不承担责任。

第三十九条　限制民事行为能力人在学校或者其他教育机构学习、生活期间受到人身损害，学校或者其他教育机构未尽到教育、管理职责的，应当承担责任。

第四十条　无民事行为能力人或者限制民事行为能力人在幼儿园、学校或者其他教育机构学习、生活期间，受到幼儿园、学校或者其他教育机构以外的人员人身损害的，由侵权人承担侵权责任；幼儿园、学校或者其他教育机构未尽到管理职责的，承担相应的补充责任。

八、《中华人民共和国婚姻法》（以下简称《婚姻法》）（2001年4月28日修正）

第七条　有下列情形之一的，禁止结婚：

（1）直系血亲和三代以内的旁系血亲；

（2）患有医学上认为不应当结婚的疾病。

第十条　有下列情形之一的，婚姻无效：

（1）重婚的；

（2）有禁止结婚的亲属关系的；

(3) 婚前患有医学上认为不应当结婚的疾病，婚后尚未治愈的；

(4) 未到法定婚龄的。

第十八条第二款　有下列情形之一的，为夫妻一方的财产：

(2) 一方因身体受到伤害获得的医疗费、残疾人生活补助费等费用；

九、《最高人民法院关于适用〈中华人民共和国婚姻法〉若干问题的解释》(三)(2011年7月4日通过)

第八条　无民事行为能力人的配偶有虐待、遗弃等严重损害无民事行为能力一方的人身权利或者财产权益行为，其他有监护资格的人可以依照特别程序要求变更监护关系；变更后的监护人代理无民事行为能力一方提起离婚诉讼的，人民法院应予受理。

十、《中华人民共和国民政部婚姻登记管理条例》(2003年7月30日通过，2003年10月1日起施行)

第六条　办理结婚登记的当事人有下列情形之一的，婚姻登记管理机关不予登记：

(1) 未到法定结婚年龄的；

(2) 非自愿的；

(3) 一方或者双方已有配偶的；

(4) 属于直系血亲或者三代以内旁系血亲的；

(5) 患有医学上认为不应当结婚的疾病的。

第十二条　办理离婚登记的当事人有下列情形之一的，婚姻登记机关不予受理：

(1) 未达成离婚协议的；

(2) 属于无民事行为能力人或者限制民事行为能力人的；

(3) 其结婚登记不是在中国内地办理的。

十一、《中华人民共和国继承法》(以下简称《继承法》)(1985年4月10日通过，1985年10月1日起施行)

第六条　无行为能力人的继承权、受遗赠权，由他的法定代理人代为行使。

限制行为能力人的继承权、受遗赠权，由他的法定代理人代为行使，或者征得法定代理人同意后行使。

第十三条第二款　对生活有特殊困难的缺乏劳动能力的继承人，分配遗产时，应当予以照顾。

第十八条第一款　下列人员不能作为遗嘱见证人：

(1) 无行为能力人、限制行为能力人。

第十九条　遗嘱应当对缺乏劳动能力又没有生活来源的继承人保留必要的财产份额。

第二十二条第一款　无行为能力人或者限制行为能力人所立的遗嘱无效。

十二、《最高人民法院关于贯彻执行〈中华人民共和国继承法〉若干问题的意见》(1985年9月11日通过)

（7）不满六周岁的儿童、精神病患者，可以认定其为无行为能力人。已满六周岁，不满十八周岁的未成年人，应当认定其为限制行为能力人。

（27）代位继承人缺乏劳动能力又没有生活来源，或者对被继承人尽过主要赡养义务的，分配遗产时，可以多分。

（37）遗嘱人未保留缺乏劳动能力又没有生活来源的继承人的遗产份额，遗产处理时，应当为该继承人留下必要的遗产，所剩余的部分，才可参照遗嘱确定的分配原则处理。

继承人是否缺乏劳动能力又没有生活来源，应按遗嘱生效时该继承人的具体情况确定。

十三、《中华人民共和国收养法》（以下简称《收养法》）(1991年12月29日通过，1998年11月4日修正)

第八条　收养人只能收养一名子女。

收养孤儿、残疾儿童或者社会福利机构抚养的查找不到生父母的弃婴和儿童，可以不受收养人无子女和收养一名的限制。

第十二条　未成年人的父母均不具备完全民事行为能力的，该未成年人的监护人不得将其送养，但父母对该未成年人有严重危害可能的除外。

十四、《中华人民共和国民事诉讼法》（以下简称《民事诉讼法》）(1991年4月9日通过，2017年6月27日第三次修正)

第五十七条　无诉讼行为能力人由他的监护人作为法定代理人代为诉讼。法定代理人之间互相推诿代理责任的，由人民法院指定其中一人代为诉讼。

第一百八十七条　申请认定公民无民事行为能力或者限制民事行为能力，由其近亲属或者其他利害关系人向该公民住所地基层人民法院提出。

申请书应当写明该公民无民事行为能力或者限制民事行为能力的事实和根据。

第一百八十八条　人民法院受理申请后，必要时应当对被请求认定为无民事行为能力或者限制民事行为能力的公民进行鉴定。申请人已提供鉴定意见的，应当对鉴定意见进行审查。

第一百八十九条　人民法院审理认定公民无民事行为能力或者限制民事行为能力的案件，应当由该公民的近亲属为代理人，但申请人除外。近亲属互相推诿的，由人民法院指定其中一人为代理人。该公民健康情况许可的，还应当询问本人的意见。

人民法院经审理认定申请有事实根据的，判决该公民为无民事行为能力或者限制民事行为能力人；认定申请没有事实根据的，应当判决予以驳回。

第一百九十条　人民法院根据被认定为无民事行为能力人、限制民事行为能力人或者他的监护人的申请，证实该公民无民事行为能力或者限制民事行为能力的原因已经消除的，应当作出新判决，撤销原判决。

十五、《最高人民法院关于适用〈中华人民共和国民事诉讼法〉的解释》(2014年12月18日通过，2015年2月4日起施行)

第六十七条　无民事行为能力人、限制民事行为能力人造成他人损害的，无民事行为能力人、限制民事行为能力人和其监护人为共同被告。

第八十三条　在诉讼中，无民事行为能力人、限制民事行为能力人的监护人是他的法定代理人。事先没有确定监护人的，可以由有监护资格的人协商确定；协商不成的，由人民法院在他们之中指定诉讼中的法定代理人。当事人没有《民法通则》第十六条第一款、第二款或者第十七条第一款规定的监护人的，可以指定该法第十六条第四款或者第十七条第三款规定的有关组织担任诉讼中的法定代理人。

第八十四条　无民事行为能力人、限制民事行为能力人以及其他依法不能作为诉讼代理人的，当事人不得委托其作为诉讼代理人。

第二百三十四条　无民事行为能力人的离婚诉讼，当事人的法定代理人应当到庭；法定代理人不能到庭的，人民法院应当在查清事实的基础上，依法作出判决。

第二百三十五条　无民事行为能力的当事人的法定代理人，经传票传唤无正当理由拒不到庭，属于原告方的，比照《民事诉讼法》第一百四十三条的规定，按撤诉处理；属于被告方的，比照《民事诉讼法》第一百四十四条的规定，缺席判决。必要时，人民法院可以拘传其到庭。

第三百五十二条　申请认定公民无民事行为能力或者限制民事行为能力的案件，被申请人没有近亲属的，人民法院可以指定其他亲属为代理人。被申请人没有亲属的，人民法院可以指定经被申请人所在单位或者住所地的居民委员会、村民委员会同意，且愿意担任代理人的关系密切的朋友为代理人。

没有前款规定的代理人的，由被申请人所在单位或者住所地的居民委员会、村民委员会或者民政部门担任代理人。

代理人可以是一人，也可以是同一顺序中的两人。

十六、《中华人民共和国公司法》（以下简称《公司法》）（1993年12月29日通过，2013年12月28日第三次修正)

第一百四十六条第一款　有下列情形之一的，不得担任公司的董事、监事、高级管理人员：

（1）无民事行为能力或者限制民事行为能力；

十七、《中华人民共和国仲裁法》（以下简称《仲裁法》）（1994年8月31日通过，1995年9月1日起施行)

第十七条第二款　有下列情形之一的，仲裁协议无效：

（2）无民事行为能力人或限制民事行为能力人订立的仲裁协议。

十八、《中华人民共和国合伙企业法》（以下简称《合伙企业法》）（1997年2月23日通过，2006年8月27日修订）

第四十八条　合伙人有下列情形之一的，当然退伙：

（1）作为合伙人的自然人死亡或者被依法宣告死亡；

（2）个人丧失偿债能力；

（3）作为合伙人的法人或者其他组织依法被吊销营业执照、责令关闭、撤销，或者被宣告破产；

（4）法律规定或者合伙协议约定合伙人必须具有相关资格而丧失该资格；

（5）合伙人在合伙企业中的全部财产份额被人民法院强制执行。

合伙人被依法认定为无民事行为能力人或者限制民事行为能力人的，经其他合伙人一致同意，可以依法转为有限合伙人，普通合伙企业依法转为有限合伙企业。其他合伙人未能一致同意的，该无民事行为能力或者限制民事行为能力的合伙人退伙。

退伙事由实际发生之日为退伙生效日。

第五十条　合伙人死亡或者被依法宣告死亡的，对该合伙人在合伙企业中的财产份额享有合法继承权的继承人，按照合伙协议的约定或者经全体合伙人一致同意，从继承开始之日起，取得该合伙企业的合伙人资格。

有下列情形之一的，合伙企业应当向合伙人的继承人退还被继承合伙人的财产份额：

（1）继承人不愿意成为合伙人；

（2）法律规定或者合伙协议约定合伙人必须具有相关资格，而该继承人未取得该资格；

（3）合伙协议约定不能成为合伙人的其他情形。

合伙人的继承人为无民事行为能力人或者限制民事行为能力人的，经全体合伙人一致同意，可以依法成为有限合伙人，普通合伙企业依法转为有限合伙企业。全体合伙人未能一致同意的，合伙企业应当将被继承合伙人的财产份额退还该继承人。

十九、《中华人民共和国保险法》（以下简称《保险法》）（1995年6月30日通过，2015年4月24日第三次修订）

第二条　本法所称保险，是指投保人根据合同约定，向保险人支付保险费，保险人对于合同约定的可能发生的事故因其发生所造成的财产损失承担赔偿保险金责任，或者当被保险人死亡、伤残、疾病或者达到合同约定的年龄、期限等条件时承担给付保险金责任的商业保险行为。

第三十三条第一款　投保人不得为无民事行为能力人投保以死亡为给付保险金条件的人身保险，保险人也不得承保。

第三十九条第三款　被保险人为无民事行为能力人或者限制民事行为能力人的，可以由其监护人指定受益人。

第四十四条第一款　以被保险人死亡为给付保险金条件的合同，自合同成立或者合同效力恢复之日起二年内，被保险人自杀的，保险人不承担给付保险金的责任，但被保险人自杀时为无民事行为能力人的除外。

第一百六十三条 保险公司违反本法规定，有下列行为之一的，由保险监督管理机构责令改正，处五万元以上三十万元以下的罚款：

（1）超额承保，情节严重的；

（2）为无民事行为能力人承保以死亡为给付保险金条件的保险的。

二十、《中华人民共和国票据法》（以下简称《票据法》）（1995年5月10日通过，2004年8月28日修正）

第九十六条 票据债务人的民事行为能力，适用其本国法律。

票据债务人的民事行为能力，依照其本国法律为无民事行为能力或者为限制民事行为能力而依照行为地法律为完全民事行为能力的，适用行为地法律。

二十一、《中华人民共和国信托法》（以下简称《信托法》）（2001年4月28日通过，2001年10月1日起施行）

第十三条 设立遗嘱信托，应当遵守《继承法》关于遗嘱的规定。

遗嘱指定的人拒绝或者无能力担任受托人的，由受益人另行选任受托人；受益人为无民事行为能力人或者限制民事行为能力人的，依法由其监护人代行选任。遗嘱对选任受托人另有规定的，从其规定。

第三十九条第二款 受托人有下列情形之一的，其职责终止：

（2）被依法宣告为无民事行为能力人或者限制民事行为能力人。

第四十条第一款 受托人职责终止的，依照信托文件规定选任新受托人；信托文件未规定的，由委托人选任；委托人不指定或者无能力指定的，由受益人选任；受益人为无民事行为能力人或者限制民事行为能力人的，依法由其监护人代行选任。

第五十二条 信托不因委托人或者受托人的死亡、丧失民事行为能力、依法解散、被依法撤销或者被宣告破产而终止，也不因受托人的辞任而终止。但本法或者信托文件另有规定的除外。

二十二、《中华人民共和国刑法》（以下简称《刑法》）（2017年11月4日第十次修正）

第十八条 精神病人在不能辨认或者不能控制自己行为的时候造成危害结果，经法定程序鉴定确认的，不负刑事责任，但是应当责令他的家属或者监护人严加看管和医疗；在必要的时候，由政府强制医疗。

间歇性的精神病人在精神正常的时候犯罪，应当负刑事责任。

尚未完全丧失辨认或者控制自己行为能力的精神病人犯罪的，应当负刑事责任，但是可以从轻或者减轻处罚。

醉酒的人犯罪，应当负刑事责任。

二十三、《中华人民共和国刑事诉讼法》（以下简称《刑事诉讼法》）(2012 年 3 月 14 日第二次修正)

第三十四条第二款　犯罪嫌疑人、被告人是盲、聋、哑人，或者是尚未完全丧失辨认或者控制自己行为能力的精神病人，没有委托辩护人的，人民法院、人民检察院和公安机关应当通知法律援助机构指派律师为其提供辩护。

第四十条　辩护人收集的有关犯罪嫌疑人不在犯罪现场、未达到刑事责任年龄、属于依法不负刑事责任的精神病人的证据，应当及时告知公安机关、人民检察院。

第六十条　凡是知道案件情况的人，都有作证的义务。

生理上、精神上有缺陷或者年幼，不能辨别是非、不能正确表达的人，不能作证人。

第一百四十四条　为了查明案情，需要解决案件中某些专门性问题的时候，应当指派、聘请有专门知识的人进行鉴定。

第一百四十五条　鉴定人进行鉴定后，应当写出鉴定结论，并且签名。

鉴定人故意作虚假鉴定的，应当承担法律责任。

第一百四十七条　对犯罪嫌疑人作精神病鉴定的期间不计入办案期限。

第二百零九条第一款　有下列情形之一的，不适用简易程序：

(1) 被告人是盲、聋、哑人，或者是尚未完全丧失辨认或者控制自己行为能力的精神病人的。

第二百八十四条　实施暴力行为，危害公共安全或者严重危害公民人身安全，经法定程序鉴定依法不负刑事责任的精神病人，有继续危害社会可能的，可以予以强制医疗。

二十四、《最高人民法院关于执行〈中华人民共和国刑事诉讼法〉若干问题的解释》(2012 年 11 月 5 日通过，2013 年 1 月 1 日起施行)

第三十五条第二款　人民法院审判案件，应当充分保障被告人依法享有的辩护权利。被告人除自己行使辩护权以外，还可以委托辩护人辩护。下列人员不得担任辩护人：

(1) 无行为能力或者限制行为能力的人。

第四十二条　对下列没有委托辩护人的被告人，人民法院应当通知法律援助机构指派律师为其提供辩护：

(1) 盲、聋、哑人；

(2) 尚未完全丧失辨认或者控制自己行为能力的精神病人；

(3) 可能被判处无期徒刑、死刑的人。

高级人民法院复核死刑案件，被告人没有委托辩护人的，应当通知法律援助机构指派律师为其提供辩护。

第五百二十四条　实施暴力行为，危害公共安全或者严重危害公民人身安全，社会危害性已经达到犯罪程度，但经法定程序鉴定依法不负刑事责任的精神病人，有继续危害社会可能的，可以予以强制医疗。

二十五、《人民检察院刑事诉讼规则（试行）》（1997 年 1 月 15 日通过，2012 年 10 月 16 日第二次修订）

第四十一条　人民检察院办理直接受理立案侦查案件和审查起诉案件，发现犯罪嫌疑人是盲、聋、哑人或者是尚未完全丧失辨认或者控制自己行为能力的精神病人，或者可能被判处无期徒刑、死刑，没有委托辩护人的，应当及时书面通知法律援助机构指派律师为其提供辩护。

第五十一条　在人民检察院侦查、审查逮捕、审查起诉过程中，辩护人收集到有关犯罪嫌疑人不在犯罪现场、未达到刑事责任年龄、属于依法不负刑事责任的精神病人的证据，告知人民检察院的，人民检察院相关办案部门应当及时进行审查。

第三百零五条第六款　侦查监督部门办理审查逮捕案件，可以讯问犯罪嫌疑人；有下列情形之一的，应当讯问犯罪嫌疑人：

（六）犯罪嫌疑人是盲、聋、哑人或者是尚未完全丧失辨认或者控制自己行为能力的精神病人的。

第四百六十六条第一款　具有下列情形之一的，人民检察院不应当建议人民法院适用简易程序：

（1）犯罪嫌疑人是盲、聋、哑人，或者是尚未完全丧失辨认或者控制自己行为能力的精神病人的。

第五百三十九条　对于实施暴力行为，危害公共安全或者严重危害公民人身安全，已经达到犯罪程度，经法定程序鉴定依法不负刑事责任的精神病人，有继续危害社会可能的，人民检察院应当向人民法院提出强制医疗的申请。

第五百四十二条　人民检察院向人民法院提出强制医疗的申请，应当制作强制医疗申请书。强制医疗申请书的主要内容包括：

（1）涉案精神病人的基本情况，包括姓名、性别、出生年月日、出生地、户籍地、身份证号码、民族、文化程度、职业、工作单位及职务、住址，采取临时保护性约束措施的情况及处所等；

（2）涉案精神病人的法定代理人的基本情况，包括姓名、住址、联系方式等；

（3）案由及案件来源；

（4）涉案精神病人实施危害公共安全或者严重危害公民人身安全的暴力行为的事实，包括实施暴力行为的时间、地点、手段、后果等及相关证据情况；

（5）涉案精神病人不负刑事责任的依据，包括有关鉴定意见和其他证据材料；

（6）涉案精神病人继续危害社会的可能；

（7）提出强制医疗申请的理由和法律依据。

第五百四十三条　人民检察院审查公安机关移送的强制医疗意见书，应当查明：

（1）是否属于本院管辖；

（2）涉案精神病人身份状况是否清楚，包括姓名、性别、国籍、出生年月日、职业和单位等；

（3）涉案精神病人实施危害公共安全或者严重危害公民人身安全的暴力行为的事实；

（4）公安机关对涉案精神病人进行鉴定的程序是否合法，涉案精神病人是否依法不负刑事责任；

（5）涉案精神病人是否有继续危害社会的可能；

（6）证据材料是否随案移送，不宜移送的证据的清单、复制件、照片或者其他证明文件是否随案移送；

（7）证据是否确实、充分；

（8）采取的临时保护性约束措施是否适当。

第五百四十八条 在审查起诉中，犯罪嫌疑人经鉴定系依法不负刑事责任的精神病人的，人民检察院应当作出不起诉决定。认为符合《刑事诉讼法》第二百八十四条规定条件的，应当向人民法院提出强制医疗的申请。

二十六、《公安机关办理刑事案件程序规定》（1998 年 5 月 14 日公布施行，2012 年 12 月 3 日修订）

第四十四条第一款 符合下列情形之一，犯罪嫌疑人没有委托辩护人的，公安机关应当及时通知法律援助机构为犯罪嫌疑人指派辩护律师：

（1）犯罪嫌疑人是盲、聋、哑人，或者是尚未完全丧失辨认或者控制自己行为能力的精神病人。

第五十五条 案件侦查终结前，辩护律师提出要求的，公安机关应当听取辩护律师的意见，根据情况进行核实，并记录在案。辩护律师提出书面意见的，应当附卷。

对辩护律师收集的犯罪嫌疑人不在犯罪现场、未达到刑事责任年龄、属于依法不负刑事责任的精神病人的证据，公安机关应当进行核实并将有关情况记录在案，有关证据应当附卷。

第三百三十一条 公安机关发现实施暴力行为，危害公共安全或者严重危害公民人身安全的犯罪嫌疑人，可能属于依法不负刑事责任的精神病人的，应当对其进行精神病鉴定。

第三百三十二条 对经法定程序鉴定依法不负刑事责任的精神病人，有继续危害社会可能，符合强制医疗条件的，公安机关应当在七日以内写出强制医疗意见书，经县级以上公安机关负责人批准，连同相关证据材料和鉴定意见一并移送同级人民检察院。

第三百三十三条 对实施暴力行为的精神病人，在人民法院决定强制医疗前，经县级以上公安机关负责人批准，公安机关可以采取临时的保护性约束措施。必要时，可以将其送精神病医院接受治疗。

第三百三十四条 采取临时的保护性约束措施时，应当对精神病人严加看管，并注意约束的方式、方法和力度，以避免和防止危害他人和精神病人的自身安全为限度。

对于精神病人已没有继续危害社会可能，解除约束后不致发生社会危险性的，公安机关应当及时解除保护性约束措施。

二十七、《公安机关办理行政案件程序规定》（2012年12月3日修订）

第一百三十四条　精神病人在不能辨认或者不能控制自己行为时有违法行为的，不予行政处罚，但应当责令其监护人严加看管和治疗，并在不予行政处罚决定书中载明。间歇性精神病人在精神正常时有违法行为的，应当给予行政处罚。尚未完全丧失辨认或者控制自己行为能力的精神病人有违法行为的，应当予以行政处罚，但可以从轻或者减轻行政处罚。

二十八、《最高人民法院、最高人民检察院关于办理寻衅滋事刑事案件适用法律若干问题的解释》（2013年5月27日最高人民法院审判委员会、2013年4月28日最高人民检察院通过，2013年7月22日起施行）

第二条第五款　随意殴打他人，破坏社会秩序，具有下列情形之一的，应当认定为《刑法》第二百九十三条第一款第一项规定的"情节恶劣"：

（5）随意殴打精神病人、残疾人、流浪乞讨人员、老年人、孕妇、未成年人，造成恶劣社会影响的。

第三条第四款　追逐、拦截、辱骂、恐吓他人，破坏社会秩序，具有下列情形之一的，应当认定为《刑法》第二百九十三条第一款第二项规定的"情节恶劣"：

（4）引起他人精神失常、自杀等严重后果的。

第四条第三款、第四款　强拿硬要或者任意损毁、占用公私财物，破坏社会秩序，具有下列情形之一的，应当认定为《刑法》第二百九十三条第一款第三项规定的"情节严重"：

（3）强拿硬要或者任意损毁、占用精神病人、残疾人、流浪乞讨人员、老年人、孕妇、未成年人的财物，造成恶劣社会影响的；

（4）引起他人精神失常、自杀等严重后果的。

二十九、《中华人民共和国行政处罚法》（以下简称《行政处罚法》）（1996年3月17日通过，2017年9月1日第二次修正）

第二十六条　精神病人在不能辨认或者不能控制自己行为时有违法行为的，不予行政处罚，但应当责令其监护人严加看管和治疗。间歇性精神病人在精神正常时有违法行为的，应当给予行政处罚。

三十、《中华人民共和国行政复议法》（以下简称《行政复议法》）（2017年9月1日第二次修正）

第十条第二款　有权申请行政复议的公民死亡的，其近亲属可以申请行政复议。有权申请行政复议的公民为无民事行为能力人或者限制民事行为能力人的，其法定代理人可以代为申请行政复议。有权申请行政复议的法人或者其他组织终止的，承受其权利的法人或者其他组织可以申请行政复议。

三十一、《中华人民共和国公务员法》（以下简称《公务员法》）（2005年4月27日通过）

第八十四条第一款 对有下列情形之一的公务员，不得辞退：

(1) 因公致残，被确认丧失或者部分丧失工作能力的；

三十二、《中华人民共和国治安管理处罚法》（以下简称《治安管理处罚法》）（2005年8月28日通过，2006年3月1日起施行）

第十三条 精神病人在不能辨认或者不能控制自己行为的时候违反治安管理的，不予处罚，但是应当责令其监护人严加看管和治疗。间歇性的精神病人在精神正常的时候违反治安管理的，应当给予处罚。

第四十条第一款 有下列行为之一的，处十日以上十五日以下拘留，并处五百元以上一千元以下罚款；情节较轻的，处五日以上十日以下拘留，并处二百元以上五百元以下罚款：

(1) 组织、胁迫、诱骗不满十六周岁的人或者残疾人进行恐怖、残忍表演的；

第四十三条第二款 殴打他人的，或者故意伤害他人身体的，处五日以上十日以下拘留，并处二百元以上五百元以下罚款；情节较轻的，处五日以下拘留或者五百元以下罚款。

有下列情形之一的，处十日以上十五日以下拘留，并处五百元以上一千元以下罚款：

(2) 殴打、伤害残疾人、孕妇、不满十四周岁的人或者六十周岁以上的人的；

第四十四条 猥亵他人或者在公共场所故意裸露身体，情节恶劣的，处五日以上十日以下拘留；猥亵智力残疾人、精神病人、不满十四周岁的人或者有其他严重情节的，处十日以上十五日以下拘留。

三十三、《中华人民共和国国家赔偿法》（以下简称《国家赔偿法》）（1994年5月12日通过，2013年1月1日第二次修正）

第三十四条 侵犯公民生命健康权的，赔偿金按照下列规定计算：

(1) 造成身体伤害的，应当支付医疗费、护理费，以及赔偿因误工减少的收入。减少的收入每日的赔偿金按照国家上年度职工日平均工资计算，最高额为国家上年度职工年平均工资的五倍；

(2) 造成部分或者全部丧失劳动能力的，应当支付医疗费、护理费、残疾生活辅助具费、康复费等因残疾而增加的必要支出和继续治疗所必需的费用，以及残疾赔偿金。残疾赔偿金根据丧失劳动能力的程度，按照国家规定的伤残等级确定，最高不超过国家上年度职工年平均工资的二十倍。造成全部丧失劳动能力的，对其扶养的无劳动能力的人，还应当支付生活费；

(3) 造成死亡的，应当支付死亡赔偿金、丧葬费，总额为国家上年度职工年平均工资的二十倍。对死者生前扶养的无劳动能力的人，还应当支付生活费。

前款第二项、第三项规定的生活费的发放标准，参照当地最低生活保障标准执行。被扶养的人是未成年人的，生活费给付至十八周岁止；其他无劳动能力的人，生活费给付至死亡时止。

三十四、《中华人民共和国人民警察法》（以下简称《人民警察法》）(2012 年 10 月 26 日修正)

第十四条　公安机关的人民警察对严重危害公共安全或者他人人身安全的精神病人，可以采取保护性约束措施。需要送往指定的单位、场所加以监护的，应当报请县级以上人民政府公安机关批准，并及时通知其监护人。

三十五、《中华人民共和国看守所条例》（以下简称《看守所条例》）(1990 年 3 月 17 日起施行)

第十条　看守所收押人犯应当进行健康检查，有下列情形之一的，不予收押：

（1）患有精神病或者急性传染病的；

（2）患有其他严重疾病，在羁押中可能发生生命危险或者生活不能自理的，但是罪大恶极不羁押对社会有危险性的除外。

三十六、《中华人民共和国教育法》（以下简称《教育法》）（1995 年 3 月 18 通过，2015 年 12 月 27 日第二次修正)

第十条第三款　国家扶持和发展残疾人教育事业。

第三十九条　国家、社会、学校及其他教育机构应当根据残疾人身心特性和需要实施教育，并为其提供帮助和便利。

三十七、《中华人民共和国高等教育法》（以下简称《高等教育法》）(1998 年 8 月 29 日通过，2015 年 12 月 27 日修正)

第九条　公民依法享有接受高等教育的权利。

高等学校必须招收符合国家规定的录取标准的残疾学生入学，不得因其残疾而拒绝招收。

三十八、《中华人民共和国职业教育法》（以下简称《职业教育法》）(1996 年 5 月 15 日通过，1996 年 9 月 1 日起施行)

第七条第二款　国家采取措施，帮助妇女接受职业教育，组织失业人员接受各种形式的职业教育，扶持残疾人职业教育的发展。

第十五条　残疾人职业教育除由残疾人教育机构实施外，各级各类职业学校和职业培训机构及其他教育机构应当按照国家有关规定接纳残疾学生。

第三十二条第一款　职业学校、职业培训机构可以对接受中等、高等职业学校教育和职业培训的学生适当收取学费，对经济困难的学生和残疾学生应当酌情减免。收费办法由省、自治区、直辖市人民政府规定。

三十九、《中华人民共和国义务教育法》（以下简称《义务教育法》）（1986年4月12日通过，2006年6月29日修订）

第六条第一款 国务院和县级以上地方人民政府应当合理配置教育资源，促进义务教育均衡发展，改善薄弱学校的办学条件，并采取措施，保障农村地区、民族地区实施义务教育，保障家庭经济困难的和残疾的适龄儿童、少年接受义务教育。

第十九条 县级以上地方人民政府根据需要设置相应的实施特殊教育的学校（班），对视力残疾、听力语言残疾和智力残疾的适龄儿童、少年实施义务教育。特殊教育学校（班）应当具备适应残疾儿童、少年学习、康复、生活特点的场所和设施。

普通学校应当接收具有接受普通教育能力的残疾适龄儿童、少年随班就读，并为其学习、康复提供帮助。

第三十一条第三款 特殊教育教师享有特殊岗位补助津贴。在民族地区和边远贫困地区工作的教师享有艰苦贫困地区补助津贴。

第四十三条第三款 特殊教育学校（班）学生人均公用经费标准应当高于普通学校学生人均公用经费标准。

四十、《中华人民共和国兵役法》（以下简称《兵役法》）（2011年11月29日第三次修正）

第三条第二款 有严重生理缺陷或者严重残疾不适合服兵役的人，免服兵役。

第五十六条 现役军人，残疾军人，退出现役军人，烈士、因公牺牲、病故军人遗属，现役军人家属，应当受到社会的尊重，受到国家和社会的优待。军官、士官的家属随军、就业、工作调动以及子女教育，享受国家和社会的优待。

第五十七条 现役军人因战、因公、因病致残的，按照国家规定的评定残疾等级采取安排工作、供养、退休等方式妥善安置。有劳动能力的退出现役的残疾军人，优先享受国家规定的残疾人就业优惠政策。

残疾军人、患慢性病的军人退出现役后，由安置地的县级以上地方人民政府按照国务院、中央军事委员会的有关规定负责接收安置；其中，患过慢性病旧病复发需要治疗的，由当地医疗机构负责给予治疗，所需医疗和生活费用，本人经济困难的，按照国家规定给予补助。

四十一、《中华人民共和国现役军官法》（以下简称《现役军官法》）（1988年9月5日通过，2000年12月28日第二次修正）

第四十五条第一款 军官未达到平时服现役的最低年限的，不得退出现役。但是有下列情形之一的，应当提前退出现役：

（1）伤病残不能坚持正常工作的。

第四十七条第二款 军官未达到平时服现役的最高年龄，有下列情形之一的，应当退出现役：

（2）伤病残不能坚持正常工作的；

四十二、《中华人民共和国消防法》（以下简称《消防法》）（1998 年 4 月 29 日通过，2008 年 10 月 28 日修正）

第五十条 对因参加扑救火灾或者应急救援受伤、致残或者死亡的人员，按照国家有关规定给予医疗、抚恤。

四十三、《中华人民共和国归侨侨眷权益保护法》（以下简称《归侨侨眷权益保护法》）（1990 年 9 月 7 日通过，2009 年 8 月 27 日第二次修正）

第十条第二款 对丧失劳动能力又无经济来源或者生活确有困难的归侨、侨眷，当地人民政府应当给予救济。

四十四、《中华人民共和国母婴保健法》（以下简称《母婴保健法》）（1995 年 6 月 1 日起实施）

第八条 婚前医学检查包括对下列疾病的检查：

（1）严重遗传性疾病；

（2）指定传染病；

（3）有关精神病。

经婚前医学检查，医疗保健机构应当出具婚前医学检查证明。

第九条 经婚前医学检查，对患指定传染病在传染期内或者有关精神病在发病期内的，医师应当提出医学意见；准备结婚的男女双方应当暂缓结婚。

第十条 经婚前医学检查，对诊断患医学上认为不宜生育的严重遗传性疾病的，医师应当向男女双方说明情况，提出医学意见；经男女双方同意，采取长效避孕措施或者施行结扎手术后不生育的，可以结婚。但《婚姻法》规定禁止结婚的除外。

四十五、《中华人民共和国残疾人保障法》（以下简称《残疾人保障法》）（2008 年 4 月 24 日修订通过，2008 年 7 月 1 日起施行）

第二条 残疾人是指在心理、生理、人体结构上，某种组织、功能丧失或者不正常，全部或者部分丧失以正常方式从事某种活动能力的人。

残疾人包括视力残疾、听力残疾、言语残疾、肢体残疾、智力残疾、精神残疾、多重残疾和其他残疾的人。

残疾标准由国务院规定。

第三条 残疾人在政治、经济、文化、社会和家庭生活等方面享有和其他公民平等的权利。

残疾人的公民权利和人格尊严受法律保护。

禁止歧视、侮辱、侵害残疾人。

第七条 全社会应当发扬社会主义的人道主义精神，理解、尊重、关心、帮助残疾人，支持残疾人事业。

第二十一条 国家保障残疾人享有平等接受教育的权利。

第三十条　国家保障残疾人劳动的权利。

第三十三条　国家实行按比例安排残疾人就业制度。

国家机关、社会团体、企业事业单位、民办非企业单位应当按照规定的比例安排残疾人就业，并为其选择适当的工种和岗位。达不到规定比例的，按照国家有关规定履行保障残疾人就业义务。国家鼓励用人单位超过规定比例安排残疾人就业。

第四十八条　各级人民政府对生活确有困难的残疾人，通过多种渠道给予生活、教育、住房和其他社会救助。

县级以上地方人民政府对享受最低生活保障待遇后生活仍有特别困难的残疾人家庭，应当采取其他措施保障其基本生活。

各级人民政府对贫困残疾人的基本医疗、康复服务、必要的辅助器具的配置和更换，应当按照规定给予救助。

对生活不能自理的残疾人，地方各级人民政府应当根据情况给予护理补贴。

第四十九条　地方各级人民政府对无劳动能力、无扶养人或者扶养人不具有扶养能力、无生活来源的残疾人，按照规定予以供养。

国家鼓励和扶持社会力量举办残疾人供养、托养机构。

残疾人供养、托养机构及其工作人员不得侮辱、虐待、遗弃残疾人。

四十六、《中华人民共和国劳动法》（以下简称《劳动法》）（1994 年 7 月 5 日通过，自 1995 年 1 月 1 日起施行）

第十四条　残疾人、少数民族人员、退出现役的军人的就业，法律、法规有特别规定的，从其规定。

第二十六条　有下列情形之一的，用人单位可以解除劳动合同，但是应当提前三十日以书面形式通知劳动者本人：

（1）劳动者患病或者非因工负伤，医疗期满后，不能从事原工作也不能从事由用人单位另行安排的工作的。

第二十九条第一款　劳动者有下列情形之一的，用人单位不得依据本法第二十六条、第二十七条的规定解除劳动合同：

（1）患职业病或者因工负伤并被确认丧失或者部分丧失劳动能力的。

四十七、《中华人民共和国劳动合同法》（以下简称《劳动合同法》）（2007 年 6 月 29 日通过，2012 年 12 月 28 日修正）

第四十二条第二款　劳动者有下列情形之一的，用人单位不得依照本法第四十条、第四十一条的规定解除劳动合同：

（2）在本单位患职业病或者因工负伤并被确认丧失或者部分丧失劳动能力的。

第四十五条　劳动合同期满，有本法第四十二条规定情形之一的，劳动合同应当续延至相应的情形消失时终止。但是，本法第四十二条第二项规定丧失或者部分丧失劳动能力劳动者的劳动合同的终止，按照国家有关工伤保险的规定执行。

四十八、《中华人民共和国妇女权益保障法》（以下简称《妇女权益保障法》）（1992 年 4 月 3 日通过，2005 年 12 月 1 日起施行）

第十八条第三款　政府、社会、学校应当采取有效措施，解决适龄女性儿童少年就学存在的实际困难，并创造条件，保证贫困、残疾和流动人口中的适龄女性儿童少年完成义务教育。

四十九、《中华人民共和国未成年人保护法》（以下简称《未成年人保护法》）（1991 年 9 月 4 日通过，2013 年 1 月 1 日修正）

第十条第二款　禁止对未成年人实施家庭暴力，禁止虐待、遗弃未成年人，禁止溺婴和其他残害婴儿的行为，不得歧视女性未成年人或者有残疾的未成年人。

第二十八条　各级人民政府应当保障未成年人受教育的权利，并采取措施保障家庭经济困难的、残疾的和流动人口中的未成年人等接受义务教育。

五十、《中华人民共和国老年人权益保障法》（以下简称《老年人权益保障法》）（1996 年 8 月 29 日通过，2015 年 4 月 24 日修正）

第二十六条　具备完全民事行为能力的老年人，可以在近亲属或者其他与自己关系密切、愿意承担监护责任的个人、组织中协商确定自己的监护人。监护人在老年人丧失或者部分丧失民事行为能力时，依法承担监护责任。

老年人未事先确定监护人的，其丧失或者部分丧失民事行为能力时，依照有关法律的规定确定监护人。

五十一、《中华人民共和国个人所得税法》（以下简称《个人所得税法》）（2005 年 10 月 27 日通过，自 2006 年 1 月 1 日起施行）

第五条第一款　有下列情形之一的，经批准可以减征个人所得税：
（1）残疾、孤老人员和烈属的所得。

五十二、《中华人民共和国公益事业捐赠法》（以下简称《公益事业捐赠法》）（1999 年 6 月 28 日通过，1999 年 9 月 1 日起施行）

第三条第一款　本法所称公益事业是指非营利的下列事项：
（1）救助灾害、救济贫困、扶助残疾人等困难的社会群体和个人的活动。

五十三、《中华人民共和国产品质量法》（以下简称《产品质量法》）（1993 年 2 月 22 日通过，2000 年 7 月 8 日修正）

第四十四条　因产品存在缺陷造成受害人人身伤害的，侵害人应当赔偿医疗费、治疗期间的护理费、因误工减少的收入等费用；造成残疾的，还应当支付残疾者生活自助具费、生活补助费、残疾赔偿金以及由其扶养的人所必需的生活费等费用；造成受害人死亡的，并应当支付丧葬费、死亡赔偿金以及由死者生前扶养的人所必需的生活费等费用。因产品存在缺陷造成受害人财产损失的，侵害人应当恢复原状或者折价赔偿。受害人因此遭受其他重大损失的，侵害人应当赔偿损失。

五十四、《中华人民共和国社会保险法》（以下简称《社会保险法》）（2010 年 10 月 28 日通过）

第十七条　参加基本养老保险的个人，因病或者非因工死亡的，其遗属可以领取丧葬补助金和抚恤金；在未达到法定退休年龄时因病或者非因工致残完全丧失劳动能力的，可以领取病残津贴。所需资金从基本养老保险基金中支付。

第二十五条第三款　享受最低生活保障的人、丧失劳动能力的残疾人、低收入家庭六十周岁以上的老年人和未成年人等所需个人缴费部分，由政府给予补贴。

第三十六条　职工因工作原因受到事故伤害或者患职业病，且经工伤认定的，享受工伤保险待遇；其中，经劳动能力鉴定丧失劳动能力的，享受伤残待遇。

工伤认定和劳动能力鉴定应当简捷、方便。

第三十八　条因工伤发生的下列费用，按照国家规定从工伤保险基金中支付：

（1）治疗工伤的医疗费用和康复费用；

（2）住院伙食补助费；

（3）到统筹地区以外就医的交通食宿费；

（4）安装配置伤残辅助器具所需费用；

（5）生活不能自理的，经劳动能力鉴定委员会确认的生活护理费；

（6）一次性伤残补助金和一至四级伤残职工按月领取的伤残津贴；

（7）终止或者解除劳动合同时，应当享受的一次性医疗补助金；

（8）因工死亡的，其遗属领取的丧葬补助金、供养亲属抚恤金和因工死亡补助金；

（9）劳动能力鉴定费。

第四十条　工伤职工符合领取基本养老金条件的，停发伤残津贴，享受基本养老保险待遇。基本养老保险待遇低于伤残津贴的，从工伤保险基金中补足差额。

五十五、《中华人民共和国就业促进法》（以下简称《就业促进法》）（2007 年 8 月 30 日通过）

第十七条　国家鼓励企业增加就业岗位，扶持失业人员和残疾人就业，对下列企业、人员依法给予税收优惠：

（1）吸纳符合国家规定条件的失业人员达到规定要求的企业；

（2）失业人员创办的中小企业；

（3）安置残疾人员达到规定比例或者集中使用残疾人的企业；

（4）从事个体经营的符合国家规定条件的失业人员；

（5）从事个体经营的残疾人；

（6）国务院规定给予税收优惠的其他企业、人员。

第十八条　对本法第十七条第四项、第五项规定的人员，有关部门应当在经营场地等方面给予照顾，免除行政事业性收费。

第二十九条　国家保障残疾人的劳动权利。

各级人民政府应当对残疾人就业统筹规划，为残疾人创造就业条件。

用人单位招用人员，不得歧视残疾人。

第五十五条　各级人民政府采取特别扶助措施，促进残疾人就业。

用人单位应当按照国家规定安排残疾人就业，具体办法由国务院规定。

五十六、《中华人民共和国律师法》（以下简称《律师法》）（1996 年 5 月 15 日通过，2017 年 9 月 1 日第三次修订）

第七条　申请人有下列情形之一的，不予颁发律师执业证书：

（1）无民事行为能力或者限制民事行为能力的；

（2）受过刑事处罚的，但过失犯罪的除外；

（3）被开除公职或者被吊销律师、公证员执业证书的。

五十七、《中华人民共和国公证法》（以下简称《公证法》）（2017 年 9 月 1 日修订，2018 年 1 月 1 日起实施）

第三十一条第一款　有下列情形之一的，公证机构不予办理公证：

（1）无民事行为能力人或者限制民事行为能力人没有监护人代理申请办理公证的；

五十八、《中华人民共和国反家庭暴力法》（以下简称《反家庭暴力法》）（2015 年 12 月 27 日通过，2016 年 3 月 1 日起施行）

第十四条　学校、幼儿园、医疗机构、居民委员会、村民委员会、社会工作服务机构、救助管理机构、福利机构及其工作人员在工作中发现无民事行为能力人、限制民事行为能力人遭受或者疑似遭受家庭暴力的，应当及时向公安机关报案。公安机关应当对报案人的信息予以保密。

第十五条　公安机关接到家庭暴力报案后应当及时出警，制止家庭暴力，按照有关规定调查取证，协助受害人就医、鉴定伤情。

无民事行为能力人、限制民事行为能力人因家庭暴力身体受到严重伤害、面临人身安全威胁或者处于无人照料等危险状态的，公安机关应当通知并协助民政部门将其安置到临时庇护场所、救助管理机构或者福利机构。

第二十三条　当事人因遭受家庭暴力或者面临家庭暴力的现实危险，向人民法院申请人身安全保护令的，人民法院应当受理。

当事人是无民事行为能力人、限制民事行为能力人，或者因受到强制、威吓等原因无法申请人身安全保护令的，其近亲属、公安机关、妇女联合会、居民委员会、村民委员会、救助管理机构可以代为申请。

第二章　常见精神障碍的临床诊断与治疗

本章将重点介绍社区精神障碍防治与管理中的六种严重精神障碍，即精神分裂症、偏执性精神病、分裂情感性障碍、双相情感障碍、癫痫所致精神障碍、精神发育迟滞伴发精神障碍。

第一节　精神分裂症

精神分裂症（schizophrenia）是一组常见的病因未明的严重精神障碍，具有感知、思维、情感、行为等多方面的障碍，以精神活动与环境之间的不协调为特征。一般表现为无意识及智能障碍，部分患者可能出现认知功能损害。多起病于青壮年，常缓慢起病，病程迁延，有慢性化倾向和衰退的可能，约占精神科住院患者的一半以上，约一半的患者最终发展为精神残疾，给社会以及患者和家属带来沉重负担。仅部分患者可保持痊愈或基本痊愈状态。最新研究认为，该病是脑功能失调的一种神经发育障碍，复杂的遗传因素、生物及环境因素的相互作用导致了精神分裂症的发生。

目前在精神科门诊与住院患者中，精神分裂症所占的比例有所下降，但诊断和处置精神分裂症依旧是精神科医生的主要工作之一；社区精神障碍防治工作的重点也是针对精神分裂症；在国家严重精神障碍信息系统登记在册的严重精神障碍患者中，精神分裂症患者达70%以上。近年来，随着生物学技术的进步，脑科学研究方兴未艾，精神分裂症已成为分子遗传学、神经病理学、神经生化、神经免疫学的研究焦点。

一、病因及发病危险因素

精神分裂症的发病危险因素尚未完全阐明，目前主要的观点包括：大脑神经发育障碍导致脑内存在微小的病理变化是发病的基础；遗传和环境因素在精神分裂症的发病过程中起到重要作用，如神经发育障碍、大脑结构异常、遗传因素、神经生化异常、感染与免疫学因素、环境与心理因素等。尽管有越来越多的证据表明神经发育因素、遗传因素在精神分裂症的发病中占有重要地位，但环境与心理因素在其病因学中仍可能具有一定的作用，如精神分裂症的发病除了与社会阶层、经济状况有关外，临床上发现，大多数精神分裂症患者的病前性格多表现为内向、孤僻、敏感多疑，很多患者发病前6个月可追溯到相应的生活事件等。

二、临床表现

大多数精神分裂症患者初次发病的年龄在青春期至30岁之间。起病多较隐袭，急性起病者较少。精神分裂症的临床表现错综复杂，除意识障碍、智能障碍不常见外，可出现各种精神症状。

（一）前驱期症状

在出现典型的精神分裂症症状之前，患者常常出现不寻常的行为方式和态度。由于这种变化较缓慢，可能持续几个月甚至数年，或者由于这些变化不明显，未给予特别的关注和干预，多是在回溯病史时才能发现。主要的前驱症状按出现频度递减：注意力减退、动力和动机下降、精力缺乏、抑郁、睡眠障碍、焦虑、社交退缩、猜疑、角色功能受损和易激惹。

（二）常见临床症状

1. 感知觉障碍

感知觉障碍是精神分裂症患者最常见的精神症状之一，这其中又以幻觉最为突出，尤其是听幻觉最为常见。精神分裂症的幻听以争论性、评论性最具诊断价值，特别是反复出现的第三人称的评论性幻听，几乎只在精神分裂症患者中出现，争论性幻听可以是两个或多个声音讨论或争论与患者有关的事情；而评论性幻听则是听到有声音对患者的所作所为评头论足。精神分裂症患者出现的幻听，多数是真性幻听，即“听”到的声音来源于客观空间，是经由自己的耳朵“听”到的；部分患者可以出现假性幻听，声音的来源是主观空间。

其他类型的幻觉虽然少见，但也可在精神分裂症患者身上见到。精神分裂症患者的幻觉体验可以非常真实、具体、生动，也可以是朦胧、模糊的，但幻觉一定会给患者的思维、情感、行为等精神活动带来显著的影响，尤其是可以继发产生各类妄想，或者在幻觉的支配下产生违背本性、不合常理甚至危险的行为举止。

2. 思维障碍

精神分裂症的众多症状中思维障碍是最主要、最本质的症状，往往因此导致患者认知、情感、意志和行为等精神活动的不协调与脱离现实，即所谓“精神分裂”。思维障碍可分为思维形式障碍、逻辑推理障碍和思维内容障碍。

（1）思维形式障碍。思维形式障碍又称联想障碍。精神分裂症最常见的思维形式障碍是思维散漫，最严重的思维形式障碍是思维破裂。精神科医生在与患者进行精神科晤谈（精神科检查）时，在还没有发现幻觉或妄想等精神病性症状时，往往最先能够感受到的就是精神分裂症患者的思维散漫或破裂。通过与患者的一般性交谈，有时就可以做出精神分裂症的臆断。因为精神分裂症患者所表现出的这种思维形式障碍，往往说明患者已经具备了原发的精神活动损害，在言语的流畅性和叙事的完整性方面就已经出现了病理的损害，所以在交谈中就会忽视常规的修辞和逻辑法则。

（2）逻辑推理障碍。患者的逻辑推理障碍可以表现为概念的偷换、融合、拼凑，如患者使用只有自己懂得的符号、公式来自造字（词语新作）。这种语词新作与如今流行的网络新词是截然不同的。网络新词是被大多数网民所理解认同并被广泛流传的词汇。而语词新作则往往只有患者本人才能知道这个词语或者符号的意义，且这种解释通常是漏洞百出，有时连患者本人也无法弄清楚到底是如何联系在一起的。

逻辑推理障碍还可表现为逻辑倒错性思维，即患者的逻辑推理荒谬离奇；有的患者在与人交流时虽然侃侃而谈，但其中心思想无法捉摸，属于缺乏实效的空洞议论（诡辩症）；有的则终日沉湎于毫无现实意义的幻想、宏伟计划或理论探讨，不与外界接触（内向性思维）。

（3）思维内容障碍。思维内容障碍主要是指妄想。精神分裂症的妄想内容往往荒谬离奇、脱离现实。在疾病的初期，患者对这些不合常理的想法或推理持将信将疑的态度，但随着疾病的进展，患者逐渐与病态的信念融为一体。妄想的发生可以突然出现，与患者的既往经历、现实处境以及当时的心理活动无关（原发性妄想）。也可以逐渐形成，或是继发于幻觉、内感性不适和被动体验。

妄想是精神分裂症患者最常见的精神病性症状，它是一种病理性的歪曲信念，是病态推理和判断，有以下特征：信念的内容与事实不符，没有客观现实基础，但患者坚信不疑；妄想内容均涉及患者本人，总是与个人利害有关；妄想具有个人独特性；妄想内容因文化背景和个人经历而有所差异，但常有浓厚的时代色彩。最多见的妄想是被害类的妄想，如被害妄想、被窃妄想、关系妄想（牵连观念）等，可见于各个年龄层。涉及的对象从最初与患者有过矛盾的某个人渐渐扩展到同事、朋友、亲人，直至陌生人。妄想可以继发于幻听或其他精神症状。妄想可以是荒谬离奇、漏洞百出的非系统性妄想，也可以是看起来逻辑推理“严密”或事出有因的系统性妄想，系统性妄想的内容与患者的生活经历、教育背景有一定程度的联系。其他常见的妄想还有释意妄想、嫉妒妄想、钟情妄想、非血统妄想、夸大妄想、名门妄想、罪恶妄想等。

（4）被动体验。在精神分裂症患者中，常常会出现精神与躯体活动自主性方面的问题。患者丧失了支配感，感到自己的躯体运动、思维活动、情感活动、冲动都是受别人控制的，有一种被强加的被动体验，常常描述思考和行动身不由己。被动体验常与被害妄想联系起来。患者对这种完全陌生的被动体验赋予种种妄想性的解释，如“受到某种射线影响”、“被骗服了某种药物”、“身上被安装了先进仪器”，等等。常见的被动体验有：被监视感、被跟踪体验、思维被洞悉、被控制感、物理影响妄想、被强加的情感、被强加的意志和行为，等等。

3. 情感障碍

精神分裂症患者的情感障碍主要表现为情感迟钝或平淡。情感平淡并不仅仅以表情呆板、缺乏变化为特点，患者同时还有自发动作减少、缺乏体态语言，在谈话中很少或几乎不使用任何辅助表达思想的手势和肢体姿势，讲话语调很单调、缺乏抑扬顿挫，即使在讲述自己的亲身经历时，也如同在讲别人的事情一般，缺少相应的情感体验与表达；在与人交谈时很少和对方有眼神接触，多茫然凝视前方；患者丧失了幽默感及对幽默的反应，检查者的诙谐很难引起患者会心的微笑；患者对亲人感情冷淡，亲人的伤病痛苦对患者来说无关痛痒。有的患者受幻觉或妄想的影响，可表现为情绪不稳，一会儿大吵大闹，一会儿呆坐不语；有的沉溺于自己的精神症状，痴笑不止，少数患者甚至会出现情感倒错。抑郁与焦虑情绪障碍在精神分裂症患者中也会出现，虽然不具有诊断价值，但在临床上若不加以鉴别则容易造成误诊。精神分裂症患者的情感障碍以情感不协调为主要特征，这种与自己的内心体验及周围环境的不协调也是其“分裂”的特点。

4. 意志与行为障碍

（1）意志减退。患者的活动减少，缺乏主动性，行为变得孤僻、被动、退缩，工作、学业、家务等方面很难完成，对自己的前途毫不关心、没有任何打算，或者虽有计划，却从不施行。活动减少，可以连续呆坐几个小时而没有任何自发活动。有的患者自称“我就喜欢在床上躺着”。患者忽视自己的仪表，不知料理个人卫生。

（2）紧张综合征。紧张综合征以患者全身肌张力增高而得名，包括紧张性木僵和紧张性兴奋两种状态，两者可交替出现，是精神分裂症紧张型的典型表现。木僵时以缄默、随意运动减少或缺失以及精神运动无反应为特征。严重时患者保持一个固定姿势，不语不动，不进饮食，不自动排便，对任何刺激均无反应。在木僵病人中，可出现蜡样屈曲（waxy flexibility），特征是患者的肢体可任人摆布，即使被摆成不舒服的姿势，也较长时间似蜡塑一样维持不变。

三、临床分型

（一）传统临床分型

《美国精神障碍诊断与统计手册（第四版）》（简称 DSM-Ⅳ）和《国际疾病与相关健康问题统计分类（第十版）》（简称 ICD-10）将精神分裂症分为以下几个常见亚型。

（1）偏执型。偏执型最常见，以相对稳定的妄想为主，往往表现为多疑，内容荒谬离奇，多伴有幻觉（特别是幻听）。言语、情感、意志、行为障碍不突出。起病多在 30 岁以后。较少出现显著的人格改变和衰退，但幻觉妄想症状可长期保留，预后多较好。

（2）紧张型。紧张型以明显的精神运动紊乱为主，外观呆板。可交替出现紧张性木僵与紧张性兴奋，或被动性顺从与违拗，即所谓紧张综合征。紧张型目前在临床上有减少趋势，预后较好。

（3）青春型。青春型主要是青春期发病，起病多较急。以联想障碍为主，突出表现为精神活动的全面紊乱。思维松散、破裂，可伴有片断的幻觉、妄想；情感肤浅、不协调，或喜怒无常；动作行为怪异、不可预测、缺乏目的。病情较易恶化，预后欠佳。

（4）单纯型。单纯型起病缓慢，持续发展。退缩、懒散是其突出表现。早期多表现出类似“神经衰弱”的症状，如主观的疲劳感、失眠、工作效率下降等，逐渐出现日益加重的孤僻退缩、情感淡漠、思维贫乏、懒散、丧失兴趣、生活毫无目的。往往患病多年后才就诊。治疗困难，预后较差。

（5）未定型。未定型如果患者的临床表现同时具备一种以上亚型的特点，又没有明显的分型特征，临床上将其归入“未定型”（也称未分化型或混合型）。

（6）残留型。残留型为精神分裂症的慢性期，以突出的阴性症状为主，至少两年一直未完全缓解，表现为精神运动迟滞、活动过少、情感迟钝、被动及缺乏始动性、言语量少和内容贫乏。

（7）衰退型。有部分患者符合精神分裂症诊断标准，病期多在 3 年以上，但最近 1 年以阴性症状为主，社会功能严重受损，成为精神残疾，称之为衰退型。

2014 年 5 月正式公布的 DSM-Ⅴ根据精神分裂症临床症状的演变，将临床分型取消，取而代之的是发作的不同时期，分为：初次发作，目前在急性发作期；初次发作，目前为部分缓解；初次发作，目前为完全缓解；多次发作，目前在急性发作期；多次发作，目前为部分缓解；多次发作，目前为完全缓解。

一些患者症状部分控制或病情基本稳定后，出现抑郁状态，称为精神分裂症后抑郁。抑郁既可以是疾病本身的组成部分，也可以是患者在症状控制后出现的心理反应，也可能是抗精神病药物治疗所引起。因存在自杀的危险性，应予重视。

（二）阳性、阴性症状分型

20 世纪 80 年代初，Crow 根据前人与自己的研究，提出精神分裂症生物异质性观点，将精神分裂症按阳性、阴性症状群进行分型。阳性症状指精神功能的异常或亢进，包括幻觉、妄想、明显的思维形式障碍、反复的行为紊乱和失控。阴性症状指精神功能的减退或缺失，包括情感平淡、言语贫乏、意志缺乏、无快感体验、注意障碍。以阳性症状为主的精神分裂症称为Ⅰ型精神分裂症；以阴性症状为主的精神分裂症称为Ⅱ型精神分裂症；混合型精神分裂症包括了不符合Ⅰ型和Ⅱ型精神分裂症的标准或同时符合二者的患者。Crow 认为急性期是以幻觉、妄想和联想障碍等阳性症状为主；慢性期是以思维贫乏、情感淡漠、意志缺乏等阴性症状为主。当然，急性者也可具有阴性症状，慢性者也可呈现阳性症状。阴、阳性症状分型的优点在于将生物学、现象学结合在一起，且对临床治疗药物的选择有一定的指导意义。

（三）临床症状群描述

近年来，有些学者根据症状的聚类分析结果，将精神分裂症患者的临床表现分为以下 5 个症状群（5 维症状）：阳性症状、阴性症状、认知症状、攻击敌意、焦虑抑郁。该描述对加深对精神分裂症的认识以及探讨药物治疗的靶症状有一定的价值。

四、诊断与鉴别诊断

（一）精神分裂症诊断中必须考虑的因素

1. 起病

大多数精神分裂症患者初次发病的年龄在青春期至 30 岁之间。起病多较隐袭，急性起病者较少。

2. 前驱期症状

前驱期症状包括神经衰弱症状如失眠、紧张性疼痛、敏感、孤僻、回避社交、胆怯、情绪不好、执拗、难于接近、对抗性增强、与亲人好友关系冷淡疏远等，有些出现不可理解的行为特点和生活习惯的改变。

3. 症状学

有关精神分裂症的临床表现在上文中已有描述，但需要指出的是，有些症状的临床诊断一致性不高。Schneider 在 1959 年提出了所谓精神分裂症的“一级症状”，临床应用表明，临床医生可以就此达成相当高的一致性，因此，无论是美国的精神障碍诊断标准、国际疾病分类诊断标准，还是我国的精神障碍诊断标准，都以此作为精神分裂症症状学标准的基本框架。

Schneider 一级症状有：

（1）争论性幻听；

（2）评论性幻听；

（3）思维鸣响或思维回响；

（4）思维被扩散；

（5）思维被撤走；

（6）思维阻塞；

（7）思维插入；

（8）躯体被动体验；

（9）情感被动体验；

（10）冲动被动体验；

（11）妄想知觉。

这里需要指出的是，“一级症状”并非精神分裂症的特异性症状，其他一些精神障碍如双相（情感）障碍、脑器质性精神障碍中均可见到。

（二）诊断标准

A. ICD-10中精神分裂症的诊断标准

1. 症状标准

具备下述（1）~（4）中的任何一组（如不甚明确则需要两个或多个症状）或（5）~（9）中至少两组症状群中的十分明确的症状。

（1）思维鸣响、思维插入、思维被撤走及思维广播；

（2）明确涉及躯体或四肢运动，或特殊思维、行动或感觉的被影响、被控制或被动妄想，妄想性知觉；

（3）对患者的行为进行跟踪性评论，或彼此对患者加以讨论的幻听，或来源于身体某一部分的其他类型的幻听；

（4）与文化不相称且根本不可能的其他类型的持续性妄想，如具有某种宗教或政治身份、超人的力量和能力（如能控制天气、与另一世界的外来者进行交流等）；

（5）伴转瞬即逝或未充分形成的无明显情感内容的妄想，或伴有持久的超价观念，或连续数周或数月每日均出现的任何感官的幻觉；

（6）思潮断裂或无关的插入语，导致言语不连贯，或不中肯或语词新作；

（7）紧张性行为，如兴奋、摆姿势，或蜡样屈曲、违拗、缄默及木僵；

（8）阴性症状，如显著情感淡漠、言语贫乏、情感迟钝或不协调，常导致社会退缩及社会功能下降，但须澄清这些症状并非由抑郁症或神经阻滞剂治疗所致；

（9）个人行为的某些方面发生显著而持久的总体性质的改变，表现为丧失兴趣、缺乏目的、懒散、自我专注及社会功能退缩。

2. 病程标准

特征性症状在至少1个月以上的大部分时间内肯定存在。

3. 排除标准

（1）若同时存在广泛情感症状时，就不应作出精神分裂症的诊断，除非分裂的症状早于情感症状出现；

（2）分裂症的症状和情感症状两者一起出现，程度均衡，应诊断为分裂情感性障碍；

（3）严重脑病、癫痫或药物中毒或药物戒断状态应排除。

B. 中国精神障碍分类与诊断标准第3版（CCMD-3）中精神分裂症诊断标准

1. 症状标准

至少有下列两项，并非继发于意识障碍、智能障碍、情感高涨或低落，单纯型精神分裂症另规定：

（1）反复出现的言语性幻听；

（2）明显的思维松弛、思维破裂、言语不连贯，或思维贫乏或思维内容贫乏；

（3）思想被插入、被撤走、被播散、思维中断，或强制性思维；

（4）被动、被控制，或被洞悉体验；

（5）原发性妄想（包括妄想知觉、妄想心境）或其他荒谬的妄想；

（6）思维逻辑倒错、病理性象征性思维，或语词新作；

（7）情感倒错，或明显的情感淡漠；

（8）紧张综合征、怪异行为，或愚蠢行为；

（9）明显的意志减退或缺乏。

2. 严重标准

自知力障碍，并有社会功能严重受损或无法进行有效交谈。

3. 病程标准

（1）符合症状标准和严重标准至少已持续1个月，单纯型另有规定；

（2）若同时符合精神分裂症和心境障碍的症状标准，当情感症状减轻到不能满足心境障碍症状标准时，分裂症状需继续满足精神分裂症的症状标准至少2周以上，方可诊断为精神分裂症。

4. 排除标准

排除器质性精神障碍及精神活性物质和非成瘾物质所致精神障碍。尚未缓解的精神分裂症患者，若又罹患本项中前述两类疾病，应并列诊断。

（三）鉴别诊断

在精神科临床上，如果没有智能的下降就不能诊断为痴呆；没有意识的改变就不能诊断为谵妄；无情感活动的改变就不能诊断为情感性精神障碍。但精神分裂症却没有这样的心理学特征。任何有关精神分裂症的诊断，都必须确认不存在可导致类似变化的大脑疾病与情感障碍，因此，实际上精神分裂症是依靠排除法做出的诊断。

1. 脑器质性及躯体疾病所致精神障碍

不少脑器质性病变如癫痫、颅内感染、脑肿瘤和某些躯体疾病如系统性红斑狼疮以及药物中毒，都可引起类似精神分裂症的表现，如生动鲜明的幻觉和被害妄想。但仔细观察就会发现，这类患者往往同时伴有意识障碍，症状有昼轻夜重的波动性，幻觉多为恐怖性幻视。更为关键的是，有确凿的临床及实验室证据，证明患者的精神状态与脑器质性或躯体疾病有密切的联系，一般精神症状在躯体疾病的基础上发生，随着躯体疾病的恶化而加重，躯体疾病的改善会带来精神症状的好转。

2. 心境障碍

无论是在躁狂状态还是在抑郁状态，都可能伴有精神分裂症的症状。多数情况下，精神病性症状是在情感高涨或抑制的背景下产生的，与患者的心境相协调。如躁狂病人出现夸大妄想，抑郁患者出现贫穷或自罪妄想；但有时也会出现一些与当前心境不协调的短暂幻觉、妄想症状，这就需要结合既往病史、病程、症状持续的时间及疾病转归等因素做出判断。

3. 神经症

一些精神分裂症患者在早期可能有神经症的某些表现。如有部分患者会在疾病初期或疾病进展中出现强迫症的症状。与神经症患者不同，精神分裂症患者对待自己的种种不适缺乏痛苦感，也缺乏求治的强烈愿望。有些貌似“神经衰弱”的精神分裂症患者存在显著的动机不足、意志减退。有些精神分裂症患者的强迫症状内容荒谬离奇，且“反强迫”意愿并不强烈。这些都有助于我们区分这两类精神障碍。

五、治疗与康复

（一）药物治疗

精神分裂症患者曾经长期受到监禁、束缚，直到20世纪30年代起采用电休克、胰岛素昏迷治疗，才使精神分裂症患者接触到科学、人道的治疗。50年代初，氯丙嗪引入精神科临床，此后数十年又有诸多抗精神病药被用来治疗精神分裂症，精神分裂症的预后才得以大为改观。

1. 抗精神病药物治疗原则

（1）一旦精神分裂症被确诊，应尽早开始抗精神病药物治疗。根据临床症状群的表现，可选择一种非典型药物如利培酮、奥氮平、喹硫平、齐拉西酮或阿立哌唑等；也可选择典型药物如氯丙嗪、奋乃静、氟哌啶醇或舒必利等。

（2）急性发作病例，包括复发和病情恶化患者的治疗。根据既往用药情况继续使用原有效药物，剂量低于有效治疗剂量者，可增加至治疗剂量继续观察；如果已达治疗剂量仍无效者，可酌情加量或考虑换用另一种化学结构的非典型药物或典型药物。疗效不佳者也可以考虑使用氯氮平，但应该严格定期检查血液白细胞与中性粒细胞数量。

（3）以单一用药为原则。治疗个体化，因人而异。从小剂量起始，逐渐加至有效剂量。药物滴定速度视药物不良反应及患者症状改善而定。维持治疗，剂量可酌情减少，足疗程治疗。

（4）定期评价疗效，指导治疗方案。定期评定药物不良反应，并对症处理。

（5）注重药物不良反应。药物不良反应既影响医生选药，也影响患者是否停药。药物不良反应可引起或加重精神症状，影响患者的生活质量。

2. 抗精神病药物的种类

（1）第一代抗精神病药物：第一代抗精神病药物（典型抗精神病药物）指主要作用于中枢 D_2受体的抗精神病药物，包括：①吩噻嗪类的氯丙嗪、硫利达嗪、奋乃静、氟奋乃静及其长效剂、三氟拉嗪等；②硫杂蒽类的氯哌噻吨及其长效剂、三氟噻吨及其长效剂、泰尔登等；③丁酰苯类如氟哌啶醇及其长效剂、五氟利多等；④苯甲酰胺类如舒必利等。吩噻嗪类又分为高效价药物如奋乃静、三氟拉嗪；低效价药物如氯丙嗪、硫利达嗪（效价分类适用于第一代药物）。第一代抗精神病药物自 20 世纪 50 年代以来广泛应用于临床治疗各种精神病，主要控制各种精神病性症状。大量临床研究及临床应用经验均证明，第一代抗精神病药物治疗精神分裂症阳性症状有效而且安全（见表 2-1）。

表 2-1　常用第一代抗精神病药治疗使用简介

药品	规格	起始剂量（mg/d）	常用治疗剂量（mg/d）	治疗特点	常见不良反应	严重不良反应	注意事项
氯丙嗪	12. 5mg，25mg，50mg	25～50	200～600	适用于以阳性症状为主的患者，控制兴奋、激越	过度镇静、低血压、心动过速、视物模糊、便秘、口干、体重增加等	肝功能异常、粒细胞减少症、癫痫、猝死、肠梗阻、谵妄、接触性和剥脱性皮炎等	禁用于基底神经节病变，帕金森病或综合征、骨髓抑制、青光眼、昏迷的患者。
奋乃静	2mg，4mg	4～6	20～60	除镇静作用不如氯丙嗪外，其他类似氯丙嗪	锥体外系不良反应	粒细胞减少症与中毒性肝损害、过敏性皮疹等	禁忌同氯丙嗪。
氟哌啶醇	2mg，4mg	2～4	6～20	较好的抗幻觉妄想和抗躁狂作用	以锥体外系不良反应最为常见	粒细胞减少、引发心脏传导阻滞、猝死等	禁忌同氯丙嗪。
氟哌啶醇注射液	5mg	5～10	10～20	用于控制兴奋、激越	同氟哌啶醇片剂，另注射局部红肿、疼痛、硬结	同氟哌啶醇片剂	1. 对于兴奋冲动患者，采取注射剂型治疗时，应当化验血清镁、钾离子水平。 2. 注射液颜色变深或沉淀时禁用。
舒必利	10mg，100mg	100～200	600～1400	对木僵、幻觉妄想、淡漠孤僻、接触被动者有较好效果	失眠、烦躁、泌乳素水平升高和高泌乳素血症	心电图改变和肝功能异常等	禁用于嗜铬细胞瘤、高血压、严重心血管疾病和严重肝病患者。

续表

药品	规格	起始剂量（mg/d）	常用治疗剂量（mg/d）	治疗特点	常见不良反应	严重不良反应	注意事项
舒必利注射液	50mg，100mg	100~200	200~600	对木僵或不能服药者有较好效果	同舒必利片剂，另注射局部红肿、疼痛、硬结	同舒必利片剂	1. 禁忌同舒必利片剂。 2. 静脉滴注时，100mg 滴注时间不少于 4 小时
五氟利多	20mg	10~20mg/周	20~80mg/周	适用于维持治疗和依从性差的患者	锥体外系不良反应，伴发睡眠障碍和焦虑反应	过敏性皮疹、粒细胞减少等	与各种短效抗精神病药物有协同和互相强化作用，不宜合并使用其他药物。
氟哌啶醇癸酸酯注射液	50mg，100mg	12.5~25mg/2~4 周	50~100mg/2~4 周	适用于维持治疗和依从性差的患者	同氟哌啶醇片剂	同氟哌啶醇片剂	禁忌同氟哌啶醇片剂。
棕榈酸哌普嗪嗪注射液	50mg，100mg	25~50mg/月	50~200mg/月	适用于维持治疗和依从性差的患者	锥体外系不良反应，睡眠障碍，口干、恶心、体位性低血压、便秘、厌食、月经不调、乏力等	严重失眠、黄疸、粒细胞减少等	禁用：循环衰弱、意识障碍、严重抑郁、恶病质、肝病、肾功能不全、嗜铬细胞瘤、青光眼、严重心血管疾病、可疑皮质下脑损伤者。
氟奋乃静癸酸酯注射液	25mg	12.5~25mg/2~3 周	12.5~50mg/2~3 周	适用于维持治疗和依从性差的患者	锥体外系不良反应	过敏性皮疹、白细胞减少、心电图改变、中毒性肝损害或阻塞性黄疸、骨髓抑制、癫痫	与舒必利合用，有发生室性心律紊乱的危险，严重者导致尖端扭转性心律失常。
氟哌噻吨癸酸酯注射液	20mg	5mg/2~3 月	20~40mg/2~3 月	适用于维持治疗和依从性差的患者	锥体外系不良反应	肝功能损害，粒细胞减少症、偶见过敏性皮疹	有严重心、肝、肾等器官或系统疾病，急性中毒、昏迷、谵妄者禁用。兴奋、激越患者不宜使用。

（2）第二代抗精神病药物：与第一代抗精神病药物吩噻嗪类等药物相比，第二代抗精神病药物（非典型抗精神药物）具有较高的 5-羟色胺 2 受体阻断作用，故称多巴胺-5-羟

色胺受体拮抗剂（SDAs），对中脑边缘系统的作用比对纹状体系统的作用更具有选择性，包括氯氮平、利培酮、奥氮平、喹硫平、齐拉西酮和阿立哌唑等。随着制药科技的进步，第二代抗精神病药物又诞生一些长效药物，如帕利哌酮缓释片及长效注射剂、奥氮平长效注射剂、阿立哌唑长效注射剂等，这类药物由于临床作用谱广、引发锥体外系反应比率较小或不明显，在临床上有更广阔的应用前景（见表 2-2）。

表 2-2　**常用第二代抗精神病药物使用简介**

药品	规格	起始剂量（mg/d）	常用治疗剂量（mg/d）	治疗特点	常见不良反应	严重不良反应	注意事项
氯氮平	25mg，50mg	12.5～25	200～450	难治性精神分裂症；阳性症状疗效显著，部分改善阴性症状	过度镇静、流涎、中枢或外周抗胆碱能作用、体位性低血压等心血管系统影响、血糖异常、体重增加	粒细胞缺乏、诱发癫痫、吸入性肺炎、肺栓塞、心肌炎等	1. 治疗开始 6 个月内需每周化验一次血常规，6 个月每两周一次，1 年后每月一次。2. 有导致血糖升高患Ⅱ型糖尿病的风险，需定期监测血糖。3. 禁用于严重心、肝、肾疾病，昏迷、谵妄，低血压、癫痫，闭角型青光眼，骨髓抑制或白细胞减少者。
利培酮	1mg，2mg，30ml（瓶）	0.5～1	2～6	阳性症状疗效显著，部分改善阴性症状	头晕、低血压、心动过速，泌乳素水平增高和锥体外系不良反应	罕见心电图 QTc 间期延长、偶见癫痫发作、有轻度粒细胞下降的报道	患有帕金森氏综合征的患者慎用。
奥氮平	5mg，10mg	2.5～5	10～20	临床疗效与氯氮平类似	困倦、食欲增强、血糖异常、体重增加等	有糖尿病史者偶可发生酮症酸中毒或昏迷	1. 有导致血糖升高患Ⅱ型糖尿病的风险，需定期监测血糖。 2. 闭角型青光眼禁用。
喹硫平	25mg，100mg，200mg	25～50	300～800	缓解阳性症状，部分改善阴性症状	嗜睡、头痛、头晕、乏力和体位性低血压	罕见癫痫	可致甲状腺素水平下降，应定期检测甲状腺功能。

续表

药品	规格	起始剂量（mg/d）	常用治疗剂量（mg/d）	治疗特点	常见不良反应	严重不良反应	注意事项
齐拉西酮	20mg	40	80~160	缓解阳性症状，部分改善阴性症状	恶心、口干、头晕、乏力和体位性低血压等	心电图 QTc 间期延长	1. 分次服用，与食物同服。 2. 定期查心电图，QTc 间期延长>500ms 者应停药。 3. 禁用于 QTc 间期延长史的患者，近期出现急性心梗和非代偿性心衰的患者；禁忌与药效学方面能够延长 QTc 间期的药物联用，或与已明确注明禁忌用于 QTc 间期延长患者的药物联用。对于出现 QTc 间期延长的患者，应注意监测血钾。
阿立哌唑	5mg，10mg	10~15	10~30	缓解阳性症状，部分改善阴性症状	头痛、困倦、兴奋、焦虑、静坐不能、消化不良、恶心等	少见癫痫、罕见胰腺炎、自杀想法、横纹肌溶解等	阿立哌唑不能用于痴呆相关精神病的治疗。
帕利哌酮	3mg，6mg，9mg	3	3~12	缓解阳性症状，部分改善阴性症状	与利培酮类似	与利培酮类似	1. 必须在液体帮助下整片吞服，不应咀嚼、掰开或压碎。2. 不经肝脏代谢，适用于肝功能损害患者。
氨磺必利	50mg，200mg	100~200	阴性症状 50~300；阳性症状 400~800	高剂量时改善阳性症状，低剂量改善阴性症状	失眠、溢乳、闭经、体重增加等	剂量依赖的心电图 QTc 间期延长	1. 禁用于嗜铬细胞瘤、催乳素依赖性肿瘤、严重肾损害的患者； 2. 禁与可能引起尖端扭转性室性心动过速的药物联用，禁与左旋多巴联用，禁与多巴胺能激动剂联用（除用于治疗帕金森病患者）。

续表

药品	规格	起始剂量（mg/d）	常用治疗剂量（mg/d）	治疗特点	常见不良反应	严重不良反应	注意事项
齐拉西酮注射液	10mg	10~20mg	可每2~4小时重复注射，每日不超过40mg	对急性兴奋躁动症状疗效显著，一般仅在急性期连续使用3天	同齐拉西酮片剂	同齐拉西酮片剂	同齐拉西酮片剂
注射用利培酮微球	25mg，37.5mg，50mg	12.5~25mg/2周	25~50mg/2周	依从性差及长期维持治疗者	同利培酮片剂	同利培酮片剂	1. 对于从未使用过利培酮的患者，建议在治疗之前先确定对口服利培酮的耐受性。 2. 首次注射后的3周内需要合并一种可达治疗剂量的抗精神病药物作为补充。
棕榈酸帕利哌酮注射液	75mg，100mg，150mg	第1天注射第1针，剂量150mg，第8天第2针100mg，三角肌注射；第35天第3针，75~150mg，三角肌或臀肌注射，之后每月注射一次		依从性差及长期维持治疗者	同帕利哌酮片剂	同帕利哌酮片剂	开展治疗前先口服利培酮或帕利哌酮，确定对帕利哌酮的耐受性。

3. 药物治疗的受益和风险

自20世纪50年代初期第一个抗精神病药物氯丙嗪治疗精神分裂症获效以来，已开发众多品种的药物。60余年的大量临床应用经验及众多的临床研究，包括随机双盲对照研究、多中心大样本开放研究以及特殊病例的个案报告，均表明各种上市的抗精神病药物对于精神分裂症阳性症状、激越兴奋症状疗效确切，约有60%接受治疗的患者症状可得到满意控制。长期随访研究的结果提示，抗精神病药物维持治疗可降低精神分裂症的复发率及再住院率。不少临床研究显示第二代抗精神病药物对精神分裂症多维症状具有广谱疗效；且较少发生第一代抗精神病药物常见的锥体外系反应和催乳素水平升高，提高了患者的依从性，促使患者回归社会。目前这两类抗精神病药物均主要用于治疗精神分裂症各种亚型和其他精神病性障碍。但是在抗精神病药物治疗过程中出现的多种不良反应，会影响患者的生活质量或治疗依从性。

精神分裂症药物治疗应系统而规范，强调早期、足量、足疗程的“全病程治疗”。一旦明确诊断应及早开始用药。药物应达到治疗剂量，一般急性期治疗为期2个月。有些患者、家属甚至医生过分担心药物不良反应，往往采取低剂量用药，导致患者症状长期得不到控制，达不到应有的治疗效果。治疗应从低剂量开始，逐渐加量，高剂量时密切注意不良反应，门诊病人用药剂量通常低于住院病人，一般情况下不能突然停药。

维持治疗对于减少复发或再住院具有肯定的作用。第一次发作维持治疗1~2年，第二次或多次复发者维持治疗时间应更长一些，甚至是终生服药。维持治疗的剂量应个体化，一般为急性治疗期剂量的1/2~2/3。美国精神分裂症结局研究组的研究结论是，经典抗精神病药物维持治疗剂量不应低于300mg/日（以氯丙嗪折算），否则预防复发的效果会降低。非经典抗精神病药物维持治疗剂量比急性期治疗剂量适当减少，但具体减少到何种程度，尚缺乏成熟的模式。

不管是急性期还是维持治疗期，原则上单一用药，作用机制相似的药物原则上不宜合用。对于出现抑郁情绪、躁狂状态、睡眠障碍的患者，可酌情选用抗抑郁剂、心境稳定剂、镇静催眠药，有锥体外系反应可合用盐酸苯海索（安坦）。

（二）物理治疗

1. 无抽搐电休克疗法（MECT）

本疗法适应证：

（1）严重抑郁，有强烈自伤、自杀行为或明显自责自罪者；

（2）极度兴奋躁动、冲动伤人者（精神分裂症、双相障碍）；

（3）拒食、违拗和紧张性木僵者（精神分裂症）；

（4）抗精神病药物治疗无效或对治疗药物不能耐受者（精神分裂症）。

在最新版本的世界生物精神病学会联合会（WFSBP）和美国精神病学会（APA）指南中，MECT仅推荐用于难治性的精神分裂症，也可以与抗精神病药物联合使用。最新发表的Meta分析提示MECT对精神分裂症的总体症状是有效的，不管是否合并抗精神病药物治疗。单独治疗的研究较少且证据不足。另外，有小样本慢性精神分裂症患者的研究发现，长期维持MECT合并抗精神病药物治疗与单独药物治疗相比益处更大。

2. 重复经颅磁刺激治疗（rTMS）

本疗法主要适用于顽固性幻听和阴性症状。目前在中国尚没有治疗精神分裂症的适应证。国外的最新研究提示，rTMS对难治性精神分裂症（持续幻听和持续的阴性症状）有一定疗效。

（三）心理治疗

心理治疗必须成为精神分裂症治疗的一部分。心理治疗不但可以改善患者的精神症状、提高自知力、增强治疗的依从性，也可改善家庭成员间的关系，促进患者与社会的接触。精神分裂症心理治疗的常用方法：

（1）支持性心理治疗。支持性心理治疗是临床上应用较广的心理治疗方法，适用于精神分裂症的各个病期。较正式的支持性心理治疗在治疗频率和规律方面都是可以灵活变通的，同时通过治疗师提供建议、支持和保证，以达到帮助患者适应当前状况的目的。显然，支持性心理治疗与其他心理治疗方法存在着重叠的部分，被称为“非特异性因素”。而这些因素是建立医患联盟所必需的，并且是任何心理治疗成功的前提条件。

（2）认知行为治疗。认知行为治疗（CBT）是基于思维、感觉和行为之间存在联系而发展的一种心理治疗方法。与其他心理治疗方法一样，认知行为治疗取决于医患联盟的有效建立。总体而言，认知行为治疗的治疗目标是帮助患病个体正常化，并使之了解自身的精神病症状，从而减少相关痛苦及其对功能的影响。

（3）认知矫正治疗。精神分裂症患者存在记忆、注意、执行功能等认知功能损害。认知损害与工作、社会关系和独立生活等领域的功能有密切关系。认知矫正治疗的主要理论基础是改善认知功能。认知矫正治疗的干预方式多种多样，包括反复训练与实践、教授能改善认知的策略、建议可减少持续损害的补偿性策略以及小组讨论等。

（4）家庭治疗。有研究发现家庭内部的情感表达是精神分裂症发病和复发的有效预测因子。因此，家庭治疗成为精神分裂症治疗的一个重要环节。精神分裂症的家庭治疗源自行为和系统的理念，并与精神分裂症患者家庭的需求相结合。家庭治疗的目标在于帮助家庭更有效应对患者的问题，为家庭提供支持和教育，减少痛苦水平，改善家庭沟通问题和处理问题的方式，并尽可能预防复发。

（5）社交技能训练。社交技能训练是应用行为理论和方法来治疗精神分裂症的一种心理治疗方法。社交技能训练的治疗目的是帮助精神分裂症患者重新获得社交技能和自信，提高应对社会情境的能力，减轻社交痛苦，改善生活质量，并有助于减少症状和预防复发。

（6）心理健康教育。心理健康教育为精神分裂症患者提供信息和教育，具体涉及疾病诊断、治疗、相应资源、预后、常见应对策略和权利。

（7）艺术治疗。艺术治疗是将心理治疗技术与文艺活动（如绘画、音乐、戏剧、舞蹈）相结合，以促进患者的创造性表达。最常见的艺术治疗主要包括音乐治疗、绘画治疗和摄影治疗等。

（四）康复治疗

精神分裂症的治疗与康复是分不开的，康复的过程本身对精神分裂症起着正性作用，治疗和康复具有相互补充的作用。Kopelowicz A 和 Liberman R P 于 2003 年提出整合治疗概念，认为精神分裂症治疗与康复一体化，应该是一个无缝隙的过程，包括药物治疗、社会技能训练、家庭心理教育、主动式社区治疗、支持性就业以及对共病的整合治疗等。有证据表明，在精神分裂症患者的疾病不同阶段采用最佳的药物治疗和心理、康复治疗有效的结合，可使精神分裂症患者的疗效和社会功能得到有效改善。

仅仅让患者消除精神症状是不够的。临床症状消失，自知力恢复，只是达到了“临床痊愈”的标准。理想状态是，患者恢复了由于疾病所致的精力与体力下降，达到并保持良好的健康状态，恢复原有的工作或学习能力，重建恰当稳定的人际关系，这样才算达到全面的社会康复。

对临床症状缓解或者消失，达到临床治愈或者显著有效的病人，应当鼓励其参加社会活动和从事力所能及的工作。对慢性精神分裂症有退缩表现的患者，可进行日常生活能力、人际交往技能的训练和职业劳动训练，使患者尽可能保留一部分社会生活功能，减轻因精神分裂症导致的残疾程度。

在对患者进行康复治疗的同时，还应该对患者的亲属进行健康教育，让其了解有关精神分裂症的基本知识，以期增加对患者的理解、支持，减少患者及家属的病耻感，为患者回归社会打下基础。

六、病程与预后

多数患者表现为间断发作或持续病程两类。大约 1/5 的患者发作一次缓解后终生不发作。反复发作或不断恶化者可出现人格改变、社会功能下降，临床上呈现为不同程度的残疾状态。病情的不断加重最终可导致患者丧失社会功能，需要长期住院或反复入院治疗。

精神分裂症的慢性病程可以导致患者逐步脱离正常生活的轨道，个人生活陷入痛苦和混乱。据统计，精神分裂症患者中，有近 50%的患者曾试图自杀，至少 10%的患者最终死于自杀。此外，精神分裂症患者遭受意外伤害的几率也高于常人，平均寿命缩短 10～15 年。

首次发作的精神分裂症患者中，75%可以达到临床治愈，但反复发作或不断恶化的比率较高，是否进行系统抗精神病药物治疗是关键因素之一。近年关于复发和服药依从性的研究发现，精神分裂症患者出院 1 年内的复发比例高达 33. 5%，1 年内的再住院率为 18. 9%，其中最主要的复发原因是中断治疗或自行减药。研究表明，首次发作的精神分裂症患者，5 年内的复发率超过 80%，中断药物治疗者的复发风险是持续药物治疗者的 5 倍。所以，坚持服药是维持病情稳定的主要措施。总体来讲，由于现代治疗学的不断进步，大约 60%的患者可以达到社会性缓解，即具备一定的社会功能。

在精神分裂症患病初期确定预后是比较困难的。有利于预后的一些非治疗性因素为：起病年龄较晚；急性起病；发作短暂；阳性症状为主或伴明显的情感症状；病前人格正常；病前社交与适应能力良好；疾病发作与社会心理因素关系密切；家族中精神分裂症患者已婚以及家庭关系和睦等。通常女性的预后要好于男性。

第二节　分裂情感性障碍

分裂情感性障碍（schizo-affective psychosis）是指一组分裂性症状和情感性症状在疾病同一次发作中同时存在又同样突出，且常有反复发作的一种精神障碍。国际上对分裂情感性障碍的诊断一直存在争议，国内对分裂情感性障碍的诊断重视不够，分裂情感性障碍的流行病学资料较少，其流行病学研究远不如精神分裂症明确。

一、临床表现及诊断

（一）临床特点

（1）有典型的抑郁或躁狂发作，同时具有精神分裂症症状，这两种症状同时存在，或先后在发病中出现；分裂症状为妄想、幻觉和思维障碍等阳性精神病性症状。

（2）病程常有反复发作，间歇期或症状缓解后不留明显缺陷。

（3）起病较急，发病前可有诱发应激因素。

（4）病前个性无明显缺陷，部分病人可有分裂症或双相（情感）障碍症家族史。

（5）发病年龄以青壮年多见，女性多于男性。

（二）诊断

主要根据临床表现特征，必须具备分裂性症状和情感性症状，在整个病程中同时存在或先后出现，而且出现与消失时间比较接近。在诊断中要注意整个病程的症状演变，不可只以一时所见的症状为诊断依据，否则易误诊为精神分裂症或双相（情感）障碍。

本病诊断要点：

（1）在疾病的同一次发作中，典型的分裂性症状和情感性症状同时出现或只差几天出现。

（2）反复发作，通常可完全缓解，仅少数残留缺损症状。

（3）发作既不符合精神分裂症的诊断标准，也不符合情感障碍的诊断标准。

DSM-Ⅳ、ICD-10 和 CCMD-3 中有关分裂情感性障碍的诊断标准基本一致。

如果一个患者在不同发作中，分别表现以分裂性症状或情感性症状为主要临床相，仍按每次发作的主要临床相作出各自的诊断。

（三）分型

分裂情感性障碍，躁狂型；

分裂情感性障碍，抑郁型；

分裂情感性障碍，混合型。

（四）鉴别诊断

首先要排除器质性精神障碍、精神活性物质和非成瘾物质所致精神障碍，与精神分裂症或情感障碍的鉴别并不难，关键是对临床症状的认定，以及确认分裂症症状和情感性症状的主次地位。

1. 精神分裂症

分裂情感性障碍与精神分裂症的鉴别较为困难，因为精神分裂症也常伴有情感症状，尤其是抑郁症状。

（1）精神分裂症与分裂情感性障碍患者的精神病性症状，往往都可以是从开始持续到恢复之前，但两者的心境发作期所占病程的比例不同：分裂情感性障碍在精神病性症状活跃期，其心境发作的持续时间较长，占总病期大部分时间；精神分裂症的情感症状以抑郁发作常见，在前驱期、残留期持续的时间较短，精神分裂症患者伴发抑郁症状时，其抑郁的内心体验与典型的抑郁发作时的内心体验不一样，前者缺少深刻的、痛苦的或痛不欲生的内心感受，而后者出现抑郁发作时的症状已基本符合抑郁发作的诊断标准。如果精神分裂症患者伴有躁狂症状，则其夸大自己的能力、身份、家庭背景等远较典型躁狂发作时的自负或夸大要显得荒谬离奇。

（2）情感症状发作的严重程度不同：分裂情感性障碍的心境发作较重，无论是躁狂发作、抑郁发作或是混合发作，其发作时的症状、严重程度均达到了符合心境障碍的诊断标准；而精神分裂症的心境发作多为不典型的抑郁或躁狂发作，且其严重程度达不到心境障碍的诊断标准。

2. 心境障碍

鉴别点在于情感症状持续的时间和精神病性症状的组合。分裂情感性精神障碍与心境障碍患者的情感症状，都可以贯穿整个病程之中，但二者情感症状持续的时间明显不同；

分裂情感性障碍与心境障碍的精神病性症状，都可以从疾病开始持续到疾病恢复前，但精神病性症状的荒谬程度不同，分裂情感性精神障碍的精神病性症状已达到了精神分裂症的诊断标准，而心境障碍患者如果伴有精神病性症状，则症状的组合相对单一，症状的特点也不及精神分裂症的荒谬性。

3. 躯体疾病所致精神病性障碍

结合病史、体格检查及实验室检查结果，鉴别二者应该不难。

4. 物质所致精神病性障碍

结合服药史、体格检查，尤其是实验室检查测到患者体液中的药物，有助于这两种疾病的鉴别。

5. 偏执性精神障碍

偏执性精神障碍的精神病性症状只限于妄想，而且妄想呈现系统性、不泛化。

二、治疗

（一）分裂情感性障碍，躁狂型

1. 急性期治疗

现在常使用的抗精神药物有利培酮、奥氮平、喹硫平、齐拉西酮、阿立派唑、氨磺必利等，治疗的方法和剂量与治疗精神分裂症一样。作为心境稳定剂的锂盐，仍然在临床上被广泛使用，锂盐的剂量应要通过监测血锂进行调整；另一类心境稳定剂如丙戊酸盐的使用方法，也同治疗躁狂发作一样。MECT 是一种对急性分裂情感性躁狂有效的手段，当需要有快速反应（危险处境）以及其他治疗无效时可采用，但也有学者认为应尽早使用，以免拖延症状控制的时间。分裂情感性躁狂的控制速度不如躁狂症，缓解程度亦不如躁狂症完全。

2. 维持治疗

锂盐、丙戊酸盐可用于维持治疗，也能预防分裂躁狂型或双相型复发。用于维持治疗时，血锂浓度一般应维持在 0. 6 mmol/L 左右，接受长期锂盐治疗的患者，应注意液体和食盐的摄入，定期检测血锂水平以及肾和甲状腺功能。此外，锂可通过胎盘影响胎儿发育，妊娠头 3 个月的患者要慎用。

3. 部分双相型分裂情感性障碍的患者及难治病例的治疗

除抗精神病药物和锂盐外，可考虑联合抗痉挛药如卡马西平、丙戊酸钠、丙戊酸镁等，合并用药要注意药物副作用。有资料提示氟哌啶醇和锂盐合用血锂浓度上升，导致明显的神经系统中毒症状；氟哌啶醇和卡马西平合用时氟哌啶醇的血浆浓度下降 50%左右，出现严重的精神运动性兴奋副作用，可能是通过卡马西平本身代谢特点，通过肝脏酶系统降低血中氟哌啶醇的浓度；而丙戊酸钠不影响通过肝代谢的药物。

为了较迅速地控制兴奋，除了运用抗精神病药物外，临床上通常还会加用苯二氮䓬类药物。

（二）分裂情感性障碍，抑郁型

1. 急性期治疗

一般认为，抗精神病药物和抗抑郁药物合并使用，对分裂情感性障碍抑郁型是一个可供选择的方案。如新型抗精神病药物和新型抗抑郁药如SSRI等，可能是一个更为安全、有效的选择。锂盐对此型的效果不明显，但有作者推荐，双相病程的难治性分裂情感性抑郁可以一试，或者选择丙戊酸盐。

也有作者提出，此型用抗精神病药物进行治疗，临床上观察到有抑郁症状随精神病性症状的改善而消失。如精神病性症状消失后抑郁症状仍存在，且排除神经阻滞剂的副作用后，可采用抗抑郁剂治疗，逐渐加大用量与治疗原发性抑郁相同。MECT亦可以考虑在顽固性病例中应用。

2. 维持治疗

在急性发作性症状缓解后，需要进行维持治疗，锂盐对分裂情感性抑郁的作用不如对分裂躁狂型强，抗精神病药物使用的原则同分裂躁狂型。若在维持治疗阶段出现抑郁发作，可联合使用抗抑郁药物，此时的治疗方法同精神分裂症后抑郁，逐渐加大抗抑郁药物剂量至治疗量。若分裂情感性症状消失后精神病性症状持续存在，则需要考虑长期的神经阻滞剂治疗。

第三节　偏执性精神病

偏执性精神病（paranoid disorders）也称妄想性障碍，是一组以妄想为突出且持久临床特征的精神病性障碍。本组疾病在ICD-10的编码中为“持久的妄想性障碍”，妄想常具有系统化的倾向，有时持续终生。妄想的内容变异很大，出现时间常与患者的生活处境有关，个别可伴有幻觉但历时短暂且不突出。起病常在中年，但有时可在成年早期（尤其是确信身体畸形的病例）。病程演进较慢，一般不会出现人格衰退和智能缺损，并有一定的工作和社会适应能力。

偏执性精神障碍患者在不涉及妄想的时候，可以表现出较为正常的一个状态，在与人的一般交往中也可以没有明显的精神异常，甚至能像正常人一样工作和学习，给人造成其无精神病的假象。但是，正是这组病人因在妄想症状的支配下，容易产生过激行为，如反复诉讼、上访，甚至发生冲动、伤害行为，给周围人（尤其是作为患者妄想的客体）带来伤害。

一、病因及发病危险因素

偏执性精神病的发病原因不明，与患者的年龄增长、社会隔离、群体妄想、社会经济水平低、病前的人格障碍、感觉器官损害（尤其是耳聋）、最近移居、家族史、脑部外伤和物质滥用的病史等相关。本病起病年龄一般在30岁以后，女性偏多，未婚者多见。病前性格多具固执、主观、敏感、猜疑、好强等特征。一般认为本病是在个性缺陷的基础上遭受刺激而诱发，由于自负和敏感，对遭遇的挫折作歪曲的理解而逐步形成妄想；而在妄想的影响下则容易和环境发生冲突，反过来又强化其妄想。生活环境的改变如移民、服役、被监禁及社会隔绝状态等，可能会诱发妄想性障碍。老年人中出现的感官功能缺陷如失聪、失明等，也易伴发妄想症状。酒中毒和妄想性障碍之间似乎确有家族性关联，这可以解释妄想性嫉妒和酒精误用之间的联系。

二、临床表现

本病发展缓慢，多不为周围人所察觉。逐渐发展为一种或一整套相互关联的妄想，内容可为被害、嫉妒、诉讼、钟情、夸大、疑病等。妄想多持久，有时持续终生。最常见的偏执症状是被害妄想。偏执这个术语也用于描述较不常见的夸大妄想和嫉妒妄想，有时还用于关于爱情、诉讼或宗教方面的妄想。“偏执”的核心是对自己与他人间的关系所持的病态的、歪曲的信念或态度。如果某人错误地或依据不足地坚信他正遭受迫害，或被欺骗，或出身高贵，或被某名人所爱恋，那么不论是在哪种情况下，他都在以一种病态的、扭曲的方式来构造自己与他人的关系。

（一）临床特征

意识水平保持清晰，生活自理能力如常，行为、言语和情绪受到妄想内容的影响（如因为被害妄想而过分警觉），思维过程通常不受损害，与人交流时并不显示出思维的不连贯或散漫；逻辑推理除了“大前提”为脱离现实或与事实不相符以外，整个推理的过程可以是合理的，但其思维内容反映了专注于局限的（通常单一主题）、非奇特的妄想；可以伴有幻觉，但不占主导地位，并反映了妄想观念（幻嗅/幻触较为常见，而非幻视/幻听）。认知能力和记忆力通常无明显受损；自知力和判断力的损害取决于妄想对思维或行为的影响程度。临床实践中应严格地评估风险（如对自己和他人潜在的暴力，既往妄想对行为的影响），持久的愤怒和恐惧是攻击性行为“爆发”的危险因素。

偏执性精神障碍患者很少直接就诊于精神科，通常因躯体主诉由内科医生转诊；因妄想而产生的抱怨或者行为由警察送诊。

（二）主要症状

1. 牵连观念

牵连观念见于那些过分自我警觉的人。患者意识到这种感觉来源于自己，而且实际上自己并不真的那么引人注意，但仍然不可理解地、控制不住地出现这种感觉。

2. 关系妄想

关系妄想是单纯牵连观念的进一步升华，患者不仅坚信不疑，而且不能认识到这些观念的错误。如感觉到所有的邻居看起来都在搬弄是非，而且就是针对自己的；或者感到电视、报纸、网络上都能看到给他的暗示；或者感到被人跟踪、被人监视、被人窃听。

3. 被害妄想

具有被害妄想的患者会认为某些人、某些组织或某种力量或权势，在用某种方式伤害他，对他进行栽赃陷害，破坏他的名誉，损害他的身体，使他疯狂或造成他的伤残甚至死亡；该症状可能有多种形式，从单纯相信人们在追杀他到带有各种科学幻想的复杂而古怪的情节。被害妄想往往与诉讼妄想相伴随。患者认为社会中存在针对他的恶势力，有计划地迫害他，为达到目的不择手段、不惜代价。患者不断扩大自己的对立面，从最初的对手扩展到一个部门乃至整个社会，为此患者会一次次、一级级上告，不达目的，誓不罢休。

具有上述三种被害类妄想症状的患者，往往与反复上诉的表现联系在一起（诉讼狂）。诉讼狂在偏执性精神障碍病人中是比较多见的，患者认为自己受到各种不公，得不到公正地解决而诉诸法律。由于这组患者感到周围人、单位领导或同事不停地陷害他，向有关部门反映以后还得不到解决，于是长年累月地、不知疲惫地反复上访，成为这种具有诉讼狂症状的偏执性精神障碍患者最主要的临床表现。

4. 夸大妄想

夸大妄想可以分为对能力的夸大妄想和对身份的夸大妄想。具有能力夸大妄想的患者认为他具有不同寻常的禀赋，被某种力量或命运选中去完成某种特殊的使命或目的。具有身份夸大妄想的患者相信自己很出名、很富有、出身显赫或与名人有关系。他可能认为自己是被当作狸猫换掉的太子，他真正的父母是某位名人或高官。夸大妄想里另一个表现是钟情妄想，多见于未婚中年女性。她所认定的爱人多具有较高的社会地位、名声，也有妻室。患者坚信对方通过各种暗示给自己传达爱意，并认为只有自己才能给对方带来真正的幸福。

5. 病理性嫉妒

病理性嫉妒即病态嫉妒的基本特点是不正常地相信配偶不忠实。这种情况之所以被称为病理性，是因为这种信念已达到妄想或超价观念的程度，缺乏足够的证据支持，合理的推理也丝毫不能使之动摇。嫉妒妄想多见于男性。他们无端怀疑配偶的忠贞，千方百计搜集所谓证据，逼迫配偶“招供”、写“保证书”，但所有这一切只会令情况更加恶化。有时患者会在妄想支配下产生伤害行为。病理性嫉妒（嫉妒妄想）这一术语仅适用于那些缺乏合理的证据和推理的嫉妒。

三、诊断与鉴别诊断

（一）临床诊断

诊断的关键点在于确认病态的妄想。对于妄想和超价观念的区分，临床判断非常重要。特别是当这些观念并不奇怪，也不背离其文化背景（实际上有一些现实基础）时，尤应注意。可以根据以下几点判断：

（1）描述内容可能性的程度；

（2）症状的系统性、复杂性、持久性；

（3）患者所持信念对行为的影响；

（4）与众不同的表现是否被其文化背景所接受性；

（5）其他临床表现的特点，包括幻觉、情感的协调性；

（6）妄想的形成及演变的过程等。

本病的诊断应以系统性妄想为主要症状，内容比较固定，具有一定的现实性，主要表现为被害、嫉妒、夸大、疑病或钟情等内容。社会功能受损，病程持续三个月以上（ICD-10），并排除相关疾病即可诊断。

偏执性精神障碍主要应与精神分裂症相鉴别。除了临床表现不具备精神分裂症的典型症状外，情感一般保持完好，在不涉及妄想内容时，行为态度和言语均正常，也很少出现衰退。

（二）鉴别诊断

重点是与精神分裂症、偏执性人格障碍的鉴别，当然还要与心境障碍、脑器质性精神障碍相鉴别。

四、治疗

1. 药物治疗

抗精神病药物治疗有一定疗效，虽然比预期的效果差，但仍然是目前临床上使用最多的治疗方法。一般同精神分裂症偏执型的治疗。由于病人意识清晰，妄想不荒诞，某些内容接近现实，患者无自知力，难以建立良好的医患关系，而不接受治疗。当出现兴奋、激越、攻击或影响社会治安的行为时，可采取非自愿入院的方式，这也是合理的，尽管这可能增加患者的敌对情绪，但出于对他自身和公众安全的考虑，入院治疗是必要的。对于怀疑药物对身体有害而不服药的患者，如能说服患者接受或勉强接受治疗，给予长效针剂则是非常好的选择，传统药物目前市场上还在使用的有氟哌啶醇长效针剂，每 4 周注射一次，少数患者在注射后的第一周要同时服用盐酸苯海索片，以对抗锥体外系副作用。近几年，新型抗精神病药物的长效针剂不断涌现，如利培酮长效注射剂、帕利哌酮长效注射剂、奥氮平长效注射剂、阿立哌唑长效注射剂等，可根据患者的具体情况选择使用。对有些患者，最后可减量或停药且不复发，而其他一些患者则必须长期维持治疗。

无论是住院治疗还是门诊治疗，医生都应当尽量与患者保持良好的关系，应避免让患者放任自流，应对患者的信念表示出同情，既不谴责，也不参与。

2. 心理治疗

包括个体治疗、支持治疗、认知技术、教育和社会干预、社交技能培训以及弱化危险因素等。但患者多疑、不信任或认为没有必要治疗导致心理治疗很难开展。关键问题是患者对治疗不信任，不能按期与治疗师会面，治疗安排阻碍重重。劝说有偏执症状的患者接受治疗需要相当的机智和技巧。有时可通过改善患者一些非特异症状如焦虑和失眠来达到目的。

第四节　双相情感障碍

双相情感障碍（bipolar disorder）一般是指临床上既有躁狂或轻躁狂发作，又有抑郁发作的一类心境障碍。躁狂发作时，表现为情感高涨、言语增多、活动增多；而抑郁发作时则出现情绪低落、思维缓慢、活动减少等症状。病情严重者在发作高峰期还可出现幻觉、妄想或紧张性症状等精神病性症状。双相情感障碍一般呈发作性病程，躁狂发作和抑郁发作常反复循环或交替出现，但也可以混合方式存在，每次发作症状往往持续相当时间（躁狂发作持续 1 周以上，抑郁发作持续 2 周以上），并对患者的日常生活及社会功能等产生不良影响。

与抑郁障碍相比，双相情感障碍的临床表现更复杂，治疗更困难，预后更差，自杀风险更大。因此，本病不仅一直受到临床精神卫生工作者的高度重视，而且也被纳入基本公共卫生服务和严重精神障碍管理治疗项目。

一、病因及发病危险因素

双相情感障碍的发病原因尚不十分清楚。一般认为，遗传与环境因素在其发病过程中均有重要作用，而以遗传因素的影响更为突出。这些因素可能通过影响中枢神经信息传递过程等，导致躁狂和抑郁等情感症状。

遗传是双相情感障碍最为主要的危险因素。双相情感障碍具有明显的家族聚集性，其遗传倾向较精神分裂症、抑郁障碍等更为突出，但其遗传方式不符合常染色体显性遗传，属多基因遗传。家系研究发现，双相Ⅰ型障碍先证者的一级亲属患双相Ⅰ型障碍者，较对照人群高 8~18 倍。约半数双相Ⅰ型障碍患者，其双亲中至少有一方患心境障碍，且常常是重性抑郁障碍。父母中若一方患有双相Ⅰ型障碍，其任一子女患心境障碍的几率约为 25%；若父母双方均患有双相Ⅰ型障碍，其子女患心境障碍的几率达 50%~75%。双生子研究发现，单卵双生子双相Ⅰ型障碍的同病率达 33%~90%，而双卵双生子约 5%~25%。目前已经明确，与双相情感障碍有关的第 5 号染色体上有 D1 受体基因，而第 11 号染色体上有 D2 受体基因和儿茶酚胺类神经递质合成的限速酶酪氨酸羟化酶基因。可见，遗传、中枢神经信息传递过程与双相情感障碍三者之间，可能存在复杂而密切的关联。

此外，社会心理因素造成的精神紧张可能促发本症。许多双相情感障碍患者在遭遇精神创伤如考试失败、失恋、失业等之后发病，或者这些因素导致病情恶化或引起疾病复发。部分双相情感障碍患者的症状发作可具有一定的季节性，即初冬（10~11 月）为抑郁发作，而夏季（5~7 月）出现躁狂发作。有资料显示，女性患者有一个夏季发作高峰，而男性患者缺乏明显的高发季节。双相情感障碍患者常常合并有物质及酒精滥用，这是精神科临床上相当常见的共病现象，共病率可高达 40%。两者是否存在某种共同的遗传学基础，目前尚不清楚。

二、临床评估

双相情感障碍临床评估的目的在于：确认是否存在躁狂或抑郁症状，以及症状的具体内容和严重程度；掌握发作及波动情况、持续时间、病程特点；了解症状对患者社会功能所造成的影响；探询有无可能的病因及其他可能引起此种情况的社会、心理或躯体因素，从而为诊断和制定合适的治疗方案提供依据。

（一）病史收集

鉴于精神障碍的特殊性，病史采集应囊括所有可能的信息来源，包括患者本人和知情者，观察到的和听到的描述，尤其是病程中病情变化的情况、间歇期的情况等。应注意：由于症状的影响，双相情感障碍患者自己所提供的信息往往与真实情况有一定的差距，躁狂患者过于乐观，而抑郁患者往往夸大面临的困难。因此，要根据所获得的信息做出正确判断。不一致时，需要补充信息进行核实。对于双相情感障碍的诊断和治疗，全面的病史收集尤为重要。

1. 发病年龄

双相情感障碍的起病年龄比较早，一般以 45 岁以下居多，若首次发作为躁狂相，年龄常更早，在 20 岁左右。因此，即便是首次就医，仔细追问既往发作史，哪怕是不典型的轻度、短暂的发作，常可得到肯定回答并追溯到青年期。

2. 心理社会因素

主要询问近期有无不良生活事件的发生，如工作变动、婚恋变故等因素以及对患者的影响，并注意弄清这些社会心理因素与精神症状在发生时间和表现形式上的联系。

3. 临床现象学特征

要了解起病的急缓，是否有躁狂或抑郁的核心症状及相应的附加症状？是否每天或每天大部分时间内都存在？持续存在时间有多久？是否有精神病性症状？它们在病程中与情感症状的消长关系以及与心境是否相协调？有无自杀意念和行为或自伤、冲动行为？

4. 病程特征

既往发作情况，尤其是躁狂或轻躁狂，以及有无混合性发作史和病程特点？应询问既往是否有过类似的发作，或与现在完全相反的状态。应特别注意容易被忽略的躁狂或轻躁狂发作的证据。常见的情况是，患者由抑郁缓解转向轻躁狂时，患者或家属认为是抑郁好转而不认为后来出现的轻躁狂是病态。

应详细追问发作次数及临床特点，包括每次发作是躁狂还是抑郁，或是两相症状同时存在。弄清症状的严重程度；持续时间；间歇期的长短，有无残留症状，间歇期社会功能状态是否能恢复到病前水平；有无冲动、自伤自杀企图及行为等。

5. 治疗情况

应询问历次发作的治疗情况，包括各种治疗手段及其疗效。询问所有使用过的药物以及各种药物的最大剂量、疗程、起效时间、主要的不良反应及疗效；有无维持治疗，维持期的剂量和效果；有无诱发躁狂或抑郁以及促发两者快速交替。

6. 过去史和共病

要警惕心境症状由躯体疾病或使用某些药物所引发的可能性，特别是40岁以后初发躁狂者，如甲状腺功能亢进，使用类固醇激素，均可引起躁狂样发作。重点询问目前及以往酒精和药物依赖、进食异常、广泛性焦虑、惊恐障碍、社交焦虑症等情况以及人格障碍等问题。

7. 个人史

需注意询问孕期母亲有无健康问题，比如是否存在酗酒或滥用药物问题，出生时有无先天缺陷或损伤。个性特征要注意是否明显外向性、易激惹、冲动，是否为情感旺盛型素质或环性心境素质，学校生活、工作状况及人际关系有无不寻常之处。个人婚姻状况方面，弄清其有无分居、离婚或丧偶等。对于女性应了解月经周期与心境障碍的关系。

8. 家族史

要注意了解两系三代有无精神障碍、精神异常和行为异常史，特别是有无双相情感障碍的家族史，有无情感旺盛型素质的家庭成员、家族成员自杀史或物质长期依赖史。家族中如果有双相情感障碍史，则治疗抑郁而诱发躁狂的危险性增加。家庭患病成员的药物治疗史可能有助于临床上的药物选择。

（二）体格检查和实验室检查

由于双相情感障碍无特异性生物学指标，故体格检查及实验室检查按一般常规进行，结合病史资料，为排除双相情感障碍可能由躯体疾病或物质依赖所致，以及为了解药物治疗的禁忌证及不良反应的空白对照，应进行有关的实验室检查。由于部分双相情感障碍患者（尤其是女性）可能有临床或临床下甲状腺功能低下，因此应做甲状腺实验室功能测定。对过度兴奋及进食不好者应注意对其水、盐代谢及酸碱平衡的了解。在治疗过程中应进行药物血浓度测定，以保证疗效、监测毒副反应及治疗依从性。

（三）精神检查

双相情感障碍有两种基本发作形式：抑郁发作和躁狂发作。因此，要注意围绕这两方面的症状进行精神检查。同时，也不要忽略其他伴随症状，如焦虑症状、精神病性症状等。

（四）有关量表的应用及其临床意义

除了病史收集和躯体、精神和实验室检查外，量化工具的应用是评估的重要辅助手段。量化工具主要有两大类：诊断量表和症状评估量表。诊断量表用于辅助疾病诊断，条目繁多，耗时较长；症状量表用于测量症状的严重程度，一般条目较少。

三、诊断标准

情感障碍的诊断标准可以分为躁狂、抑郁发作的诊断标准以及各种类型情感障碍的分类标准。在常用分类系统中，定义抑郁发作需首先考察病史中是否出现过躁狂发作。如果曾经出现躁狂发作，则纳入双相障碍之中，否则列入抑郁发作中。现以 ICD-10 为例加以叙述。

（一）躁狂发作诊断标准

ICD-10 中对躁狂发作与轻躁狂发作的标准进行了分别描述。

1. 轻躁狂（F30.0）

症状学标准同样可分为核心症状 A（即情感增高或易激惹）和附加症状 B。

A. 情感增高或易激惹，对个体来讲已达到肯定异常的程度，并且持续至少 4 天。

B. 必须具备以下至少三条，且对日常的个人功能有一定影响。

（1）活动增多或坐卧不宁。

（2）语量增多。

（3）注意力集中困难或随境转移。

（4）睡眠需要减少。

（5）性功能增强。

（6）轻度挥霍，或其他类型轻率的或不负责任的行为。

（7）社交性增高或过分亲昵（见面熟）。

C. 不符合躁狂发作（伴有或不伴有精神病性症状）和双相情感障碍、抑郁发作、环性心境或神经性畏食的标准。

D. 不是由于精神活性物质使用所致。

2. 躁狂，不伴精神病性症状（F30.1）

A. 情感明显高涨，兴高采烈，易激惹，对个体来讲已属肯定的异常。此种情感变化必须突出且至少持续 1 周（若严重到需要住院则不受此限）。

B. 至少具有以下三条（如果情感仅表现为易激惹，则需有四条），导致对日常个人功能的严重影响。

（1）活动增多或坐立不安。

（2）言语增多（“言语急促杂乱”）。

（3）观念飘忽或思想奔逸的主观体验。

（4）正常的社会约束力丧失，以致行为与环境不协调和行为出格。

（5）睡眠需要减少。

（6）自我评价过高或夸大。

（7）随情境转移或活动和计划不断改变。

（8）愚蠢鲁莽的行为，如挥霍、愚蠢的打算、鲁莽的开车等，且患者不认识这些行为的危险性。

（9）明显的性功能亢进或性行为失检点。

C. 无幻觉或妄想，但可能发生知觉障碍，如主观的过分敏锐、感到色彩格外鲜艳。

D. 除外：发作不是由于酒或药物滥用、内分泌障碍、药物治疗或任何器质性精神障碍所致。

3. 躁狂，伴精神病性症状（F30.2）

A. 发作符合不伴精神症状躁狂除标准 C 之外的标准。

B. 发作不同时符合精神分裂症或分裂情感障碍躁狂型的标准。

C. 存在妄想和幻觉，但不应有典型精神分类症的幻觉和妄想（即不包括完全不可能或与文化不相应的妄想，不包括对患者进行跟踪性评论的幻听或第三人称的幻听），常见的情况为带有夸大、自我援引、色情、被害内容的妄想。

D. 除外：发作不是由于精神活性物质使用或任何器质性情感障碍所致。

使用第五位数字标明幻觉或妄想与心境是否相协调：

F30.20 躁狂，伴有与心境相协调的精神病性症状（例：夸大妄想，或听到告之他/她有超人能力的声音）。

F30.21 躁狂，伴有与心境不相协调的精神病性症状（如：对患者的说话声，内容为无情感意义的话题，或关系、被害妄想）。

（二）抑郁发作诊断标准

在 ICD-10 中，抑郁发作不包括发生于双相情感障碍中的抑郁状态。因此，抑郁发作只包括首次发作抑郁症或复发性抑郁症。

1. 抑郁发作的一般标准

（1）持续发作须持续至少 2 周。

（2）在患者既往生活中，不存在足以符合轻躁狂或躁狂（F30）标准的轻躁狂或躁狂发作。

（3）不是由于精神活性物质或器质性精神障碍所致。

抑郁发作的症状分为两大类，可以粗略地将之分别称为核心症状和附加症状。

2. 抑郁发作的核心症状

（1）抑郁心境，对个体来讲肯定异常，存在于一天中大多数时间里，且几乎每天如此，基本不受环境影响，持续至少 2 周。

（2）对平日感兴趣的活动丧失兴趣或愉快感。

（3）精力不足或过度疲劳。

3. 抑郁发作的附加症状

（1）自信心丧失和自卑。

（2）无理由的自责或过分和不适当的罪恶感。

（3）反复出现死或自杀想法，或任何一种自杀行为。

（4）主诉或有证据表明存在思维或注意力降低，例如犹豫不决或踌躇。

（5）精神运动性活动改变，表现为激越或迟滞（主观感受或客观证据均可）。

（6）任何类型的睡眠障碍。

（7）食欲改变（减少或增加），伴有相应的体重变化

4. 抑郁发作的亚型

根据抑郁发作的严重程度将其分为轻度、中度和重度三种类型。

轻度抑郁发作（F32.0）具有核心症状至少两条，核心与附加症状共计至少四条。

中度抑郁发作（F32.1）具有核心症状至少两条，核心与附加症状共计至少六条。根据是否伴有“躯体综合征”将中度发作分为伴有和不伴躯体综合征两个亚型。

所谓躯体综合征在含义上与DSM-Ⅳ的“重性抑郁伴忧郁”或经典分类中的“内源性抑郁症”类似。这些症状包括：

（1）对平日感兴趣的活动丧失兴趣或失去乐趣。

（2）对正常时能产生情感反应的事件或活动缺乏反应。

（3）比通常早醒2小时以上。

（4）早晨抑郁加重。

（5）具有明显的精神运动性迟滞或激越的客观证据（他人的观察或报告）。

（6）食欲明显丧失。

（7）体重减轻（比上月体重减少5%以上）。

（8）性欲明显丧失。

要符合躯体性综合征的条件，上述症状必须具备四条。

重度抑郁发作具有全部三条核心症状，核心与附加症状共计至少八条。可将其分为不伴精神病性症状（F32.2）和伴有精神病性症状（F32.3）两型。伴有精神病性症状者又可根据幻觉、妄想内容与情绪的关系划分为与心境相和谐的和与心境不和谐的两种。

（三）复发性抑郁障碍

复发性抑郁障碍所使用的症状学诊断标准与抑郁发作相同。

1. 复发性抑郁障碍一般标准

（1）既往曾有至少一次抑郁发作，可为轻度、中度或重度，持续至少2周，与本次发作之间至少有2个月的时间无任何明显的情感障碍。

（2）既往从来没有符合轻躁狂或躁狂发作标准的发作。

（3）不是由于精神活性物质或器质性精神障碍所致。

2. 复发性抑郁障碍的亚型

根据目前发作状态可再分为：①复发性抑郁障碍，目前为轻度发作（F33.0）；②复发性抑郁障碍，目前为中度发作（F33.1）；③复发性抑郁障碍，目前为不伴精神病性症状的重度发作（F33.2）；④复发性抑郁障碍，目前为伴有精神病性症状的重度发作（F33.3）；⑤复发性抑郁障碍，目前为缓解状态（F33.4）。

（四）双相情感障碍（F31）

界定为一次发作后需有反相或混合相发作，或继以缓解状态。双相情感障碍的诊断需符合两条标准：本次发作符合上述某种发作的标准；既往至少有过一次其他情感障碍发作。如本次为某种类型的抑郁发作，则既往需有至少一次轻躁狂、躁狂或混合性情感障碍发作。

F31.0 双相情感障碍，目前为轻躁狂发作。

F31.1 双相情感障碍，目前为不伴有精神病性症状的躁狂发作。

F31.2 双相情感障碍，目前为伴有精神病性症状的躁狂发作。

F31.20 与心境相协调的精神病性症状。

F31.21 与心境不协调的精神病性症状。

F31.3 双相情感障碍，目前为中度或轻度抑郁发作。

F31.30 不伴躯体症状。

F31.31 伴有躯体症状。

F31.4 双相情感障碍，目前为重度抑郁发作，不伴精神病性症状。

F31.5 双相情感障碍，目前为重度抑郁发作，伴有精神病性症状。

F31.6 双相情感障碍，目前为混合状态。

A. 本次发作以轻躁狂、躁狂和抑郁症状混合或迅速交替（即在数小时内）为特点。

B. 至少在 2 周期间的大部分时间内躁狂和抑郁症状必须同时突出。

C. 既往至少有过一次确定无疑的轻躁狂或躁狂发作、抑郁发作混合性情感发作。

F31.7 双相情感障碍，目前为缓解状态。

A. 目前状态不符合任何严重度的抑郁或躁狂发作的标准，也不符合任何一种其他的情感障碍标准（可能因为在接受降低复发危险的治疗）。

B. 既往至少有过一次确定无疑的轻躁狂或躁狂发作，同时外加至少一种其他的情感发作（轻躁狂或躁狂、抑郁或混合性发作）。

（五）持续性心境（情感）障碍（F34）

鉴于 ICD-10、DSM-Ⅳ及 CCMD-3 都将持续性心境障碍即抑郁性神经症（心境恶劣）和环性情感障碍包括在心境障碍章节中，此处将该两种障碍的 ICD-10 诊断标准列出，以资参考。

1. 恶劣心境（F34.1）（类似于传统分类系统中的抑郁性神经症）

A. 至少 2 年内抑郁心境持续存在或反复出现，其间的正常心境很少持续几周，同时没有轻躁狂发作期。

B. 在此 2 年期间的每次抑郁发作，没有或极少在严重度或持续时间上足以符合复发性轻度抑郁障碍的标准（F33.0）。

C. 在某些抑郁周期内，至少应具有以下症状中的 3 条：

（1）精力或活动减少。

（2）失眠。

（3）自信心丧失或感到自信心不足。

（4）集中注意困难。

（5）经常流泪。

（6）在性活动或其他乐事中失去兴趣和乐趣

（7）无望感或绝望。

（8）感到无能力承担日常生活中的常规责任。

（9）对前途悲观或沉湎于过去。

（10）社会退缩。

（11）言谈比平时减少。

注：如果需要，说明是早发（少年后期或20岁左右）还是晚发（通常是在30~50岁继发于一次情感发作之后）。

2. 环性心境（F34.0）（类似于传统分类中的情感性人格障碍）

A. 至少2年的心境不稳定，其间有若干抑郁和轻躁狂的周期，伴有或不伴正常心境间歇期。

B. 在上述2年之间，没有任何一种抑郁或躁狂的表现其严重度或持续时间足以符合躁狂或抑郁发作（中度或重度）的标准；然而在此种持续的心境不稳定期之前可能曾经发生过躁狂或抑郁发作，或在此之后也可能出现。

C. 在某些抑郁周期中至少存在下列症状中的3条：

（1）精力下降或活动减少。

（2）失眠。

（3）自信心丧失或感到自信心不足。

（4）集中注意困难。

（5）社会退缩。

（6）在性活动和其他乐事中失去兴趣和乐趣。

（7）言谈比平日减少。

（8）对前途悲观或沉湎于过去。

D. 在某些情感高涨周期中至少存在下列症状中的3条：

（1）精力和活动增加。

（2）睡眠需要减少。

（3）自我评价过高。

（4）思维敏捷或具有不同寻常的创造性。

（5）比平日更合群。

（6）比平日更善辩或更诙谐。

（7）兴趣增加，对性活动或其他乐事的兴趣增强。

（8）过分乐观或夸大既往的成就。

注：如果需要，说明是早发（少年后期或20岁左右）还是晚发（通常是在30~50岁继发于一次情感发作之后）。

四、鉴别诊断

1. 躯体疾病

可能与躁狂、抑郁发作有关的躯体疾病种类众多，临床上主要依据病史、体格检查和实验室检查，以及精神症状与躯体疾病的发生、发展和转归之间的关系加以鉴别。此外，某些躯体疾病的治疗药物也可诱发躁狂或抑郁发作。

2. 物质或酒精滥用所致精神障碍

物质或酒精滥用可诱发类似混合发作的症状。主要依据病史资料和精神活性物质定性进行鉴别。

3. 精神分裂症

在严重躁狂发作期与精神分裂症的鉴别有一定的困难。与精神分裂症相比，躁狂发作常急性起病并快速进展，患者的情绪反应与周围环境具有一定的联系，与内心体验相一致，且富有感染力；一般来说，思维内容不荒谬、具有一定的现实性和可理解性，多有相一致的情绪背景；若伴有精神病性症状，则其出现在情绪症状的高峰阶段，持续时间较短，经过治疗后较快消失；间歇期社会功能保持相对完好，多无残留症状。半数患者有心境障碍家族史。

木僵状态常出现在严重抑郁发作阶段，此时与精神分裂症紧张型颇难鉴别，但抑郁性木僵往往是逐渐发生的，之前常有抑郁情绪，木僵往往是不完全的，罕见有大小便无法自理、肌张力增高、蜡样屈曲和空气枕头等症状，也不伴有精神紧张性兴奋。仔细观察时还可以发现患者的眼神往往与检查者保持一定的交流，或者眼眶中含泪，或者对情感刺激保持一定的反应，而且木僵一旦解除，其情绪低落的抑郁特征便暴露无遗，与精神分裂症的淡漠和精神病性症状为主的特征形成对照。

4. 注意缺陷与多动障碍（ADHD）

青少年期双相情感障碍躁狂发作应与 ADHD 相鉴别，因为两者都有活动过多、行为冲动等表现。但后者发病年龄早，一般开始于儿童期，病程为慢性而非发作性，没有相对明确的开始和结束，无情绪高涨和精神病性症状等特征。

5. 经前期紧张症

经前期紧张症的焦虑、情绪不稳、易激惹与躁狂或抑郁的前驱期症状类似。鉴别要点是症状的时限性，即与月经周期有明确的关系，且随着月经的来潮而自发缓解。

五、治疗

（一）治疗原则

1. 综合治疗原则

应采取精神药物、躯体治疗、物理治疗、心理治疗（包括家庭治疗）和危机干预等措施的综合运用，其目的在于提高疗效，改善依从性，预防复发和自杀，改善社会功能和更好地提高患者生活质量。

2. 长期治疗原则

双相情感障碍的治疗目标除缓解急性期症状外，还应坚持长期治疗原则以阻断反复发作。医生应在治疗开始前即向患者和家属明确交代长期治疗的重要性及实施办法，争取良好的依从性。长期治疗可分为 3 个治疗期。

急性治疗期：此期治疗目的是控制症状、缩短病程。注意治疗应充分，并达到完全缓解，以免症状复燃或恶化。如非难治性病例，一般情况下 6~8 周可达到此目的。

巩固治疗期：从急性症状完全缓解后即进入此期，其目的是防止症状复燃、促使社会功能的恢复。一般而言，此期间主要治疗药物（如心境稳定剂）剂量应维持急性期水平不变。一般巩固治疗时间为：抑郁发作 4~6 个月，躁狂或混合性发作 2~3 个月。如无复燃，即可转入维持治疗期。此期配合心理治疗十分必要，以防止患者自行减药或停药，促进其社会功能恢复。

维持治疗期：此期治疗目的在于防止复发，维持良好社会功能，提高患者生活质量。对已确诊的双相情感障碍患者，可在第二次发作（不论是躁狂还是抑郁）缓解后即应给予维持治疗。

在维持治疗期，对原治疗措施可以在密切观察下进行适当调整，或小心减去在联合治疗中的非心境稳定剂药物，或相应减少剂量。但经验说明，使用接近治疗剂量者比低于治疗剂量者的预防复发效果要好。以锂盐为例，一般保持血锂浓度在 0.6 ~ 1.2 mmol/L 为宜。

但维持治疗并不能完全防止双相情感障碍病情复发。因此，应教育患者和家属了解复发的早期表现，以便他们自行监控，及时复诊。导致复发的诱因可能是：躯体情况、明显的社会心理因素、服药依从性不良或药物剂量不足。因此，在维持治疗期间应密切监测血药浓度并嘱患者定期复诊观察。复发的早期表现可能为出现睡眠障碍或情绪波动，此时可及时给予相应处理。如病情复发，则应及时调整原维持治疗药物的种类和剂量，尽快控制发作。

维持治疗应持续多久尚无定论。如过去为多次发作者，多数专家建议长期服用心境稳定剂；也有学者认为可考虑在病情稳定 2~3 年后，再边观察边减少药物剂量，逐渐停药。在停药期间如有任何复发迹象应及时恢复原治疗方案，缓解后应给予更长维持治疗期。此期间应去除可能存在的社会心理不良因素及施以心理治疗（包括家庭治疗），更有效地提高抗复发效果。

（二）药物治疗

1. 药物治疗的原则

以心境稳定剂为主要治疗药物。可根据病情需要联合用药，药物联用的方式有两种心境稳定剂联用、心境稳定剂加抗精神病药或苯二氮䓬类药物。

双相情感障碍抑郁发作时，是否在使用心境稳定剂的同时加用抗抑郁药，目前还存在争议，有的学者坚决反对双相情感障碍抑郁发作时使用抗抑郁剂，认为这样的治疗方法增加了转躁的风险，甚至可能导致形成躁狂抑郁的快速循环；但也有学者建议在严重的抑郁发作期间，尤其是有明显自杀风险时，可以短期合用抗抑郁药，在抑郁症状稍有改善后停用抗抑郁剂，然后再单用心境稳定剂。

2. 定期监测血药物浓度

由于锂盐的治疗指数低，治疗量和中毒量接近，超过 1.4mmol/L 容易中毒，故应对血锂浓度进行动态监测。卡马西平或丙戊酸盐治疗躁狂也应达到抗癫痫的血药浓度水平。取血时间应在末次服药后 12 小时（如次日晨）为宜。

3. 换药原则

一种药物疗效不好，可换用或加用另一种药物。要判断某种心境稳定剂无效，应排除依从性差和血药浓度过低等因素，且用药时间应大于3周。如排除以上因素仍无效，则可换用或加用另一种心境稳定剂。

4. 心境稳定剂

心境稳定剂是指对躁狂或抑郁发作具有治疗和预防复发的作用，且不会引起躁狂与抑郁转相，或导致发作变频的药物。目前，比较公认的心境稳定剂包括碳酸锂及抗抽搐药丙戊酸盐、卡马西平（见表2-3）。已有临床证据显示，其他一些抗抽搐药，如拉莫三嗪、托吡酯、加巴喷丁以及某些抗精神病药物，如氯氮平、奥氮平、利培酮与喹硫平等，也具有一定的心境稳定剂作用。

表2-3　**常用心境稳定剂使用简介**

药品	规格	起始剂量(mg/d)	常用治疗剂量(mg/d)	常见不良反应	严重不良反应	临床特点和注意事项
碳酸锂	250mg	250~500	600~2000	口干、烦渴、多饮、多尿、便秘、腹泻、恶心、呕吐等	中毒	1. 起效较慢，需持续用2~3周才能显效。 2. 血锂浓度维持在0.6~1.2mmol/L；治疗量和中毒量较接近，应对血锂浓度进行监测，及时发现急性中毒。当血锂浓度>1.5mmol/L，会出现不同程度的中毒症状；血锂浓度1.5~2.0mmol/L以上危及生命。
丙戊酸盐	100mg，200mg，250mg，500mg	200~500	600~1200	恶心、呕吐、镇静、头痛、厌食、腹泻	偶见胰腺炎、肝损伤	1. 治疗血药浓度为50~100μg/ml。 2. 监测肝功能，肝肾疾病患者慎用。
卡马西平	100mg，200mg	200~300	600~1200	复视、视物模糊、眩晕、头痛、嗜睡和共济失调	偶见粒细胞减少、再生障碍性贫血	1. 对锂盐治疗无效的躁狂发作可能有效。 2. 快速停药可诱发癫痫发作，应逐渐减量停药。 3. 治疗血药浓度为8~12μg/ml。 4. 应定期监测肝功能、血常规及尿常规。 5. 有肝酶诱导作用，与多种药物发生相互作用。

（三）物理治疗

对于双相情感障碍的严重抑郁、难治性抑郁或躁狂，以及无法阻断的快速循环发作，电抽搐治疗是起效迅速、安全有效的最佳选择之一。特别是对拒食、木僵、有严重自伤或自杀危险的患者，更应优先采用。对于极度兴奋躁动、药物治疗无效或不能耐受的患者，以及因躯体疾病不能接受药物治疗者，也可以考虑使用无抽搐电休克治疗（MECT）。治疗前应适当减少药物的剂量。

（四）心理治疗

一方面，许多双相情感障碍患者即使在心境正常时也可能存在社交、婚姻、职业和认知功能方面的障碍。另一方面，单纯使用以药物治疗为主的生物学治疗，即使治疗方法正确，病人的依从性良好，也往往不足以控制症状，仍然有较高的复发率，并造成较大的社会和经济负担。因此，双相情感障碍的治疗方法中有必要进行心理治疗。

多年以来，一些研究（包括少数随机、双盲研究）在药物治疗的基础上，辅助使用心理治疗，发现合并心理治疗的疗效要优于单用药物治疗，表现在服药依从性较好、病情的稳定性较强、再住院率较低、心理社会功能较好。心理社会的干预包括人际交往治疗、认知行为治疗和夫妻治疗、家庭治疗和小组治疗。服药依从性是心理治疗的一个重要内容，发病后第一年是患者了解和适应疾病、恢复自知力和提高治疗依从性的关键时期。

六、预后

虽然双相情感障碍可有自限性，但如果不加治疗，复发几乎是不可避免的。未经治疗者中，50%的患者能够在首次发作后的第一年内自发缓解，其余的在以后的岁月里缓解的不到1/3，终生复发率达90%以上，约有15%的患者自杀死亡，10%转为慢性状态。在应用锂盐治疗双相情感障碍以前，患者一生平均有9次发作。

长期的反复发作可导致患者人格改变和社会功能受损。1/3的双相I型障碍患者有慢性症状和明显的社会功能缺损。只有躁狂发作的双相I型比有抑郁发作者预后好，但双相I型混合发作或快速循环型的预后更差。对双相I型患者的4年追踪研究发现，病前职业状况不良、酒依赖、有精神病性特征、抑郁特征、发作间歇期的抑郁特征和男性与不良预后有关；躁狂发作期短暂、晚年发病、无自杀观念和共病情况者预后较好。

第五节 癫痫所致精神障碍

一、概念

癫痫性精神障碍（mental disorder in epilepsy）又称癫痫所致精神障碍。原发性及症状性癫痫均可发生精神障碍癫痫，患者在癫痫发作前、发作时、发作后或发作间歇期表现出精神活动异常，有的患者甚至表现为持续性精神障碍。由于累及的部位及病理生理改变的不同，症状表现各异。精神障碍可大致分为发作性和非发作性两种。发作性精神障碍是一组反复脑电异常放电所致的精神障碍，可表现为一定时间内的感觉知觉、记忆、思维和精神运动性发作，情绪恶劣及短暂精神分裂症样发作；非发作性精神障碍则表现为慢性精神分裂症样精神病、神经症、人格改变及智能障碍等。

二、流行病学

癫痫是神经科常见病、多发病，各国的流行病学调查其患病率为4‰~10‰。我国流行病学调查癫痫终生患病率为7.0‰，5年内有癫痫发作的活动性癫痫的患病率为4.9‰，全国有700万~800万人，活动性癫痫患者500万人。癫痫患者中75%通过常规抗癫痫药物治疗能够获得满意的疗效，大约25%为难治性癫痫。国内资料报道癫痫性精神障碍的原癫痫发作类型，以部分性发作为主，约为60%。

三、临床表现

1. 发作前精神障碍

发作前精神障碍表现为先兆或前驱症状。先兆是一种部分发作，在癫痫发作前出现，通常只有数秒钟，很少超过一分钟。不同部位的发作会有不同的表现，但同一患者每次发作前的先兆往往相同。前驱症状发生在癫痫发作前数小时至数天，尤以儿童较多见。表现为易激惹、紧张、失眠、坐立不安，甚至极度抑郁，症状通常随着癫痫发作而终止。

2. 发作时精神障碍

（1）自动症。自动症是指发作时或发作刚结束时出现的意识混浊状态，此时患者仍可维持一定的姿势和肌张力，在无意识中完成简单或复杂的动作和行为。

80%患者的自动症为时少于 5 分钟，少数可长达 1 小时。自动症发作前常有先兆，如头晕、流涎、咀嚼动作、躯体感觉异常和陌生感等。发作时突然变得目瞪口呆、意识模糊、无意识地重复动作如咀嚼、咂嘴等，偶可完成较复杂的技术性工作。事后患者对这段时间发生的事情完全遗忘。

（2）神游症。神游症比自动症少见，历时可达数小时、数天甚至数周。意识障碍程度较轻，异常行为较为复杂，对周围环境有一定感知能力，亦能做出相应的反应。表现为无目的地外出漫游，患者可出远门，亦能从事协调的活动，如购物、简单交谈。发作后遗忘或回忆困难。

（3）朦胧状态。朦胧状态发作突然，通常持续 1 至数小时，有时可长至 1 周以上。患者表现为意识障碍，伴有情感和感知觉障碍，如恐怖、愤怒等，也可表现情感淡漠，思维及动作迟缓等。

3. 发作后精神障碍

患者发作后可出现自动症、朦胧状态，或产生短暂的偏执、幻觉等症状，通常持续数分钟至数小时不等。

4. 发作间精神障碍

发作间精神障碍患者人格改变较为常见，以左颞叶病灶和大发作的病人较多见，与脑器质性损害、社会心理因素、癫痫发作类型、长期使用抗癫痫药及病人原有人格特征等因素有关，表现为人际关系紧张、敏感多疑、思维黏滞等。

5. 其他

少数癫痫患者会出现记忆衰退、注意困难和判断能力下降，可伴有行为障碍。这些症状多见于继发性癫痫和长期、严重的癫痫病人。临床也可见到类精神分裂样症状、以焦虑为主的情感症状等。值得注意的是，癫痫病人的自杀率是常人的 4~5 倍，因此应注意预防病人自杀。

精神症状出现频率依次为幻听、被害妄想、关系妄想、兴奋冲动、思维破裂、情绪不稳、情感淡漠、幻视、思维散漫等，癫痫性精神障碍分型以类精神分裂样为多数，其次为类情感障碍及其他精神障碍。

四、诊断

除详细收集病史外，躯体和神经系统与脑电图检查十分重要，必要时可做脑部 CT、MRI 及 SPECT 等检查。

癫痫所致精神障碍的诊断与分类，在 ICD-10 中被分类在多个疾病单元之中，临床学习和使用以及疾病编码相对复杂。而 CCMD-3 将其分类在 02. 6 癫痫所致精神障碍，且有明确的诊断标准，与中国精神科医师的诊疗习惯相一致，故这里选取 CCMD-3 的诊断标准作为参考。

1. 症状标准

(1) 符合器质性精神障碍的诊断标准。

(2) 存在原发性癫痫的证据。

(3) 精神障碍的发生及其病程与癫痫相关。

2. 严重标准

社会功能受损。

3. 病程标准

分发作性和持续性两类病程。前者有突然性、短暂性及反复发作的特点；后者（如分裂症样障碍、人格改变或智能损害等）为迁延性病程。

4. 排除标准

(1) 排除感染或中毒所致精神障碍，需注意它们可产生继发性癫痫。

(2) 排除癔症、睡行症、精神分裂症、情感性精神障碍。

5. 说明

如系继发性癫痫，应按原发疾病所致精神障碍下诊断。如能确定癫痫发作类型者，还应按癫痫国际分类。

五、治疗

治疗的一般原则是：

(1) 尽可能单一用药，定期进行血药浓度监测。

(2) 依据癫痫的类型选择药物，同时应考虑到药物的副作用。

(3) 根据精神症状选用致癫痫作用较弱的药物。

第六节 精神发育迟滞伴发精神障碍

一、概述

精神发育迟滞（mental retardation），指生长发育阶段的儿童由于遗传因素、环境因素或社会心理因素等各种因素，造成精神发育受阻或不完全，临床上表现为认知、语言、情感、意志和社会化等方面的缺陷、不足，大脑在成熟和功能水平上都显著落后于同龄儿童，是以智力明显低下和社会适应能力缺陷为主要临床表现的一组疾病。这一定义包括如下内容：①精神发育迟滞不是单一的疾病，而是由多种因素造成大脑发育受阻所形成一组疾病；②该组疾病在中枢神经系统发育成熟（18 岁）以前起病，18 岁以后由于不同原因所导致的个体智能下降，则诊断为痴呆（dementia）；③在这一组疾病中，最主要的特征是患者的一般智力水平显著地低于同龄人的平均水平，患者的智商（intelligence quotient, IQ）低于正常水平两个标准差，一般说智商在 70 以下，并且智商值越低，表示患者的缺陷越严重；④精神发育迟滞患者社会适应能力不足，表现在其在所处的社会环境中的适应能力明显低于同龄人，其生存能力、学习能力和工作能力及社会交往能力等达不到正常所期望的标准，病情越严重，社会适应能力越差；⑤精神发育迟滞既可作为单一的临床征象出现，也可以与其他涉及大脑发育受损的躯体疾病并存。

《国家基本公共服务规范》（第三版）中的“严重精神障碍患者管理服务规范”，将“精神发育迟滞伴发精神障碍”列为六种严重精神障碍之一，但“精神发育迟滞伴发精神障碍”并不是一个疾病的诊断名称，它不像精神分裂症或是双相情感障碍，后者本身就是一类疾病单元，理解所谓“精神发育迟滞伴精神障碍”，其实质是指精神发育迟滞者患上了“精神障碍”，至于这个“精神障碍”与精神发育迟滞之间有无因果关系，在这个诊断名称中没有说明，只用了“伴发”，而没有使用“所致”。因此，精神发育迟滞伴发精神障碍是一个临床诊断名称，并不是一个独立的诊断分类系统的诊断用语，本节虽然是介绍精神发育迟滞伴发精神障碍，但重点仍然是放在对精神发育迟滞的介绍上，当精神发育迟滞者伴有“精神障碍”时，可参考其他精神障碍相关章节。

二、病因

精神发育迟滞的病因十分复杂，生物学因素、社会心理因素以及其他因素均可能导致大脑功能发育阻滞。目前，已经确定的造成精神发育迟滞的主要原因有：遗传因素、产前感染中毒、围产期损伤、后天躯体疾病和营养不良、中枢神经系统感染或损伤以及社会心理因素等。轻度精神发育迟滞的发生与遗传因素和环境因素的综合影响有关，如未成熟儿、产伤等；重度、极重度精神发育迟滞则常有明确的病因，这种病因基本上在患者出生后、甚至出生前即可确定，如有遗传疾病；中度精神发育迟滞，其病因则依具体个体而各有不同。

三、临床表现

（一）主要临床特征

精神发育迟滞的主要临床症状是智力低下，社会适应能力差。部分精神发育迟滞患者可能伴随一些精神症状，如注意缺陷、情绪易激动、冲动行为、刻板行为或强迫行为。其临床表现与智力缺陷的程度密切相关。根据所测得智商（IQ）值作为评定精神发育迟滞的分级指标。正常儿童智力范围为 100±15 分。智商 70 分以下者即为智力低下。

根据 ICD-10 标准，精神发育迟滞可分为 5 级：边缘智力：IQ70～85 分；轻度精神发育迟滞：IQ50～69 分；中度精神发育迟滞：IQ35～49 分；重度精神发育迟滞：IQ20～34 分；极重度精神发育迟滞：IQ<20 分。

现就不同程度的临床特征简介如下：

1. 轻度精神发育迟滞

最为多见，智商在50~69分之间，成年以后可达到9~12岁的心理年龄，占精神发育迟滞总数的85%。语言发育迟缓，主要是学习能力差，计算和抽象思维能力比同龄儿童低，通过特殊教育可使他们的智力水平和社会适应能力得到提高。如能学会试题计算，但对解应用题比较困难，对阅读书、报无大困难，但对作文感到吃力。难以与同龄儿一起升班，需要特殊教育和帮助。遇到不良刺激容易产生应激反应或心理障碍。社会适应能力低于正常水平，能进行日常的语言交流，但对语言的理解和使用能力差。通过职业训练只能从事简单非技术性工作，可学会一定谋生技能和家务劳动。轻度病人大多性情温顺、安静，比较好管理，可自食其力。少数患者意志活动缺乏主动性和积极性，需要他人安排和督促。轻度患者还可以建立友谊和家庭。

2. 中度精神发育迟滞

智商在35~49分之间，成年以后可达到6~9岁的心理年龄，约为精神发育迟滞总数的10%。语言能力发育明显迟缓，不能表达完整意思。不能适应普通小学的就读，难以与同龄儿一起升班，需要特殊教育和帮助。能部分自理日常简单的生活，能够完成简单劳动，但质量差、效率低。运动技能的发育也明显差于同龄正常儿童。计算能力和理解能力差，只能完成10以下的简单计算。在指导和帮助下可学会自理简单生活。成年时期不能完全独立生活，有时情绪不稳，易冲动，对亲人和常接触的人有感情，可能建立较稳定的关系。多数中度患者有生物学病因，躯体和神经系统检查常常有异常发现。

3. 重度精神发育迟滞

智商在20~34分之间，成年以后可达到3~6岁的心理年龄，约占精神发育迟滞总数的3%~4%。重度患者几乎均为显著的生物学原因所致，躯体检查常有异常发现，还常常伴有各种畸形。如伴有癫痫、先天畸形等器质性疾病，仅能学会一些简单的词句，不能理解别人的言语，生活不能自理，运动功能明显受限，无社会行为能力。与其短时间接触便能察觉，有的患者经常重复单调的无目的的动作和行为，如点头、摇摆身体、奔跑、冲撞甚至自残，有的生活自理能力极差，有的甚至不会躲避危险，少部分患者则发呆少动，终日闲坐。经过训练最终能学会简单语句，但不能进行有效语言交流。

4. 极重度精神发育迟滞

智商在20分以下，成年以后可达到3岁以下的心理年龄，仅占精神发育迟滞总数的1%~2%，大多数在出生时就有明显的先天畸形，完全没有语言能力，对危险不会躲避，不认识亲人及周围环境，以原始性的情绪，如哭闹、尖叫等表达需求。生活不能自理，大小便失禁。常合并严重脑部损害，伴有躯体畸形。大多数患者完全依靠他人照料来生存，在特殊训练下仅可获得极其有限的自助能力。大多数患者因生存能力薄弱及严重疾病而早年夭折。

（二）特殊类型

精神发育迟滞是由各种不同原因所致的一组疾病，部分病因明显的病例构成了临床特殊类型。有的患者同时存在一些躯体疾病的症状和体征。如先天性卵巢发育不全、先天性睾丸发育不全患者有第二性征发育障碍的症状和体征，结节性硬化患者有皮脂腺瘤、白斑、甲周纤维瘤和颗粒状斑等皮损，80%~90%患者可伴有癫痫发作。

四、诊断

确定诊断及其严重程度，需要全面地采集病史、精神检查和躯体检查，其中详细的生长发育史特别重要，据此可以对儿童生长发育情况做出全面的临床评估。同时，根据年龄和智能损害的程度选择适用于患者的标准化发育量表或智力测验辅助诊断。国内常用韦氏智力量表评估儿童智商。近年来将社会适应能力也作为诊断方法之一，建议使用儿童社会适应行为评定量表来评估儿童的社会适应能力。

诊断步骤如下：

1. 详细收集病史

了解家族有无遗传病史，父母是否近亲婚配，收集患儿在母孕期、围产期情况，个人生长发育史、抚养史、既往疾病史、家庭文化经济状况，以发现是否存在对患儿身体和心理发育的任何不利因素。

2. 全面的体格检查及实验室检查

包括生长发育状况，如身高、体重、头围、头形、有无畸形、视力、听力、皮肤、掌指纹、有关的内分泌、代谢检查、脑电图、脑地形图、头部 X 线、CT 及 MRI 检查，染色体分析以及 X 脆性位点的检查。应通过病史和躯体检查，遗传学、代谢、内分泌等实验室检查以及颅脑特殊检查，尽量寻找病因，做出病因学诊断，有利于治疗和康复，也为患者家庭的优生、优育提供有用的资料和指导。有人主张对于病因不明者应常规做染色体检查，进行核型分析。

3. 精神检查

对于具有一定言语表达能力的患者，可按常规格式检查。如果患者不具备这样的能力，则需家长和与其密切接触的人员提供情况。重点要观察患者的交流技巧、运动和感觉能力以及异常的行为模式。

4. 心理学诊断

包括智力测验、社会适应行为评估和临床发育评估。应按年龄层次、教育水平等具体情况进行不同的评定。值得注意的是，诊断精神发育迟滞，不能单纯依靠智力测验结果，应结合患者的文化背景、受训练程度等综合考虑。

（1）智力测验。国内常用量表有盖塞尔（Gesell）发育诊断量表、韦克斯勒学龄儿童智力量表修订本（WISC-R）和中国比奈智力量表（S-BIS）等。其他检查量表有丹佛发育筛查量表（简称 DDST）、图片-词汇测验、50 项提问智能测验、绘人测验、瑞文推理测验。

（2）社会适应行为评估。目前对 4～12 岁儿童可以采用社会适应能力量表（姚树桥等编），还可以参考使用婴儿——初中生适应行为量表（左启华等修订），还可参考使用美国智力缺陷协会编制的 AAMD 适应行为量表和 Vineland 适应行为量表。

（3）临床发育评估。在一般临床工作或无条件做智力测验时应用。主要参照精神发育迟滞的临床表现和各项发育特征进行正确的评估。

五、诊断标准

我国常用 Wechsler 智力测验测评智商，并建议使用儿童社会适应行为量表测评社会功能。

（一）轻度精神发育迟滞

（1）智商在 50~69 分之间，心理年龄 9~12 岁。

（2）学习成绩差（在普通学校中学习时常不及格或留级）或工作能力差（只能完成较简单的手工劳动）。

（3）能自理生活。

（4）无明显言语障碍，但对语言的理解和使用能力有不同程度的延迟。

（二）中度精神发育迟滞

（1）智商在 35~49 分之间，心理年龄 6~9 岁。

（2）不能适应普通学校学习，可进行个位数的加、减法计算；可从事简单劳动，但质量低、效率差。

（3）可学会自理简单生活，但需督促、帮助。

（4）可掌握简单生活用语，但词汇贫乏。

（三）重度精神发育迟滞

（1）智商在 20~34 分之间，心理年龄 3~6 岁。

（2）表现显著的运动损害或其他相关的缺陷，不能学习和劳动。

（3）生活不能自理。

（4）言语功能严重受损，不能进行有效的语言交流。

（四）极重度精神发育迟滞

（1）智商在 20 分以下，心理年龄约在 3 岁以下。

（2）社会功能完全丧失，不会逃避危险。

（3）生活完全不能自理，大小便失禁。

（4）言语功能丧失。

六、治疗

（1）病因治疗：对于先天性代谢病和地方性克汀病等，如早期采用饮食疗法和甲状腺素类药物进行治疗，可防止精神发育迟滞的发生。

（2）对症治疗：对于共患的各种精神障碍，可用相应的精神药物进行治疗。

（3）教育培训：教育训练内容设计劳动技能和社会适应能力两大方面。

（4）心理治疗：其目的并不在于促进患者的智力发展，而在于解决患者的内心冲突，增进自信，增强患者能力，促进患者独立。

（5）行为治疗。

第三章　患者发现与筛查

严重精神障碍患者发病时，会丧失对疾病的自知力或者对行为的控制力，并可能导致危害公共安全以及自身或他人人身安全的行为，长期患病会严重损害患者的社会功能。我国现有严重精神障碍患者约1600万人，按照1993年中国七地区精神障碍流行病学调查结果推算，截至2018年12月，我国登记在册的严重精神障碍患者有599万余人，其中，精神分裂症病人占73.81%，贫困患者占60.37%，18~59岁劳动年龄人口占74.56%，初中及以下文化者占84.17%，农民占62.91%，在岗者仅为2.84%，全国平均报告患病率4.34‰。

开展严重精神障碍患者发现与筛查，是做好精神卫生工作，尤其是做好肇事肇祸精神障碍患者收治、管理、治疗、康复等服务工作的前提和基础，直接关系到精神卫生防治体系的建立和完善，直接关系到能否有效预防和处置患者肇事肇祸行为，保障患者权益和维护社会安定。

第一节　线索调查

严重精神障碍管理治疗工作已成为当前国家基本公共卫生服务项目和重大公共卫生服务项目重要内容之一。《"健康中国2030"规划纲要》"促进心理健康"一节明确提出，要加强心理健康服务体系建设和规范化管理，加强对抑郁症、焦虑症等常见精神障碍和心理行为问题的干预，加大对重点人群心理问题早期发现和及时干预力度，加强严重精神障碍患者报告登记和救治救助管理，全面推进精神障碍社区康复服务。

早在2010年7至9月，公安部、卫生部和民政部就在全国范围内组织开展了全国肇事肇祸精神病人筛查行动，主要是摸清患者底数，掌握现实情况，加强救治服务，落实管理措施，有效预防患者肇事肇祸案（事）件的发生，有力维护社会秩序，保障患者合法权益。

2012年在国家卫生计生委制定的《重性精神疾病管理治疗工作规范》中，首次明确了线索调查的主体单位和职责，即在县级精防机构的指导之下，基层医疗卫生机构（指社区卫生服务中心及乡镇卫生院）承担辖区内严重精神障碍患者信息收集与网络报告工作，开展严重精神障碍患者线索调查，登记已确诊的严重精神障碍患者并建立居民健康档案。必要时联系县级精防机构安排精神卫生医疗机构对未确诊患者进行诊断复核。

2013年5月《精神卫生法》出台后，各地深入贯彻"政府组织领导、部门各负其责、家庭和单位尽力尽责、全社会共同参与"的精神卫生工作综合管理机制，加快了患者筛查与登记报告、救治救助及综合管理力度。当年国务院办公厅转发了《中央综治办关于加强肇事肇祸等严重精神障碍患者救治救助意见的通知》（国办发〔2013〕68号），将开展严重精神障碍患者救治救助工作情况、特别是预防和减少肇事肇祸成效作为综治工作（平安建设）考评的重要内容，严格落实目标管理责任制，实行一票否决。

2015年11月19日，国务院同意建立国务院防治重大疾病工作部际联席会议制度，进一步加强对重大疾病防治工作的组织领导，强化部门（由30个部门和单位组成）之间协作配合，统筹做好重大疾病防治工作。

2017年1月19日国家颁布的《关于加强心理健康服务的指导意见》中指出，要加强严重精神障碍患者服务。各级综治、公安、民政、司法行政、卫生健康、残联等单位建立精神卫生综合管理小组，多渠道开展患者日常发现、登记、随访、危险性评估、服药指导等服务。动员社区组织、患者家属参与居家患者管理服务。做好基本医疗保险、城乡居民大病保险、医疗救助、疾病应急救助等制度的衔接，逐步提高患者医疗保障水平。做好贫困患者的社会救助工作。建立健全精神障碍社区康复服务体系，大力推广“社会化、综合性、开放式”的精神障碍康复模式，做好医疗康复和社区康复的有效衔接。2015年起全国各地每年开展春季预防和减少严重精神障碍肇事肇祸专项行动，组织精神卫生中心和乡镇卫生院、社区卫生服务中心，通过家属自报、社区报告、精神病收治医院和精神障碍司法鉴定机构反馈等渠道，掌握本地严重精神障碍的线索，采取分片包干、进村入户的方式，逐一排查确认后，建立严重精神障碍患者健康档案，并按当地综治部门的统一要求上报。上述工作为线索调查积累了丰富的实际经验，也为登记和管理患者打下坚实的工作基础。

2018年根据工作方式的变化，国家卫健委疾控局再次根据《精神卫生法》《全国精神卫生工作规划（2015—2020年）》以及《国家基本公共卫生服务规范（第三版）》，对严重精神障碍服务管理提出新的要求，于6月印发了《严重精神障碍管理治疗工作规范（2018年版）》。其中，对患者的发现、诊断、登记报告进行了适时修订，提出了更明确的要求，以便于基层精防人员落实工作。

一、线索调查的途径和对象

线索调查是开展严重精神障碍管理治疗工作的首要任务，可通过入户走访、查阅资料、医院反馈等方式采集。患者线索主要有以下8个途径：

①社区和乡镇发现的常住疑似严重精神障碍患者信息；

②具有资质的精神卫生医疗机构，包括隶属公安部门的安康医院以及隶属民政部门的优抚医院、安定医院、康复医院等，所提供的在本院接受住院诊断、治疗、救助的严重精神障碍患者信息；

③民政部门社会福利院救助管理机构提供的严重精神障碍患者信息；

④精神障碍司法鉴定机构提供的经鉴定的严重精神障碍患者信息；

⑤110接警登记在册的严重精神障碍患者信息；

⑥残联登记的严重精神障碍精神残疾人信息；

⑦精神卫生医疗机构心理热线人员或网络平台人员发现的疑似严重精神障碍转诊患者，监管场所内发现的疑似患者；

⑧人社等保障部门报销的严重精神障碍患者信息。

社区和乡镇发现的常住疑似严重精神障碍患者信息为线索调查的主要途径，应建立当地政法（综治）、公安、卫生、民政、残联等多部门或机构联合筛查机制，基层医疗卫生机构人员配合政法、公安等部门，每季度与村（居）民委员会联系，了解辖区常住人口中重点人群的情况，参考精神行为异常识别清单，开展疑似严重精神障碍患者筛查。在上级卫生行政部门安排和县级精防机构指导下，由社区卫生服务中心和乡镇卫生院的医生或经过培训的调查人员与村/居委会联系，具体负责开展患者日常筛查和登记工作，包括使用《精神行为异常识别清单》（见附表 1）在辖区内开展疑似患者调查。其他途径需要在综合管理小组的协调下，综合各部门信息获取已确诊患者。

线索调查的对象：辖区内常住居民，有固定居所，包括家庭、康复与照料机构、监管场所等，并且连续居住时间在半年以上者。

基层精防人员将发现的疑似患者情况填入《精神行为异常线索调查复核登记表》（见附表 2），报县级精防机构。建议由监护人将患者就近带到精神卫生医疗机构进行诊断、治疗。也可以在征得监护人同意后，县级精防机构按照工作规范“精神专科诊断与诊断复核”的要求，组织“点对点技术支持”的精神科执业医师进行诊断或复核诊断，并出具医疗诊断证明，制定救治、服务和管理措施，落实看护人员和责任。

各级各类精神卫生医疗机构应将患者门诊就诊或住院治疗确诊为严重精神障碍的患者，按要求进行信息流转到基层卫生医疗机构或进行患者登记管理，做好网络报告工作。

二、识别早期疑似精神障碍患者

许多研究表明，精神障碍患者在发病前，除急性起病外，一般都有一段“潜伏期”，大多有前期预兆，但令人难以察觉或琢磨不透，常被人们误认为是脾气或个性问题。精神障碍在前驱期常常表现出失眠、焦虑、抑郁等非特异性症状，随着病程的迁延，患者会逐渐出现一些特征性的精神病性症状。因此，早期识别精神障碍疑似患者需要熟练掌握方法学及精神病理学。

那么，如何判断一个人精神是否异常呢？可以从四个方面进行，一是心理和环境的统一性——社会尺度，即行为为所在社会文化所接受，其行为能为常人所理解，没有明显离奇和出格的地方，也就是主体的心身活动和外界环境的影响作用之间维持和谐和统一。如果这种统一性遭到破坏，就可能属精神异常，如夏天大家都穿短袖他穿棉裤棉袄，那就和环境很不相称。二是自身精神活动的协调一致性和完整性，即各种心理活动过程如思维、情绪、行为之间协调一致性。如体验一件高兴的事情应有愉快的表情。正常情况下不应出现持久的幻觉和妄想，如听到并不存在的声音，对不存在的事物坚信不疑，总是怀疑有人对自己跟踪和监视，强烈的不安全感等就属异常。三是性格的相对稳定性——前后对比的概念。我们强调“对比”的概念，是把某个人的表现和他的过去相比。我们说一个人“今天不正常”是说他的表现和他过去的一贯表现不一样，这里“不正常”有“不平常”的含义。一个性格非常内向的人如果这段时间话特别多，喜形于色，整天忙个不停，可能就要怀疑他患了“轻躁狂”。四是统计学多数——横向对比。精神正常的“标准”是基于常态曲线的数学原理而设立的，它的基本假设是：同一环境和背景下，大多数人的行为是正常行为。例如2岁的小男孩经常在公共场合玩弄生殖器，大家不仅不把这看成是病态，反而觉得挺有趣。如果他长到20岁依然如此，那我们就怀疑他有病，因为多数20岁的年轻人不会如此。

“正常”和“异常”是一个相对的概念，不要绝对和孤立地理解。所以，识别精神异常，发现疑似患者，对于做好发现、筛查及随访等工作很重要。早期精神症状不容易识别，一般来说以性格改变和类神经官能症最常见。

①睡眠障碍：睡眠好坏是精神障碍患者病情变化的晴雨表，睡眠障碍为发病较早的信号，主要表现为入睡困难、易醒、多梦及早醒，而且多为无明显原因，无痛苦体验，更不会主动求医。有的即使彻夜不眠，次日依然毫无倦意，表面上精力过人，但仔细观察便可发现患者注意力难集中，语无伦次，情绪易变，做事有始无终，随时间推移病情就明显暴露。

②敏感多疑：患者表现为疑心重重，对别人的言行特别敏感。比如看到他人碰头谈话，则认为是谈论自己；遇别人热情地招呼其饮茶、吃饭等则怀疑别人对其下毒；甚至连电视、广播、报纸、手机终端推送的内容都觉得与其有关；遇身体有某些不适，则怀疑被人用先进仪器控制了自己或自认为患了某种不治之症，且难以解释，不听劝说，坚信不疑。

③情绪反常：表现为毫无原因的情绪波动。比如，本来性格开朗、爱交朋友的，却变得终日忧心忡忡，长吁短叹，愁眉不展；性格温和的，变得易发脾气，常因鸡毛蒜皮的小事而大发雷霆，纠缠不休，对人耿耿于怀；性格文静的变得兴奋活泼，好管闲事，终日喜气洋洋，或变得惶惶不可终日，焦虑紧张，无故哭笑。

④个性改变：比如，一改往日风格，逐渐变得孤僻少语，独处离群；或对周围事物不感兴趣，萎靡不振，独自发愣，对人冷淡，疏远亲友；或生活懒散，不修边幅，居室脏乱；或劳动纪律松懈，工作拖拉，对人毫无礼貌，不知羞耻；或胡乱花钱，大肆挥霍。

⑤行为异常：行为异常为精神活动的外在表现，容易被发现。其主要表现有行为怪异，比如，动作增多或迟缓、呆站呆坐、扮鬼脸、挤眉弄眼、不停抽烟、四处游荡、或特别爱清洁、反复洗手、或收集废物、视垃圾为宝等。

⑥类神经衰弱表现：比如头痛、四肢乏力，易烦恼、焦虑、坐立不安，进食障碍，月经改变，注意力不集中，记忆力下降，工作学习能力降低等。

上述是精神障碍患者发病早期常见的症状和表现，当然不是有上述某些表现就可断定某人患有精神疾病，而是要全面观察其整个精神活动才能给出其有无精神病的结论。

总之，一旦发现某人表现有明显差异，就应当请精神科医师检查，这样能防止贻误病情，从而做到早期发现、早期治疗，且疗效较好。基层精防人员应熟悉精神行为异常识别清单9条，当涉及知情人回答某人符合其中任何一条或任何一点症状时，就应当进一步了解该人的姓名、住址等信息，填写《精神行为异常线索调查复核登记表》，将发现的疑似患者报县级精防机构，并建议其至精神卫生医疗机构进行诊断。

三、工作流程

在线索调查中，要充分依靠乡镇政府与街道办事处、村（居）委会和当地公安、民政、残联、救助管理站等组成的“综合管理小组”或“关爱帮扶小组”各成员力量，通过建立患者持续动态的筛查机制来获得疑似患者信息。主要依靠日常筛查、专业医疗机构信息流转、基层报告和政法组织的“春季筛查行动”。此外，对公安、民政、残联、司法等之间的信息交换以及人社资料等多渠道获得的疑似患者信息进行筛查与确诊，可以发现新的患者，提高精神障碍患者报告的准确率。

①集中开展走访，逐村逐户排查。公安、民政、卫生、残联等部门根据实际需要组成若干个调查组，对照精神卫生专业机构的流转信息患者名单，依托社区、村（居）委会及企事业单位，采取分片包干等方法，逐街道/社区、逐乡镇/乡村深入细致地开展筛查和登记。工作中既要访查名单所列人员，也要注意发现名单之外的疑似精神障碍患者，要逐一上门走访，确保不遗漏。

②逐人诊断评估，掌握现实状况。对每一例筛查发现的可疑严重精神障碍患者，由精神卫生专业机构进行诊断，出具医疗诊断证明，并依照《严重精神障碍管理治疗工作规范（2018年版）》的规定开展危险性评估，确定风险等级。对于确诊的严重精神障碍患者，辖区政法、公安、民政、卫生、残联等部门要全面掌握患者病情是否稳定、治疗康复处所（入院治疗、居家服药、社区康复等）、有无法定监护人、监护类型（法定监护人、单位、社区、医院）以及患者经济状况（有无能力承担基本治疗费用）等现实情况。

③录入采集来的信息，做好数据统计。由基层卫生医疗机构对筛查发现并明确诊断为严重精神障碍的患者逐一建立健康档案，规范信息采集录入和数据统计工作。加强对各渠道发现、掌握的信息审核比对，防止出现信息错误采集、重复采集等问题，保证信息真实、准确、完整。

④落实管理措施，消除安全隐患。辖区政法、公安、民政、卫生、残联等部门根据患者危险性评估结果进行会商，对肇事肇祸严重精神障碍患者或被评估为高风险等级、可能肇事肇祸患者要制定救治、服务、看护管理措施，避免因收治、看护不力造成安全隐患，引发现实危害。

筛查工作流程如图3-1所示。

四、危险性评估分级和管理分级

（一）危险性评估

危险性评估共分为6级。

0级：无符合以下1~5级中的任何行为；

1级：口头威胁，喊叫，但没有打砸行为；

2级：有打砸行为，但局限在家里，只针对财物，能被劝说而停止；

3级：有明显打砸行为，不分场合，只针对财物，不能接受劝说而停止；

4级：有持续的打砸行为，不分场合，只针对财物或人，不能接受劝说而停止（包括自伤、自杀）；

5级：有持械针对人的任何暴力行为，或者有纵火、爆炸等行为，无论在家里还是公共场合。

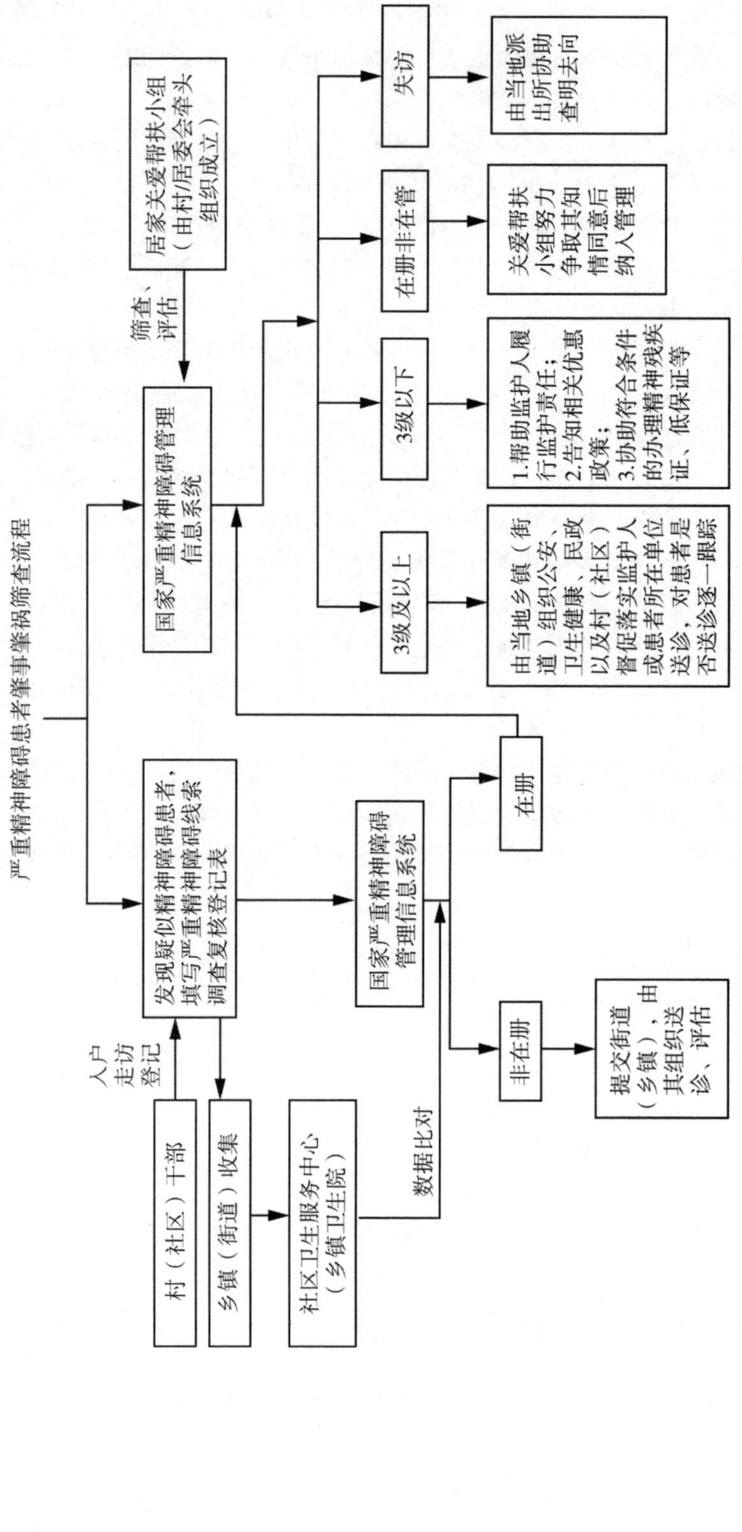

图3-1　严重精神障碍患者肇事肇祸筛查流程图

个案管理员（可由民警、居委会干部、精神科医生、护士或残联助残员等担任）对新进入个案管理的患者，首先应开展危险性评估。危险行为预测根据患者是否有暴力史、是否有滥用酒精/药物、是否有被害妄想、是否威胁过他人、是否表达过伤害他人的想法、是否有反社会行为、是否有情绪不稳、是否处在重大压力之下等指标综合判断。个案管理员在每次随访时进行或根据需要随时进行。一旦发现患者出现高危行为（危险性评估在3~5级）或者出现严重药物不良反应等情况，或需要紧急处置的其他情况，应及时请精神科执业医师会诊，同时向个案管理组长报告，请求协助进行应急处置，并增加随访频度。

（二）管理分级

根据以下要求对个案管理患者分级。

1. 一级管理

一级管理对象（符合下列情况之一）：

A）病情不稳定患者；

B）近6个月内有危险性评估2~3级的情况，包括自杀行为或明显自杀企图；

C）曾经危险性评估为4~5级，包括肇事肇祸的患者，且目前病情稳定不满2年。

一级管理要求：以医疗计划为主，执行“危重情况紧急处理”和“病情不稳定患者”的随访时间要求。个案管理小组应及时将患者危险性评估结果、管理等级及干预措施等告知当地社区/居委会/村委会、派出所等。

2. 二级管理

二级管理对象（符合下列情况之一）：

A）病情基本稳定不满1年的患者；

B）病情基本稳定1年以上但不能按医嘱维持治疗者；

C）近6个月内有危险性评估为1级的患者。

二级管理要求：从医疗计划开始，逐步增加生活职业能力康复计划。执行“病情基本稳定患者”的随访时间要求。

3. 三级管理

三级管理对象（符合下列情况之一）：

A）病情稳定不满6个月的患者；

B）病情基本稳定1年以上且基本按照医嘱维持治疗者，同时危险性评估为0级。

三级管理要求：执行医疗计划，制订针对性生活职业能力康复计划，执行“病情稳定患者”的随访时间要求。

五、筛查注意事项

1. 讲究方式方法，体现关爱服务

在筛查中要充分体现人性化服务和关爱疑似精神障碍患者，不做公开宣传报道，避免刺激患者情绪，防止给患者家属带来不必要的心理压力和负面影响。对筛查出的疑似严重精神障碍患者，公安、民政、卫生健康、残联等部门要做好诊断、治疗等服务工作，多做其家属的解释工作，通过落实现行政策，帮助解决基本医疗和基本生活方面的实际困难，争取理解和信任。

2. 严格保密措施，防止信息扩散

精神障碍情况涉及患者及其家人隐私，对于筛查行动中掌握的信息，所有有关人员必须严格保密，严格查询程序，不得向与工作无关人员传播扩散。

3. 加强监督检查，落实责任追究

要加强对筛查行动的督促，将筛查情况纳入本地区、本部门绩效考核内容。要将筛查工作经常化，确保及时发现辖区内的疑似严重精神障碍患者，及时诊断明确，积极落实救治、服务措施。对因工作不深入、筛查不仔细导致严重失误，未能防止严重肇事肇祸案（事）件发生的有关责任人员，要坚决予以纪律处分，直至追究法律责任。

六、筛查工作各部门职责

政府部门：将肇事肇祸严重精神障碍患者筛查、管理工作纳入社会治安综合治理考核内容，加强对地方党委、政府和相关部门的督导、考核；协调、推动地方党委、政法和相关部门重视、支持筛查行动，落实筛查工作措施。

公安机关：牵头组织筛查行动，会同政法、民政、财政、卫生健康、残联等部门组成筛查小组全面开展工作；收集、梳理本系统掌握的精神障碍患者相关信息，逐一列出名单；负责组织填写《精神病人信息采集表》和《筛查情况统计表》，根据结果更新本系统信息系统数据；会同综治、民政、卫生健康、残联等部门对筛查出的肇事肇祸和可能肇事肇祸的严重精神障碍患者制定管控方案。

民政部门：收集、梳理本系统掌握的精神障碍患者相关信息，逐一列出名单；将筛查发现的可能肇事肇祸的严重精神障碍患者信息及时通报公安机关、卫生健康部门；督促指导所属精神卫生机构协助卫生部门开展走访、诊断和危险性评估；掌握需予以救助的贫困严重精神障碍患者数量。

财政部门：按照现行经费开支渠道做好筛查行动的经费保障，确保筛查工作正常开展。

卫生健康部门：收集、梳理本系统掌握的严重精神障碍患者相关信息，逐一列出名单；负责组织精神科执业医师参加公安机关牵头的筛查小组，对曾经肇事肇祸和可能肇事肇祸的严重精神障碍患者进行走访，做出医学诊断和危险性评估；逐一建立严重精神障碍患者健康档案并按要求随访，提出就诊指导意见；将达到一定风险等级、可能肇事肇祸的严重精神障碍患者信息及时通报公安机关、民政等部门进行信息交换。基层医疗卫生机构按要求录入患者信息。

残联：收集、梳理本系统掌握的严重精神障碍患者相关信息，逐一列出名单；配合相关部门做好严重精神障碍患者走访工作；掌握符合残疾标准的精神障碍患者数量。

第二节　精神专科诊断与诊断复核

对于由各级精神障碍司法鉴定机构鉴定的精神障碍患者和由具有精神障碍专科诊疗资

质的医疗机构出具诊断证明的严重精神障碍患者不需要另行诊断，只需进行风险性评估，确定风险等级。对筛查发现的其他可疑肇事肇祸严重精神障碍患者，需由县级以上精神卫生医疗机构进行诊断，出具诊断证明，并依据《严重精神障碍管理治疗工作规范（2018年版）》的规定进行风险性评估，确定风险等级。可结合“双向转诊”“点对点技术支持”和市（州）对辖县的技术帮扶与对口支援工作，开展患者筛查与诊断工作，对新发现的疑似患者进行病例诊断与复核诊断。

出具严重精神障碍的诊断和复核诊断证明，必须由精神科执业医师依据《精神卫生法》和《ICD-10精神与行为障碍分类》及相关诊疗规范，结合患者现病史、既往史、精神状况检查、体检和辅助检查等进行。精神卫生医疗机构在人员资质、诊断条件具备的情况下进行诊断或复核诊断；条件不具备，或者对连续就诊半年以上仍未明确诊断者，请上级精神卫生医疗机构进行诊断或复核诊断。

疑似病例的确诊要求：精神障碍医学诊断证明建议由具有五年以上精神障碍诊断、治疗工作经验的精神科医师作出，其所在精神卫生医疗机构审核并加盖公章后签发。被诊断为精神障碍者本人或者其监护人对诊断结论有异议的，可以向作出诊断的医疗机构申请诊断复核。医疗机构应当在收到申请之日起一个月内，组织两名具有副主任医师以上职称的精神科执业医师进行诊断复核，并作出复核结论。与精神障碍者有亲属关系或者其他利害关系的精神科执业医师，不得为其进行诊断和诊断复核。对精神障碍者进行诊断的精神科执业医师，不得为同一精神障碍者进行诊断复核。

诊断流程如图3-2所示。

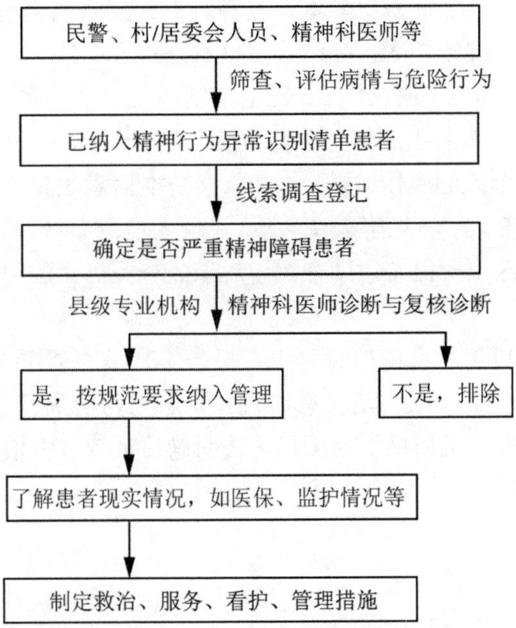

图3-2　严重精神障碍的诊断和诊断复核流程图

第三节　出院病例通知与登记报告确诊患者

一、出院病例通知

各级精神卫生医疗机构应当主动向患者本人和监护人告知社区精神卫生服务内容、权利和义务等，征求患者本人和（或）监护人意见并签署《参加严重精神障碍社区管理治疗服务知情同意书》(见附表3)。

对门诊治疗的严重精神障碍确诊患者，精神卫生医疗机构应当及时填写《严重精神障碍患者报告卡》(见附表4)；对住院治疗的严重精神障碍患者，确诊后应当填写《严重精神障碍患者报告卡》，出院时补充填写《严重精神障碍患者出院信息单》（见附表5)；及时录入国家严重精神障碍信息系统，并转至患者所属基层医疗卫生机构；不能确定所属基层医疗卫生机构的，转至患者所属县级精防机构。社区或乡镇精防人员应提醒并督促患者定期到精神卫生医疗机构复诊。

符合《精神卫生法》第三十条第二款第二项情形，并经诊断结论、病情评估表明为严重精神障碍的住院患者，精神卫生医疗机构在进行首次发报告卡的同时，要连同患者出院信息单一并流转到患者辖区基层卫生服务机构进行社区管理。

二、登记报告确诊患者

社区卫生服务中心和乡镇卫生院应将通过日常和集中筛查、信息流转等渠道获得明确诊断的严重精神障碍患者，在征得患者本人或者监护人或亲属同意并签署知情同意书后，及时建立或补充居民个人健康档案，并录入信息系统。

对于精神卫生医疗机构主动告知、下转至本辖区确诊患者的《严重精神障碍患者报告卡》或《严重精神障碍患者出院信息单》，社区卫生服务中心和乡镇卫生院应当及时接收，建立或补充《居民个人健康档案》(含《个人基本信息表》（见附表6）和《严重精神障碍患者个人信息补充表》（见附表7）)，并录入信息系统。对于住址不明确或有误的患者，及时联系辖区派出所民警协助查找。对于经查找仍无法明确住址者，将其信息转至县级精防机构。

县级精防机构在接到《严重精神障碍患者报告卡》或《严重精神障碍患者出院信息单》后要及时接收，在规定时限内落实患者现住址，将信息转至患者所属基层医疗卫生机构。必要时请县级公安机关协助。对于仍无法明确住址者，将信息转至上级精防机构和公安部门。

第四章　患者登记与报告

为精神卫生医疗机构信息流转来的严重精神障碍确诊患者以及由社区筛查经精神卫生医疗机构确诊的严重精神障碍患者建立健康档案、录入国家严重精神障碍信息系统，是开展社区管理的基础。对6种严重精神障碍患者采取自愿管理的原则，即患者社区管理实行知情同意原则，在患者或家属知情同意的情况下，开展社区随访服务等工作。但符合《精神卫生法》第三十条第二款第二项情形并经诊断、病情评估为严重精神障碍的患者不属于此范畴，直接纳入社区管理。

第一节　健康档案的组成

一、基础建档资料目录

（一）基础信息

①个人基本信息表：包括居民个人基础信息和基本健康信息。

②严重精神障碍患者个人信息补充表：为患者信息重要补充内容。

③参加严重精神障碍社区管理治疗服务知情同意书。

④精神卫生医疗机构诊断证明：包括诊断证明书及门诊病历（封面及写有诊断的第一页）或住院病历（有出院诊断的病历首页），查看原件，上交复印件一份。

（二）随访信息

①严重精神障碍危险性评估表（见附表8）。

②严重精神障碍患者随访服务记录表（见附表9）。

（三）医疗诊治记录

附件清单：

①个人基本信息表；

②严重精神障碍患者个人信息补充表；

③参加严重精神障碍社区管理治疗服务知情同意书；

④严重精神障碍危险性评估表；

⑤严重精神障碍患者随访服务记录表。

二、档案的建立

（一）确定管理对象

登记建档的患者应为辖区内常住居民中诊断明确、在家居住的严重精神障碍患者。主要包括精神分裂症、分裂情感性障碍、偏执性精神病、双相情感障碍、癫痫所致精神障碍、精神发育迟滞伴发精神障碍6种。符合《精神卫生法》第三十条第二款第二项情形并经诊断、病情评估为严重精神障碍的患者，不限于上述6种疾病。

（二）健康档案的建立

为确诊的、在家居住的严重精神障碍患者建立“居民个人健康档案”。健康档案应包括个人基本信息表、健康体检表、各相关服务记录表以及居民健康档案封面。将患者纳入管理建立健康档案应遵循自愿与引导相结合的原则，在建档过程中要注意保护服务对象的个人隐私，按照《严重精神障碍管理治疗工作规范（2018年版）》要求，填写参加严重精神障碍管理治疗知情同意书，严格按照《国家基本公共卫生服务规范（2017版）》的有关规定和填表说明填写《个人基本信息表》和《严重精神障碍患者个人信息补充表》。

个人基本信息表：包括居民个人基础信息和基本健康信息。通过询问填写居民个人基础信息，包括姓名、性别、出生日期、身份证号、工作单位、本人电话、联系人姓名及电话、常住类型（户籍/非户籍）、民族、血型、文化程度、职业、婚姻状况、医疗费用支付方式等。通过询问个人健康史，填写居民基本健康信息，包括药物过敏史、有害因素暴露史、疾病既往史、手术史、外伤史、输血史、家族史、遗传病史、有无残疾、生活环境等。

健康体检信息：包括一般健康体检、健康状况及其疾病用药情况、健康评价等信息。

相关服务记录：包括严重精神障碍患者的管理记录和其他医疗卫生服务记录。管理记录为基层医疗卫生机构为患者提供健康管理的记录，其他医疗卫生服务记录为上述记录以外的其他接诊、转诊、会诊等记录。相关服务记录表按照填表规范，以能够如实反映居民接受服务的全过程为目的，根据居民接受服务的具体情况填写。

个人信息补充表：包括监护人姓名、与患者关系、监护人住址、监护人电话、辖区村（居）委会联系人及电话、户别、就业情况、知情同意、初次发病时间、既往主要症状、既往关锁情况、既往治疗情况、目前诊断情况、最近一次治疗效果、危险行为、经济状况、专科医生意见、填表日期、医生签字等。

患者随访服务记录表：包括随访日期、本次随访形式、失访原因（如失访）、死亡日期和原因（如死亡）、危险性评估、目前症状、自知力、睡眠情况、饮食情况、社会功能情况、危险行为、两次随访期间关锁情况、两次随访期间住院情况、实验室检查、用药依从性、药物不良反应、治疗效果、是否转诊、用药情况、用药指导、康复措施、本次随访分类、下次随访日期、随访医生签名等。

三、档案的使用

个人到乡镇卫生院、村卫生室、社区卫生服务中心（站）就诊。社区医生（乡村医生）调取其档案，接诊，提供精神卫生服务。根据接诊情况，及时补充、更新相关记录内容。

社区医生（乡村医生）在入户开展精神卫生服务时，应事先查阅服务对象的健康档案并携带相应表单，在服务过程中记录、补充相关内容。

对于需要转诊、会诊的服务对象，由接诊医生填写转诊、会诊记录。

服务对象在健康体检、就诊、会诊时所做的各种化验及检查的报告单据，由责任医务人员或档案管理人员统一汇总，并及时归档。可以有序地粘贴在相应健康体检表、接诊记录表、会诊记录表的后面。双向转诊（转出）单存根与双向转诊（回转）单可另页粘贴，附在相应位置上，与本人健康档案一并归档。

第二节　健康档案的录入

纸质档案填写一律用钢笔或圆珠笔，不得用铅笔或红色笔书写。字迹要清楚，书写要工整。数字或代码一律用阿拉伯数字书写。数字或编码不要填出格外。如果填错，用双横线将整笔数字或编码划去，并在原处上方工整填写正确的数字或编码，切勿在原处涂改。

在各种记录表中，凡有备选答案的项目，应在该项目栏的“□”内填写与相应答案选项编号对应的数字，如性别为男，应在性别栏“□”内填写与“1 男”对应的数字 1。对于选择备选答案中“其他”或者“异常”这一选项者，应在该选项留出的空白处用文字填写相应内容，并在项目栏的“□”内填写与“其他”或者“异常”选项编号对应的数字。对各类表单中没有备选答案的项目，用文字或数字在相应的横线上或方框内据实填写。

在为居民提供诊疗服务的过程中，涉及疾病诊断名称时，疾病名称应按国际疾病分类标准 ICD-10 填写。

居民健康档案采用 17 位编码制，以国家统一的行政区划编码为基础，以乡镇（街道）为范围，村（居）委会为单位，编制居民健康档案唯一编码。同时，将建档居民的身份证号作为统一的身份识别码，为在信息平台下实现资源共享奠定基础。在填写健康档案的其他表格时，必须填写居民健康档案编号，但只需填写后 8 位编码。

健康档案应逐步实现信息化，当前基层医疗卫生机构应按照国家基本公共卫生服务规范要求，为纳入管理的严重精神障碍患者建立电子健康档案，并按要求将相关信息录入国家严重精神障碍信息系统。

目前患者登记中存在的问题：

①要注意保护患者隐私，凡涉及严重精神障碍患者信息的纸质资料，一律专人专柜上锁保存，不得随意张贴上墙；

②依照《国家基本公共卫生服务规范》，基层医疗卫生机构所管理的严重精神障碍患者只包含 6 种确诊患者，因此患者台账只能出现 6 种疾病名称，不应出现“癫痫”“智障”“精神病”“抑郁症”“疑似”等字样；

③基层医疗卫生机构管理的严重精神障碍患者的档案中，不得缺失患者信息补充表，且纳入管理时，必须有诊断、治疗的相关信息资料（如病历、诊断证明、治疗方案等文字材料）；

④如为线索调查的“疑似病人”，则需要及时请专科医院执业医师予以确诊，当地没有专科医院的地方，可请上级专科医院予以帮助确诊，同时拟定治疗方案，才可进行登记管理；

⑤个人信息补充表中“危险行为”中的“轻度滋事、肇事、肇祸”的概念很严格，仅指公安机关出警，不可随意填写；

⑥随访服务记录表中下次随访时间要与本次随访分类、用药依从性、治疗效果等逻辑相符；

⑦病情是否稳定应是对危险性、精神状态（包括精神症状、自知力、工作和社会功能、药物不良反应、躯体疾病状况）等进行综合分析得出的结果，不能仅仅依据危险性评估的分级来判断。

第三节 健康档案的管理

乡镇卫生院、村卫生室、社区卫生服务中心（站）负责首次建立居民健康档案、更新信息、保存档案。其他医疗卫生机构负责将相关医疗卫生服务信息及时汇总，更新至健康档案。各级卫生健康行政部门负责健康档案的监督和管理。

在基层医疗卫生机构，居民健康档案的存放和保管可根据其规模及人员编制情况而定，可以设立档案室/处，管理人员可以根据机构实际情况确定专职档案管理人员，也可由责任医务人员进行兼职管理，保证健康档案完整、安全。

档案保管设备设施要符合防盗、防晒、防高温、防火、防潮、防尘、防鼠、防虫等要求。档案应按编号顺序排放，每次使用完毕，要准确地放回原处，并定时进行整理，保持档案摆放的整齐有序。

居民健康档案所包含的资料较多，需要装在档案袋内，档案袋的设计要便于信息查找和提取。

患者个案资料一人一档，至少保留 5 年，死亡患者资料至少保留 3 年。

第四节 发病报告

尽管新版的《严重精神障碍管理治疗工作规范（2018 年版）》中已经没有发病报告的提法和相关内容，但由于严重精神障碍管理治疗工作是连续的、一贯的，为便于基层精防工作人员更好地理解和总结过往的相关工作经验，本书仍然保留发病报告的内容，仅供参阅，不用于指导当前及今后的项目工作实践。

一、发病报告责任主体

具有精神障碍诊疗资质的医疗机构是严重精神障碍发病报告的责任报告单位。责任报告单位应当指定相应科室承担本单位的严重精神障碍确诊病例的信息报告工作，相应科室应当指定专人负责信息录入或报送。

精神科医师是严重精神障碍发病报告的责任报告人。精神科执业医师首次诊断严重精神障碍患者后，应当将患者相关信息及时报告给指定的相应科室。

二、发病报告内容及时限

（一）报告范围

对于精神分裂症、分裂情感性障碍、偏执性精神病、双相情感障碍、癫痫所致精神障碍、精神发育迟滞伴发精神障碍等6种严重精神障碍，符合《精神卫生法》第三十条第二款第二项情形，即已经发生危害他人安全行为或者有危害他人安全危险的严重精神障碍患者，应当报告；不符合的，应当按照现行国家基本公共卫生服务规范及其他有关规定自愿登记管理。对于非6种严重精神障碍的其他精神障碍患者，如有符合《精神卫生法》第三十条第二款第二项情形的，也需实行发病报告。

（二）报告时限与流程

具有精神障碍诊疗资质的医疗机构在患者确诊后10个工作日内将相关信息录入信息系统。具有精神障碍诊疗资质的医疗机构发现已报告的严重精神障碍患者有《精神卫生法》第三十五条第一款情形，经再次诊断或者鉴定不能确诊为严重精神障碍患者的，在下月10日前通过信息系统进行修正。患者出院的，具有精神障碍诊疗资质的医疗机构在患者出院后10个工作日内将出院信息录入信息系统。

县级精防机构应当在严重精神障碍患者出院后15个工作日内，将患者出院信息通知患者所在地基层医疗卫生机构。基层医疗卫生机构应当为患者建立健康档案，按照《精神卫生法》第五十五条及国家基本公共卫生服务规范要求，对患者进行定期随访，指导患者服药和开展康复训练。

社区卫生服务中心和乡镇卫生院、社区卫生服务站和村卫生室，以及街道办事处和居民委员会、乡镇政府和村民委员会，或关爱帮扶小组成员发现有危害自身或他人生命安全，或严重影响社会秩序者为疑似精神障碍患者时，须立即拨打“110”向当地公安机关报警，由公安机关执行公务的人员送往就近或者当地卫生行政部门指定的精神卫生医疗机构明确诊断，并在24小时之内通知其监护人或近亲属。

进行患者报告时，各级卫生健康行政部门、精神卫生防治技术管理机构、具有精神障碍诊疗资质的医疗机构、基层医疗卫生机构应当严格保管严重精神障碍患者信息。

三、发病报告的管理

（一）各级机构职能职责

1. 精神卫生医疗机构

对门诊治疗的严重精神障碍确诊患者，精神卫生医疗机构应当及时填写严重精神障碍患者报告卡；对住院治疗的严重精神障碍患者，确诊后应当填写严重精神障碍患者报告卡，出院时补充填写严重精神障碍患者出院信息单。填表后10个工作日内录入信息系统，并转至患者所属基层医疗卫生机构；不能确定所属基层医疗卫生机构的，转至患者所属县级精防机构。

精神卫生医疗机构应当主动向患者本人和监护人告知社区精神卫生服务内容、权益和义务等，征求患者本人和（或）监护人意见并签署参加严重精神障碍社区管理治疗服务知情同意书。

2. 基层医疗卫生机构

基层医疗卫生机构应当在5个工作日内接收由精神卫生医疗机构转来的严重精神障碍患者报告卡或出院信息单。对本辖区患者，及时建立或补充居民个人健康档案（含个人基本信息表和严重精神障碍患者个人信息补充表），10个工作日内录入信息系统。对于住址不明确或有误的患者，5个工作日内联系辖区派出所民警协助查找。对于仍无法明确住址的，将其信息转至县级精防机构。

对于辖区筛查确诊的患者，基层医疗卫生机构应当及时建立或补充居民个人健康档案，10个工作日内录入信息系统。

3. 县级精防机构

县级精防机构在接到严重精神障碍患者报告卡或出院信息单后的5个工作日内接收。10个工作日内落实患者现住址，将信息转至患者所属基层医疗卫生机构，必要时请县级公安机关协助。对于仍无法明确住址的，将其信息转至上级精防机构和公安部门。

4. 其他情况

暂不具备网络直报条件的责任报告单位，可由所在地的县级精防机构代报。若网络、信息系统故障，无法通过信息系统完成信息流转，则应当通过传真、快递等方式在规定时限内完成患者信息流转，精神卫生医疗机构、基层医疗卫生机构、县级精防机构记录纸质档案转出及接收时间。待网络、信息系统恢复正常时，及时完成信息补报。

（二）相关管理要求

各级卫生行政部门要按照《重性精神疾病信息管理办法》要求，加强对本地区严重精神障碍患者的信息管理。

精神卫生医疗机构应依据《严重精神障碍发病报告管理办法（试行）》，依法报告需要上报的严重精神障碍患者信息。

各级精防机构承担本地区严重精神障碍发病报告的业务管理、人员培训和技术指导工作。负责对本地区严重精神障碍发病报告信息进行审核、管理、数据分析、质量控制以及跨区域就诊确诊病例的信息转送工作。除此之外，还负责本地区信息系统的日常维护及运转。

各级卫生行政部门、精防机构、严重精神障碍责任报告单位、基层医疗卫生机构应当严格保管严重精神障碍患者信息，除法律规定的情形外，不得向其他机构和个人透露、扩散。

各级卫生行政部门对本地区严重精神障碍发病报告管理工作实行监督管理。

严重精神障碍发病报告的责任报告单位应当定期对本机构内部严重精神障碍发病报告工作进行自查。

县级以上地方卫生行政部门将严重精神障碍发病报告列入医疗机构考核范围，组织对本地区严重精神障碍患者发病报告工作进行督导检查，对发现的问题及时予以通报，并责令限期改正。

第五章 随访管理

对在家居住的精神障碍患者，特别是严重精神障碍患者的随访管理，是《精神卫生法》赋予基层医疗卫生机构的职责之一。《精神卫生法》第五十五条第二款规定：社区卫生服务机构、乡镇卫生院、村卫生室应当建立严重精神障碍患者的健康档案，对在家居住的严重精神障碍患者进行定期随访，指导患者服药和开展康复训练，并对患者的监护人进行精神卫生知识和看护知识的培训。县级人民政府卫生行政部门应当为社区卫生服务机构、乡镇卫生院、村卫生室开展上述工作给予指导和培训。2004 年 9 月 30 日开始实施的"686 项目"以及 2009 年实施的国家基本公共卫生服务项目，通过开展精神障碍患者的发现、诊断、登记和报告、随访管理和指导、居家患者药物治疗、应急处置、精神康复、人员培训、宣传和健康教育、督导、信息与资料管理、质量控制，以及患者信息管理、随访评估、分类干预、健康体检等工作，为严重精神障碍患者的社区管理提供服务，其中就涵盖了随访管理内容。

第一节 基本概念

一、随访管理

随访管理是指医院对曾在医院就诊的患者以通信或其他方式，进行定期了解患者病情变化和指导患者康复的一种观察方法。通过随访，可以提高医院医前及医后服务水平，同时方便医生对患者进行跟踪观察，掌握第一手资料，以进行统计分析、积累经验，同时也有利于医学科研工作的开展和医务工作者业务水平的提高，从而更好地为患者服务。随访是医院根据医疗、科研、教学的需要，与诊治后的患者保持联系或要求患者定期来医院复查，对患者的疾病疗效、发展状况继续进行追踪观察所做的工作，又称作随诊。简单地说，就是在诊治后，对患者继续追踪、查访。

二、随访管理分类

（一）按实施随访级别划分

①院级随访管理：对医院服务质量和满意度的整体调查，整理出院患者的意见及建议，进而提高医院的服务水平。

②科室级随访管理：对具体科室和医师的满意度调查，包括医疗服务、医疗环境、医师和护士的医务水平等方面，形成对具体科室的意见反馈。

③医师级随访管理：负责患者诊治的具体医师对出院患者的后期跟踪治疗和复查提

醒，同时进行患者的满意度调查。

（二）按实施内容划分

①医疗保健性随访管理：对特定群体进行有关保健项目的观察和访问，以了解其健康状况，掌握发病、患病和死亡的情况。一般多采用定期健康检查的方法，如对员工的定期检查或进行家访和信访，以取得随访资料。

②预防保健性随访管理：如对于在放射线、粉尘、噪音环境下工作以及化工作业等长期暴露于危险环境之中的职工，通过定期随访，进行流行病学调查，以了解他们的健康、发病和患病情况。

③研究性随访管理：当患者结束医院内诊断治疗后，为了证实诊断和观察疗效，需要对出院患者的身体状况做进一步了解，称之为研究性随访。研究性随访又可分为诊断性随访、疗效观察性随访两种。

（三）根据有无特定专题划分

根据有无特定专题，随访可分为常规随访管理和专题随访管理

①常规随访管理：又称定期随访管理，是医院和临床科室根据医疗、科研、教学的需要，事先确定对某些患者或某些疾病进行长时间或限定时间的定期随访。常规随访的范围由医院和临床科室确定，对某一病例进行随访及随访时间、随访间隔期限由临床医师决定。对某些罕见的病例、疑难病例、慢性病或肿瘤等疾病也可终生随访，以了解疾病的全过程及患者的生存时间。

②专题随访管理：又称临时随访管理，是在指定的时间内对某一题目或所选定的病例进行一定范围内的一次性普遍随访，并限期完成。专题随访又分为行政专题随访、医疗专题随访两种。

行政专题随访管理：是医院为加强医疗行政管理，了解患者对医疗服务的满意度，经常征询患者对医疗服务的意见而开展的随访。

医疗专题随访管理：主要是医院的临床科室和医技科室，为某项临床工作总结或科研课题调查而进行的随访。

三、随访管理的形式

随访管理的形式有多种，且随着时代的变化而发展。常规的随访管理形式有门诊随访管理、信函随访管理、家庭随访管理、委托代随访管理等。随着时代的发展，电话随访管理以及网络随访管理（电子邮件随访管理、微信/QQ 随访管理等）应运而生。

①门诊随访管理：即通过患者再次到门诊就诊、取药时进行的随访管理。此类随访管理的时间一般由患者确定，具有时间上的不确定性。虽然医生可以根据本次开具的药品数量、叮嘱患者下次门诊复查的时间来大致规定患者下次取药、复查的时间，进而来确定患者门诊随访的时间，但不排除患者更改就诊地点等所带来的变化。

②信函随访管理：即通过书信通信方式进行的随访管理。书信既可以是手写体，也可以是统一格式的印刷体。随着社会经济的快速发展，固定电话、手机的普及以及网络的发展，书信通信方式逐步退出了历史舞台，取而代之的是电话和网络的交流。

③家庭随访管理：即通过上门服务的方式进行随访管理。经治医院的医师在患者出院

后，通过上门服务的方式进行家访，以了解患者的治疗效果、目前的状况，必要时配合简单的体格检查，进而确定原治疗方案是否需要调整、如何调整或者叮嘱患者到医院进行复查等。严重精神障碍患者管理治疗中推行的“点对点技术支持”，其中一项内容就是精神科医生通过上门随访对患者进行疗效评估、治疗方案调整、药物副反应处理、伴发躯体疾病诊治、家庭康复指导、健康教育等，以提高患者治疗的依从性，巩固治疗效果，促进患者康复，帮助患者更好地融入家庭、回归社会。

④委托代随访管理：即经治医院的医生通过委托其他科室的医生代替自己上门进行家庭随访管理，或者是上级卫生行政部门指定其他医疗卫生机构代替专业医疗机构进行随访管理。委托代随访管理的医生需知晓这类疾病的诊治原则、处置方法等。如果不完全知晓该类疾病的诊治原则、处置方法等，需事先进行培训，方可委托代随访。目前实施的国家基本公共卫生服务项目和“686 项目”，对严重精神障碍患者的定期随访，就是以委托代随访形式进行的。辖区内基层医疗卫生机构受当地卫生行政部门委托代替精神卫生专业机构对在家居住的严重精神障碍患者上门随访，这些基层医疗卫生机构委托代随访的医生，全部是社区卫生服务中心/乡镇卫生院的精防医生、服务站/村卫生室医生，他们是全科医生出身而不是精神医学专科医生。因此，这些医生上岗前需进行精神医学专科基础知识、随访具体内容及要求等培训，培训合格后方能上岗工作。

⑤电话随访管理：即通过电话联系，同患者本人或者与患者一起生活且知晓患者近期状况的成年家属、监护人联系，了解患者服药及副反应情况、治疗效果、目前身体状况等，进而指导患者本人或者通过成年家人、监护人监督和指导患者继续服药治疗或者去医院复查。

⑥网络随访管理（电子邮件随访管理、微信/QQ 随访管理等）：即通过网络进行的随访管理，是门诊随访、信函随访、家庭随访、委托代随访及电话随访随时代的发展而升级后的一种新形式。如果患者本人不会或者不能使用网络，可由与患者一起生活、知晓患者近期状况的家属代为进行。网络随访管理具有方便、快捷、隐秘的特点，但它将没有网络或者不会、不能使用网络的人排除在外。

第二节　严重精神障碍患者的随访管理

严重精神障碍患者的随访管理，是《精神卫生法》赋予基层医疗卫生机构的职责之一，也是国家基本公共卫生服务项目和“686 项目”工作的重要内容之一。严重精神障碍患者的随访管理是通过委托代随访形式开展，专门针对居家的严重精神障碍患者而提供的完全免费的服务。

一、随访管理对象

辖区内诊断明确、在家居住的严重精神障碍患者为随访服务的对象。目前严重精神障碍患者仅包括精神分裂症、分裂情感性障碍、偏执性精神病、双相情感障碍、癫痫所致精神障碍、精神发育迟滞伴发精神障碍 6 种精神疾病。但符合《精神卫生法》第三十条第二款第二项情形并经诊断、病情评估为严重精神障碍患者的，则不限于上述 6 种疾病。

（一）关于随访服务对象的变迁

2009 年原卫生部印发的《国家基本公共卫生服务规范》和《重性精神病管理治疗工作规范》规定，严重精神障碍随访服务对象为精神分裂症、分裂情感性障碍、偏执性精神病、双相情感障碍 4 种精神疾病。2010 年 5 月全国范围的严重精神障碍筛查时，已将癫痫所致精神障碍、精神发育迟滞伴发精神障碍纳入排查对象之内。2011 年和 2012 年新修订的《国家基本公共卫生服务规范》和《重性精神病管理治疗工作规范》中，随访服务对象统一为精神分裂症、分裂情感性障碍、偏执性精神病、双相情感障碍、癫痫所致精神障碍和精神发育迟滞伴发精神障碍 6 种精神疾病。2018 年 6 月下发的《严重精神障碍管理治疗工作规范》除上述 6 种疾病外，还将符合《精神卫生法》第三十条第二款第二项情形并经诊断、病情评估为其他严重精神障碍患者，也纳入进来。随着我国国民经济的进一步增强和社会发展的需要，纳入国家基本公共卫生服务项目的严重精神障碍疾病种类及随访服务对象会不会进一步扩大呢？值得期待。

（二）关于辖区概念的变迁

严重精神障碍患者管理治疗工作实行属地化管理原则。考虑到流动人口的大量存在以及户口与居住地分离的现状，不再强调户籍人口而是强调常住人口，也就是说连续居住时间达 6 个月以上的严重精神障碍患者，即为辖区内常住严重精神障碍患者。

（三）关于在家居住的理解

它是指在本辖区内有固定居所，并且连续居住时间在 6 个月以上。除传统意义上的家庭外，还包括养老机构、托养机构、康复照料机构、监管场所，但不包括精神卫生医疗机构内因病住院治疗的精神障碍患者。

（四）社区随访管理遵循知情同意原则

精神卫生医疗机构应当主动向患者本人和监护人告知社区精神卫生服务内容、权益和义务等，征求患者本人和（或）监护人意见并签署参加严重精神障碍社区管理治疗服务知情同意书。基层医疗卫生机构负责严重精神障碍管理治疗工作的精防人员，对已录入国家严重精神障碍信息系统的患者，按照分类干预原则，定期开展随访服务。符合《精神卫生法》第三十条第二款第二项情形的患者，精防人员在向患者本人或监护人告知后与社区民警、居委会人员等共同对患者进行社区随访服务和管理。

对于不同意接受社区管理的患者，基层精防人员应当报告关爱帮扶小组/综合管理小组，协助宣传当地救治救助政策和服务内容，并加强社区关注和监护。

二、随访管理的目的

依照随访管理的目的不同，随访管理可分为评估性随访管理、预防保健性随访管理、急诊性随访管理和连续照顾性随访管理 4 种。

（一）评估性随访管理

评估性随访管理是为评估严重精神障碍患者及其家庭成员的精神状况，包括个体、家庭的需求和担忧等内容而开展的随访管理，目的是为制订下一步援助计划提供依据。

①通过基层医疗卫生机构委托代随访管理或/和“点对点技术支持”精神科医师的随访管理，可以了解服务对象及其家庭成员的精神与身体健康状况、经济状况、家庭结构及

环境状况、监护人对患者的照料及家庭康复训练情况等，最大限度地发挥家庭功能和监护人的职责，有针对性地制订家庭援助计划，督促患者遵医嘱服药、定期复查、参加家庭康复训练等，为患者提供合适、有效的照顾。

②检查服务对象的危险体征，评估危险性等级，掌握患者服药情况、副反应情况、合并躯体疾病情况、生活自理及家务劳动情况、家庭康复情况等，对患者实行分类干预，促进患者康复、回归社会。

③解读当地严重精神障碍患者救治救助政策，包括医保、民政、残联等对严重精神障碍患者临床治疗与康复训练的报销、救治救助政策，在条件许可的情况下，对精神障碍患者及其家庭实行“关爱帮扶”，体现国家、社会对严重精神障碍患者的关心与照顾，鼓励患者及其家属树立战胜疾病、回归家庭/社会的信心。

④对关锁精神障碍患者随访管理，了解关锁患者发病、治疗经历及关锁原因，提出患者解锁建议及措施，在政府有关部门主导下帮助患者解锁。

（二）预防保健性随访管理

预防保健性随访管理主要进行精神障碍健康教育、心理疏导以及康复指导等，针对患者的具体情况和评估结果来开展分类干预工作。

①开展卫生宣教，普及精神卫生科普知识，消除人们对精神障碍患者的歧视，营造患者回归家庭、社会的宽松环境。

②对严重精神障碍患者家属、监护人进行抗精神病药等治疗原则、副反应表现、患者病情复发的征兆以及患者家庭生活技能训练等内容的家庭护理教育与康复指导，巩固患者治疗效果，促进患者康复。

（三）急诊性随访管理

急诊性随访管理主要解决患者一些临床治疗问题以及肇事肇祸危险行为等突发情况，如伤人攻击、自杀自伤以及严重药物副反应、其他躯体疾病等应急处置。

①严重精神障碍患者病情突然加剧，出现伤人攻击、自杀自伤等肇事肇祸行为时，要立即启动应急处置预案，协助公安等部门对患者实行非自愿住院治疗。

②严重药物副反应、合并其他严重躯体疾病等导致的突发情况，委托代随访管理的基层医疗卫生机构的精防医生，及时联系精神卫生医疗机构，在“点对点技术支持”精神科医师的指导下，对症处理，必要时立即转诊到上级精神卫生医疗机构住院治疗。

（四）连续照顾性随访管理

连续照顾性随访管理是指在有医嘱的前提下，对需要照顾的个人及其家庭，在自己的居家环境中，获得定期的专业健康照顾和护理服务，达到促进健康、维护健康及预防疾病的目的。其对象为需要在家接受直接援助的精神障碍患者及其家属。又称居家护理。

①部分合并其他疾病的精神障碍患者，如合并严重糖尿病者，经与患者本人、监护人协商一致，可以设立家庭病床，为患者提供连续照顾性随访服务。

②关锁精神障碍患者解锁之前，针对关锁患者的生存状况，基于人道主义精神，应进行连续照顾性随访。

三、随访管理内容

在精神卫生专业机构指导下，由社区卫生服务中心/乡镇卫生院等基层医疗卫生机构承担严重精神障碍患者社区管理工作。社区管理分为基础管理和个案管理两种。根据卫生部、财政部等部门2009年印发的《关于促进基本公共卫生服务逐步均等化的意见》和原卫生部疾控局印发的《国家基本公共卫生服务规范》《重性精神疾病管理治疗工作规范》要求，所有的社区和农村基层医疗卫生机构均应开展严重精神障碍患者的基础管理。实施"686项目"的地区，应开展患者个案管理。有条件的其他地区，在做好患者基础管理的基础上，可逐步开展患者个案管理。

（一）基础管理

1. 患者信息管理

在将严重精神障碍患者纳入社区管理时，需由家属提供或有直接转自原承担治疗任务的精神卫生医疗机构的疾病诊疗相关信息，如疾病诊断证明书等。如没有或者不能确定是何种精神障碍，可向原承担治疗任务的精神卫生医疗机构索取疾病诊疗相关信息，也可以由"点对点技术支持"的精神科医师对患者进行复核诊断，并出具疾病诊断证明书。在确定患者属于管理治疗对象后，要为患者进行一次全面评估，建立一般居民健康档案，录入国家严重精神障碍信息系统，并按要求填写严重精神障碍患者个人信息补充表。

①通过政法部门组织开展的"春季筛查行动"以及"线索调查"等主动方式发现的疑似精神障碍患者，要在当地政法、公安、卫生等行政部门统一组织下，安排精神卫生医疗机构"点对点技术支持"的精神科医师集中到社区卫生服务中心/乡镇卫生院进行诊断，个别患者因故不能前往，则到患者所在村的村卫生室进行诊断，特殊情况下可到患者家中进行诊断。凡被诊断为精神障碍的患者，负责诊断的精神科医师需出具诊断证明书。属于社区管理的严重精神障碍患者，按照国家基本公共卫生服务规范及"686项目"要求纳入社区管理。

②通过国家严重精神障碍信息系统流转过来的严重精神障碍患者信息，由信息接收的基层医疗卫生机构负责信息核实。核实后属于社区管理的严重精神障碍患者，按照国家基本公共卫生服务规范及"686项目"要求纳入社区管理。

③通过门诊就诊、住院等被动方式发现的严重精神障碍患者，要按照"双向转诊"要求，向患者居住地进行信息流转。接到患者信息的基层医疗卫生机构负责信息核实。核实后属于社区管理的严重精神障碍患者，按照国家基本公共卫生服务规范及"686项目"要求纳入社区管理。

2. 随访评估

在管严重精神障碍患者每年至少随访4次，每次随访应对患者进行危险性评估，并检查患者的精神状况，包括感觉、知觉、思维、情感和意志行为、自知力等；询问患者的躯体疾病、社会功能情况、服药情况及各项实验室检查结果等，并按要求填写严重精神障碍患者随访服务记录表。

①危重情况处置。观察、询问和检查患者有无出现暴力、自杀、自伤等危险行为以及急性药物不良反应和严重躯体疾病。若有，限于疾病的处理难度及基层医疗卫生机构治疗

条件，应紧急转诊到上级综合医院或者精神卫生医疗机构进一步诊断和治疗。

所有患者都要观察、询问其是否有暴力、自杀自伤等危险行为，以决定下一步是继续居家服药治疗还是转诊住院治疗。

检查患者是否存在嗜睡或昏迷、吞咽困难、呼吸困难、心慌气短、抽搐或高热伴肌肉强直等危险体征，这些体征多数是由患者的躯体疾病导致的，也可能是严重药物副反应造成。

②若无危重情况，应进一步评估患者病情。检查患者的精神状况，包括感觉、知觉、思维、情感和意志行为、自知力等，询问患者的躯体疾病、社会功能状况、服药情况及各项实验室检查结果等，对患者进行分类干预。

③对严重精神障碍患者进行危险性等级评估，0~5 级共分为 6 级。

需引起重视的是，在实际工作中可能会遇到诸如危险性评估等级是否准确、由谁来评估等问题。

严重精神障碍患者的危险性评估结果，是随患者的病情变化而变化的，即危险性评估结果有个动态变化的过程。不同时间对患者进行危险性评估，其结果会出现不一致的情况。

严重精神障碍患者的危险性评估，依照“谁随访谁评估，谁评估谁负责”的原则进行。在实际工作中，严重精神障碍患者的危险性评估一般由接受过严重精神障碍管理治疗工作培训且考试合格、负责患者随访管理的社区卫生服务中心/乡镇卫生院或/和村医生来完成。随着“以奖代补”政策的实施，危险性评估结果既有临床意义又有现实意义，因此需强调危险性评估结果的严肃性。

危险性评估等级共分 6 级，其中对第 3 级的掌握特别重要。即患者的明显打砸行为已经不再局限于家中，而是发展到了公共场合，且这种打砸行为不因劝阻而停止。这是因为危险性评估 3 级及以上患者是可能发生肇事肇祸行为的高危人群，是实际工作中需要重点关注的对象，是政法、公安、卫生等政府部门信息交换的对象（见附表 10），是“以奖代补”政策实施的主要人群，是分类干预、增加访视频次的重要依据。

3. 分类干预

根据患者的危险性分级、精神症状是否消失、自知力是否完全恢复，工作、社会功能是否恢复，以及患者是否存在药物不良反应或躯体疾病情况，对患者的病情进行分类，并依照病情分类的不同进行相应的分类干预。

①患者病情分类，应依照危险性评估等级和精神症状、自知力、工作/社会功能、药物不良反应、躯体疾病等两个维度情况进行综合判断（图 5-1）。

②考虑到个别严重精神障碍患者的危险性评估等级结果与其精神症状、自知力等会出现不一致、分离的情况，如果仅仅依靠危险性评估等级来进行病情分类，难以保证病情分类科学、准确。有调查表明，仅仅依靠危险性评估等级来进行病情分类，正确率在 95% 左右，也就是说错误率为 5% 左右。因此，如果没有面对面访视患者本人，仅仅通过电话、网络随访等语音交流来获得患者的现况，难免会出现信息偏差，导致病情分类与分类干预的错误。所以，所有严重精神障碍患者的随访，原则上要求面对面访视患者本人，包括门诊随访和到患者家里进行随访等。对于拒绝当面随访者，精防人员可采用电话随访，

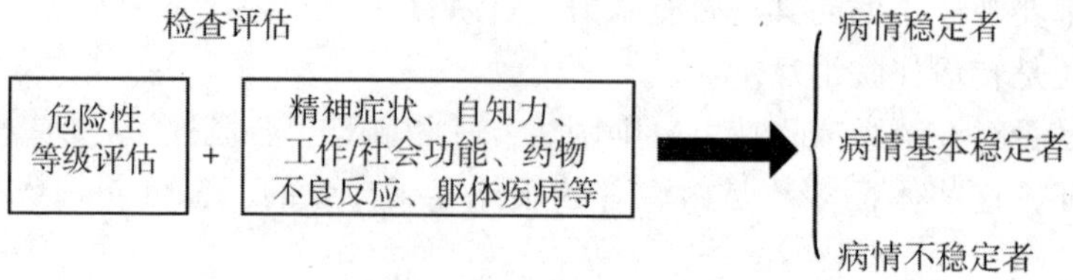

图 5-1　患者病情分类简图

但每 6 个月至少当面随访 1 次；电话随访发现患者病情有波动时，要尽早面对面访视或者建议患者至精神卫生医疗机构就诊。对高风险患者，精神科医师应至少每 3 个月和精防人员共同对患者进行当面随访 1 次，电话随访只能作为因故不能面对面随访时的补充。

随着网络技术的飞速发展，QQ、微信等网络视频的应用已十分普遍。网络视频情况下的随访可否进行危险性评估？这要视具体情况而定。毕竟网络视频并不是真正意义上的面对面随访，它是介于面对面随访和非面对面随访（电话、语音随访等）之间的一种情形，由于受视频时视野、角度的限制，网络视频无法全面、整体地观察、了解患者的现状和患者的肢体语言（非言语性肢体行为），同时也受网络速度、网络资费等因素限制，影响随访的时长和质量，难免有“窥一斑而知全豹”之弊。在无法面对面随访的情况下，网络视频可以作为非面对面随访（电话、语音随访等）的一种补充，但现阶段尚不能代替面对面随访。

③病情分类与随访频次要求。

病情不稳定患者：若危险性为 3～5 级，或精神病症状明显、自知力缺乏、有急性药物不良反应或严重躯体疾病，对症处理后立即转诊到上级医院。必要时报告当地公安部门，协助送院治疗，2 周内了解其治疗情况。对于未住院的患者，在“点对点技术支持”精神科医师、居委会人员、民警的共同协助下，2 周内随访。

病情基本稳定患者：若危险性为 1～2 级，或精神症状、自知力、社会功能状况至少有一方面较差，则首先应判断是病情波动或药物疗效不佳，还是伴有药物不良反应或躯体症状恶化。分别采取在规定剂量范围内调整现用药物剂量和查找原因对症治疗的措施，必要时与患者原主管医生取得联系，或在精神科医师指导下治疗，经初步处理后观察 2 周，若情况趋于稳定，可维持目前治疗方案，3 个月时随访；若初步处理无效，则建议转诊到上级医院，2 周内随访转诊情况；若患者因故未转诊至上级医院，则应请精神专科医师进行技术指导，1 个月时随访。

病情稳定患者：若危险性为 0 级，且精神症状基本消失，自知力基本恢复，社会功能处于一般或良好，无严重药物不良反应，躯体疾病稳定，无其他异常，则继续执行上级医院制定的治疗方案，3 个月时随访。

④每次随访根据患者病情的控制情况，对患者及其家属进行有针对性的健康教育和生活技能训练等方面的康复指导，对家属提供心理支持和帮助，宣传当地医保、民政、残联、以奖代补等有关精神障碍患者救治救助政策，减轻患者及其家人的经济负担，提高监护人的监护积极性和患者治疗的依从性，巩固患者治疗效果，促进患者康复。

4. 健康体检

在患者病情许可的情况下，征得监护人与患者本人同意后，每年进行 1 次健康检查。健康体检可与随访相结合。内容包括一般体格检查、血压、体重、血常规（含白细胞分类)、转氨酶、血糖、心电图。有条件的地方可增加健康体检内容，如胸部 X 光片、黑白 B 超等。

对拒绝进行健康体检或仅仅进行部分健康体检项目的严重精神障碍患者，患者或/和监护人应在健康体检知情同意书上签字。

5. 基础管理工作流程

基础管理工作流程见图 5-2。

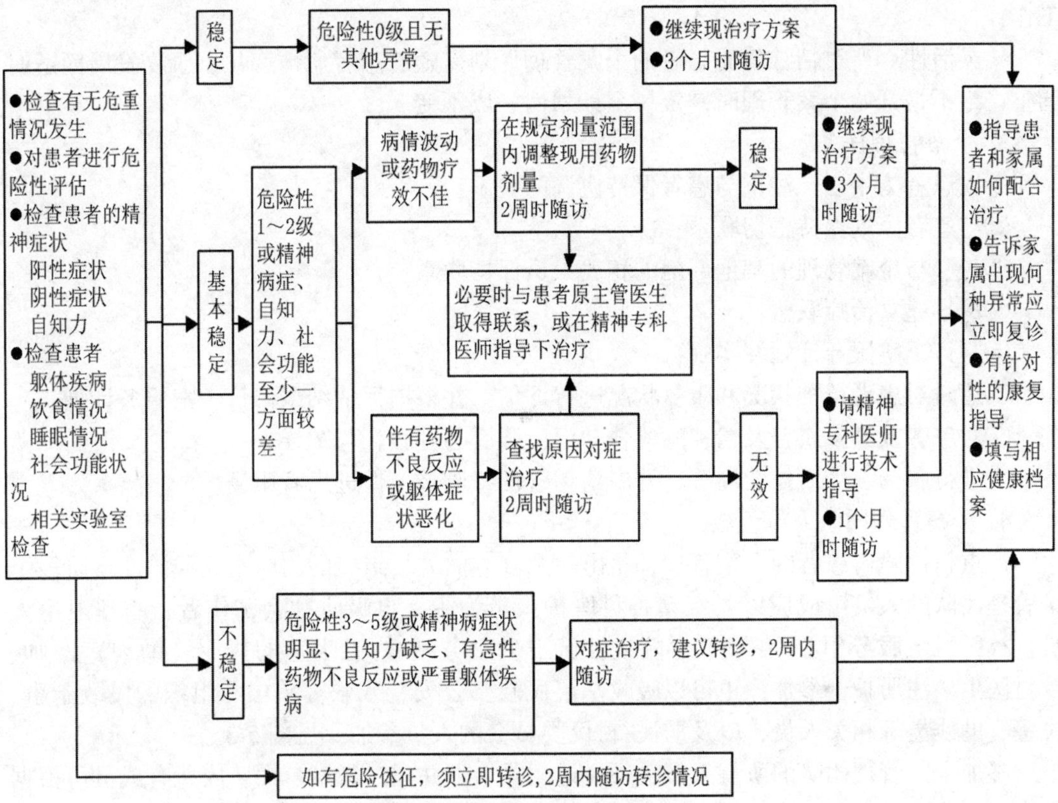

图 5-2　基础管理服务流程图

（二）个案管理

个案管理是指对已经明确诊断的患者，根据患者的社会、经济状况和心理社会功能特点与需求，通过评估患者的功能损害或者面临的主要问题，有针对性地为患者制定阶段性治疗方案以及生活职业能力康复措施（又称“个案管理计划”）并实施，以使患者的疾病得到持续治疗，生活能力和劳动能力得到恢复，实现帮助患者重返社会生活的目的。

1. 个案管理的对象

概括来说，个案管理对象为诊断明确的严重精神障碍患者，既可以是在家居住的“病情不稳定”“病情基本稳定”和“病情稳定”患者，也可以是正在住院治疗的患者。国家基本公共卫生服务项目和“686”项目管理的对象均是在家居住的患者，因此，个案管理对象通常为纳入社区管理的患者。患者的个案管理应在其基础管理上逐步开展。

2. 个案管理的特点

①全面性：既包括临床治疗，也包括康复训练，对患者而言是一个全方位的服务；

②连续性：严重精神障碍患者病程长、恢复慢，因此，个案管理是一个长期、连续性的过程，不可能短时间就能恢复正常；

③综合性：严重精神障碍患者的治疗、管理、康复，除精神科专业医生、护士外，还需要社会工作者、心理卫生人员、家属等人员参加，需要协调各种资源，是一项综合性的工作；

④灵活性：严重精神障碍患者的个案管理计划需随着患者病情变化、康复发展而适时调整，绝不是开始个案管理时制定一个计划而一成不变。

3. 个案管理任务

①以患者为中心，注重与患者保持协调的关系；

②与患者家庭保持密切联系；

③与参与个案管理的其他部门的相关人员保持联系；

④尽早建立治疗联盟；

⑤制订个案服务计划并实施；

⑥适时对患者精神状况和康复状况进行评估，并根据评估结果修订个案服务计划；

⑦对患者及其家属普及精神病科普知识，开展心理教育与疏导；

⑧进行服药、生活技能训练，开展药物管理与监督，促进患者康复。

4. 个案管理团队人员组成

严重精神障碍患者的个案管理，是由一个多方面人员组成的团队来完成的。现阶段个案管理团队的人员组成应以县级精神科医护人员为主，再吸收社会工作者、心理卫生人员、社区卫生服务中心/乡镇卫生院或社区卫生服务站/村卫生室的执业（助理）医师、乡村医生、注册护士参加，也可以吸收基层民政、公安、残联等单位和组织的民政干事、民警、助残员等相关人员，以及居民/村民委员会的人员参加。见图 5-3。

参加个案管理团队的所有人员，须经过相关培训并通过考试。团队内所有成员可根据各自的专业特长，分工合作对实施个案管理的患者进行管理。个案管理团队的组长一般由精神科医师担任，也可以由从事个案管理工作经验丰富的精神科护士或其他人员担任。

5. 个案管理团队成员要求

①称职的专业人员且富有责任心、同情心和亲和力；

②遇到困难不气馁，有坚定的使患者康复的信念；

③擅长人际沟通，具有团队合作精神；

④擅长激励患者及其家属坚持完成个案管理计划；

⑤具有快速反应及角色调整能力，可根据患者的病情变化和不同需求迅速做出反应，并不断调整自己的角色，如治疗者角色、指导者角色、协调者角色等。

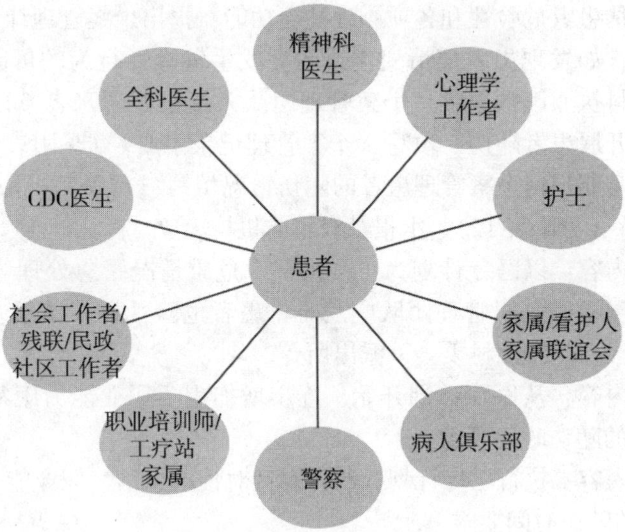

图 5-3　个案管理团队人员组成

6. 个案管理内容

（1）制订个案管理计划

在精神科医师指导下，个案管理团队负责制订患者个案管理计划。其中，用药方案由精神科执业医师制定。个案管理计划分医疗计划、康复计划 2 个部分。

医疗计划：主要包括病史采集，如患者精神、躯体状况、危险性、服药依从性和药物不良反应检查评估，制定用药方案。

康复计划：主要包括患者生活、职业能力康复训练，如个人日常生活、家务劳动、家庭关系、社会人际交往、社区适应、职业与学习状况、康复依从性与主动性检查评估，提出康复措施等。

制订和实施患者个案管理计划首先应当从医疗计划开始，有条件的地方逐步增加生活职业能力康复计划。

（2）实施个案管理计划

个案管理计划由个案管理团队人员负责指导、督促和帮助患者与家属执行。

危险性等级评估：个案管理人员对新进入个案管理的患者每次随访时都应开展危险性等级评估。一旦发现患者危险性评估在 1~2 级、出现危害行为或者出现严重药物不良反应等需要紧急处置的情况，应及时请精神科执业医师会诊，同时向个案管理团队组长报告，并增加随访频次，至少 1 次/周。若发现患者危险性评估在 3 级及以上，则应及时请精神科执业医师会诊，同时向个案管理团队组长报告，实时紧急住院治疗。

管理分级：根据患者的危险性等级评估、精神症状、自知力以及社会功能恢复情况等，对实施个案管理的患者视患者病情严重程度、近期危险性评估等级、用药依从性等可分为一级管理对象、二级管理对象和三级管理对象 3 种。

（3）分级干预与报告

分级干预与报告包括：对纳入个案管理的严重精神障碍患者，执行患者基础管理的随访内容和要求；评估患者危险性和各项心理社会功能，提出个案管理计划更改建议；提出管理等级更改建议；如发现患者病情变化或者有发生危险性行为的可能，随时向组长报告，必要时向精神科执业医师报告。个案管理团队人员按照“患者基础管理”中分类干预的随访时间要求开展患者随访，填写《个案管理记录手册》（见附表 11），基层医疗卫生机构应每 3 个月定期根据个案管理患者的随访情况填写《严重精神障碍社区/乡镇个案管理情况季度报表》（见附表 12），上报县级精防机构。

一级管理主要内容：以医疗计划为主，执行“危重情况紧急处理”和“病情不稳定患者”的随访时间要求。个案管理团队应及时将患者危险性评估结果、管理等级及干预措施等告知当地社区/居委会/村委会、派出所等。

二级管理主要内容：从医疗计划开始，逐步增加生活职业能力康复计划，执行“病情基本稳定患者”的随访时间要求。

三级管理主要内容：执行医疗计划，制订有针对性的生活、职业能力康复计划，执行“病情稳定患者”的随访时间要求。

（4）会商与专业指导

个案管理团队成员每 3 个月会商个案管理患者的情况。会商内容包括：根据评估结果，修订个案管理计划；调整患者管理类别；解决诊疗工作中的其他问题；如遇特殊情况，个案管理团队要随时会诊讨论，必要时邀请精神科执业医师参加。

精神科执业医师每季度到社区卫生服务中心和乡镇卫生院开展“点对点技术支持”工作。内容包括：检查社区/乡镇管理的疑难患者精神状况和躯体状况，制定或更改治疗用药方案；指导个案管理团队制订或更改个案管理计划；帮助基层人员解决在工作中遇到的疑难问题，指导个案管理计划实施。

第三节　随访管理注意事项

一、随访前准备工作

①制定随访工作制度：随访工作制度包括随访内容和安全预防措施等。如开展随访工作时，要告诉单位其他工作人员自己的随访行程计划，包括患者的姓名、地址、自己选择的交通工具以及预定的返回时间等，以便发生意外情况时能及时联系。

②随访对象及路线的选择：要有计划、有重点、有目的地安排随访的先后顺序和行走路线。随访对象的选择原则上以急重症者为先，以生活困难、教育程度低者为先。随访路线的选择既可以由远及近或由近到远安排随访，也可以以公路线或乡镇为单位安排随访，原则上应避免行走路线重复、走回头路，以节约路途时间，提高随访效率。如果县级精神卫生医疗机构精神科开展“点对点技术支持”，则优先选择治疗依从性差、病情不稳定/基本稳定、有严重药物不良反应、合并其他躯体疾病的患者为本次随访的对象。

③了解患者基本情况：通过查阅患者随访记录表、出院信息单以及通过向基层精防医生、患者家属咨询，了解患者的性别、年龄、婚姻、病史、诊断、既往有无暴力和攻击行

为、是否有酒精或药物依赖、近期是否有重大生活事件等。如果患者可能有暴力和攻击行为，要与患者家属提前预约随访时间和地点，随访时须家属在场陪同。

④随访人员组成：一般情况下，随访人员可是 1 人或由 2~3 人组成，但要避免随访人员过多给患者及其家人造成不必要的紧张，特别是有禁忌的患者/家属，随访人员数量应适当限制。对可能有暴力和攻击行为的患者或首次随访和出院的患者，随访时须在患者家属陪同下进行，随访人员最好由 2~3 人组成，其中须有男性随访人员参与。必要时，由“关爱帮扶小组”成员，如民警、居委会/村干部等工作人员共同协助随访。对公安列管对象或既往有严重伤害他人或自杀行为的患者，由精防人员、社区民警共同随访。

⑤着装：随访人员的服装要求整洁、大方，便于工作。一般情况下，随访人员应着工作装，佩戴工作胸牌。如患者/家属有禁忌的，可着便装，但衣服颜色应避免过于鲜艳、奇特，尽可能减少对患者不必要的视觉刺激。

⑥穿鞋：对普通患者的随访，工作人员穿鞋无特殊要求。但对可能有暴力和攻击行为的患者随访时，穿普通皮鞋、休闲鞋、旅游鞋即可，女性随访人员忌穿高跟鞋。

⑦随身物品：女性随访人员携带的随身包，要轻便，避免笨重、臃肿。尽可能简装便行。

⑧随访时间：随访时间应控制在 1 小时以内，一般应避开吃饭和休息时间，最好是选择家庭成员都在的时候进行随访，以充分发挥家庭功能，防止意外情况发生。如果随访对象有工作或在上学期间，随访时间要避开上班或上学时间，可安排早、晚或周末休息时间进行随访。

⑨表格准备：除上述准备工作之外，随访前还需要备好各类随访工作用表。如《严重精神障碍患者个人信息补充表》《严重精神障碍患者随访服务记录表》等。如果是个案管理对象，还需准备《个案管理服务记录手册》。如果是县级精神科医师一同随访，还需要准备《点对点技术支持记录表》（见附表 13）。如果随访时有关爱帮扶行动或者其他部门（公安、民政、残联等）人员参与随访，还需要准备《关爱帮扶记录表》（见附表 14）。考虑到随访时可能会遇到应急处置，还需要准备《严重精神障碍应急处置记录单》（见附表 15）。

二、随访中注意事项

（一）观察判断，选择随访的合适地点

①观察患者居家的环境布局：到达患者家门口时，应先敲门或者问是否有人在家。当院内、屋内情况不明时不要贸然进入，评估环境安全可控后方可进入。也可以直接称呼患者家属或监护人姓名，如“刘伯伯在家吗？我是卫生院的小张医生啊！”以消除贸然进入给患者造成的惊恐与不安感。在进入患者院内、房屋时，应仔细观察患者居家的院内、房间布局及进出路线，叮嘱患者家属把可能用作凶器的田间劳作用的锄头、铁锹、镰刀和厨房刀具、水果刀等收拾好，让这些东西远离患者。

②确定随访地点：要选择相对安全的地点进行随访。城镇患者一般在患者居住楼房的客厅进行随访，必要时可在患者居住的卧室或卧室门口进行随访。农村患者一般在患者居住的平房或一楼的客厅、庭院内进行随访，必要时可上楼到患者居住的房间或房间门口进

行随访。

③保持适当的安全距离：注意患者携带的以及身边可能变为凶器的物品，如扁担，雨伞、水果刀等。

（二）倾听、认同，沟通交流

①见到患者时，首先观察患者的言谈举止、外表、穿着、情绪反应，初步判断患者的目前状态。

②与患者、家属交谈时，随访人员要态度和蔼、大方稳重，通过自己的言行举止表现出对患者及其家属的关心和尊敬，消除其紧张情绪，从而获得随访的良好效果。随访人员要使用患者及其家属都能听得懂的方言或普通话进行沟通交流。交流过程中要尽可能少用或者不用医学术语，把医学术语变换成当地通俗易懂的语言来表述、询问，避免患者及其家属因为听不懂医学术语而答非所问。

③与患者交谈时，以家常话开头，以礼相待，争取给患者留下良好印象，消除患者的紧张感。

与患者保持适度亲切，切忌高高在上、语言生硬，可与患者主动握手，表达自己的诚意。可以称呼“大伯，早上好”“强哥，下午好”等。

表明身份和来意，使患者知道随访者的善意。如“我是乡卫生院的张医生，以前专门来看过你几次的，还记得我吗?”“我是社区服务中心的小李，上次送给你的衣服穿得还好吧?”等。

关心患者，拉近与患者之间的距离。如“吃饭了吗?”“身体怎么样?”“有什么不舒服吗?”等。

④避免诱导式问话，让患者完全按照自己的思路和语言来叙述相关情况，不受随访人员思考范围和思维方式的影响，以掌握患者的真实状况。采用开放式提问（“什么”“怎么样”“为什么”），而不使用封闭式提问（“有或者没有”“是或者不是”“好或者不好”）。如不用“你最近睡觉还好吧?”而用“你最近睡觉怎么样啊?”等。

⑤以开放性心态来接纳患者的幻觉、妄想等异常精神活动，接纳患者异己的道德观和价值观。接纳不等于认同，只表明中立立场，切忌反驳、质疑患者的主观陈述。

⑥认真倾听患者的陈述，肯定患者感受和体验的“个人真实性”，尽可能运用接近患者的思维、表述方式，以取得随访双方对某一事物描述和理解的最大一致性。以同情的态度和语言表达对其症状和心情的关注，以适当的肢体语言（如点头、短时间目光交流）、恰当的回应（如“嗯”“是的”“不错”）、必要的翻译复述（简要总结），对患者主观陈述做出积极响应。如患者认为饭菜有异味是有人给自己下毒，不要直接否定患者的陈述，应同情患者的感受，再进一步总结、复述，澄清患者的症状。

⑦沟通、交流过程中，对过分善谈患者陈述的内容、主题方向要适时予以引导，避免跑题。如“你刚才说到……”“你刚才说的我没有听明白，能重复一下吗?”对讷于表达的患者，要启发、引导患者开口讲话，再不时予以肯定、赞扬，鼓励患者将自己的真实感受与想法表达出来。可先寻找患者感兴趣的话题来诱导患者讲话，再向随访内容上予以引导。

⑧仔细观察患者的肢体语言，非言语性肢体行为所传递的信息在某种程度上更真实、

可靠。同时，随访人员可用肢体语言增进与患者的亲切感，如进门时的主动握手、帮助患者简单整理衣服、交谈中的点头肯定等非言语行为。也可以在沟通过程中与患者目光短时间交流，但忌与患者长时间直接的目光对视。

⑨询问患者及其成年家属，了解患者的生活状态、服药情况、精神症状以及精神症状对患者的影响等，综合判断患者病情，进行危险性等级评估、分类干预、家庭健康教育、生活技能训练等康复指导，同时向患者及其家属发放救治救助政策宣传折页等，宣传当地医保、民政、残联等部门救治救助政策。

要询问、观察、检查患者服用抗精神病药物的不良反应。主要包括：基本生命体征（体温、心率、呼吸、血压）、体重变化、皮疹、嗜睡、锥体外系症状（是否有身体僵硬、面容呆板、静坐不能、不由自主地扭转头颈部、手抖、嘴部不停地咀嚼状或吞咽困难等）、女性患者月经紊乱等，发现异常者应根据严重程度，主动联系上级精神卫生医疗机构的精神科医生“点对点技术支持”，必要时建议患者至上级精神卫生医疗机构就诊或住院。

在与患者谈话时，要注意观察患者的表现，如着装是否整洁、过分修饰或不修边幅；皮肤有无伤痕；年龄、相貌是否相符；态度、举止是否得体或怪异；注意力能否集中或者易转移；对问题能否理解以及应答反应速度；回答问题是否切题、中心内容是否明确；有无自言自语、言语增多或者减少、中断；有无病理性赘述、音联意联、模仿言语及创新词等；询问患者“你最近睡眠怎么样？”“你最近吃饭怎么样？”“你觉得自己有病吗？”“为什么说自己有病？”“还有人在议论你吗？”“你对今后有什么打算？”“在家里你感觉生活得怎么样？”“成语‘忘恩负义’是什么意思？”“桌子和凳子有什么不一样？”“一年当中有哪几个季节？”“国庆节是哪一天？”“你觉得自己的思考是否受别人控制？”等等，判断患者的睡眠、饮食以及自知力、感知觉、思维、情感、意志和行为、认知水平等情况。

如果患者病情不稳定或基本稳定，要及时寻找可能原因，予以相应处理，包括提高治疗依从性措施、调整药物剂量、种类或者用药途径等。对于合并其他躯体疾病者，要及时对症处理，必要时主动联系上级精神卫生医疗机构的精神科医师进行“点对点技术支持”，或者建议患者至上级专科医院就诊或住院。同时，将病情不稳定患者信息报告至当地政法、公安部门，加强部门之间联动和管理。

若发现患者和家属存在疾病的不良心理反应，要提供心理支持以及家庭健康教育。

若发现患者有社会功能缺陷，要提供具体的康复指导和训练。同时，可以介绍患者到当地康复机构接受系统康复训练。

对已经恢复工作或学习者，要提供连续性支持，适时帮助其面对压力和解决相关问题。

要了解患者家庭经济状况，与患者家属建立良好关系，积极争取家属对患者生活、治疗、康复提供支持与帮助，给予患者更多的亲情与关爱。对贫困患者家庭，可与当地“关爱帮扶小组（或综合管理小组）”联系，提供力所能及的帮扶。对于符合条件的患者，要及时将其纳入“以奖代补”管理范畴。

（三）特殊情况，请求支援

遇到患者已经出现或者可能出现伤害自身（自杀、自伤行为）或对他人造成伤害、对财物造成重大损失、严重扰乱社会治安等危害社会行为，或者出现急性或严重药物不良反应时，应启动应急预案，以避免伤害和损失的发生或者减轻伤害和损失的程度。

①遇到患者出现或者可能出现伤害自身行为时，应与其家属及时沟通，对患者进行安抚，必要时报警通知公安部门处理。

②遇到患者出现或者可能出现危害他人、对财物造成重大损失、严重扰乱社会治安等行为时，应立即报警通知公安部门处理。

③遇到患者出现急性或严重药物不良反应时，应立即寻求上级专科医院精神科医师“点对点技术支持”，必要时通知公安部门协助患者转诊到专科医院住院治疗。

要灵活机智处理突发事件。如果在随访开始时或随访过程中，发现患者有敌意、情绪异常、无法自控，或者在患者家中发现一些不安全因素，随访人员应尽量稳住患者的情绪，同时求得患者家属、随行人员或其他人员的帮助。也可以暂时停止随访，待条件合适后再进行随访，以确保随访在安全环境中进行。

（四）记录必要的随访内容

随访时要对收集到的信息、进行援助和指导的内容进行简要记录，可在携带的笔记本上记录，也可以直接在记录表上记录。但不要为了记录而忽略了与患者、家属的谈话，以免影响随访效果。

（五）结束随访

随访结束时，要与患者、特别是患者家属一起总结患者在治疗和生活技能康复训练中存在的不足与问题，在充分肯定成绩和进步的同时，提出修正、整改的具体意见和建议，约定下次随访时间，留下社区/乡镇工作人员联系电话、工作单位地址等，方便患者、家属在需要时求助。

另外，随访结束时还需单独访谈患者家属及监护人，询问患者最近有无异常行为，有无情绪波动，是否坚持服药，并与患者访谈情况进行比较，以判断访谈患者时其所述是否真实或部分真实，便于准确掌握患者目前状况和危险性评估分级，为患者下一步分类干预提供依据。

三、随访后总结

（1）记录、整理和补充随访记录。

①认真填写各类各项工作记录表；

②分析、评价患者的危险性等级；

③综合评定患者的病情分类，实施相应的分类干预；

④把相应的患者随访信息及时录入国家严重精神障碍信息系统；

⑤在随访记录表上标注下次随访时间。

（2）参与患者随访的所有人员讨论、评判患者的现状、存在的问题，提出相应的改进措施和建议。如果现有资源不能满足患者需求，或该问题在随访人员职权范围内无法得到解决时，应对随访做出转诊或其他安排。

（3）如果未随访到患者，应于2周内再进行一次随访。如果在超过1个月的时间内连续3次均未随访到患者，基层医疗卫生机构的精防人员应填写《严重精神障碍失访/死亡患者登记表》(见附表16),并立即书面报告政法、公安等综合管理小组协助查找,同时报告上级精防机构。在得知危险性评估3级以上和病情不稳定患者离开属地时,精防人员应当立即通知公安机关并报告上级精防机构。在得知患者死亡后,应在2周内填写《严重精神障碍失访/死亡患者登记表》。

对迁居他处的患者,应通过国家严重精神障碍信息系统将信息转至患者现居住地。对外出务工的患者,应通过家属或知情人了解患者情况,继续随访6个月后通过《国家严重精神障碍信息系统》将信息转至患者现居住地,由现居住地基层医疗卫生机构精防人员跟进随访。需要说明的是,这类患者虽然之前已经签署了参加严重精神障碍社区管理治疗服务知情同意书,但并不代表将患者信息流转至现居住地后他们就同意参加现居住地的社区管理,这其中涉及患者与精防人员关系、工作就业、婚嫁等一系列实际问题,有必要再次签署参加严重精神障碍社区管理治疗服务知情同意书,以避免不必要的纠纷。

对于无正当理由半年以上未接受面对面随访的患者,基层精防人员应当报告关爱帮扶小组/综合管理小组,协助宣传当地救治救助政策和服务内容,并加强社区关注和监护。

(4) 如果随访对象是关锁患者,应开展关锁患者个案调查,形成关锁患者个案调查报告。内容包括患者发病、治疗经过,关锁原因,以及解锁建议等。

(5) 每年对随访的患者进行1次综合性评价,包括患者家族成员中新发精神障碍情况、诊断和治疗调整情况、患者1年中的主要症状表现、生活和劳动能力、服药依从性、自知力、社会功能情况、康复措施、总体评价及后续治疗康复意见等。

四、其他注意事项

(一) 及时干预

对首次发病的疑似精神障碍患者,要及时上门了解病情,督促、协助其家属送患者到精神卫生医疗机构诊断、治疗。对诊断明确、纳入社区管理的严重精神障碍患者,要按要求进行随访,及时了解患者病情,进行有针对性的健康教育和生活技能训练康复指导。若发现患者病情变化,要在专科医生“点对点技术支持”下及时给予指导,必要时建议患者转诊到专科医院住院治疗,以控制患者病情发展。

(二) 用药方面

由患者信赖的家庭成员监督患者用药,遵照医嘱,按时、按量服药。对于治疗依从性差的患者要想方设法保证其服药,如采取耐心说服或把药投放在食物、饮料中等方法(即暗服),并密切观察患者用药反应。对于剩余的药品要严加管理,防范患者多服及药品受潮等。用药尽量单一,能用一种药维持者不宜用两种;每日可用一次者不宜用两次或三次,避免漏服。能晚上服用的尽量晚上服用。对治疗依从性差、经济条件较好的患者,可选用长效抗精神病药治疗。治疗期间用药切忌随意更换或增减,切勿停服抗精神病药。

(三) 家属方面

为了保持疗效,提高患者适应社会能力及独立生活能力,随访人员要经常与患者及其家属保持联系,及时掌握患者病情变化,使治疗、康复计划得以落实。要指导并要求患者家属密切观察患者病情变化,并及时、准确地反馈给社区/乡镇精防医生,便于采取相应措施。对有外出不归史、伤人、毁物、拒食、严重自杀观念的患者,家庭成员要增强责任心，轮流看护，必要时应采取保护性约束手段，及时转入专科医院进行系统治疗，待其病情稳定后再让其回归社区。

（四）社会支持方面

①大力宣传精神卫生核心知识，提高民众精神卫生知识知晓率；

②定期开展精神障碍患者亲友座谈会及精神障碍相关知识培训讲座。将病情不稳定患者信息与社区/乡镇政法、公安、民政等进行信息交换，共同进行患者居家管理；

③寻求地方政府支持，为精神障碍患者社区康复创造条件；

④与政法、公安、民政、残联、救助站、妇联等部门配合，做好居家患者的日常生活、就业、婚姻、安全防范等工作；

⑤已经纳入“以奖代补”范围内的严重精神障碍患者，在实际生活中或多或少会出现没有服用抗精神病药物或间断用药的问题，应引起我们的高度重视。精神障碍患者是否用药、是否规律用药是关乎患者病情能否趋于稳定、能否降低肇事肇祸发生率的一个非常重要的因素，因此应考虑将患者规律用药作为“以奖代补”一票否决的标准。

（五）资料规范、存档

①严格保护患者隐私。凡涉及严重精神障碍患者信息的随访资料（包括纸质和电子资料），一律专人保管，不得泄露。

②对于“双向转诊”“点对点技术支持”“关爱帮扶小组”三大措施工作，要有痕迹资料存档备查。其中，社区/乡镇与上级精神卫生医疗机构相互转诊要填写双向转诊单（见附表 17）；精神卫生医疗机构对转入、转出的患者要有专门的登记本予以登记，对出院的严重精神障碍患者要附出院信息单。

③随访中发现患者个人信息有变更时，要及时变更患者个人信息补充表。即患者健康档案资料中，可出现 1 份以上个人信息补充表。患者/家属的联系电话要及时更新（尽可能留存手机号码），每次随访时都要验证电话号码的正确性。

④严重精神障碍患者个人信息补充表中“专科医生的意见”不得空项；严重精神障碍患者随访记录表中“下次随访日期”不得出现逻辑错误。

⑤患者治疗所服用的药物名称不能写错，剂量、规格、服法不能出现逻辑性错误。特别要注意药物 mg 与 g 的区别。

⑥所有工作用表模板均要使用最新版本，即国家统一印发最新版本的工作用表后，随后再出现、增加的工作用表，须是最新版本。工作用表要规范填写，不空项、漏项，所填内容要真实，与患者实际情况相符。

第四节　三大措施在随访管理中的应用

目前，我国 15%的县为精神卫生“空白”县（即既无精神卫生专业机构也无精神科执业医师），截至 2016 年年底，每 10 万人口精神科（含助理）执业医师仅为 1.95 名，且精神科医生主要集中在市级及以上单位，乡镇完全没有精神科医生。居家治疗的严重精神障碍患者随访管理，全部由社区/乡镇全科医生及村医来完成，遇到疑似精神障碍患者的诊断、临床治疗等问题就束手无策、无能为力，而“双向转诊”“点对点技术支持”

“关爱帮扶小组”三大措施的成功推出，较好地缓解了这种供需矛盾。

三大措施是“686项目”实施10多年来总结出的成功经验，是现阶段乃至今后一段时间内严重精神障碍社区管理的重要手段与措施。充分发挥“双向转诊”“点对点技术支持”和“关爱帮扶小组”三大措施的作用，依靠基层医务人员、全科医生，普及精神障碍防治知识，开展精神障碍患者信息管理、随访评估、分类干预、家属健康护理教育、康复指导和健康体检，不但可以打破精神障碍患者就医难、住院难的瓶颈，还可以提高精神障碍患者就诊率，改善患者的社会功能，控制精神障碍患者肇事肇祸事件发生，维护社会和谐稳定发展。

一、双向转诊

（一）双向转诊

双向转诊是指基层医疗卫生机构（社区卫生服务中心/乡镇卫生院）与精神卫生医疗机构（含精神病专科医院和综合医院精神科）之间建立的精神障碍患者双向转诊机制。双向转诊医院，既包括卫生行政部门指定的精神卫生医疗机构，也包括非指定的精神卫生医疗机构。双向转诊有着丰富的工作内涵，主要表现如下：

①疑似精神障碍患者的确诊以及治疗方案的确定；

②接受病情严重的精神障碍患者住院治疗（如优先安排住院、开辟绿色通道、费用减免等优惠措施）；

③开展精神障碍患者的医疗应急处置；

④严重精神障碍患者出院时相关信息向患者居住地基层医疗卫生机构流转。

（二）基本要求

①在当地卫生行政部门领导下，制定精神卫生医疗机构—精防机构—社区卫生服务中心/乡镇卫生院之间关于严重精神障碍患者信息流转的详细规定；

②通过国家严重精神障碍信息系统通知和其他途径进行信息流转的患者，均要保证患者出院信息的及时、安全传输，并做到与社区管理的无缝衔接；

③精神卫生医疗机构要制定双向转诊制度（含优先安排住院、费用减免等优惠措施）。

二、点对点技术支持

（一）点对点技术支持

点对点支持是指县（市、区）及以上精神卫生医疗机构的精神科医师与基层医疗卫生机构从事严重精神障碍管理治疗工作的精防医生之间建立的“点对点技术支持”关系。针对县级及以上精神卫生医疗机构医生数量严重不足的现状，可以将点对点技术支持理解为一个宽泛的概念，既可以是一对一，也可以是一对N（一个医生对N个乡镇，一个乡镇对N个医生）。在特殊情况下，还可以将在精神科工作多年、有丰富工作经验的资深护士纳入进来视作“专科医生”。点对点技术支持有着丰富的工作内涵，主要表现如下：

①参与疑似精神障碍患者的确诊以及制定治疗方案；

②接受社区卫生服务中心/乡镇精防医生随访中遇到的疑难问题咨询；

③负责辖区技术指导和培训；

④赴乡镇进行工作督导、技术指导、考核评价；

⑤参与社区卫生服务中心/乡镇医疗应急处置；

⑥参与患者家庭访视和危险性等级评估（主要是危险性评估3级及以上有肇事肇祸倾向者和治疗效果不佳、病情反复、伴发躯体疾病者）；

⑦每6个月对患者治疗效果进行评估以及对患者治疗方案进行调整；

⑧指导患者进行康复训练；

⑨向基层医疗卫生机构的精防医生以及乡村医生宣传当地医保报销办法、民政/残联救助政策等；

⑩协助患者住院治疗（优先安排住院等）。

（二）基本要求

当地参与点对点技术支持工作的精防机构、精神卫生医疗机构，在开展社区精神卫生工作前、工作中以及有新的精神科医生/护士加入时：

①要制定“点对点技术支持”规章制度，以辖区社区卫生服务中心/乡镇卫生院为单位，实行分片包干，责任落实到人或者团队；

②对参与点对点技术支持工作的精神卫生医疗机构的医生/护士进行公共卫生知识培训。培训方式可以灵活掌握，既可以是举办培训讲座，也可以是现场一对一培训。培训内容需包括当地严重精神障碍管理治疗工作实施方案、国家基本公共卫生服务规范和严重精神障碍管理治疗工作规范等。工作一段时间后，结合点对点技术支持工作中存在的问题，再次进行技术培训。特别是对于有新的精神科医生/护士加入点对点技术支持工作时，这种培训不能忽略；

③精防机构、精神卫生医疗机构要给予参与点对点技术支持工作的专科医生/护士时间上的保障；

④精神卫生中心、精神卫生医疗机构要给予参与“点对点技术支持”工作的专科医生/护士工作费用上的保障；

⑤精防机构内部建立奖罚机制，凸显防治办公室/精防科的职责和权利，由防治办公室/精防科全面负责点对点技术支持工作的任务安排、工作要求、内部考核验收等工作。

三、关爱帮扶小组

（一）关爱帮扶小组

关爱帮扶小组由乡镇/街道和居（村）委会干部、社区精神障碍防治医生（护士）、民警、民政干事、助残员、村医、家属/邻居等组成。关爱帮扶小组有着丰富的工作内涵，主要表现如下：

①协助社区卫生服务中心/乡镇卫生院和村医生对患者进行家庭随访；

②协助患者进行实验室检查与健康体检；

③协助病情危重患者住院治疗；

④参与医疗应急处置；

⑤参与疑似患者发现、报告；

⑥向患者家属宣传当地医保报销办法、民政/残联等救助政策；

⑦对患者及其家属提供其他力所能及的帮助（如生活、医疗救助等）；

⑧指导患者监护人办理精神残疾证、低保证等。

（二）基本要求

①每个社区卫生服务中心/乡镇成立N个由政府、民政、民警、残联、村干部、乡村医生和家属、邻居组成的关爱帮扶小组，建议每个行政村都成立一个关爱帮扶小组，至少有精神障碍患者的行政村应成立关爱帮扶小组；

②实际工作中，可以在综治部门成立的综合管理小组基础上予以灵活变动，以更好地对精神障碍患者开展关爱帮扶活动。

四、三大措施在精神卫生社区管理中的应用

（一）三大措施贯穿严重精神障碍患者社区管理的各个环节

从“双向转诊”“点对点技术支持”和“关爱帮扶小组”丰富内涵上来看，三大措施在严重精神障碍患者社区管理的各个环节都有着不可替代的巨大作用。见图5-5。

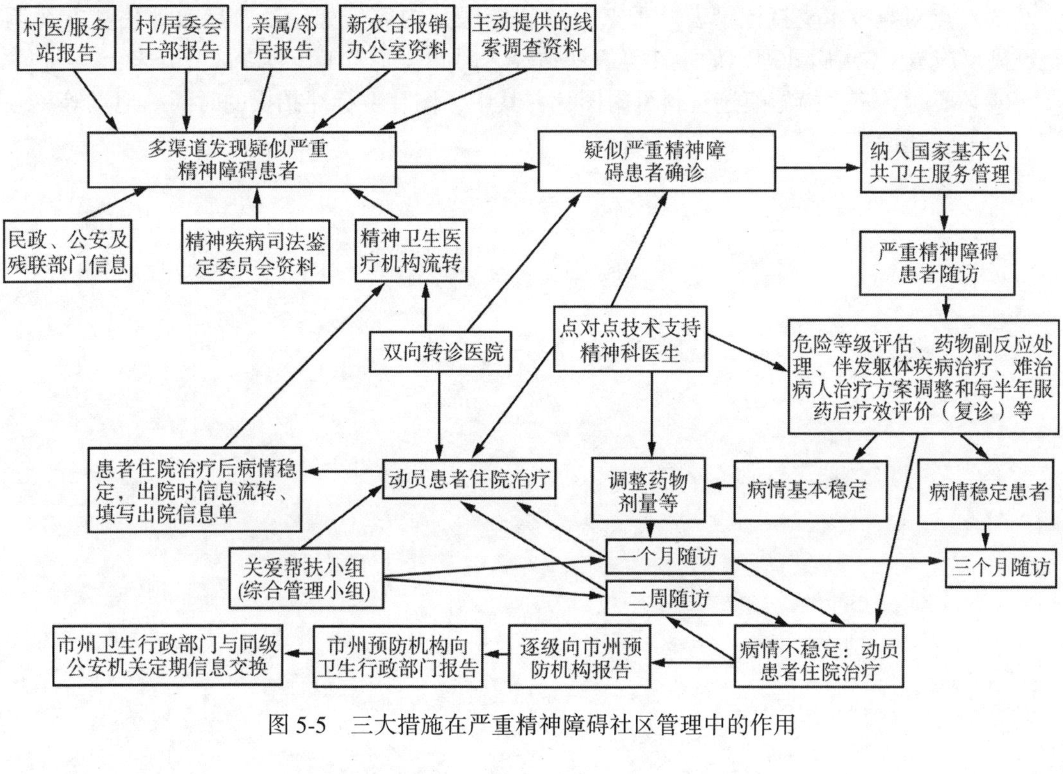

图5-5　三大措施在严重精神障碍社区管理中的作用

（二）发挥防治办公室/精防科作用，将三大措施落到实处

如何将三大措施落实到工作的实处，关系到严重精神障碍患者社区管理的成败。其中，“点对点技术支持”既是三大措施中的亮点也是难点，由精神科医师、专业护士组成的工作团队，对辖区乡镇实行分片包干开展社区严重精神障碍管理治疗工作，不单单是诊

断/复核诊断与临床治疗，还包括公共卫生、社区管理等一系列内容，就需要对参与“点对点技术支持”工作团队的所有成员进行社区管理业务知识培训，培训内容需包括当地严重精神障碍管理治疗工作实施方案、国家基本公共卫生服务规范和严重精神障碍管理治疗工作规范等。

点对点技术支持分片包干工作团队的组成人员，既涉及精神卫生医疗机构的门诊部、住院部等各个科室的执业医师和专业护士，还涉及后勤部门的支持与协助，这就需要在精神卫生中心的直接领导下，由防治办公室/精防科出面统领各个分片包干团队。因此，在精神病专科医院内部制定奖罚机制、给予分片包干团队时间和工作经费保障的基础上，明确并凸显防治办公室/精防科的职责和权利，由防治办公室/精防科负责“点对点技术支持”工作的业务培训、任务安排与要求、质量考核、资料验收与存档等，将起到事半功倍的效果。

（三）三大措施工作注意事项

①三大措施工作要有痕迹资料并存档；

②三大措施工作的痕迹资料，原则上是“谁记录谁保存”，《点对点技术支持记录表》分县级和乡级两种（附表13A、B），二者记录的角度不同，分别保存在县级和乡级；

③《点对点技术支持记录表》重点记录临床医疗内容，如诊断、疗效评估、方案调整、副反应/躯体疾病处理、危险性等级评估等，因此，要与工作督导区分开来；

④必要时，三大措施痕迹资料可附图片，其中，图片要标注拍摄的时间、地点等。

第六章　严重精神障碍应急处置

第一节　概　　述

国外对于突发公共事件应急处置机制的研究主要从危机处置视角展开，行使特权处置突发事件。近几年来，国内学者对突发事件应急处置主要在应急处置机制的完善等方面提出建议，而且主要针对公共突发事件。关于精神卫生方面，特别是严重精神障碍患者的应急处置很少有相关研究，目前主要参照《严重精神障碍管理治疗工作规范（2018 版）》进行实际工作。在《精神卫生法》颁布实施以后，如何建立科学应急处置机制，如何早期发现潜在隐患及对可能发生的突发事件做到尽早处置，从而有效减少突发事件的发生频率，就显得尤为重要。

应急处置不仅仅只针对目前已纳入社区随访管理的 6 种严重精神障碍（精神分裂症、分裂情感性障碍、偏执性精神病、双相情感障碍、癫痫所致精神障碍、精神发育迟滞伴发的精神障碍），精神活性物质所致精神障碍等其他精神障碍患者以及疑似精神障碍患者，也可能出现需要应急处置的情况。

最常见需要通过应急处置及时采取干预措施，以避免伤害和损失的发生或者减轻伤害和损失程度的紧急情况主要有两种：一是突发或原有疾病急剧恶化的严重精神障碍，已出现或可能出现对自身的伤害（自杀、自伤行为），或对他人造成伤害、对财物造成重大损失、严重扰乱社会治安（危害社会）等行为；二是治疗过程中出现的严重药物不良反应。有研究显示，在应急处置患者的构成方面，危险行为评估 3 级最高，占 34.63%；在年龄结构方面，以 15~54 岁占多数；在婚姻状况方面，以未婚者为最高；在家庭收入方面，以低收入者为最高；在文化程度方面，以初中及以下者为多；在病程方面，病程≤5 年者远多于>5 年者；疾病以精神分裂症为多，症状以行为障碍为主。①

第二节　应急处置的体系建设

为了有效预防、及时控制和消除突发事件的危害，保障患者及公众身体健康与生命安全，维护正常的社会秩序，必须依据《精神卫生法》《突发性公共卫生事件应急条例》和《严重精神障碍管理治疗工作规范（2018 版）》的要求，建立应急处置体系，

---

① 易焕文，蒋令明，张振文．应急处置的重性精神疾病患者人口学和临床特征分析［J］．中国当代医药，2016，23（2）：137-140.

保证组织体系的健全。针对严重精神障碍患者这一特殊群体制定应急处置预案尤为重要。当事件发生时，按照统一、高效的原则启动各级应急预案，保障应急处置工作顺利完成。

一、应急处置队伍建设

各地卫生行政部门要协调相关部门建立由精防人员、民警、村（居）民委员会成员、网格员等关爱帮扶小组成员和精神科医师、护士等组成的应急处置队伍。患者家属、监护人也应当参与应急处置。参加应急处置的精神卫生专业人员应当为具有丰富临床经验的精神科执业医师和注册护士。在执行应急处置任务时，所有医护人员需佩戴胸牌，标明身份。

2012版《重性精神疾病管理治疗工作规范》曾要求参与应急处置的精神科执业医师应具有连续5年以上精神科临床工作经验，并且接受过严重精神障碍规范化治疗培训；参加应急处置的精神科专业护士应具有连续3年以上精神科临床工作经验。应急处置组人员实行24小时轮班。

如同其他应急工作一样，严重精神障碍应急处置需加强危险行为防范措施、精神科专业知识等相关培训，定期开展演练。承担应急处置任务的精神卫生医疗机构应当建立绿色通道，接收需紧急住院或门急诊留观的应急处置患者；设立有专人值守的应急处置专用电话，实行24小时轮班；配备快速起效药物、约束带等应急处置工具包。

二、宣传与培训

将严重精神障碍、非自愿医疗及应急处置的意义纳入健康教育范畴，培养师资力量，经常深入基层举办多种形式的培训，对群众进行精神卫生知识的宣传教育，提高群众对精神卫生知识的知晓率，增强其对突发性事件的防范意识和应对能力。

所有参与应急处置的人员均需接受严重精神障碍患者社区管理中的安全问题与风险管理培训和应急处置流程的培训，尽可能地避免自身受到伤害，并保障处置工作科学有序进行。基层精防医生和精防护士还需接受精神科知识的培训，尤其是识别药物不良反应、危险等级评估等知识的培训。

第三节　应急处置的指征及流程

一、危害公共安全或他人安全的行为或危险

发现或获知患者有危害公共安全或他人安全的行为或危险时，精防人员或其他相关人员应当立刻通知公安民警，并协助其进行处置。精防人员应当及时联系上级精神卫生医疗机构开放绿色通道，协助民警、患者家属或监护人将患者送至精神卫生医疗机构门急诊留观或住院。必要时，精神卫生医疗机构可派出精神科医师和护士前往现场对患者进行快速药物干预等应急处置。

二、伤害自身行为或危险

伤害自身的行为或危险是指：

①有明显的自杀观念，或既往有自杀行为者，可能出现自伤或者自杀行为；

②已经出现有自伤或者自杀行为，对自身造成人身伤害。

获知患者出现上述行为之一时，精防人员应当立即协助家属联系公安机关、村（居）民委员会及上级精神卫生医疗机构，由家属和（或）民警协助将患者送至精神卫生医疗机构或有抢救能力的医院进行紧急处置。如系服药自杀，应当将药瓶等线索资料一同带至医院，协助医生判断其所用药物名称及剂量。

三、与精神疾病药物相关的急性不良反应

发现患者出现急性或严重药物不良反应时，精防人员应当及时联系上级精神卫生医疗机构的精神科医师，在精神科医师指导下进行相关处置或转诊至精神卫生医疗机构进行处置。

四、病情复发且精神状况明显恶化

得知患者病情复发且精神状况明显恶化时，精防人员在进行言语安抚等一般处置的同时，应当立即联系上级精神卫生医疗机构进行现场医疗处置。必要时，协助家属（监护人）将患者送至精神卫生医疗机构门急诊留观或住院。此种需要应急处置的情形一般是因为病情复发、症状突出而产生了伤害自身及他人的风险和行为。

第四节 应急处置的原则

一、合理合法

应急处置判断要准确，方法要恰当，严格遵循相关的法律法规。在对患者实施应急处置之前、之中，参与处置人员应当与患者家属或者监护人签署知情同意书。患者家属或者监护人无法及时赶到现场时，应当由现场履行公务的民警或其他工作人员签字证实。

二、及时

相关人员应该及时赶到现场，采取合理合法的干预措施，尽可能缩短造成伤害和损失的时间。

三、安全

采取的一切处置措施，均旨在保护患者、家属、周围人群以及实施应急处置的人员的人身安全，保护公共和私人财物安全。

第五节　应急处置的方式

精神卫生医疗机构采取的有关应急处置措施，应遵循《精神卫生法》《严重精神障碍管理治疗工作规范》《疾病诊疗规范——精神病分册》和《中国精神疾病防治指南》的规定。对精神科门诊留观或者精神科紧急住院观察以及非自愿住院的患者，应按照门诊留观、紧急住院观察和非自愿住院的要求办理相关手续。

一、现场临时性处置

适用于疾病诊断明确、问题清楚、处理措施不复杂的情况。主要针对一般的急性药物不良反应患者，或病情不重、治疗依从性较好、患者家庭有一定管理条件的患者。

如果现场临时性应急处置未能达到预期效果，应及时转为精神科门诊留观、紧急住院观察、非自愿住院或联络会诊。

二、精神科门诊留观

适用于不能立即确诊、需进一步检查或观察；或疾病诊断虽已明确为严重精神障碍，但处理措施较简单，预计问题可以在24小时内得到解决的情况。主要针对较严重的急性药物不良反应，或患者家属/监护人有较强看护能力并且危险性评估在2级及以下的患者。

确诊的严重精神障碍患者如果估计病情不能在24小时内得到有效控制，或有继续发展加重的趋势，达到非自愿住院的条件者应及时转为非自愿住院治疗。对于符合《精神卫生法》第二十八条第二款规定的24小时内不能确诊的疑似精神障碍患者应转入精神科紧急住院观察。

三、精神科紧急住院观察

精神科紧急住院观察主要适用于符合《精神卫生法》第二十八条第二款“疑似精神障碍患者发生伤害自身、危害他人安全的行为，或者有伤害自身、危害他人安全的危险的，其近亲属、所在单位、当地公安机关应当立即采取措施予以制止，并将其送往医疗机构进行精神障碍诊断”所规定的情形。经接诊精神科执业医师检查评估后，认为需要留院观察以确定诊断，然后决定下一步的处理。紧急住院观察的目的是对疑似精神障碍患者作出诊断，一般时限为72小时，疑难案例可适当延长。疑似精神障碍患者可以拒绝回答医生的提问，但可能会延误诊断而延长相应的住院观察时间。此期间经医生评估，可能有以下结论和后续处理措施：

①不能诊断为严重精神障碍，或诊断为严重精神障碍但不需要非自愿住院治疗的，应尽快为住院患者办理出院手续，或者通知住院患者的监护人尽快到医院办理出院手续。

②对诊断为严重精神障碍，且符合《精神卫生法》第三十条第二款第一项情况需要非自愿住院治疗的患者，通知患者的监护人来院办理非自愿住院治疗手续，监护人不同意患者住院治疗的，应当办理出院手续，并告知监护人对在家居住的患者做好看护管理。

③对诊断为严重精神障碍，且符合《精神卫生法》第三十条第二款第二项情况需要

非自愿住院治疗的患者，通知患者的监护人来院办理非自愿住院治疗手续。患者或者监护人对需要住院治疗的诊断结论有异议，不同意对患者实施住院治疗的，可以要求再次诊断和鉴定，但需在办理非自愿住院治疗入院手续后提出。

四、非自愿住院

非自愿住院主要适用于经精神科执业医师检查评估，符合《精神卫生法》第三十条规定的情形者。主要针对危险性评估在3级及以上或出现严重的急性药物不良反应的严重精神障碍患者，此类患者经过评估一般存在发生伤害自身的行为，或者有伤害自身的危险，或者已经发生危害他人安全的行为，或者有危害他人安全的危险的情形。

已经发生伤害自身的行为，或者有伤害自身的危险的，监护人（或监护人授权的代理人）可决定患者非自愿住院治疗或门诊治疗或居家看护，对不同意非自愿住院的，医院须告知监护人应当对在家居住的患者做好看护管理。

已经发生危害他人安全的行为，或者有危害他人安全的危险的患者，依照《精神卫生法》第三十六条第二款和国家卫生健康委相关配套文件的规定，其监护人：

①应当同意对患者实施住院治疗。如果监护人不同意患者住院治疗，患者所在单位、村民委员会或者居民委员会签署并且办理入院手续，同样合法有效。

②如果监护人或患者对需要住院治疗的诊断结论有异议，不同意实施住院治疗的，监护人或患者都可以要求再次诊断或进行精神障碍医学鉴定。在再次诊断结论或医学鉴定报告作出前，医院依照《精神卫生法》的有关规定，按照诊疗规范的要求对患者实施治疗。

③如果监护人或者患者要求再次诊断的，应当及时向医院或者其他具有合法资质的医疗机构提出。如果对再次诊断结论仍有异议的，可以自主委托依法取得执业资质的鉴定机构进行精神障碍医学鉴定。

④再次诊断结论或者鉴定报告表明，不能确定就诊者为严重精神障碍患者，或者患者不需要住院治疗的，医院须立刻终止住院治疗，送患者入院的监护人或者监护人授权的代理人应立即来院为患者办理出院手续。

⑤再次诊断结论或者鉴定报告表明，患者符合非自愿入院标准而应当住院治疗的，监护人应当同意对患者实施住院治疗；如果监护人阻碍实施住院治疗，或者患者擅自脱离医院，医院应依法向公安机关请求协助，对患者实施非自愿治疗。再次诊断结论或者鉴定报告出来之前，维持患者住院治疗状态。

五、联络会诊

在应急处置的现场情形中，往往涉及需要其他专业科室处理的临床问题，这就需要开展其他专业科室的联络会诊工作，比较常见的处理方式是与120联动。需要其他专业科室会诊的情形主要有：精神药物的过量中毒；脑器质性或躯体疾病所致精神障碍，如意识模糊状态或谵妄状态；自杀未遂患者出现的严重的躯体伤害；严重精神障碍合并严重传染性疾病；严重精神障碍合并严重躯体疾病或妊娠；严重躯体疾病患者患病后出现的严重心理行为反应；躯体疾病或治疗过程如药物导致的精神症状等。联络会诊的开展可对患者的医疗处置提供更加科学合理的方案，对精神专科医院尤为重要。

第六节　院外应急处置常用措施

一、心理危机干预

心理危机干预是指针对处于心理危机状态的个人及时给予适当的心理援助。它不是一种程序化的心理治疗，而是一种心理服务，是对处于心理失衡状态的个体进行简短而有效的帮助，使他们渡过心理危机，恢复生理、心理和社会功能水平。心理危机干预本质上属于支持性心理治疗，是为解决或改善当事人的困境而发展起来的，以解决问题为主，一般不涉及当事人的人格塑造。进行心理危机干预主要是为了防止过激行为，如自杀、自伤或攻击行为的进一步发生；促进交流与沟通，鼓励当事者充分表达自己的思想和情感，提升其自信心和鼓励其进行正确的自我评价，提供适当建议，促使问题解决；同时提供适当医疗帮助，处理昏厥、情感休克或激惹状态等。需要根据现场情形判断现场人员的安全性，如果现场人员安全没有保障，则应当退至安全地带尽快寻求其他人员的帮助。处置时应当与患者保持一定的距离，观察好安全撤离路线。

危机干预的时机以急性阶段最为适宜，通过倾听和关怀，弄清问题实质，鼓励当事人发挥自己的潜能，重建信心来应付面临的问题，恢复心理平衡。具体实施干预措施包括：以共情、真诚、尊重、不偏不倚和真诚关心的态度进行倾听、观察、理解和作出反应；向当事人解释情感活动是对危机的正常反应；鼓励当事人讨论目前感受，诸如否认、内疚、悲痛、生气。

在实际干预中常使用支持性和解释性言语，缓解患者紧张、恐惧和愤怒情绪，劝说患者停止危害行为。与此同时还需要对现场其他人的焦虑、紧张、恐惧情绪给予必要的安慰性疏导、转移。此外，对实施干预的人也要及时进行干预，以保护他们免受强烈的心理痛苦。可采用系统的、通过交谈来减轻压力的方法——紧急事件应激晤谈（Critical Incident Stress Debriefing，CISD）来实现保护性干预。

二、保护性约束

保护性约束是为及时控制和制止危害行为发生或者升级，而对患者实施的保护性措施。经患者监护人（家属）同意，精防人员或其他相关人员协助民警使用有效的保护性约束手段对患者进行约束，对其所携危险物品及时全部搜缴、登记、暂存，将患者限制于相对安全的场所。

保护性约束必须是在没有其他可替代措施的情况下方可实施。执行保护性约束时应耐心向患者说明该措施的目的，尽量争取患者的配合，避免其过激的反应。在执行过程中，应确保患者和工作人员的安全。保护性约束包括体力控制和机械性控制，大多数先是体力控制后，再行机械性控制。机械性控制以约束带控制为主。

体力控制措施及注意事项：患者大都不合作，甚至抗拒，出现攻击性行为。接触有攻击行为的患者时，一般要组织多名人员在场，控制患者时要注意自己的位置及与患者的距离，以防遭到袭击。控制时要保护患者安全，防止患者损伤，注意不要损伤患者的重要部位，移动患者时要注意尊重、保护患者。

机械性控制措施及注意事项：在体力控制后，同时控制其双上肢，必要时同时控制其双下肢，用约束带打结分别缚于双腕关节和双踝关节，稍拉紧，使之不影响其血液循环、又不能脱出为宜。对被约束对象要定期做好患者病情方面的评估工作，及时对患者解除约束。

三、快速药物干预

为迅速控制患者情绪，经应急处置组的精神科执业医师诊断评估可采用以下药物进行紧急干预：氟哌啶醇肌肉注射，可联合异丙嗪注射，必要时可重复使用；或氯硝西泮肌肉注射，必要时可考虑重复使用；或齐拉西酮注射；或奥氮平口崩片口服。用药后，应注意观察患者药物不良反应。

在应急处置中使用快速药物镇静的方法需要慎重，尤其是诊断没有明确的疑似严重精神障碍患者，在使用前务必做好知情同意工作，同时需要评估患者的躯体状况和既往的用药情况，保障处置的安全。

四、急性药物不良反应对症处理

根据药物不良反应的具体表现采取对症处理，如出现急性肌张力障碍可用抗胆碱能药物治疗，静坐不能可降低药物剂量或使用β受体拮抗剂，急性激越可使用抗焦虑药物缓解。

五、其他治疗

查看并处理患者出现的身体损伤、躯体疾病以及评估躯体疾病与精神症状之间关系。必要时，请就近综合性医院会诊或协助诊疗，选择最适于患者的治疗决策。

第七节　双向转诊及技术指导

双向转诊分为上转（由社区、乡镇卫生院转诊至精神卫生专业机构）和下转（由精神卫生医疗机构转诊到社区、乡镇卫生院）。应急处置的患者绝大多数符合上转的要求。当患者诊断明确，仅需门诊治疗不需住院或病情较稳定或者住院治疗出院后，需进行社区跟踪随访、康复教育以及主要精神症状控制，愿意参加社区康复活动及职业康复训练的患者应当完成下转的工作（含出院信息单的流转）。双向转诊应建立制度、流程和台账。

已经接受社区/乡镇管理的患者，在应急处置结束后仍然在家居住的（含出院下转患者），社区卫生服务中心或者乡镇卫生院应按照要求进行患者社区/乡镇管理。

尚未接受社区/乡镇管理且诊断符合严重精神障碍的本地常住患者，在应急处置结束后仍然在家居住的，社区卫生服务中心或者乡镇卫生院在征得患者本人或监护人或近亲属同意并签署《参加严重精神障碍管理治疗知情同意书》后，按照要求登记和开展患者社区/乡镇管理。

精神卫生医疗机构应组织精神科医师定期前往对口帮扶的基层医疗卫生机构开展随访

技术指导，每季度至少1次，资源丰富的地区可增加频次。随访技术指导内容包括需面访患者的精神症状的识别、治疗药物调整、副作用识别、案例讨论分析、个案管理的病例督导以及对严重精神障碍患者个人信息补充表、随访服务记录表填写的检查指导等内容。

第八节　几种常见危害行为的处置原则

一、暴力攻击行为

（一）评估患者危险性

根据患者病史及目前的状况，评估冲动和暴力行为发生的可能性以及可能带来的不良后果，进行危险性评估。危险性是指自己及他人存在被伤害的可能性，评估包括伤害的广度、可能性、急切性、频率及与伤害行为有关的环境等。由于攻击性行为的概念目前尚未统一，较难获得精神障碍患者危险性攻击行为的确切发生率。广义的攻击行为包括有目的、有意图地对人（他人和自身）、动物和其他目标进行伤害或破坏的行为，而狭义的攻击行为则仅指对自身以外目标的伤害或破坏行为。暴力行为是攻击行为的极端形式。

精神分裂症、人格障碍（尤其是反社会型人格障碍）、药物和酒精滥用等精神障碍患者较一般人群更易发生攻击行为，未获得恰当治疗发生攻击的可能性更大。其他精神病性障碍、双相障碍、颅脑外伤后患者等也常伴有攻击行为。此外，焦虑性障碍、心境恶劣、抑郁症、冲动性障碍、对立违抗型人格障碍、边缘性人格障碍、精神发育迟滞等也有出现攻击性行为的可能。

危险性评估的基本内容主要包括：①既往攻击性行为的历史及相关特点，如以前有过一次或多次暴力行为、多次冲动行为，以及存在难以应对的应激事件、过去不愿意延迟满足自己的欲望、反社会特点与缺乏社会支持等易感性等。研究表明既往暴力史是预测未来发生暴力行为最有效的独立影响因素。②人格特征，如离奇的暴力行为、事先缺乏刺激诱因、事后缺乏后悔、对主要事实持续否认、易冲动、不能接受批评和挫折、精力旺盛、自我中心、为人轻浮等。③精神状态，如病态嫉妒、偏执观念与想伤害他人、欺骗性、缺乏自我控制、治疗态度——依从性差、酒精或药物滥用等。研究证实精神活性物质的使用是相关性最高的危险因素，而处于急性期及躁狂状态，存在偏执观念，发生暴力行为的危险性较大。④环境因素，如精神刺激或突发事件再出现的可能、社交困难和缺乏支持等。

虽然危险性评估对临床工作的安全性及减少暴力事件及犯罪等非常有帮助，但是，我们要清醒地认识到对危险性行为的评估，并非想象中的准确，实际上远未达到“精确”的程度。

（二）非药物性干预措施

①一般的安全技巧：与对方保持一定的距离、避免直接的目光对视、不要随便打断患者的谈话、要有安全的逃离通道、及时发现患者愤怒的迹象、取走患者携带的凶器等。

②检查技巧：避免给患者过度的（声光）刺激，给予患者足够的个人空间，尽量保持开放的身体姿势，尊重、认可患者的感受，向患者表示随时愿意提供帮助。多做言语的安抚，以减少患者的恐惧。只有当劝阻患者停止暴力无效时，才考虑予以身体约束。

（三）药物治疗

采用快速镇静疗法，使用抗精神病药物，根据病情精神科医师可采用以下药物进行紧急干预：氟哌啶醇（5~10mg/次）肌肉注射，可联合异丙嗪注射，必要时可重复；或氯硝西泮（2mg/次）肌肉注射，必要时可考虑重复注射；或齐拉西酮（10~20mg/次）注射，每2~4小时注射1次，不超过40mg/天，最多可连续注射6针，或不超过3天；或奥氮平口崩片（5~20mg/日）口服，该药在唾液中几秒之内可快速溶解，或在口腔内快速崩解，适用于儿童、老年及卧床不起的患者。用药后，应注意观察患者的药物不良反应。

二、自伤自杀行为

研究表明，50%~90%的自杀死亡者可以建立精神障碍的诊断，其中以心境障碍最多见，其次为精神活性物质滥用、精神分裂症、人格障碍及应激性障碍患者等。但在自杀未遂者中，符合精神障碍的诊断标准却要低得多，常常只是一些心理健康问题，尚不足以建立疾病的诊断。精神障碍是欧美国家自杀的主要危险因素。提醒和教育照料者提高对患者自杀的防范意识，加强社会支持，采取必要的措施可以有效地阻止自杀行为的发生。由于自杀者在自杀前多处于矛盾状态，思维僵化，情绪及行为具有冲动性，避免"扳机"作用、及时干预常可以有效地阻止自杀行为的发生。

（一）阻止自伤自杀行为，救治躯体损伤

降低死亡率及善后处理。包括：①建立自杀的急诊救治系统，提高对自杀者的救治水平，降低死亡率；②发现和解决自杀未遂者导致自杀的原因，必要时采取药物和心理治疗，消除原因，预防再次自杀；③同情和理解有自杀行为者，不要歧视，帮助自杀未遂者重新树立生活的勇气和信心，重新适应社会；④适当解决环境不良因素的影响，避免其不断受到影响而再度自杀。在实际过程中，需要面对和处理的方面有：通过科学的方法立即阻止正在实施的自伤自杀行为；快速进行必要的躯体检查，实施现场急救，恢复并维持患者生命体征正常。如系服药自杀，应将药瓶等线索资料一同带至医院，协助医生判断所用药物名称及剂量。视患者躯体损伤程度及医疗处理条件，决定是否转入综合性医院急诊科急救，或请其他科会诊等。

如生命体征平稳，应将患者转移至安全场地，由专人看护，避免再度发生自伤自杀行为。如在社区内缺少安全保护措施，应采取精神科门诊留观或紧急住院治疗。

（二）快速药物镇静

针对自杀未遂者，在评估躯体情况许可的情况下可考虑使用苯二氮卓类药物在缓解焦虑的同时予以镇静催眠。

（三）积极处理原发疾病

适时开始或调整针对原发疾病的治疗方案，了解并分析患者自伤自杀的成因，给予其支持性心理治疗。

三、与抗精神病药相关的急性不良反应

抗精神病药副作用较多，特异质反应也常见，所以，处理和预防药物的不良反应与治疗原发病同等重要。常见的急性药物不良反应有锥体外系反应、恶性综合征、体位性低血

压、药物过量中毒等。

处置急性药物不良反应，应遵照《疾病诊疗规范——精神病分册》《中国精神疾病防治指南》的要求实施。

第九节　处置记录和报告

对患者实施应急处置前或应急处置过程中，参加处置人员应当与患者家属（监护人）签署严重精神障碍应急处置知情同意书（见附表 18）。患者家属（监护人）无法及时赶到现场时，应当由现场履行公务的民警或其他工作人员签字证实。

执行应急处置任务的精防人员或精神卫生专业人员，应当在应急处置完成后 24 小时内填写严重精神障碍患者应急处置记录单一式三份。其中，一份交本级精防机构，一份留存基层医疗卫生机构，一份留应急处置机构。基层医疗卫生机构应当在 5 个工作日内通过信息系统上报处置记录。对未建档的患者，由精神卫生医疗机构在确诊后的 5 个工作日内登记建档，并录入信息系统。对已建档但未纳入管理的患者，在征得本人和（或）监护人同意后纳入社区管理。符合《精神卫生法》第三十条第二款第二项情形的患者直接纳入社区管理。

第七章　社区康复方法与技术

第一节　精神障碍的社区康复

一、康复与社区康复

康复是指应用各种有用的措施以减轻残疾的影响和使残疾人融入社会。康复不仅是指训练残疾人使其适应周围环境，而且也指调整残疾人周围的环境和社会条件以利于他们融入所在社区。康复是一个促使残疾人身体的、感官的、智能的、精神的和社会生活的功能达到和保持力所能及的最佳水平的过程，从而使他们能借助于一些措施和手段，改变其生活而增强自立能力。

2006 年联合国《残疾人权利公约》定义，康复为采取有效和适当的措施，包括通过残疾人相互支持，使残疾人能够实现和保持最大程度的自立，充分发挥和维持体能、智能、社会和职业能力，充分融入和参与生活的各个方面。康复应加强和推广适应性训练和康复服务，应尽早对残疾人进行综合评估，康复的内容尽量安排在残疾人所在的社区。

社区康复伴随康复的发展而发展，其概念的演进经历了不同的发展阶段。2010 年世界卫生组织、联合国教科文组织、国际劳工组织等国际组织联合编印的《社区康复指南》指出，社区康复是为残疾人康复、机会均等、减少贫困及增加社会融合的社区发展的策略，其使命是按照综合的、发展的、包容的模式促进残疾人康复、教育、民生、社会和增能等方面的发展。

康复与社区康复可以从很多维度进行考量，仅从其概念演进历程可以看到，康复的发展从医学领域开始，逐步过渡到教育、职业、社会等领域的专业化服务；社区康复以人为本，更加关注个人的综合发展和权利保障，为残疾人各种服务的实现提供一种独特的、立体的、系统的、有效的途径。康复和社区康复的内容在发展过程中呈现趋同，甚至社区康复的内涵与外延已经超过了康复，这使二者更具理论研究和实践的意义。

二、精神康复与社区精神康复

精神障碍的康复，指的是心理社会康复，是精神障碍患者社会功能恢复和健康恢复的过程。

精神障碍患者社会功能康复的标准：症状基本控制或对功能没有大的干扰；生活自理、人际交往、学习和工作能力的恢复；能最大程度地利用身边的各种资源；自我认同、有生命价值感和主观幸福感。

在早期的概念里，Anthony（1982）对精神康复和躯体康复做了一个对比，结果显示，尽管因为功能障碍的不同导致治疗方法有所差异，但是他们的目标是类似的。因此，对于精神康复，有一种更为广泛的定义：通过最少的专业干预，帮助精神疾病患者提升功能和适应他们自我选择的环境，并获得满足感（Anthony，Cohen，Farkas，&Gagne，2002）。

在实用主义的精神康复中产生的定义有很多。例如，在一个尊重的、支持性的、现实的氛围中，按照自己的步伐，给精神残疾人一个机会去工作，去社区独立生活以及享受社会生活（Rutman，1993）。这个简单的定义抓住了精神康复的关注点，精神康复产生于病人每天生活中常态化的角色与角色间的关系、实用的与真实的生活元素以及患者的经验和过去经历。

综上所述，“精神康复”可以理解为：努力帮助精神残疾患者在他们的复元过程中不断进步的一种系统。

社区精神康复是指在社区内的精神康复工作，由专门的精神康复社会工作者和社区精神康复医生、康复治疗师及心理咨询师等一系列专业人才的协同努力共同完成患者的精神康复工作。国内学者对社区精神康复的认识是：社区干预是有计划、有组织地进行一系列活动，以创造有利于健康的环境，改变人们的生活方式，降低危险因子水平，预防疾病，促进健康，提高患者的生存质量。

精神障碍的社区康复是以社区为基础，动员家庭和社会的力量，开展对精神病人的社会、心理和生理康复，病人的预后及复发不仅与药物治疗有关系，而且与家庭及社会对病人的态度有关，社会支持能提高精神障碍患者应付压力的能力和社会功能。在精神障碍的治疗中，药物治疗起关键作用，而社区康复则是改善患者的社会心理环境，提高其社会适应能力，促进其早日康复并重新回归社会的重要康复措施。

第二节　国内外社区精神康复的起源与发展

社区精神康复是与精神病学、社区医学密切联系的。历史表明，精神病学的发展不仅受到当时的医学科学水平的制约，而且也受到当时占主导地位的社会意识形态的影响。历史上去机构化运动、人权运动等社会事件对精神病学的发展产生了重要的影响。了解国内外社区精神康复的发展历史，有助于更好地理解如今社区精神康复的发展现状以及未来发展方向。

一、中国社区精神康复的发展

我国的精神卫生工作是在中华人民共和国成立后才逐渐发展起来的。中华人民共和国成立前全国精神疾病医疗机构不到10所，神经精神科医师总数仅50~60人，精神科床位不超过1000张。中华人民共和国成立以来，特别是20世纪50年代国家经济恢复和80年代改革开放以来，精神卫生事业才得以快速发展。中国社区精神康复工作起步于1958年，当年在南京召开了全国第一次精神疾病防治工作会议。会议制订了“积极防治，就地管理，重点收容，开放治疗”的工作方针，成立卫生、民政、公安组成的领导与协调组织，制订了1958—1962年精神卫生工作第一个五年计划。相继在北京、上海、湖南、四川等地建立精神疾病防治机构，重点防治重性精神疾病。20 世纪 70 年代建立了由卫生、民政和公安部门联合组成的精神疾病防治领导小组，开始建立精神疾病三级防治网络，全国比较成功的有北京、上海、山东烟台、黑龙江大庆模式。然而，在“文革”期间，社区精神卫生工作几乎中断，在“文革”后只有上海保留了较为完整的精神疾病防治网。

1986 年，在上海召开了第二次全国精神卫生工作会议，提出今后精神卫生工作主要任务：积极宣传；统一领导；积极防治；培养专业人才等。国务院批准转发了《关于加强精神卫生工作的意见》，制定了《精神卫生工作“七五”计划》。此后多地探索了社区精神卫生工作的新模式，如辽宁铁岭开展了农村地区家庭病床；沈阳正阳街开展了治疗、康复、技能训练、就业四位一体的康复模式；上海第一精神病康复院开展了模拟社会生活区；北京民康医院开展了住院职业康复治疗等各种新模式。

2001 年，在北京召开的第三次全国精神卫生工作会议预示着中国精神卫生工作的加速。2004 年 9 月国务院办公厅转发《关于进一步加强精神卫生工作的指导意见》，强调我国精神卫生工作是按照“预防为主，防治结合，重点干预，广泛覆盖，依法管理”的指导原则，建立“政府领导、部门合作、社会参与”的工作机制，建立健全精神卫生服务网络，把防治工作重点逐步转移到社区和基层。2004 年，精神卫生作为唯一的非传染病项目正式列入国家公共卫生行列。2008 年，卫生部等 17 个部门印发了《全国精神卫生工作体系发展指导纲要（2008—2015 年）》，提出开展精神疾病社区康复的县（市、区）到 2015 年要达到 85%。2015 年，国务院办公厅转发卫生计生委等 10 部委《全国精神卫生工作规划（2015—2020）》，提出到 2020 年底，70%的县（市、区）有精神障碍社区康复机构，50%以上的居家患者接受社区康复服务。

2009 年，国家将重性精神疾病管理纳入国家基本公共卫生服务项目。经过几年的探索，逐步明确了精神卫生的公共卫生特性，也明确了精神卫生工作的改革方向，即构建以病人为中心、以全程服务为特点的、医院——社区一体化的、具有公共卫生特点的、连续的团队式网格化服务。2013 年 5 月 1 日实施的《精神卫生法》进一步明确了关于我国社区精神卫生的政府和机构职责以及保障措施。

二、国外去机构化运动与社区精神康复发展

欧美等国家社区精神康复的发展与一系列政治、经济及人权运动的发展是密切相关的，其中尤以去机构化运动为甚。

去机构化运动起源于 20 世纪 50 年代末，是美国政府主导的缩减精神专科医疗机构规模、精神卫生模式变革和理念变迁的过程。起初，美国州立精神专科医院床位数被大规模缩减，继而部分州立精神专科医院被关闭。政府在全国广泛建立社区精神卫生中心和安置居所等社区服务设施，将住院患者逐渐转移到社区进行治疗和康复。伴随着社会变革，精神卫生机构去机构化改革扩展到了英国、法国、德国、巴西等国家。

（一）去机构化运动背景及进程

第二次世界大战后，因战争、创伤等原因，精神疾病患病率直线上升，对精神专科医院的需求空前增加，甚至过度膨胀。美国建立了许多大型州立精神病院，但其医疗服务饱受外界指责和诟病，如专业人员缺乏、医疗环境恶劣、过度拥挤、病房堪比危房或仓库、

患者受虐待及致死案例屡被媒体曝光等。同时，抗精神病药物的出现对“去机构化”进程有极大的推动作用。20 世纪 50 年代，第一个抗精神病药物氯丙嗪和第一个抗抑郁药物丙咪嗪相继被发现，开创了药物治疗精神疾病的历史，显著改变了精神分裂症、抑郁症等患者的预后，使得许多精神疾病患者不必长期封闭滞留在医院，居家治疗精神疾病成为可能。

20 世纪 50 年代末，一些精神病学专业人士和心理学专家对精神病学提出许多批评和质疑，甚至把精神病学视为“伪科学”，掀起了“反精神病学”运动。新闻媒体披露了有精神疾病患者在州立精神病院被折磨致死的事件。同时，伴随 20 世纪 60 年代马丁·路德·金博士领导的民权运动的蓬勃发展和美国国会通过民权法案，美国社会形成了一股巨大的反对精神病学的潮流。这其中最著名的当属罗森汉恩实验（Rosenhan Experiment），是 1973 年美国心理学家大卫·罗森汉恩关于检验美国精神疾病诊断标准的一项著名实验，并发表在《科学》杂志上。这项研究被认为是对精神疾病诊断标准的重要批判。“反精神病学”运动提醒人们对精神疾病社会文化背景的重视以及对精神疾病患者回归社区生活的关注。这些对美国精神卫生改革和发展起到了积极的推动作用。

1963 年，肯尼迪总统签署法案，要求在全国建立社区精神卫生中心，并计划政府出资 70 亿美元，覆盖所有郡县共 2000 家。但由于肯尼迪总统遇刺及越战等原因，到 1985 年，共建立约 750 个社区精神卫生中心，占全国所有社区的一半。美国并未计划在社区精神卫生中心建立起来之前关闭州立精神专科医院。但 20 世纪 70 年代，随着美国经济的腾飞与发展，许多州热衷于精神卫生“去机构化”改革，关闭了许多精神专科医院。原因可能与考虑节约州立精神专科医院运营费用有关。

美国精神卫生“去机构化”改革波及到了欧洲。有研究认为，1990 年至 2002 年间，英国、德国、荷兰、西班牙、瑞典等国精神专科医院床位数均有下降，如英国下降了 52%，瑞典下降了 65%。而政府资助的社区安置居所则大大增加，如英国增加了 40%，德国增加了 101%。意大利精神卫生“去机构化”改革伴随着 20 世纪 60 年代末的社会运动，得到了大学生和医护人员的广泛参与，最终推动了立法改革。改革的领军人物 Dr. Franco Basaglia 参与了意大利精神卫生改革法案 180 号法案（1978 年）的制定。该法案要求逐渐关闭精神专科医院，将患者转移到社区精神卫生中心。精神疾病患者的社会化安置居所迅速增加，如意大利 Emilia-Romagna 地区，1992 年至 2000 年间增加了 259%，但精神科床位数从 1990 年至 2002 年仅增长了 18%。澳大利亚从 20 世纪 50 年代也逐渐开始“去机构化”改革。澳大利亚 1992 年通过了精神卫生法，从法律上要求缩减和关闭部分精神专科医院，提供充足的急诊医疗服务、社区精神卫生机构和安置居所。如在昆士兰州，第一阶段从 1953 年至 1963 年，其特征是强化对住院患者转移出院，即“打开后门”，对合适到社区的患者通过“尝试离开”“中途宿舍”“日间医院”等方式予以出院。1964 年至 1998 年为第二阶段，主要是加强入院管理，即“关闭前门”，尽量避免入院治疗。到 1998 年，患者住院率下降到 0.81/万人，较高峰时相差 40 倍左右。昆士兰州精神专科医院患者数量下降最快的阶段是 1953 年至 1973 年。到 20 世纪 90 年代，虽然仍有下降，但变化明显减小。

（二）去机构化运动对我国的启示

精神卫生“去机构化”运动背景复杂，由多重因素引发。而我国经济社会的发展状况、社会基本制度均不同于西方国家，目前在我国并不具备“去机构化”改革的社会背景和客观条件，但“去机构化”改革和社区精神卫生发展的模式经验值得学习借鉴。首先，我国精神卫生也需要优化整合资源，妥善安置急性、慢性、重性、轻型等各类精神疾病患者，提供适宜的服务；其次，“去机构化”的理念也在发展，以前认为是缩减规模或关闭精神病院，如今“去机构化”已经成为一个历史名词，而更多的是精神卫生服务理念的转变。随着经济社会发展和大众精神健康需求的增加，我国精神卫生工作受到政府前所未有的重视，强调要大力发展精神卫生事业。目前，精神疾病专科诊疗技术在我国已取得长足的进步和发展，而精神卫生服务体系建设和工作模式创新还十分有限。如何探索及发展适合我国的“医院——社区一体化”精神卫生服务体系，是值得深思的问题。

西方部分国家精神卫生服务的先进理念值得我们学习和借鉴。50余年的“去机构化”进程，实际上也是精神病学发展、精神卫生服务重心和理念变迁的过程。20世纪50年代，精神药理学的革命性进展，使得部分患者不住院治疗成为可能，社区精神卫生逐步发展。60年代，尽量让患者留在社区就近治疗，住院治疗应该是短暂的；认为综合医院精神科、日间医院、中途宿舍、急诊服务等项目是更经济和更有治疗价值的途径。70年代，关注社区多学科团队发展以及如何用最小的限制为患者提供更加专业、全面的服务。80年代，社区精神卫生服务大力发展，个案管理、居所照料、无家可归问题备受关注。90年代，重视对精神卫生服务的评估，提供个体化服务。如今，服务理念已转变为以患者为中心，尊重患者的个人选择，保障患者的权利，尽可能将精神卫生防治和家庭照料相结合，让患者以自我管理方式参与社区康复。

第三节 精神康复发展趋势：复元

西方传统的精神卫生服务方式采取的是生物学模式，关注精神障碍患者病症的诊断和消除，把精神障碍患者视为需要帮助的服务对象。随着20世纪70年代服务使用者运动的产生和发展，社会工作的自助和同伴支持的重要理念逐渐在精神卫生服务中获得普遍认可，让人们看到精神障碍患者自身所拥有的能力，不再仅仅关注精神障碍患者的病症，而是把精神障碍患者视为具有各种发展要求的人。到了20世纪90年代，西方精神健康服务方式逐渐采取复元（recover）模式，把自助和同伴支持确定为帮助服务使用者寻回有意义生活的重要元素。西方精神健康服务方式转变的基础，是对精神障碍患者看法的根本改变，把自助、同伴支持和增能赋权确立为服务的核心理念。

一、复元的定义

复元概念不同于传统的康复（rehabilitation）概念。传统的康复概念是指在医院的处境中由医生负责提供的、以治疗为核心的有限的精神健康服务。而复元概念是指在日常生活场景中为服务使用者提供各种精神健康服务，要求以服务使用者为主导，让服务使用者自己确定改变的目标、方向和途径，服务提供者只是服务使用者实现自己梦想的协助者，帮助服务使用者满足健康发展的要求以及提供必要的技能训练。

复元概念中强调最多的是重新寻回自我控制或者自我管理的过程。卡彭特尔（J. Carpenter）把复元定义为服务使用者通过增强对自己生活的责任感重新实现自我管理生活的过程。

以复元为导向的精神疾病康复不同于医疗模式的康复理念。复元的观点并非聚焦于疾病或缺陷，而是关注精神疾病康复者在生活层面及社会活动层面的参与。因此，作为服务的提供者，应更加重视与精神康复者建立一种“人”的关系，而非把精神康复者看作“弱势”“病态”的对象。在此关系下，两者是平等的，互为主体，服务提供者只是促进服务使用者复元的角色之一。

二、复元理论的缘起

复元运动兴起于20世纪70年代，美国当时正值黑人、同性恋者以及女性解放运动，伴随着增权、自助等核心概念的引导。由于社会大众与专业人员无法真实地了解精神障碍患者的痛苦，所以一些分散在各地的有相同康复经验的患者，透过自助与群体认同，分享其所受到的不正当待遇的愤怒感受，并希望能带来改变，故在全美各地形成组织，为了精神疾病康复者的权力而努力，并将传统医疗模式下的病人（patient）的称呼，转换成消费者（consumer）。“自助”与“充权”是复元运动的重要内涵，精神病康复者无须服从于权威而是可以活出新的可能性。因此，复元运动是由精神病康复者所发起的一项以抗击社会标签化、制度不公等种种负面经历的运动。这一项运动所带来的意义不仅仅是人们重新思考精神疾病康复者除了疾病的角色之外，还有有意义生活的权力；同时还促使专业人士重新检视现有关于精神疾病的论述。

2002年4月美国总统乔治·布什宣布成立精神健康总统新自由委员会，开始在全国范围内开展精神健康服务的调查和改革方案的设计。2004年12月美国举行了全国精神健康复元和精神健康服务变革的认同会议，把复元服务模式确定为全国精神健康服务的发展目标，认为自助和同伴支持是复元服务模式不可缺少的要素。

三、复元理念的内涵

复元是一个多面向的概念，目前尚未有一致性的定义，随着不同个体的生命历程，复元也呈现出个体性与独特性。复元理论的倡导者安东尼对复元理念的定义（Anthony, 1993）广受学者引用，其认为“复元是个体化且独特的改变过程，发生在态度、价值、感受、目标、技巧、角色等方面，精神康复者即使处于疾病的影响下，仍能过着满意、有希望、有贡献的生活”。综合安东尼精神康复的经验、假设，结合特纳克劳森和奥尔凯特所提出的康复主题（Turner-Crowson & Wallcraft, 2002），以及加涅、法卡斯对复元的研究，一些学者整理出复元的原则和核心元素。

（一）复元的原则

（1）复元不是直线发展的、可计划的、可系统操作的，在康复过程中，也包含着复发的挫折。这样的过程因人而异，具有不可预测性。康复的过程依照个体从过去发展到现在，是一个长期的过程，也是一个连续的整体。

（2）个体是复元的行动体，积极的投入是必须的。个体要为自己的生命进展付出行动，采取或大或小的行动，迈向个人目标，重建生活，发展有价值的关系和角色，树立重新生活的信念。

（3）复元的路径是多元的，关注个人和环境的互动。其中支持、接纳的关系是非常重要的，康复过程不仅需要靠专业人士的介入，家人、朋友的支持也是非常有帮助的。

（二）复元的核心元素

（1）重新获得希望和意义的重要性。要能够找到维持、重新获得或创造希望的方式，抱有生活在某个地方或某一天或有所改善的希望。

（2）以人为导向，倾听精神康复者的声音，理解他们在社会和家庭的角色，鼓励和发展优势，而非缺陷，并且提升外在资源和环境的有利性。

（3）克服外在环境带来的污名化和其他创伤。从疾病可能会带来失去社会地位和公平机会，到就业以及日常生活方面的歧视，复元不局限在从疾病本身中康复，也包含从疾病带来的社会后果中复元。

四、复元相关的理论视角

康复是需要患者个人投入，从而采取行动，改变态度和目标的一个过程。在这其中涉及康复者个体的生命经验、独特历程的身心感受。对康复工作人员来说，康复是一个实践的过程，时常陪伴、偶尔帮助患者，与患者共成长，在患者康复的进程中才能理解与体会复元的内涵。

目前在国内，精神疾病康复者在医疗模式为主导的康复环境下，更多地被标签为一个“病人”，而非有其生命价值、生活意义的“人”；更多地是被当作疾病治疗的客体，而非具有主体身份管理自己生活、重构疾病意义的个体。医务人员从生物学视角看，易局限于康复者的精神病理症状、曾经异常的言行或者风险，而易忽略患者作为“人”所拥有的优势与权利。

（一）人际关系理论

多数精神康复者在患病之后，原先的人际关系网络都中断了。因此，在康复阶段重新开启和建立人际网络是一个帮助其重建社会化的过程。在体验式的活动过程中，需要参与者全方位的投入，通过语言、行为、态度来与他人发生互动关系。完成这一活动的过程，就是一个建构人际关系的过程。因此，这也是为什么精神康复工作多以小组工作或团体心理治疗的形式进行，小组中的互动能够提高患者的人际交往能力和社会适应能力。

体验式小组工作是指服务对象和小组工作者通过参与各种真实情景的小组活动来达到小组目标，以真实生活场景为载体，以获得个人经验为目的的参与互动式小组活动。区别于传统小组工作通过“教导”来传情达意，有别于靠游戏、角色扮演来反思认知的参与小组活动，是小组成员与工作者互为主体，共同建构一种真实、互动的社会情境过程。其核心意义在于小组工作者和成员共同建构一种真实、互动的社会与心理环境，彼此以生命影响生命，其中融会了对生命以及生活的知性理解和感性体验，不断内化的同时也将此显性或隐性转化到个人的生活当中。

美国精神医学家沙利文所提倡的人际关系理论，从社会心理学的观点出发，认为人格乃是人际间交互作用的结果。他认为应从人际关系的角度来理解精神障碍人士，只研究个体是不行的，因为病人与非病人，其实都是在同一个人际环境中，人不可能和人际环境分割，个体人格一定是在人际环境中形成的。他主张人格决不能脱离人际关系的社会情境，人格的特征需从人际交往过程中才能发展。因此，从个体出生后，经由家庭的养护、同伴的支持与鼓励、社会的包容与帮助，对个体人际关系、人格的形成都有不可忽视的影响力。

（二）生态系统理论

生态系统理论强调个人是一个因果互动的网络系统，个人的行动改变受到多种因素的影响。一是微观系统，个体每天生活的系统，包括家庭、学校、工作场所、邻里等，是面对面的双向关系。二是中层系统，各类微观系统组成的网络，包括家庭之间的关系、邻里之间的关系。三是外层系统，间接对个体产生影响的系统。四是宏观系统，整个社会文化，如宗教信仰、经济、政治制度等的影响。五是时间系统。根据以上各个子系统，我们可以看到个人与环境的模式不只是介于同一层环境系统中，而是在多层环境系统中交互作用。

个人切入所在环境中的不同层次，从情境与文化间的关联再到人际与情境间的关系，人在与环境的交流下，提升适应环境的能力。体验式小组工作的理念就是提倡人在与真实环境的互动下，人可以主动寻求改变，借助从环境中所获得的力量，来摸索生活中的道路。

（三）优势视角

优势视角的源起本身就与精神疾病康复有关。1982 年一项来自堪萨斯大学针对慢性精神疾病患者的实验中，研究者采取了一个以积极关注服务对象为核心要素的视角模式来进行实务探究，最终在其所设定的 22 项指标中，有 19 项达到正向结果。随后，优势视角被广泛运用在长期照顾老人、问题青少年、吸毒人员等领域。优势视角假设人是有能动性的，并且能够依靠自身的潜力和能量解决困境。优势视角观点中服务提供者和服务使用者是合作的伙伴关系，同时强调尊重和自我决定，实务上以服务使用者的长期赋权为主，关注服务使用者的潜力，而运用优势走向其目标，达成各自的希望。在优势视角理念的指导下，致力于将个人置于其日常生活中进行实验与照顾，相信每个参与者都具备一定的能力，关注焦点在优势和生命的意义。

（四）复元与科学研究

复元是一个复杂且独特的历程，难以采用标准化的方式来检验。精神疾病康复者的复元历程主要受到 4 个层面的影响：个人、问题意识、他人互动、社区。此观点与社会工作强调的“人在情境中”的核心理念有所相同，并且提供了一种整体性的思考视角。

第四节　国外及我国香港地区精神康复模式

社区精神卫生服务是当今世界各国广泛采用的主流做法。世界卫生组织早在 20 世纪 70 年代就提出以社区为基础的康复计划，许多国家都进行积极探索，并取得明显成效。澳大利亚在 20 世纪 80 年代就开始将精神卫生资源重新分配到社区精神卫生服务体系，其模式被世界卫生组织所推荐。古巴的医疗制度因其花钱少、成效大，堪称发展中国家的楷模，其成功就在于基础医疗制度，病人在社区就近就诊、及时诊断、及时治疗，大大减少了小病变大病的几率。

一、美国社区康复模式

美国率先开创了精神障碍患者社区康复模式的实践。首先，政府组建了社区精神康复的工作队伍，这个团队包括精神科医生、临床心理学家、躯体疾病治疗医生、社会工作者、精神科护士及其他辅助人员，负责督促社区精神障碍患者服药，定期组织社会活动，训练患者的生活能力和一定的职业技能。在这种康复治疗模式中，精神障碍患者逐渐康复，并且重新具备一定的社会适应能力，能够回归社会。经过实践，精神障碍患者在社区治疗获得成功，美国政府逐步减少开放精神病院，而以社区为单位成立由临床精神医生1~2人、临床心理学家、躯体疾病治疗医生和社会工作者组成的精神疾病社区康复治疗小组，由专业机构对小组成员进行专门的专业知识、沟通能力、交往技巧等知识的学习和训练。每个小组包括10名以上的成员，照顾120位左右的精神障碍患者。患者的药物治疗及整体疗效的判定是治疗小组中临床精神科医生的主要职责。除此之外，美国还成立了心理社会康复服务国际协会，在精神障碍患者康复中，社会工作者扮演着重要的角色，成为重要的多专业合作组成部分。

社区精神卫生服务体系是一个兼有管理、治疗、护理、康复、监督等多项功能的综合性体系。患者进入社区治疗组后，并非像传统封闭式住院治疗那样被限制自由，患者一般生活在较为自由的环境中，社区治疗组成员将75%的时间放在直接照顾患者方面。社区治疗的显著特点是除进行常规治疗外，还对患者开展有关工作技能、就业、社会交往能力及日常生活方面的训练。在与患者接触过程中，要观察其症状、生活能力和社会功能等全面情况，以决定下一步的治疗重点。除接受社区治疗外，对于急重患者还是要积极送入急性精神病房进行治疗。同时还存在部分住院治疗。部分住院包括日间住院、晚间住院、周末住院等多种形式，其中“日间住院”就是指患者白天到医院来接受各种治疗和康复训练，晚上回家。这种接受患者“日间住院”的医院被称为没有床位的医院。

二、意大利社区康复模式

意大利有着6000万人口，却没有一家精神疾病专科医院。意大利于1978年关闭了全国的精神病院，此后创立了独特的精神卫生康复模式。

意大利精神病发病率并不低，但是数十万精神障碍患者生活在社区，与病友、志愿者一起做饭、散步、参加活动。他们参与社区活动、找工作、结婚。他们与普通人一样过着正常生活。

以特伦托省为例，该省全部患者在社区精神卫生中心进行诊治、分类，医生、家属、患者和志愿者共同为患者选择治疗手段和方案。“大家一起做”项目在意大利的特伦多市精神卫生中心最早开始推行。所谓大家一起做是指不仅靠医生、护士，还有患者家属专家（UFE）共同帮助精神障碍患者康复。UFE可以是曾经患病的患者或患者的家属，他们的任务与医生护士不同，主要是接待患者、倾听患者的想法要求并告知医生对其提供具体的帮助。UFE需要经过相关知识的培训，但更重要的是要有同理心，能以自己的经验理解患者的感受。他们在帮助其他患者的同时也是在帮助自己。

三、澳大利亚社区康复模式

澳大利亚社区康复的经验在于将精神健康的专业机构和人员与照顾病患的组织、患者和家属结合成合作伙伴关系，共同制定出符合患者和有关各方所需的精神健康服务。以非营利性组织维多利亚精神疾病协会为例，其服务项目包括：①提供临时住宿服务，精神障碍患者可以申请到该协会管理的住宿中心小住，由专业人员照应；②提供家居服务，由社工人员与咨询辅导员到患者家对住在家里的患者进行培训；③进行相互支持、自助自救的活动，透过规模庞大的服务网络，为患者及其家属提供支援；④注重社区宣传，由工作人员到社区团体与各级学校演讲，向社区居民介绍精神健康知识，消除人们对精神障碍患者的误解和歧视；⑤该协会还与维多利亚州一家大规模的连锁超级市场合作为患病的会员提供有薪就业机会。

四、英国社区康复模式

1948年，英国成立了国民保健服务体系（NHS），20世纪五六十年代英国颁布了精神健康条令，开始尝试在社区环境中帮助精神障碍患者以达到尽可能在真实、正常的社区生活环境中治疗和帮助精神障碍患者。随着“去机构化运动”的开展特别是对有关精神障碍患者住院式服务的批评，人们越来越意识到，在社区中开展精神疾病的防治康复工作可以使精神障碍患者得到及时、综合以及持续的关心和照顾。在几十年的社区精神疾病防治康复活动中，英国总结出被广泛接受的社区精神疾病防治康复工作的基本逻辑框架和实践模式，包括4个层面：病理、机能、能力和社会功能。病理是指精神疾病在生理上的表现，例如神经系统的损伤；机能是指由精神疾病导致的生理和心理上的一些非正常的现象；能力是指由精神疾病导致的社会技能的欠缺；社会功能则是指由于精神疾病而妨碍一些社会功能的充分实现，例如无法承担一些家庭和社会责任。因此，精神障碍患者的治疗和康复工作不仅仅局限在生理和心理方面，而同时涉及这四个不同的层面，需要不同专业的相关人员共同合作，一起帮助精神障碍患者。因而，相比于药物治疗，心理和社会干预对于精神障碍患者的康复有着同样的地位；而同时，社会环境的适应、躯体的健康也有助于精神疾病的康复；另外，精神障碍患者所具备的潜能，也是提高精神障碍患者的职业康复和回归社会的有益方面。

五、我国香港地区社区康复模式

香港社会福利署在精神障碍人士回归社区的过程中扮演了重要角色，该机构为精神疾病康复者提供职业训练、住宿服务和社区志愿服务等多项社会康复服务。除了有政府机构——香港社会福利署提供的社区康复服务之外，香港还拥有极为发达的非政府组织（NGO），为精神障碍人士提供中途宿舍、家庭病床、庇护工场、社区辅助就业等各类社会康复服务形式。在香港，精神障碍患者就医是按区域划分的。对有暴力行为又不主动住院的患者要由法官签署意见再强制其住院，并由警察将患者送入院。患者出院后有的回到家里或社区，社区康复护士对患者要做跟进服务，一个月要走访患者一次，每次 30～60 分钟，以了解患者在院外的情况。家访前护士要了解患者的病历，原则上任何时候不要与患者发生争执。家访时工作人员要注意自身的安全，患者有冲动时及时求助警察，医院无权强制患者住院，要由法官签署意见。家访时看患者有哪方面的问题，护理、医疗、财务的问题转介到福利部。在一些医院设有职业治疗部，有专门的职业治疗师对患者进行训练。职业治疗师根据患者的职业、个人能力、病因、认知能力、社交礼仪、个人兴趣、个人需要等对患者进行评估，对患者进行个体化的训练或小组式的训练，如进行厨艺训练、减压训练及做一些手工劳动的训练等。

第五节　我国社区精神康复现状、问题及建议

一、社区精神康复服务方兴未艾

社区精神康复是与社区精神卫生服务体系紧密相连的，社区精神康复是社区精神卫生工作中的重要组成部分。我国基层精神卫生服务工作起步于 20 世纪 60 年代，但发展缓慢。近 20 年来，社区卫生服务发展加速，从客观上带动了社区精神卫生服务的明显进步。目前，社区精神卫生服务工作虽然在一定程度上滞后于社区卫生服务中的全科医疗及公共卫生服务，但从纵向看，无论是服务流程的规范性、服务内容的丰富性，还是精神卫生人才队伍的专业化，均与 20 年前不可同日而语。可以预见，随着医药卫生体制改革的深化，社区精神卫生服务将会得到政府更多的重视，工作流程和内容也将会更加完善。

二、社区精神康复的理论研究远远不足

与国内外社区精神卫生理论研究蓬勃发展相比，社区精神康复的理论研究还远远不足。在学科方面，精神病学与康复医学都是临床医学中的年轻学科、弱势学科，投入比重低，精神康复医学由于发展时间短，并未形成独立的一门学科，其中很多基本概念、理论依据、学科属性、精神康复人员职业规范等均未明确，国家层面也未出台精神康复的理论指导，这一切制约了精神康复走向科学化、职业化发展的道路。

三、患者及非政府组织的参与不足

基层社区精神卫生服务机构作为提供基础精神卫生服务的载体，因基础能力、财力有限，面临着复杂的困难和挑战，很难在完成工作任务的同时实现自身发展，缺乏自我整合的主导能力。现有的精神卫生服务政策和模式是以政府和机构为主导自上而下推行的，从某种程度上忽视了社会基层和服务群体对政策制定的参与，不利于反映基层机构和患者的需求和呼声。政策的带病推广使得服务效果大打折扣，这就要求对自下而上的沟通渠道和政策决策科学化方面的研究进一步加强。

精神卫生是一项社会福利事业，公民参与在公共决策中有着不可或缺的作用。在一些国家的某个发展阶段，精神卫生问题曾导致尖锐的社会矛盾，受到民众的批评。非政府组织作为第三部门的重要组成部分，逐渐介入现代政府治理过程和公共管理的日常工作，他们不仅积极参与各级相关立法和公共政策的制定过程，以各种努力倡导和影响政策结果的

公益性与普惠性，而且往往作为特定群体特别是弱势群体的代言人，表达其利益诉求和政策主张。有些国家反复强调精神疾病患者参与的必要性和重要性，如意大利十分重视患者家属专家（UFE）的作用，规定了与精神卫生相关的立法、卫生服务、社区康复、重大决策等，必须要有 UFE 的参与。美国也是如此，称为“Peer-support（同伴支持）”。这些康复的患者、家属成立或加入了形式多样的非政府组织，为社区精神康复服务提供了有力的支持。

四、积极引进国外前沿技术，在实践中探索适合本土化的服务方式

国外经过几十年社区精神卫生服务的发展，形成了较为丰富的理论经验和实践模式。积极借鉴欧美及日韩等国发展社区精神卫生服务的经验，可以避免我们少走弯路，有利于我国社区精神卫生服务的更快发展。

五、社区精神康复服务经费严重不足，应加大政府投入

近年来，我国政府对精神卫生服务工作的投入虽然有所增加，但与国民经济和社会发展的水平不相称，以“医”养“防”成为精神卫生服务工作资金来源的主要手段。卫生行政管理部门和业务单位（如社区卫生行政管理部门和社区卫生服务中心）的部分领导在社区精神卫生服务工作方面缺乏对建立制度、机制、工作模式等的深层次思考和行动。社区精神卫生服务投入结构不合理，投入以生活救助为主，精神卫生服务工作经费，特别是社区精神康复经费严重不足乃至短缺。

应建立以政府投入为主、多渠道投入为辅的机制。欧美等发达国家很早就把精神卫生纳入公共卫生范畴，不论是穷人还是富人，都能得到国家的精神卫生服务。我国在构建和谐社会的今天，社区卫生服务持续发展，社会各界，尤其是政府领导层要充分认识到加强社区精神卫生服务工作的必要性与重要性，财政部门要根据经济社会发展水平和精神卫生工作需要加大对社区精神卫生经费的财政预算。

第六节　社区精神康复机构建设

一、社区精神康复机构服务类型及人员设置

（一）社区精神康复机构的服务类型

根据社区精神卫生服务的基本原则、特征、内容和方法，当今国际上实施社区精神康复服务的机构有如下几种。

1. 社区精神康复家庭治疗联盟

由街道（乡镇）精神卫生工作领导小组和街道（乡镇）级医院共同负责，在社区建立精神康复家庭治疗联盟，实施家庭干预各项技术。主要包括以下两部分内容：①精神康复家庭治疗联盟的人员组成。在社区精神康复服务网络中的卫生、民政、公安和残联等公务员的积极配合下，由社区精神卫生服务中心的医生、护士、心理工作者、工娱治疗员和社会工作者，负责所服务社区中精神康复家庭治疗联盟的建立，即由一个精神障碍患者的家庭成员和（或）亲属作为监护人、精神障碍患者本人和社区精神卫生服务中心人员三

者组成一个精神康复家庭治疗联盟。该社区有多少个精神障碍患者家庭就建立多少精神康复家庭治疗联盟。②在精神康复家庭治疗联盟中组成人员所承担的角色。社区精神卫生服务中心组成人员角色为与精神障碍患者家属和患者本人共同制订促进精神障碍患者康复的计划，包括精神药物维持治疗方案、心理行为康复治疗技术和社会康复干预治疗技术；精神障碍患者家属的角色为参与制订精神康复计划、看护精神障碍患者和与社区精神卫生服务中心人员积极配合，共同负责执行促进患者康复的精神康复计划；精神障碍患者的角色为参与制订促进其精神障碍康复的精神康复计划，并主动积极地配合执行精神康复计划。

2. 社区精神障碍康复工（农）疗站

由街道（乡镇）精神卫生工作领导小组负责主办，在社区居（村）委会的企业、公司、商店或工厂中，建立促进精神障碍患者康复的工作或农业劳动治疗站，在抗精神病药物维持治疗基础上，根据每个精神障碍康复者的具体情况，实施不同的综合心理社会康复干预，来促进社区中精神障碍康复者逐渐回归社会。包括如行为矫正治疗、社会交往技能训练、职业康复和社会独立生活技能训练等心理社会康复治疗。

3. 社区精神卫生护卫联盟

以社区居（村）委会为主体，组织社区群众进行精神卫生知识健康宣教，提高其应对心理社会应激的能力，进行精神障碍的二级预防，早期发现、早期诊断和早期治疗精神障碍患者，同时看护、关心和帮助本社区的精神障碍患者及其家属。开展社区精神障碍危机干预，预防和制止精神障碍患者自伤自杀和肇事肇祸等行为的发生。

4. 日间照料

这是一种患者回归社会过渡形式的部分住院，让经过治疗好转的患者在不脱离家庭生活的情况下，白天来机构接受治疗和康复训练，晚上回家。

5. 宿舍服务

在社区建立过渡期宿舍和独立宿舍服务，过渡期宿舍服务对象为新出院的精神障碍康复者，独立宿舍服务对象为经康复后具备社会独立生活技能的精神障碍康复者，他们可能因复杂原因无家可归或不愿意再回到从前的生活环境。可以安排他们在社区宿舍及其周围进行日常生活技能训练、社交技能训练、职业康复和公开就业等。实践证明，大部分患者在急性期症状得到控制后，回到社区生活并得益于相应的康复服务，完全能够继续提高疗效，适应正常生活，参加适当的生产劳动。因此，发展社区精神康复服务，能促进患者的全面康复，为患者早日回归社会创造条件。

（二）社区精神康复机构的人员设置及职责

1. 社区精神康复机构人员设置

负责人：全职，具备基本的残障、心理学、社会工作知识及社区、街道工作经验。

社会工作者：全职，负责开展康复活动，个案管理，协调社会资源等。

精神科医师及护士：兼职，定期指导康复活动的开展、患者病情及康复评定。

其他人员：社区精防医生、社区民警、街道工作人员、残联协理员、志愿者等。

2. 工作职责

（1）管理人员职责

①全面负责机构的日常管理工作；

②制定规章制度，合理安排作息时间，确保机构有效开展工作；

③拟定并组织实施年度工作计划，做好年度工作总结；

④根据康复需求，组织专业服务团队，为康复对象制订、组织实施康复计划和各项康复评估，安排好各项康复活动；

⑤定期组织召开康复对象监护人座谈会，了解和掌握康复对象及监护人的需求，及时调整康复服务计划，鼓励康复对象参与社会活动；

⑥遇特殊情况及时与医务人员或社区民警联系，作好记录，必要时与监护人联系，对未出勤的康复对象作好情况了解和及时的随访工作。

（2）服务人员职责

①在专业人员指导下，协助管理人员做好康复服务工作；

②参与制订康复服务计划并根据康复服务计划提供康复服务，做好档案登记；

③观察和了解康复对象情况变化，及时向管理人员汇报；

④做好各类危险品、器械的保管及交接。

（3）医务人员职责

①依据精神障碍社区康复的相关要求，指导机构开展康复服务工作；

②负责康复对象的各项评估，包括入站评估，阶段性评估和出站评估；制订康复计划并进行指导；

③随时了解与掌握康复对象的病情、治疗情况，及时与机构负责人沟通并提出处理意见；

④指导康复对象服药，确保服药安全；

⑤为康复对象及监护人提供心理疏导和健康教育，指导家庭做好监护工作。

二、社区精神康复从业者的能力

（一）沟通能力

沟通是一个十分复杂的过程，要求信息正确无误地被传递和接受。由于沟通牵涉言语和非言语（包括肢体语言和语调）的信息传递，所以当言语和非言语的信息传递不是同步进行的时候，就会影响到对信息的理解。

能够持续有效地沟通是精神康复治疗师的核心技能之一，因为它是协助精神障碍患者通往康复之路的基础。简单来说，康复师需要传递一个十分重要的信息给患者：即康复对每一个患者来说，都是可实现的。

精神康复从业者的工作包括帮助患者找到自己的优点、发现社会的资源、维持康复的动机等，这些都需要基于良好的医患关系。

聆听是建立良好关系最重要的元素之一，而且良好的聆听也能在非言语的沟通中发生，精神康复从业者常常用沉默去表达对患者的同情和理解。

（二）在患者的优点上重建新生活

精神康复的工作重点是协助患者经历康复之路。精神康复从业者帮助患者发现自己的兴趣、喜好，利用优点去发现希望。但在关注优点的同时，也需要知道患者的残留症状和他们日常需要面对的挑战。尽量让患者独立，培养其自我效能感和自信。精神康复最终的目标就是让患者能在患病后重新生活，而这个新生活是生活正常化的正面结果。

精神康复的中心原则：

①传递希望和尊重的理念，同时也相信患者有学习和成长的空间。

②明白文化是患者恢复的中心，因此尽力保证患者接受的服务与他们的文化是相关的。

③在参与患者的资料分享和决定问题的过程中，同时会与患者接受服务的单位保持伙伴的关系。

④精神康复以患者的优点和能力为出发点。

⑤精神康复从业人员是个人驱动的，也是根据患者的价值观、希望和梦想度身打造的。

⑥精神康复倡议患者完全融入社区，而这个社区必须要尊重他们的公民权利，接受他们是社区的一分子，同时为他们的存在创造机会。

⑦精神康复尊重自我决定和授权，所有患者都有为自己做决定的权利，这些决定包括他们接受的服务和帮助类别。

⑧精神康复动员患者接受社区和同伴的支持，并帮助他们发展个人支持网络，如自助组织等。

⑨精神康复帮助患者改善生活上如社会、职业、教育、居住、智能、灵性、经济等方面的质量。

⑩精神康复提倡健康和幸福，鼓励患者建立个人化的康复计划。

⑪精神康复强调基于实证支持的干预方法，以帮助患者的个人恢复。另外，康复活动与项目必须让患者参与评估和质量改善等过程。

⑫精神康复服务必须是患者在需要时便能联系到的，而且这些服务应该与患者的其他康复服务（如精神科的其他治疗）等能够良好地协作。

（三）用发展策略去提升动机

“让被诊断有精神障碍的个体能够恢复功能”是精神康复的中心思想，精神康复从业者从与患者接触过程中把这个信念传递给患者。由于每一个患者的康复过程都不尽相同，精神康复从业者就需要跟随他们的康复方向，并与他们一起走过康复之路。精神康复从业者需要明白目标设定的过程，这样可以帮助患者回归社会。

①识别成就——按部就班：成功助长希望，康复师需要识别患者的每一个成功经验，而指出正面的结果能强化恢复的信念。成功的每一小步包括准时出现在活动中、填写表格、完成布置的作业等。康复师的另一个技巧就是为个体建立可完成的一些人生目标，正所谓“罗马不是一天建成的”，人生目标也需要按部就班地完成。比如说，小马希望能够转换工作，那他可能需要先去进修。

②生活中有许多学习机会：没有一个人的人生是一帆风顺的，所以在康复过程中所遇到的失望经历，其实也可以被看作是学习机会。因为大部分患者都希望在病后马上恢复以前的生活，所以康复师需要耐心地为患者解释，并鼓励其保持乐观，而且需要说明每一个患者的康复之路都不一样。当然，完成康复而且回归社会的个案是非常有力的示范。另外，同伴的鼓励和支持也是重要的。

③庆祝里程碑：康复师为患者庆祝里程碑的做法，对患者来说是十分有意义的。一些患者喜欢的个人或者团体庆祝活动，都能对患者起到一个肯定和鼓励的作用。

（四）具备良好的心理品质

精神康复从业者必须摆脱刻板印象，从而在康复中成为一个可被信赖的人。只有在面对面的交流中，患者的成长才有可能实现。如果康复师们让自己隐匿在专业的角色背后，那么患者可能也会将自己隐藏起来。如果康复师只让自己成为一名技术型的专家，却让自己的反应、价值观以及我们自身远离整个康复过程，那么这个康复过程可能就会是一个无效的过程。康复师的真诚和积极将触及患者的内心。如果康复师能做出生活导向的选择，能传导生活的喜悦，能在和患者的治疗关系中做真实的自己，那么康复师就可以激发他们也朝着这些能提高生活质量的方向发展。康复师也并不是没有自己的问题。相反，这其实意味着康复师愿意审视自己的生活并按照自己的愿望去做出改变。因为康复师确信相对于最终的改变，付出和冒险都绝对值得，因此向患者传达这样的希望：希望他们能够改变并真心喜爱那个他们即将成为的人。

精神康复从业者需要具备的心理品质有：

①爱心：一个有效的康复师会是可信的、真诚的、诚实的，不会把自己隐藏在面具、防御、外观和枯燥无味的角色背后。会真正地关注他人的福利，这种关注往往基于尊重、关怀、信任以及对他人的重视。

②人际沟通能力：康复师可以利用有效的沟通方式与患者建立合作关系；利用合作关系帮助患者达到改变；通过正面互动（语言和非语言），给患者灌输恢复能力的希望；安排不同类型的团体活动。

③避免完美主义：可以肯定的是，无论一名“菜鸟”康复师还是一名经验丰富的康复师，都一定会犯错。如果康复师的精力一直用在维护自己的完美上，就没有精力去聚焦患者了。现实中康复师不可能成功地处理每一位患者的问题。当我们的局限性导致我们无法帮助某一位患者时，需要决定何时、怎样将患者进行转介。只有不断地实践，接受督导，康复师才能逐渐走向成长的道路。

④自我关爱：如果无法关爱自己，康复师又怎么能关爱别人？康复师需要努力处理那些可能会抽取我们的活力或导致我们产生无助感的因素。通过所学的理论来提高自己的生活质量——既包括个人生活又包含职业生涯。意识到那些侵蚀自己的生机与活力的因素，就能够更好地防止自己出现“职业倦怠”。通过自我和谐，感受自己的个人力量，将自己的经历纳入专业经验中，有益于保持身心活力。

第七节　社区精神康复中的社会工作

一、社会工作、社会工作者、非政府组织（NGO）

不同国家、时期的社会工作实践具有很大的差异，社会工作的复杂性，使得要想给出一个全面的、被广泛接受的社会工作的概念相当困难。一个尝试性的定义是：社会工作是以利他主义为指导，以科学的知识为基础，运用科学的方法进行的助人服务活动。

社会工作，简称社工，是一门助人的专业，相对于医学关注人类生理运作，心理学关注个人心理现象，社会工作的焦点在于人类与环境的互动，目的在于协助个人、家庭、团体、社区能适应所在的社会环境脉络，预防或舒缓社会问题。

社会工作者，是指遵循助人自助的价值理念，综合运用社会工作专业知识和方法，为有需要的个人、机构、家庭、社区提供专业社会服务，以帮助其发挥自身潜能、协调社会关系、解决和预防社会问题、促进社会公正为主要职业活动的专业人员。

义务工作者简称“义工”，也称“志愿者”，是指基于社会责任及义务，自愿贡献自己的时间、精力、技能，为促进社会的改善和发展，无偿参与社会服务的人员。

社区专职工作者是指专门从事社区居委会工作的主任、副主任和委员。社区专职工作者由通过社会公开招考的人员和社区居民中的离退休人员组成。

心理咨询师是指运用心理学以及相关学科的专业知识，遵循心理学原则，通过心理咨询的技术与方法，帮助求助者解除心理问题的专业人员。

非政府组织，是英文 Non-Governmental Organizations 的意译，英文缩写为 NGO。20 世纪 80 年代以来，人们在各种场合越来越多地提及非政府组织（NGO）与非营利组织（NPO），把非政府组织与非营利组织看作在公共管理领域作用日益重要的新兴组织形式。非政府组织是社会工作服务的重要提供主体之一。

二、精神卫生社会工作发展现状

精神卫生社会工作是社会工作在精神卫生领域的应用。精神卫生社工属于医务社工的一种。医务社会工作是在医院和社区为病人提供专业化服务的一种职业，它最早起源于英美国家。1905 年美国哈佛大学麻省总医院开始引进社会工作者，正式成立社会工作部，为病人提供社会服务。1918 年全美医院社会工作协会成立。经过 100 多年的发展，如今医务社会工作者的足迹遍布全美医院和社区，医务社会工作者按医院规模比例配置，和医师护士一样是医院的正式雇员。医院的门诊、急诊、病房都有社会工作者忙碌的身影。仅美国霍普金斯大学附属医院就有 100 多名社会工作者。根据美国药物滥用以及精神卫生管理局（SAMHSA）统计，精神卫生社会工作者是美国有执照的精神卫生服务提供者最大群体，超过心理医师、精神病医师以及心理治疗护士的总和。精神卫生社会工作者在精神科专业中具有重要的角色，可以在法律、社会福利、机构安置等各方面协助精神病患者与家属，也能对他们提供心理治疗服务。根据世界卫生组织 2005 年发表的全球精神卫生人力资源状况显示，高、中高、中低收入国家每万人拥有的精神卫生社会工作者分别为 15.7 人、1.5 人和 0.3 人。

我国于 2008 年开展了社会工作师的资格考试，部分高校于 2010 年开始设立了社工专业，但都还处于一个概念化的阶段，医务社工也还只是一个萌芽，绝大多数的公立三甲综合医院和精神卫生专科医院都还没有设立社工岗位。我国真正意义上的专业精神卫生或精神健康的社会工作者，数量极为匮乏，近乎空白，有待今后社会各界共同努力发展。

三、精神卫生社会工作者的专业领域

精神卫生社会工作者可以从事精神个案管理、家属健康教育、精神康复治疗、团体治疗、医务人员减压及医患矛盾和纠纷的处理。大体上分为个案、团体、社区三个工作领域。

精神卫生社会工作者的工作职责就是运用社会工作专业理念与技巧，立足社区建设与社区服务，根据群众的需求和实际情况开展一系列社会服务项目。精神卫生社会工作师今后将介入从医院到社区患者一体化管理服务当中，成为精神障碍患者家庭与社会的连接纽带，使医疗工作更加人性化，真正做到以患者为中心。

目前从事基本公共卫生服务工作的社区精防人员，主要为精神障碍患者提供建档立卡、随访服务、康复服务和家属护理教育以及对辖区居民的心理健康宣教等工作，多为兼职，同时承担着辖区内其他基本公共卫生服务工作，任务繁重，很难为严重精神障碍患者提供更为精细化的管理服务。

四、社会工作者帮助精神疾病患者康复的案例

（该案例荣获由广州市社会工作协会举办的首届广州市社会工作案例评选活动二等奖，并在《中国社会工作》2014 年 9 月上期刊登）

（一）案例背景

基本资料：

案主小 M 是一位 29 岁的未婚女性，本地人，无业在家，独生女，与五十多岁的父母住在位于社区某村的单位福利房。案主很少说话，不与人沟通，眼袋比较浮肿，有淡淡的黑眼圈，眼球比较突出。案主父亲 50 多岁，原先是某厂的技术工人，已经办理提前退休，目前退休在家，偶尔还帮人打散工。

个案来源：

街道残联和居委会工作人员转介。

背景资料：

2012 年 7 月 31 日，案主和案主父亲在街道残联、案主所在居委会民政专干和社区卫生服务中心医生陪同下来到中心。据社区卫生服务中心的医生介绍，案主患有精神疾病，很少出声，不与人沟通，不回应他人。但是父亲认为是心理问题，担心服用精神药物有副作用，加上案主现在已经在服用甲亢的药物，所以不愿意让她服用精神类药物，认为“是药三分毒”。街道残联和居委会工作人员希望社工能够劝导父亲带案主去看医生。而父亲则希望社工能够开导案主，治疗案主的“心理问题”，让她能够和人交流沟通。

社工发现，案主不太愿意与社工眼神接触，单独面谈时能够用简单的语言和神情回应社工的问题，且面部表情比与父亲在一起时稍微放松，有幻觉倾向。父亲的健谈与催促也在一定程度上影响了当事人的表达，面谈期间一直不停地大声催促女儿开口讲话。在之后的了解中，社工得知案主五年级前是很活泼开朗的，但由于五年级案主和同学发生争执，案主的父母跑去学校吵闹，自此学校同学都疏远案主，案主也由此逐步变得郁郁寡欢。社工还得知，案主母亲是精神障碍人士，于案主六年级的时候入住某疗养院到现在，费用由母亲单位支付。

（二）问题分析

运用心理与社会治疗模式（霍利斯，F. Hollis，1960）对案主问题的假设分析理解案

主小 M 目前的困境。该理论认为案主的问题成因有 3 个：

一是案主早年未满足的欲望或未解决的情绪冲突，就是案主在读五年级的事情，它有可能是引发案主的精神疾病的关键事件，关键事件就是引发案主发病的刺激点。

二是当前社会环境的压力过于强烈，案主主要的社会环境就是和家人的互动，如前文提到父亲的紧张造成了案主感受到强烈的压力。

三是不良的自我和超我功能，但由于生理病理上原因，案主机体功能上的缺失，加剧了案主目前的困境。

由于父亲没有正确的病识感，预估来自父亲方面的阻力会比较大。但父亲是案主康复的关键点。首先，由于案主不属于具有完全民事行为能力的人，因此就医最重要的关键点需要父亲的行动；其次，父亲与案主的日常沟通模式、照顾模式直接影响案主的康复。

（三）服务计划

介入理论：

心理与社会治疗模式认为，个体的发展受到生理、心理和社会三方面因素的影响，而且这三个方面的因素又相互作用、共同影响案主的成长过程。借助了系统理论的“人在情境中”，把案主放在一定的社会环境中去认识，从环境把握案主的问题。在精神类伤健人士中，生理、心理和社会方面的具体因素反映在案主身上就是案主的异常行为。案主因为病理原因不说话（异常行为），但由于父亲对该病症的不了解或抗拒，引发父亲对案主行为的着急和催促（周边环境不当反应），这种着急和催促直接作用于案主，令案主感受到压力（案主个人压力和长远影响），加剧了案主的不说话。三者是相互关联，互为因果，社工必须介入其中，打破恶性循环。因此父亲的病识感很重要。

服务目标：

综合考虑转介方和案主利益相关人的意见，暂定如下服务目标：在案主生理康复层面，协助案主父亲树立客观的病识感，及时带案主就医，这也是本个案的关键点。在案主心理层面，协助案主排解压力，在中心为案主提供安全舒服的社交环境，促进案主社交能力的改善。在第一个目标达成的基础上，从改善案主社会环境出发，协助案主和案主家人建立适应案主的沟通模式，把中心良好的沟通环境带到家里。

服务策略：

心理与社会治疗模式的治疗过程分为 3 步：

第一步是研究当前困难、早年经历重要感受和案主自我认知等。社工经过评估，发现案主当前的困难比较多。例如，沉默不说话甚至幻觉、来自家庭的压力、早年未处理事件对现在情绪的影响、社交网络比较窄等。

第二步是诊断问题和评估案主解决问题的潜能。案主问题的成因分生理、心理和社会三个层面。其中，生理上病理因素是最迫切需要解决的问题。案主的潜能目前因病理和压力而受到限制，社工需要在辅导过程中与案主一起，克服影响案主潜能发挥的困难。

第三步是修正案主的心理困扰和各方面因素，鼓励案主就医，帮助案主排解压力，克服内心困扰，学会有效适应与社工和中心接触的外部环境，充分利用自身潜能健康发展。

行动计划：

具体而言，一是与案主建立良好关系，以便与案主的父亲也建立良好关系；二是通过记录案主的行为等，向案主父亲反映案主情况，鼓励父亲及时带案主就医；三是多渠道了解案主的人生历程、关键事件和家族病史；四是通过社工与案主的沟通，引导案主尝试了解家人之外的沟通模式；五是鼓励案主参与中心服务，尝试与新朋友建立关系。

（四）介入过程

第一阶段为建立关系期：培养信任，寻找关注点。

案主方面：案主在此阶段的表现波动比较大，能够用与社工的约定来回应社工，但还是不愿意开口说话，有幻觉的倾向。案主之所以拒绝和现实的人交流，一方面可能是对社工还不够信任，另一方面可能是案主在自己的世界里已经有交流的对象。因此，这一阶段的重点是借用非语言的方式与案主建立关系，如和案主一起绘画、折手工、听音乐、玩简单游戏等，将案主的注意力引到现实生活中。

父亲方面：父亲一开始拒绝与社工面谈，并且否认案主的病症。协助父亲做出改变就一定要让他先信任社工，信任社工就是让父亲也明白社工和父亲的关注点一样都是女儿，寻找共同的关注点。因此，社工通过案主的行为简易记录表（见附件），向父亲解释女儿的行为，并且赞扬案主与社工面谈时的表现与进步。要让父亲感受到社工是真正在关心他女儿，社工是可以被信任的。

第二阶段为转折期：案主就医和父亲的转变。

经过多次会谈后，父亲于10月底带案主就医。服用药物后，案主的情况都相对稳定，没有出现严重的幻觉，注意力集中时间相对延长，能够比第一阶段更好地理解社工的意思。社工提议让父亲也像社工一样和案主说话，父亲同意了社工的提议。

父亲从最初的抗拒，到后来的接受和信任甚至哭诉，向社工表达了对女儿的担忧，也谈到了家族病史和案主五年级时的关键事件。父亲的转变是个案的转折点，案主得到必要的药物治疗，才为案主心理和社会层面的康复做好工作准备。本阶段工作重点是疏导父亲的情绪，给予情绪的支持，肯定和鼓励父亲为之付出的努力与坚持，对父亲提出照顾方法的建议，鼓励父亲创建一种放松的家庭沟通氛围，引导父亲看到自身的潜能以及相信案主面对困难的潜能。

第三阶段为效果巩固期：良好家庭沟通模式建立。

本阶段社工的重点是巩固对案主的简单训练效果和给予父亲为案主继续服药的信念。同时，明晰案主愿意沟通的环境，改善父亲对案主的沟通方式，努力帮助父亲在家里也营造放松舒服的环境。

案主依靠药物的效果从生理层面改善了很多，注意力集中时间明显延长，能够运用句子回答社工的提问，也能主动向社工问好。并且在参加不同的活动中，不再抗拒，还能够回应主带社工的问候。

父亲方面，社工以专家的角色分析父亲与案主互动的环境，引导父亲有意识地改善面对案主的心态，“把案主当成是一个五年级的小朋友”，案主的情况能够更好地发展需要父亲的努力，父亲现在是案主最信任最为依靠的人，要为案主创造一个放松舒服的沟通环境，帮助案主走出自我世界。

第四阶段为评估与结案期。

目前案主能够自觉服药，父亲能够充分明白药物治疗的必要性，基本实现了目标。在案主生理康复层面，案主父亲已经带案主就医。推荐案主参加“园艺小组”，巩固案主在安全舒服的社交环境里学习和积累更多的社交经验，培养社交能力。案主社会环境层面，案主父亲意识到对案主的影响，也已经尝试建立适应案主的沟通模式。

（五）评估情况

1. 评估方法

①个案中使用的案主行为指标记录表；

② 案主自填指标问卷；

③对案主父亲的深度访谈。

父亲表示很珍惜来中心的机会，觉得案主来中心后情况好转了，但否认已经达成目标，希望社工继续跟进，也提到了更多的期望。社工对此进行澄清后，与父亲一起回顾了个案的历程。社工与父亲商定，父亲需要在家沟通时练习社工教予的方法，并推荐参与适合案主康复的小组。父亲同意阶段性的结案，并且对社工和中心表示了感谢。

2. 介入成效

社工介入的成效一是鼓励案主父亲带案主去看专科医生就医；二是改善案主的家庭沟通模式，为案主的康复创建良好的环境；三是案主能够自主参与小组活动并表现积极。

（六）结案情况

本案例于 2012 年 12 月 20 日正式阶段性结案，个案目标达成，案主已经就医并保持服药；增强了案主和案主父亲的病识感，案主和父亲都能够正确看待病情；案主参与了中心的园艺小组，在组中观察到案主的交际行为明显提高。

（七）专业反思

1. 精神类个案特别的资料搜索

除了常规的资料收集，在接触精神类老友中要特别注意病识感的评估、家族病史、关键事件、人生历程、自残自杀或伤人行为等。病识感的概念，其实就是案主和案主的相关利益人对案主病情的看法和认识。病识感影响案主对自我病情的接纳。影响案主相关利益人，尤其是家人对案主病情的接纳。只有承认病情并接纳它，了解病情的原因、表征和日常影响，才能把病情当作案主生活的一部分去安排，从而促进案主的康复。社工也有必要去了解相关精神康复的背景知识。

2. 不批判与对质的综合运用

不批判是社工不对案主进行价值评判，对质是建立在不批判的基础上，用爱心去对质。部分社工担心对质的使用会破坏与案主的关系，但有时候必要的对质还是很有效的。在本个案中，父亲一直以抗拒的姿态对待社工，当社工评估与案主的关系相对稳定，父亲也感受到社工的努力时，社工就尝试了对质的技巧，令父亲明白父亲一味地抗拒不利于案主的康复。

3. 如何应对案主的幻觉

记得有一次面谈结束后，案主在外面看报纸，等待父亲回来接她。但是她却自行回去了。社工追到半路，案主说是哥哥和妹妹说要回家。社工表示，下次哥哥妹妹和她说话的时候，也告诉社工。社工首先不要否定案主的幻想，对于案主而言那是真的存在；也不要和案主一起进入幻想，说不定某天案主康复了，就会觉得社工也只是曾经幻觉的人。不否认不代表承认，只是表达社工的感受，了解朋友对案主的影响，尝试把案主和朋友的链接转移到案主和社工的链接。其次，社工可以尝试性地表达自己的感受。例如“哦，你哥哥也在，但社工没有看到，你能帮社工向哥哥问好吗?”同时需要了解案主的幻想朋友对社工与案主间的谈话是否有影响。面对精神类的个案，社工可以有意识地向案主了解案主当下环境中出现的朋友。

（八）督导评语

社工在该精神障碍个案跟进中，采用的介入理论（心理与社会治疗模式）适用，介入方案系统。社工有意识地在与案主建立专业关系的同时，注重加强案主父亲的病识感，进而让父亲参与到个案辅导进程中来。其间社工运用的态度和技巧，也是很准确及到位的，如不批判与爱心对峙、运用评估工具让父亲看到案主的改善、通过不同层次的游戏互动增强案主剩余能力的发挥。但是若社工能够更多关注案主父亲，给予这位长期照顾者支持（父亲一直担心和否定自己女儿遗传了病，但事实上精神病的遗传倾向很强），或许能够与案主父亲加强更深的专业关系，鼓励其习得合适的照顾方式。

第八节　精神康复评估与风险防范

精神障碍社区康复实践过程中应注意防范的风险包括暴力、自伤、自杀、躯体疾病风险、家访相关意外以及患者之间的冲突等。这些风险均有可能演变成难以处理的纠纷和诉讼，给康复工作造成极大的困扰。

早期识别与尽力防范是基本的指导原则。绝大多数造成后果的危险情况都或多或少地有预兆，有些还具有规律性的早期表现。应通过仔细谨慎地评估风险，有组织地采取系统措施来减少或避免伤害和损失，以最大限度地将风险扼杀在摇篮里。因为一旦潜在的风险变成现实，就已经比较难以处理了。需要指出的是，针对具体患者的评估和防范不可能做到百分之百的准确和有效，但早期识别与防范的目标，是从整体上降低风险演变成危险事实的发生率。

时刻保持风险意识应当成为精神障碍社区康复工作的重要原则。风险评估与防范应开始于资料收集的最初阶段，并贯穿于精神康复的整个过程。在资料收集时，应善于运用观察和倾听技巧，敏锐地察觉可能的风险因素，并及时予以澄清和确认。资料分析时应单独对风险进行全面的评估，其结果应作为制定康复方案的重要基础，即风险评估要作为相关决策的前站，并随同有风险管理的具体措施。同时要注意，风险防范不能成为妨碍以患者为中心的服务的借口，不能为了防范风险而违背基本伦理准则，对患者采取消极的治疗方案。

一、暴力风险的评估与防范

（一）暴力风险的相关因素评估

在资料收集的过程中应当高度重视一些与冲动和暴力行为密切相关的因素，在资料分析时对这些因素进行综合评估，并优先对待最可能导致不良后果的因素。暴力风险相关因素可以分为人口学与成长环境因素、人格与智商因素、疾病相关因素、既往暴力因素以及其他心理社会因素等。出于评估的可操作性，按照方便评估和处理的原则，分为前期评估与后续评估。前者是在初次接触患者时，为了防范可能立即发生的暴力风险而进行的快速、必要的评估；后者是在随后的接触中，通过深入了解患者病史和家庭社会因素，评估那些更为潜在的暴力促发因素。

1. 前期评估

①严重的精神病状态：患者被精神病性症状控制，如感觉有声音命令他去伤害别人或自身；当前处于精神运动性兴奋状态、谵妄状态、被害妄想、命令性幻听状态等。

②合并酒精滥用、药物滥用：尤其当有醉酒或正在使用药物，或处于戒断反应状态等。有研究表明，精神分裂症合并酒精依赖者，暴力危险度较常人高 8.3 倍；合并大麻者暴力危险度较常人高 18.4 倍。

③身边有器具：指任何可能造成人员伤亡和财物损毁的物品，尤其是当这些物品能够被患者轻易拿到并移动时危险性更大。

④有明确的伤害对象：患者的语言和行为反映的暴力针对的对象是明确的人或物时，如果当前正在发生危险行为则需紧急干预。

⑤不合作：存在针对医务人员或社区服务人员的明显敌意、猜疑等，对他人的抗拒或不依从。

⑥性别：一般来说，男性的暴力倾向更明显，如美国发生暴力行为的男女性别比例为 10∶1。

⑦年龄：青少年和中年女性比其他年龄段更易出现暴力行为。

2. 后续评估

①人格缺陷：注意患者是否有反社会性、边缘性和冲动性人格以及器质性人格改变，尤其注意是否有癫痫性人格等。

②疾病种类：双相障碍躁狂相、躁狂发作等，比精神分裂症的暴力风险高。

③既往暴力风险史：以前有过暴力风险的患者出现暴力行为的风险较高。

④低智商：低智商者对自己行为的判断和控制能力较差，而且容易被激惹，或受他人唆使产生暴力行为。

⑤出院后 1 年内：这个阶段患者出现暴力行为的风险较高。

⑥离婚、单身，或关系异常的家庭。

⑦工作和居住不稳定。

（二）暴力风险的防范和处理

1. 早期防范

将保证安全作为最重要的准备工作。虽然只有很少部分的精神障碍患者存在攻击或暴力的危险，但是一旦发生暴力行为，多数患者的暴力行为指向身边的人。所以，任何时候都要记住，安全保证一定要成为面谈的头等重要的准备，尤其是在第一次与患者面谈之前，请充分考虑以下问题，并采取相应的措施。

①对患者的基本情况你了解多少？一些基本的可预测暴力因素在患者的一般资料里就可以发现：青年男性或中年妇女、离婚、无业、人格缺陷、酒精或药物滥用者等，都是暴力的危险因素。

②面谈地点是否安全？理想的面谈场所应该有两个出口，工作人员和患者分别用其一。如果没有这样的条件，请不要让患者坐在工作人员和门之间。工作人员应提前拿走所有可能成为武器的物件，或者容易造成伤害的物品如热水瓶等。

③你是单独与患者面谈还是身边有其他人？如果是单独交谈，一定要安排合适的同事靠近你和患者的晤谈地点。

④其他工作人员是否知道你和患者谈话的地点和时间？

2. 牢记一般安全原则

与对方保持一定的距离，要有安全的撤离通道，不要随意打断患者的语言，及时发现患者愤怒和攻击的迹象，要走在患者身后或者与之有安全距离地平行行走，不要单独和危险患者相处等。

3. 被暴力威胁时的处理

要保持冷静，尽量避免与患者格斗，采取必要的屈服姿态，尽量减少目光接触，不要激惹患者，保持一般性的谈话以安慰患者。

4. 心理干预措施

使用支持性或解释性言语来缓解患者的愤怒情绪，劝说患者停止冲动行为。

5. 保护性约束

在其他非强制性措施无效的情况下，为了及时控制和制止危害行为发生或者升级，在必要情况下可以对患者实施保护性约束。但约束不能成为惩罚患者的借口。要有医嘱，要遵照规定的程序进行，尽量避免造成患者身体伤害，同时要保证被约束患者的安全。

二、自杀风险的评估与防范

（一）自杀风险的评估

自杀风险评估应当开始于资料收集的最初阶段。尽管自杀风险普遍存在，但某些精神障碍患者具有更高的自杀风险。首先是双相情感障碍患者，其次是抑郁症患者，随后是心境恶劣、惊恐障碍、精神分裂症患者等。还有一些精神障碍患者虽然自杀率不高，但自伤和自残风险却十分突出，比如边缘性人格障碍患者等。

1. 前期评估

可以依据患者当前的表现对其自杀的风险等级进行大致评估。

①低风险：有闪现的自杀观念，但能够自我打消。

②低—中度风险：经常出现自杀观念但没有付诸行动的想法，或出现付诸行动的想法时能够很快地予以自我否定。

③中度风险：不仅经常出现自杀观念，而且有付诸行动的具体计划，但还没有行动的准备。

④高度风险：有自杀的准备行动，如选择地点、购买药品、散发财产、安排后事等。对中度和高度风险者，要注意澄清是什么原因导致他们没有采取最后的行动，这些原因是制订防范计划和心理干预的重要参考因素。

⑤极度风险：有自杀未遂史者。

自杀未遂和自杀家族史是自杀的两个重要影响因素。

抑郁症恢复期、精神分裂症后抑郁、焦虑突出的老年性抑郁、伴有难以治愈的躯体疾病等，都是自杀的高度风险因素。

2. 后续评估

①酒精及药物依赖同抑郁的关系密切；

②边缘性人格障碍可能频繁出现自杀和自伤行为；

③独居或社会支持差；

④幼年遭受心理创伤且一直难以自拔。

（二）自杀风险的防范和处理

①早期防范：在资料收集时注意进行风险评估。

②支持性心理干预：进行必要的支持性心理干预，劝说患者不要采取行动，善于发现并利用患者自我打消念头和行动的原因来鼓励患者建立生活信心。应向患者家属交代自杀风险，要嘱咐患者家属防止其自杀并且要记录已经和家属沟通此事。

③高度防范患者再次自杀：对于自杀未遂的患者，应保持高度警惕防范其在很短的时间内发生第二次自杀。应引入紧急心理危机干预，可联系家属紧急送患者入院治疗。

三、躯体疾病风险的评估与防范

躯体疾病成为患者死亡的重要原因。应收集患者的躯体疾病史和既往用药史，保持对患者躯体疾病的敏感性，在对患者进行康复治疗之前应评估其躯体情况，取得相关的检查结果并予以评估。

（一）躯体疾病的相关因素评估

①对于老年患者，尤其是因患长期慢性躯体疾病如高血压、糖尿病、冠心病等，而一直服用某种或多种治疗躯体疾病药物的患者，要注意这些药物和精神科用药的相互作用问题。

②既往曾有重大内脏器官疾病史以及心脏功能有缺陷者。

③近期进食情况欠佳或绝食等。

④使用副作用比较大的药物如氯氮平、TCAs 以及容易造成 EPS 的药物等，在治疗过程中出现意识、生命体征改变者。

⑤家族中有某种可能导致猝死性疾病的患者。

⑥其他严重不良事件如药物导致的肝肾功能受损以及严重的血象改变、严重过敏反应、深静脉血栓形成、过量服用精神药物等，都应当早期识别和评估。

（二）躯体疾病风险的防范和处理

具体措施包括对患者所患疾病进行记录并做出相应的诊断，在可能的情况下对现存或潜在疾病进行进一步检查和邀请会诊；在情况不明时不要贸然处理，更不要超范围行医；针对重要的躯体疾病与患者和监护人进行沟通并客观记录，必要时签字。建立风险防范和紧急处理的长效机制，并且要经常培训，反复演练。

1. 早期识别和评估

应注意定期有针对性地进行患者躯体检查和有关实验室检查，必要时进行急诊脑影像学和其他相关检查，发现有明显问题应迅速告知患者和家属，同时积极采取治疗措施，直到病情出现明显转机。

2. 应特别注意精神科药物对心血管系统的影响

应定期对患者进行心电图检查，在选择用药时应有仔细合理的评估。如患者在服用精神科药物，则要了解此种药物对心血管系统的影响。

3. 注意噎食问题

噎食问题多在老年人应用抗精神病药物尤其是可能导致锥体外反应的药物时出现，应引起重视。

4. 癫痫等问题

三环类抗抑郁药物以及氯氮平等药物容易引起或诱发癫痫等问题。针对既往有癫痫或脑外伤史者，在选择用药时应予以注意。

5. 药物对代谢的影响

应注意在用药前对患者进行相关检查，结合患者家族情况进行风险评估，和患者及其亲属深入交换意见，共同制定治疗方案，以将产生纠纷的风险降到最低。

四、家访风险的防范

社区工作人员在对精神障碍患者进行家访时需注意保护自身安全，尽量约患者在社区卫生服务站或其他公共场所随访，因为人多时可有效预防风险发生。如必须前往患者家中随访，则尽量不要单独前往，可安排合适的同事同行。如必须单独前往，须提前告知同事或他人自己的去向，告知同事随访时间，随访完成后须告知他人自己已安全返回。到达患者家中时敲门后应站在安全距离外等待患者开门，当屋内情况不明时不要贸然进入患者家中，应在门口问明情况，评估随访环境安全可控（如有家属或其他可信赖的人在场）后方可进入屋内，如发现情况异常须快速离开且立即求助他人。如是开车前往，则将车停在尽可能离患者住址近的位置，一旦风险发生可快速上车撤离。如发生其他意外，警察还可根据车辆位置快速定位事发地点。

五、精神康复评估维度

在向社区精神障碍患者提供康复服务前，要全面了解患者功能状况和障碍程度，以确定康复目标和制订康复治疗计划。经过康复服务后，要评定患者总的功能情况，有无康复效果，分析其原因，并据此调整康复治疗计划。在康复服务结束时，评定患者总的功能状况，评价治疗效果，为患者重返家庭和社会或做进一步康复治疗提出建议。精神康复的全面评估要从不同维度去考虑，采取标准的、量化的方法和手段，灵活地根据需要选用评估工具。目前可以从以下五个维度去进行康复的评估。

1. 症状维度

患者精神症状的控制是功能康复的根本前提，也是康复计划制订的主要依据。症状维度包括总体印象、阴性症状、阳性症状、情感症状、行为症状（攻击/激惹）、认知症状等方面，还包括治疗依从性及药物不良反应等。

可以采用的工具：总体印象量表（CGI）、简明精神病评定量表（BRPS）、阳性和阴性精神症状评定量表（PANSS）、阳性症状评定量表（SAPS）和阴性症状评定量表

（SANS）、MATRICS共识认知成套测验（MCCB）、治疗副反应量表（TESS）、不自主运动评定量表（AIMS）、自知力与治疗态度问卷（ITAQ），等等。

2. 功能维度

功能评估主要通过自我报告、知情者报告、访谈、观察、实景操作等方法来进行。自我报告、知情者报告比较经济和方便，访谈更加客观准确，观察方法的评分体系不易标准化，实景操作能较大程度反映患者真实的能力水平。

可以采用的工具：功能大体评定（GAF）、个人与社会表现量表（PSP）、世界卫生组织残疾评估量表（WHO-DAS）、生活技能量表（LSP）等。

3. 躯体维度

对于康复期的患者应给予高度关注，包括肥胖、糖尿病、代谢综合征、心血管疾病、物质滥用等。

4. 价值维度

价值维度包括耻感评估、自我效能评估、自尊评估、疾病负担评估、生活质量评估、希望评估、归属感和生命价值感评估等。

可以采用的工具：精神疾病患者病耻感量表（SSMI）、一般自我感量表（GSES）、自尊量表（SES）、疾病家庭负担量表（FBS）、总体幸福感量表（GWB）等。

5. 资源维度

资源维度包括家庭环境、婚恋状况、社会支持、应激、医疗资源等方面。

第九节　社区精神康复中的个案管理服务

“个案管理”最早是从社会工作领域发展出来的一种工作方法。在个案管理工作中，将需要帮助的人称为“案主”，将提供帮助的人称为“个案管理员（case manager）”。当案主遇到问题向个案管理员寻求帮助时，个案管理员在与案主建立良好关系的基础上，利用案主身边的资源，调动案主个人能动性，影响和改变案主的态度、想法和行为，最终帮助案主解决问题，这个过程就是“个案管理”。个案管理工作应用领域广泛，主要包括：儿童服务、青少年服务、老人服务、婚姻和家庭服务、残疾人康复服务及特殊问题服务等。早在19世纪中期，西方国家已经开始尝试开展个案管理工作。随着社会的发展，个案管理工作也日趋完善。相对于西方国家而言，个案管理工作在我国还处于起步阶段。

一、个案管理服务介绍

（一）个案管理的概念

美国个案全程管理协会对个案管理的定义是：个案管理是通过倡导、交流、教育和明确各类医疗机构的服务内容，以保障患者自患病至康复全过程的利益和自主权。目的是保证有限的医疗资源的实效性，以达到较好的成本效率。

（二）个案管理在精神卫生领域的运用

个案管理的概念最早用于精神科是在20世纪60年代。随着氯丙嗪的诞生，以美国为首的国家开始将精神病院大量关闭（去机构化运动），而发展以社区为基础的服务模式。个案管理的目的就是协调各种社区服务，避免相互脱节，提高社区服务质量，以满足病人的多种需求。

（三）个案管理的服务模式

（1）代理人模式：个案管理者充当患者与社区服务机构的联络人，其本身并不直接提供干预措施，该模式的工作重点是满足患者的医疗和社会需求。

（2）临床个案管理模式：个案管理者不仅为联络人，而且还是康复服务计划的制订和参与者，直接施行必要的医疗处理。

（3）康复训练模式：除了具备上述两种模式的特点外，更加强调康复训练，以促进患者功能的恢复与重建。

（4）主动式社区服务：由一组分工不同的人员进行，包括精神科医生、护士、职业治疗师、社会工作者及个案管理者。主动式社区服务的特点是大部分医疗服务和康复训练工作深入患者的家庭中，提供24小时的服务监控。内容几乎涵盖了社区康复的所有项目，涉及功能训练、心理教育、医疗服务、协助参加辅助就业、帮助患者争取合理的权利和保障等。

（四）个案管理服务的特点

（1）是一种充分尊重病人的参与、喜好及选择的服务。

（2）是整合治疗及康复的整体的服务。

（3）是协同且持续的服务。

（4）是以成果为导向，以就业为目标的服务。

（5）是适度调整环境条件及支持不同功能程度的服务。

（6）是重视技能训练的服务。

（7）强度病人的优点，是彼此尊重的伙伴关系。

（8）专注于此时此地，同时着眼远期疗效。

（9）鼓励病人勇于尝试，不要害怕失败。

（10）鼓励患者独立自主地生活，与家属建立伙伴关系。

二、个案管理团队建设及职责

（一）个案管理由多学科团队运作

通过个案管理服务团队对严重精神障碍患者实施医院—社区一体化服务，可促进精神障碍患者早日回归社会。以精防康复机构专业人员为核心，社区精防医生、街道社区干部、民警、志愿者和患者家属为辅助，组建个案管理服务团队。

（二）成员职责

（1）团队队长：1人，一般由团队中的精神科医生、精神科护士或社会工作者担任，负责团队的统筹、组织、协调、沟通工作。团队队长根据团队成员各自的专长，结合服务对象的需求，负责日常工作管理，包括人员组建、进度安排、例会组织、个案讨论、工作总结与上报等，是个案管理服务团队的领导者。

（2）精神科医师：1~2 人，负责个案评估建档，提供诊疗方案，指导访视服务，定期组织个案分析讨论，培训团队成员。

（3）精神科护士：1~2 人，负责执行医嘱，为服务对象提供药物管理和指导，提供访视服务，参与个案分析与讨论。

（4）心理咨询师或心理治疗师：1 人，为有需要的患者提供心理咨询，必要时进行家庭治疗，提供心理危机干预服务，参与个案分析和讨论。

（5）公卫医师：1 人，负责信息管理和质量控制以及数据分析和整理。

（6）社会工作者：1 人，根据服务对象的需求，提供访视服务，宣传社会救治救助政策，指导患者日常康复训练，参与个案分析和讨论。

（7）个案管理员：1~2 人，主要由社会工作者、精神科护士担当，与患者建立并且保持持续性联系，与患者及其监护人一起制订康复计划，并负责为患者提供健康管理、生活活动指导、患者及家属的健康教育工作；转介符合在社区康复机构进行康复训练的患者到社区康复机构进行康复训练；完成《个案管理服务记录手册》；开展随访工作。

（8）社区民警：1 人，负责日常工作巡查、紧急现场干预以及对肇事肇祸患者的管理。

（9）社区干部：1~2 人，可由残疾人协理员、民政干部、居委会（村委会）人员担当，为生活困难的精神障碍患者家庭提供帮助，并向所在地街道办事处或者乡镇人民政府反映患者及其家庭的情况，帮助其解决实际困难，为患者融入社会创造条件。

（10）志愿者：可由社会志愿者、义工、已经康复的精神障碍患者组成，协助个案管理团队工作。

（11）患者监护人：配合个案管理员制订个体服务计划，协助患者进行生活自理能力和社会适应能力等方面的康复训练。

个案管理服务涉及卫生、公安、民政、残联、街道、社会组织等多个部门及患者家庭，属于多部门协作配合团队。

三、个案管理服务内容

（一）服务对象入组与评估

1. 患者的入组筛选标准（3 个条件同时具备）

①疾病诊断主要为精神分裂症、分裂性情感性障碍、偏执性精神病、双相（情感）障碍、癫痫所致精神障碍、精神发育迟滞伴发精神障碍等 6 种严重精神障碍患者。患者为本市常住居民，年龄 18~60 岁，包括病情稳定和不稳定的患者。

②患者和家属有获得个案管理服务的愿望。

③患者具备基本的交流与沟通能力。

2. 签订知情同意书

遵循“知情、自愿”的原则，向每位患者及其监护人告知个案管理团队服务相关内容，与患者或其监护人签订“知情同意书”。

3. 入组评估

个案管理员与患者家属建立友好合作关系，对患者进行包括精神健康、躯体健康、社会支持、工作教育、休闲娱乐、日常生活状况、经济、居住、家庭关系等领域的全面评估，评估时注重患者的优势和可利用资源。根据需要选用的量表包括 PANSS 量表、BPRS 量表、抑郁自评量表、焦虑自评量表、社会功能量表、生活质量量表等。

4. 建立服务档案

收集患者基本信息、现病史、既往史、家族史、目前躯体和精神状况等，建立服务档案。

（二）制订个体服务计划（ISP）

一个完整的个体服务计划是一个封闭的环，包括以下步骤：

现况评估→明确问题→确定改进目标→确定成功的指标→确定达到目标的策略 各环节中病人→ 家属和个案管理员的责任→ 进展检查的时间表。

第一步：评估现况

对个案的评估是基于精神状况、躯体状况、危险性、社会支持、残疾情况、经济状况等全方位的。由于每一位精神残疾者的社会功能缺损是不同的，所以有效的康复措施是针对个体的、具体而实际的功能缺损情况来进行的。通过评估，找出精神康复方面的主要问题，为日后实施康复策略提供依据。

评估时，需要考虑如下 14 个方面的问题：

（1）精神健康状况：可采取不定式的精神检查方式或定式的量表测查，并注意关注患者情绪状态。

（2）身体健康状况：采用系统回顾的方式询问病人的主观感觉，做系统的体格检查、辅助检查，明确医学诊断。

（3）个人和他人的安全：评估本人安全和对他人的安全（可参考危险性 5 级评估）、有无涉及司法的问题、转诊来源。

（4）个人对疾病的反应：指患者对自身精神疾病的发生、症状、治疗的理解，对疾病治疗和康复的期望以及因疾病带来的压力和耻感。

（5）药物治疗的管理：包括目前治疗是否恰当、是否有效，患者对治疗的依从性，对药物不良反应的处置等。

（6）复发的早期征兆：观察和探索患者可能存在的早期复发迹象，如睡眠状况变化、对外界的敏感度变化等。

（7）友谊/社会关系：

友谊及社会关系：朋友数量、友谊时间长短、与朋友的关系和接触的频度、是喜欢和其他人在一起还是宁愿独处、是否需要他人的帮助来维持人际关系。

与家庭接触的频度：与父母、兄弟姐妹、子女等接触的频度。

婚姻状况：夫妻关系如何。

（8）应对压力能力：指应对症状和认识早期症状的能力、应对环境压力的能力以及求助方式和解决问题的方式。

（9）工作/休闲/教育：

时间管理：能否按时赴约，工作或其他日常活动是否守时，能否独立地安排每天的日程。

休闲活动：能/不能看电视（电影）、下餐馆、听音乐，对体育运动兴趣如何。

教育经历。

（10）日常生活技能：日常个人生活的料理是独立进行还是需人提醒、需要督导，或者不能完成。交流沟通的能力：能否与他人进行语言沟通，能否主动发起与人交谈，是否会用电话。

（11）家庭和社区支持系统：主要评估来自家庭和社区服务方面的资源。

病人家庭情况：家庭成员对病人的态度、情感表达的情况、有无监护人、监护人详细情况、家庭关系、有无家庭暴力或虐待、家庭经济状况。

社区支持：能否得到社区医疗、能否得到来自民政或残联的照顾、有无可适用的社区内的康复设施等。

（12）收入：有无劳动收入、是否享受政府贫困救助或残疾人补贴。

（13）居住状况：和谁共同生活以及住房情况。

（14）权利和主张：人权是否受到侵害。

第二步：明确问题

根据评估的情况，明确主要的问题。在不同的阶段，主要问题可能不同。一般来讲，每次评估后设定的主要问题不能太多，以不超过三个为宜。比如，某个病人评估的结果是病情不稳定，家庭成员对其治疗失去信心，那么主要问题就是治疗问题和家庭对疾病的态度问题。明确了主要问题，今后的服务和康复措施才有针对性。

第三步：确定目标

根据明确的问题，有针对性地进行康复。所有责任人，包括个案管理员、患者和家属，经充分讨论后，共同设定相应的可行的近期目标和远期目标。譬如，某个病人的主要问题是始动性差，个人生活非常懒散被动。他的近期目标就是主动料理个人生活，远期目标可能是参加社区活动。康复目标的制定要切实可行，要让病人能够做得到。

第四步：制定指标

根据确定的目标，制定几个细化的客观指标来检验康复的效果，这些指标要切合实际，有可操作性。比如对生活懒散的病人，康复成功的指标可能是：按时起床，每周洗澡一次，自觉洗漱。对于几乎完全康复的病人，康复成功的指标可能是成功就业，走入社会。

第五步：采取策略

个案管理分医疗和生活职业能力康复两个部分。医疗部分主要包括病史采集，患者精神、躯体状况、危险性、服药依从性和药物不良反应检查评估，制定用药方案。生活职业能力康复部分主要包括患者个人日常生活、家务劳动、家庭关系、社会人际交往、社区适应、职业与学习状况、康复依从性与主动性检查评估，提出康复措施等。记录在第3栏。

制定和实施患者个案管理策略首先应该从保证医疗开始。有条件的地方，还应该逐步增加患者生活职业能力康复。

第六步：明确责任

在个案管理中，患者、家属和个案管理员都是非常重要的角色，缺一不可。个案管理中，患者、家属和个案管理员是一个工作团队，或者说是为了达到患者回归社会的目的而组成的一个联盟。所以，作为团队成员或者盟员，其出发点和目的都是一致的。所以，在制订个体服务计划时，三者的参与和协作是非常必要的。

患者是服务对象，又是团队成员，因此，单纯的"病人身份"对他们显然不适用。他们要按照既定的计划去做，做好了可以受到奖励和表扬，做不好要受到批评或惩罚。

家属在患者康复中作用明显，因为患者的很大部分时间是和家庭成员共同度过的。家属要在个案管理人员的指导下，监督计划的实施，调解家庭情感表达。

个案管理人员是团队中的专业人员，他要对个体服务计划的科学性、可行性负责。同时，他还要提供精神病学医疗和康复服务，并对计划实施进行监督和检查。

制订个案管理计划要明确责任人。

第七步：检查进度

由于精神疾病的特点，个体服务计划显然要兼顾短期和长期利益。根据病人的特点和病情，按工作规范要求，数周或数月检查一次进度，评估所制定指标的完成情况，并制订下一步个体服务计划。

整个 ISP 的周期一般 3～6 个月重新修订一次，并根据上期的完成情况制定下一次的 ISP。

（三）服务对象出组与注意事项

终止服务是患者和个案管理服务人员双方协商同意，一般在下列情况时终止治疗：

（1）成功达到事先确立的服务的目标，患者和工作人员双方同意终止服务。

（2）患者病情转为稳定，生活自理能力、社交能力、职业功能康复，达到个案管理的目标。

（3）患者迁出地超出社区承担的责任区域之外，这种情况下个案管理服务团队要把精神卫生服务的责任转交到患者迁入地，在此期间个案管理员仍保持和患者的接触，直到交接完成。

（4）尽管个案管理服务团队已经尽力制订符合患者情况的个体服务计划，但患者或家属仍拒绝接受服务。

（四）服务工作管理及质量控制

1. 个案管理团队例会

（1）周工作例会

由团队队长每周组织召开团队讨论会，要求所有团队成员参加，个案管理员汇报访视个案的各项服务落实情况，分析存在的问题，制定相应的解决的措施，并根据需要提出调整个体服务计划和目标。团队集中对新入组和出组个案及重点个案（如病情波动、住院、有重大生活事件、有肇事肇祸倾向等）进行认真梳理和讨论，团队成员从各自专业角度提出解决的对策，制订下一步个体服务计划。

（2）系统回顾讨论会

每 6 个月，由团队队长组织召开系统回顾讨论会，要求所有团队成员参加，对团队所有个体服务个案进行全面回顾，评估每一个个案，重新制订个体服务计划和目标。

2. 质量控制

个案管理团队每半年进行质量控制，并提出改进意见，采取相应的举措提高个案管理运作质量。主要的质量控制指标包括：患者病情稳定率、再住院率、肇事肇祸率、面访次数、康复训练活动次数、患者家属服务满意度等。

（五）服务工作效果评估

①评估患者的社会功能、生活质量、平均住院天数、病情复发情况等指标；

②由精神科医师综合评估患者的精神症状、自知力、用药情况、危险性、药物不良反应、躯体疾病等变化情况；

③对于康复效果较好、能在社区中承担简单工作的患者，个案管理团队协助患者重新就业，评估患者工作及就业情况；

④评估患者家属满意度情况。

第十节　心理治疗在社区精神康复中的运用

社区精神康复是精神医学发展的产物。随着我国经济水平的飞速发展，人们对生活质量的要求及“以人为本”的服务理念的影响，社区精神康复的对象不再只是局限于严重精神障碍社会功能恢复，那些占精神障碍中大多数的以社会心理因素为主的轻型精神障碍（如情绪障碍、神经症性障碍、人格障碍、适应障碍等）普遍受到人们的重视。此外，那些还不够诊断为各种精神障碍的亚健康人群、甚至想生活得更好的健康人都已成为精神卫生关注和服务的对象。如何提高人们的心理素质、如何更好地发挥自我潜能、如何提高生活质量等都已成为当代中国社区精神康复工作的内容。一、对于严重精神障碍患者而言，不论是因病丧失的家庭、社会功能的恢复，还是留存能力最大化的发挥，都需要个体有一个相对健康稳定的心理功能，或者也可以说，保持一定的社会功能本身就是心理健康的要素之一；二、随着生活节奏的加快、竞争压力的加大，一些轻型精神疾病在精神疾病中的发病率所占比例日益加大，这在很大程度上影响了人们对幸福生活的追求，特别是在轻型精神疾病患者的亲属中，这种现象更加普遍，而这部分疾病的特点是生物治疗效果有限，而需要心理治疗的介入；三、当代人们所面临的一些普遍性的问题等，比如亚健康问题、应激状态下人的心理调适能力问题、潜能激发及其实现的问题、幸福感受性问题，都需要心理治疗视角下的再思考。

从治疗的内容上说，不仅有针对特定个体或人群的严格意义上的心理治疗，还有最广泛意义上的心理治疗。比如心理治疗性态度和心理治疗性技术在社区精神康复中的运用。从治疗的形式来说，针对患者的治疗通常包括个别、家庭和团体等多种形式。从治疗的对象来说，不仅包括了患者、还包括了亚健康甚至健康人群。

一、心理治疗

（一）定义

日常生活中，人们对心理治疗有一些不言自明的观念。在他们看来，心理治疗就是把内心的隐私、秘密宣泄一番；心理治疗就是做思想工作，重在摆事实，讲道路；心理治疗如同求医问药，是一个被动服从的过程。相应地，在人们的意象中，作为心理治疗的实施者，治疗师是收纳各种负性情绪的“垃圾桶”，是能帮助人们从不好状态中恢复的“神奇药丸”，是具有洞穿与操控人心等魔力的“巫师”，或者是普度众生式的“观音菩萨”。但显然，无论是垃圾桶、药丸，还是巫师或菩萨，在人们的意象中，治疗师都不是人，或者，准确地说，不是一个普通的正常人。仔细分析这些现象发现，这些观念似乎说出了心理治疗的某个特点。正是对心理治疗理解的似是而非，使人们常误以为这些观念都是不证自明的，从而放弃了对心理治疗到底是什么的追问。

什么是心理治疗？“心理治疗是一种以助人、治病为目的，由专业人员有计划实施的人际互动过程。”在此，心理治疗师是指接受过医学或心理学系统学习，通过培训、考试取得国家特定资质，从事心理治疗的专业人员。目前在我国，医疗机构的医生、临床心理学工作者可以称为心理治疗师。

严格意义上的心理治疗，意指那些由经过训练的医生或临床心理学工作者在医疗机构实施的专门心理治疗。《精神卫生法》中的“心理治疗”概念，即为此严格意义上的心理治疗。在此法律条文中，“心理咨询”则是指在医疗机构以外的各种机构、组织、社区中对普通人（而非患者）开展的心理健康促进活动。

在此意义下，心理治疗不同于心理咨询。二者最大的区别在于服务的对象和面对的问题不同。心理治疗的对象是心理疾病，而心理咨询的对象是问题。心理咨询的目的是获取有关的知识，增加相关的为人处世技巧，协助做出有关的个人决策，提高生活质量。心理治疗的操作过程更像医学模式，即包括了诊断、治疗方案的设计与实施，而对于心理咨询而言，诊断并不是一个必需的阶段，也不一定必须有一个诊断结果。但是，心理测量和评估仍然是咨询中一个重要的环节。如果遇到有心理疾病的来访者，尤其是具有严重心理疾病的来访者时，就应当转介。

心理辅导是一种特殊的心理咨询。其特殊性在于心理辅导的对象和地点。心理辅导的工作地点是学校，对象是中小学生。工作内容也以预防为主，帮助学生解决成长中遇到的各种问题，并主要包括学习、社交和情感发展三个方面。

简单地说，非病理性的属于心理辅导和心理咨询范畴，有一定病理倾向的，属于心理治疗范畴。之所以要搞清这三者之间，特别是心理咨询和心理治疗的边界，是因为心理咨询和心理治疗从业者的培训内容和方向是不同的，这决定了他们各自的从业范围与执业地点。更重要的是，这一区别还以法律条文的形式体现在《精神卫生法》中。这意味着心理咨询与心理治疗在法律的层面有其清晰的边界，越界即违法。

除此之外，广义的心理治疗，是指专业人员具有心理学治疗效应的人际互动过程。在此意义上，广义的心理治疗既包括了严格意义上的心理治疗，也包括了《精神卫生法》所规定的心理咨询。

（二）治疗设置

治疗设置是为了治疗的顺利推进而进行的有关治疗操作的设定。其特点在于，治疗设置先于治疗而存在，同时也贯穿于整个治疗，具有相对的固定性和模式性；虽然主要是由治疗师单方面做出的，但一经设定，即要求治疗师和病人共同遵守；治疗设置的具体内容主要取决于治疗师的理论取向，部分取决于具体病人的实际情况。

治疗设置既包括无形的内在设置，也包括有形的外在设置。事实上，即使在有形的设置上，也有很多的内容，比如：治疗室内治疗师与病人的座位安排、是否采用躺椅、是否允许他人在场、是否录音录像、治疗师与病人会面的频率、具体会面的时间、每次会面时间的长短、总疗程的长短（短程还是长程）、事先规定结束时间还是无具体限期的开放性疗程、治疗以外的时间能否继续接触、收费标准及收费方式、休假和违约的处理、治疗无效时的转诊、是否同时使用药物，在何种情况下以及如何更改设置等。在此，仅针对治疗设置中的主要问题进行讨论。

1. 治疗关系

治疗关系指治疗师与患者之间在医疗情境中，基于互相间的需要和伦理、法律、经济和技术性的规范，经由互动而形成的工作关系。

治疗关系不同于日常社会关系。治疗关系不是建立在社会交往立场上的，它完全是一种在特定的时间期间内具有保密性的特殊关系。

治疗师需要尽量避免治疗中的双重关系，即治疗师不可选择亲属或朋友作为心理治疗的对象，心理治疗过程中不能和患者发展治疗关系之外的关系。

治疗关系的这一特点，一方面保障了患者的利益，可以使患者对治疗有基本的安全感，让他们能够在没有威胁的情况下敞开自己的心扉；另一方面也保障了治疗师的利益，使治疗师不必承担超过自己职责范围的责任。

正是为了避免治疗关系的日常化，保持治疗关系的纯净性，治疗师不得接受患者的请客送礼。但是，在实际的治疗中，需要考虑到中国文化与西方文化的区别。请客送礼在中国实际是一种“仪式”，它的意义是一种“关系”的建立，而且中国人习惯性认为送价值较小的礼物不算什么。因此，在治疗中，治疗师一方面要拒绝患者的请客送礼，另一方面，治疗师在感谢其善意的同时，要将患者的请客送礼行为纳入治疗中来加以讨论与理解，以免让患者觉得拒绝其请客送礼就是对其本人的拒绝。

2. 治疗时间

不同的治疗对治疗时间有不同的规定。治疗时间有两层含义：首先，单次治疗的时间。通常而言，个别心理治疗的时间为45分钟到1小时，一般为50分钟；家庭治疗的时间为1~2小时；团体治疗时间根据组员的多少、治疗的主题不同而有差异，通常是90分钟。其次，总的治疗时长。如果会谈次数少于20次，属于短程治疗；如果会谈次数大于50次，属于长程治疗；而那些介于20~50次之间的，属于中等长度的心理治疗。究竟是采取短程治疗还是长程治疗，需要根据患者的病情、治疗目标、治疗方法、患者的人格特质、患者的经济状况、治疗师的专业背景等多种因素来决定。有时候，一个患者的治疗呈现出多阶段性，这意味着长程治疗也可能由阶段性的短程治疗组成。

在治疗时间之下，其实还隐藏着一个问题，即治疗的频次问题。一般来说，个别心理治疗，多为每周1次。也有例外的，比如，精神分析治疗可以达到每周3~5次，而家庭治疗则为1月1~2次，团体治疗多为每周1次。

3. 治疗室的选择与布置

治疗室应该设在安全、安静与舒适的环境中，同时治疗室也应有很好的私密性，能照顾到患者保护隐私的心理。除此之外，治疗室应该采光适中，通风透气，室内以温馨简洁为好，通常只摆放必要的家具设备，不要摆放一些过多透露治疗师个人信息（如家人照片等）的物件。但私人执业治疗师可公开展示其教育背景或执业资质等与职业相关的信息。

个别心理治疗室不必太大，室内必要的布置包括两张椅子（通常是沙发），一张矮茶几。两张椅子的摆放通常是其夹角为45~60度，以双方坐在椅子上自然伸直双腿不要碰上对方脚尖为宜。也有精神分析治疗，患者不是通常的坐位而是躺位的，相应地其室内设置也会有所不同：这时通常需要一个躺椅，或者可供患者平躺的沙发，而治疗师则需要一把舒适的椅子，安放于患者头部所在的那一侧。

家庭治疗室的设置不同于个别治疗室，其所需空间更大一些，常常由几个彼此独立的沙发围绕而成。其中，治疗师的沙发常常是独立的单人沙发，其他的沙发可以是单人、双人或多人沙发。

团体治疗室常常是一个相对较大些的空间，空间的大小取决于团体治疗的人数，还有若干可折叠的椅子。椅子要求一样，治疗师的椅子也是如此。治疗的时候，通常可以围坐成圈。

4. 治疗费用

针对作为一种助人的以谈话为主的治疗，心理治疗是否应该收费以及收费是为了谁的问题，曾经有过两种非常不同的观点。观点一，心理治疗的收费是为了来访者。对于来访者而言，付费是自尊和自主的象征，也是其自我价值的一种体现；来访者付费来获取治疗师的帮助，将治疗师置于一个帮助者的位置。更极端的说法是，“没有付出，没有回报”，免费的治疗是有害的。观点二，心理治疗的收费是为了治疗师。首先，这一说法缺乏循证医学的支持；其次，倒是有一些研究表明，那些强调治疗收费的人，常常是其个人特别需要依赖该职业收入的人。

与上述两种观点不同，现在人们普遍更倾向于第三种观点，即收费是为了心理治疗本身。首先，收费与否和收费高低涉及自我价值、依赖、自主、控制、内疚与亲密等多方面的主题，而这些主题是心理治疗中常见的问题；其次，治疗师和来访者的关系是一种特殊的人际关系，收费强化了这种界定，有助于双方在亲密感上保持恰当的距离，使治疗师和来访者都更加意识到他们不是进行普通朋友间的清谈，而是针对来访者问题的职业行为；最后，收费也是治疗师自我价值的体现。如果这个职业的从业者需要经过漫长而艰苦的培训，才能胜任这份工作，但工作本身却不能让从业者维持一份与其付出相称的生活，那这种职业是很难存在的，也就更谈不上发展了。所以，正是从心理治疗的发展这一更长远的角度看，心理治疗需要收取合适的费用。

合适的收费不是一个简单的问题。收费不仅涉及上述的主题，而且还涉及各不相同的来访者。除此之外，收费还需兼顾当地的经济发展水平、治疗师的经验、地域文化、治疗所在机构、当地行业内的相关规定等多方面的因素。当前心理治疗的收费在不同地域和不同机构各不相同。一个特别奇怪的现象是，在《精神卫生法》明文规定的执业机构——医院，治疗师的收费普遍偏低。这极大地妨碍了心理治疗在医院的发展。

尽管现实中关于收费还有种种分歧，但是，现在人们越来越认识到这一问题的重要性，并在长期的工作中发现，心理治疗合适的收费应该是个体化的，这意味着不同的治疗师可以收取不一样的费用，也意味着针对不同的来访者其收费也可能是不同的。之所以如此，最根本的原因是收费要回归其作为治疗设置的作用。这笔费用既要让来访者能支付得起，同时，也要让其能珍惜自己所付出的费用。

因此，治疗费用是需要和来访者讨论的，而且常常要在治疗之初就加以讨论，一经确定，最好不要轻易更改。当然，在物价部门统一调整物价、治疗师自身的职称改变、来访者的收入明显增加等情况下，治疗费用也需要在协商后做相应的调整。

临床工作中，治疗师也会提供一些免费的治疗，这常常是因为来访者的确有接受心理治疗的必要，同时也有治疗的意愿，但是缺乏相应的经济能力，而治疗师也可能有从事科研和教学的需要，或者所在机构也有相应的为此类来访者提供相应救助的项目或资金。但即使这样，在实际实施中，需要充分尊重来访者的选择，同时，公允客观地告诉对方之所以提供免费治疗，是因为其符合相关的条件，或者以别的形式支付。比如，在保护其隐私的情况下，将该治疗内容作为科研材料发表，以此让更多的患者获益。核心目的是让来访者不要因为免费而有亏欠感，从而妨碍其在治疗中表达负性情感。

最后，需要明确的是，来访者并不是为他们在治疗师那里所得到的爱、尊重、照料和关心付费，而是为治疗师的时间和咨询技术付费。

5. 治疗协议

治疗协议是治疗师在治疗之初，或者在治疗中，让来访者知晓心理咨询或心理治疗的有关信息，并就此达成一致的过程，必要时还会以书面的形式签署同意意见，故又称知情同意。

治疗协议不仅有助于来访者对治疗过程的理解，明确自己的责任，而且也有利于来访者对治疗师产生信任，建立积极的治疗联盟，同时治疗协议还可以预防不必要的医疗纠纷。

治疗协议有口头或书面两种形式。此外，在治疗的不同阶段，还可以根据治疗的需要签署不同的治疗协议。通常治疗协议包括：对即将进行的不同形式心理治疗的介绍；对治疗师资质与专业背景的介绍；来访者权利；双方在治疗中需要遵循的规则。其中，特别重要的是关于保密原则的说明。

保密是治疗师必须遵守的职业伦理规范。治疗师不得随意泄露来访者的个人信息，也不得在非专业场合谈论来访者的病情。如需要将来访者的资料作为科研材料发表，也需要隐去可辨识的患者的相关信息，并获得患者的知情同意。

但是，在一些特殊的情况下，治疗师也必须打破这一保密原则。通常，这样的情况包括：来访者有伤害自己或他人的风险；16 岁以下未成年人遭受虐待或类似困境；需要紧急送医院治疗；涉及法律而被法庭要求出具相关资料等。

（三）心理治疗的适应证

心理治疗并非像人们想象的那样适用于任何人群。事实上，心理治疗不仅对治疗对象的疾病种类有规定，也对治疗对象基本的心理学特质有相关的要求。

1. 适应心理治疗的疾病类别

①神经症；

②部分人格障碍；

③应激相关精神障碍；

④重性精神疾病康复期。

2. 心理治疗的适应人群

①有心理学头脑；

②有足够的自我力量；

③有自知与改变的动机；

④有建立与维持关系的能力；

⑤有耐受变化与承受一定挫折的能力。

二、心理治疗的基本态度在社区精神康复中的运用

虽然心理治疗的理论与形式多样，但研究表明，一些具有治愈性的因素是不同理论与形式的心理治疗所共同的。其中，很重要的治愈性因素就是心理治疗的基本态度。心理治疗的基本态度对社区精神康复工作具有普遍的适用性。

（一）无条件的积极关注

“无条件”强调对人的尊重与关注不预设前提条件，特别是不做是非判断，不做好坏评价，也不贴诊断标签，只是把来访者作为“人”来看待。

治疗师的价值观会影响到他是怎么看待来访者及其他问题的，并会对治疗策略与采取的行动有深刻的影响。因此，对治疗师价值观的关注一直是大家关注的焦点。

如何处理价值观冲突呢？

首先，治疗师不必勉强自己保持“价值中立”，这是一件不可能完成的事情。这不仅是因为一个人的价值观常常是隐而不显的，治疗师未必清楚地知道自己的价值观，还因为隐而不显的价值观其影响一直存在，而且治疗师的价值观会以非常微妙的方式表达出来，比如说话的语气、话题的选择、反应的速度、表情、姿势等。除此之外，患者也会用其“雷达装置”来捕捉治疗师的价值观倾向，特别是当患者谈及某些不为主流价值观所接受的经验时。

其次，必要时治疗师应该表明自己的价值观取向。这种表明不是对患者进行价值观诱导，而是为了让患者记住治疗师有着与其不一样的价值观，这可能在讨论某些问题时会有不同的反应，如果患者因此而感到不舒服，可以因此而提醒治疗师和自己注意。

最后，如果治疗师发现自己处于价值观冲突中难以胜任恰当的治疗行为时，可以提请督导或者提供转介服务。需要说明的是，治疗师可以如实告诉患者，转介的原因是自己的价值观可能会妨碍下一步的治疗，而非患者做错了什么，也不是其不够好。

“积极”是治疗师相信来访者有解决问题的能力，并不断挖掘来访者自身所拥有的优势、价值观与力量。这些资源并不是治疗师凭空杜撰的，而是来访者真实拥有的。值得注意的是，治疗师不仅自己要去看见，去发现，更重要的是，要帮助来访者自己也看见他们自身所拥有的资源。

“关注”是指治疗师保持耐心与热忱，认真地倾听，并在倾听中努力去理解来访者，不随意打断来访者的谈话。

（二）共情性理解

“人皆有恻隐之心”是说人人都有不忍之心，正是这不忍，使得人人都能同情他人，这可说是同情存在的普遍性。但同情其实是一种劣等情感，它表达的是身处优势一方对身处劣势一方的优越感，所以很多有着强烈自尊和自立意识的人会拒绝别人的同情。

共情不同于同情。所谓共情，是将心比心、设身处地地理解对方。共情就是治疗师体会来访者内心世界的态度和能力：“感受来访者的私人世界，就好像那是你自己的世界一样，但又绝未失去‘好像’这一品质——这就是共感。它对治疗是至关重要的。感受来访者的愤怒、害怕或烦恼，就像那是你的愤怒、害怕和烦恼一样，然而并无你自己的愤怒、害怕或烦恼陷入其中，这就是我们想要描述的情形。”由此可见，共情不是一种身处优势的个体对身处劣势的个体表现出的善意，而是前者将自身放置于与对方同一的位置，并在此位置上去体会对方的真实感受。可以说，同情是以自己为中心，而共情则是以对方为中心。正是在这个意义上，同情容易，共情不易。

共情不能急切，也不能强求。首先，共情需要积极地倾听；其次，共情是一个由浅入深的过程。共情是有层次的。由于人的情感是复杂多样的，这意味着共情可能从最初的一般笼统意义上渐渐细化为与其心理的那一部分共情。还有，共情不回避负性情感，但要积极取向。这意味着帮助来访者接纳并且寻找负性情感的积极意义。最后，共情不仅要准确地理解来访者所表达出来的情感，还要将来访者未曾觉察的情感揭示出来。但这种揭示不是一种强加，而是在共情的基础上的对于来访者的深度理解，但所有这些都需要得到来访者的检验与确认。

必须说明的是，共情是一种能力，共情是以理解自己为前提的，同时还需要个体能感受丰富、细腻的情感。除此之外，个体还需要有清晰的边界。这意味着个体能区分情感的归属，即哪些情感是自己的，哪些是他人的。

（三）真诚

在治疗关系中，治疗师越是真实地呈现他自己，越是不戴专业面具或个人面具，来访者就越有可能发生建设性的改变和成长。反之，治疗师感到越不安全，越可能躲在技术背后，教条地追求技术，而忽视来访者的感受与利益。发生在心理治疗中的医患关系不应该是一种虚假的客气与友好，而应该是直接而坦率的。如果来访者所提出的针对治疗师个人的一些问题，是可以通过其他公开的资料了解到的，而且这些问题也是来访者有权利知道的，那治疗师不妨给予直接的回答。

治疗师如何表达真诚，伊甘（Egan）曾提出五点建议，那就是：①走出角色；②多一点自发性，少一点瞻前顾后；③不需设防；④表里一致；⑤愿意自我揭示。

但表里一致和自我揭示并不表明治疗师需要毫无保留地告诉来访者自己的感受。如果自我揭示不恰当，那么个人和职业之间所有的界限就变得模糊了。因此，在治疗师做出自我揭示时，需要思考：我希望自我揭示达到什么目的？有没有其他更好的替代方法？不自我揭示会怎么样？自我揭示是为了满足谁的需求？自我揭示的时机是否合适？

三、心理治疗的基本技术在社区精神康复中的运用

心理治疗是一种以谈话为主的助人方法。在治疗中，也许治疗的主题与形式在改变，

但是，不变的则是治疗的双方在不同的时刻，交替扮演倾听者和叙述者。于是，听与说成为心理治疗的基本技术。考虑到本书的阅读对象，这里仅从治疗师角度对该基本技术进行阐述。

（一）听

1. 如何听

首先，听者需要进入听的状态。这意味着治疗师需要在治疗情境中去听。相对而言，外在情境容易做到，而内在情境则相对较难。之所以如此，是因为治疗师需要具备的基本态度，不只是技术，更是一种为人的基本素养。既是为人的素养，就非一日之功，而是经久培养出来的。

其次，听者需要清楚并且暂时搁置自己的先见与偏见，否则听者所听到的只是自己所愿意听到的，而不是对象所欲表达的。但这并不意味着听者没有自己的先见与偏见，只是听者自己要对此有所觉察。所有这些先见与偏见，一方面它们会遮蔽我们对于倾听对象的理解，但同时也是我们倾听他者必不可少的媒介，没有它们，听者便无从听起。这涉及三个重要的问题。其一，治疗师的价值观问题；其二，治疗师自身的创伤问题；其三，治疗师自身的状态问题。这三个问题既是一个技术问题，也是一个伦理问题。在技术的层面上，治疗师如果不了解自己的价值观，没有处理好自己的创伤，或者对自身的状态没有觉察，则会在倾听的过程中将所要倾听的对象隐去，而凸显自身。也就是说，听者听到的是自己，而非对象。

2. 听什么

有了良好的倾听状态，治疗师还需要知道听什么。听不只是听来访者所说的言语本身，还需要通过来访者言说的方式（语音、语调、语速、语词、语言的组织等）、所伴随的非言语信息（表情、姿势、沉默等），听来访者所言之意。这“意”不仅是字面之意，更有言外之意、言下之意。比如，说者的情感、欲望、冲突与防御。

（二）说

治疗师的“说”不应该是伤害性的，在治疗的不同阶段“说”的方式有所不同。比如，初始访谈（最初的3~4次治疗）的目的主要是建立关系，了解相关的病史与个人成长史，因此，这个阶段主要是表达共情、收集资料。此时，治疗师的“说”主要是提问，而且在提问中，倾向于使用开放式提问。比如，你母亲是一个什么样的人？与此同时，为了澄清一些关键性的细节，也会采用封闭式的提问。比如，你父母吵架的时候，你父亲会真的打你母亲吗？你是否亲眼看见？

随着治疗的深入，治疗师的“说”可能是对质。比如，虽然你的同学都说你长得很漂亮，但你不断地整容，是否在你的内心里一直以为自己就是丑小鸭，只有长得漂亮，别人才会喜欢你？对质与澄清不同，它常常是在众多的澄清之后，建立在治疗师了解患者的基础之上。不仅如此，对质必然还带来张力。

除此之外，治疗师的“说”还可以提供建议。建议在不同流派的治疗中所占的比例各不相同。其中，在精神分析取向的动力性心理治疗中，治疗师的建议相对较少，而认知行为治疗取向的治疗师的建议较多且直接。

与“说”相反的是“不说”。“不说”在治疗中呈现为沉默。但沉默并不是空白，而是另一种形式的言说。沉默有不同的形式与意味。比如，有竞争性沉默、哀伤性沉默、乏味性沉默、空白性沉默等。恰当的沉默甚至会有“此处无声胜有声”的效果。

四、目前社区精神康复中常见的心理治疗形式

目前社区精神康复的对象主要是严重精神障碍康复期的患者及其家属。针对这部分人群，心理治疗是广义层面上的心理治疗，即不仅指严格意义上的心理治疗，还包括心理咨询、心理健康教育、患者团体治疗、患者互助会、家属互助会、家庭治疗等。

（一）心理咨询

心理咨询主要针对患者及其家属而展开，就其所关注的个人问题进行支持、探讨与解答。比如，患者目前的精神状况、怀孕时期如何服药、家属与患者相处中注意什么等。

（二）心理健康教育

心理健康教育主要针对一些共性问题，以多种形式展开。比如针对患者的心理健康教育和家属健康教育。这两者之间有交叉，但也有一些不同。比如对疾病相关症状与治疗的知识，是患者及其家属都想了解的，但是，对疾病的护理方面，则更多的是家属所关心的。有经验表明，在健康教育中，邀请康复期患者作为志愿者到场，会带来更好的效果。

（三）家庭治疗

如果了解到患者的疾病与家庭内部的边界不清或者家庭创伤的代际传递有关，或者家庭中的资源没有得到有效地利用等，可以安排家庭治疗。及时恰当的家庭治疗常常能带来治疗的重大转机。

（四）团体治疗

团体治疗可以通过多种形式展开。比如互助会、技能培训小组、成长小组等。其中，互助会主要是患者或者家属基于共同的困境而相互帮助，小组成员具有较多的同质性。技能培训小组则主要是认知行为取向的心理治疗，通常的主题有社交技能培训、生活技能培训、体育治疗、服药技能培训等。而成长小组则主要是精神分析取向的动力性小组治疗。

第十一节　精神障碍康复治疗常用技术

在精神障碍诊断明确后，其治疗过程应该包括药物治疗、心理和社会干预，否则大部分精神障碍患者难以回归社会。目前药物治疗已经被普遍应用，而且疗效也是肯定的，但如何防止精神障碍复发以及患者病情缓解后如何回归社会？这是大家普遍关心的问题。

一、精神障碍的社区护理及家庭干预

（一）社区护理

精神障碍的社区护理是指以社区为单位，应用精神病学、其他行为科学及护理专业的理论和技术，结合社区工作方法，对社区内人口的精神疾病进行预防、治疗、康复和护理，并进行社会适应的指导和管理，以提高整个社区的精神卫生水平。

1. 目标

通过各项康复护理措施，使精神障碍患者因患病丧失的家庭社会功能得到最大限度的恢复，使患者的残疾程度降至最低，使其剩余的能力得到最大的发挥。社区护理目标主要有：

（1）预防精神残疾的发生：早期发现患者并给予及时充分的治疗，结合全面康复护理措施，达到最好的治疗效果，使患者达到治愈或缓解，并巩固疗效，防止复发导致精神残疾的发生。

（2）尽量减轻精神残疾程度：对难治愈的患者，要尽可能地防止精神衰退。对已经出现精神残疾的患者，应设法逐步恢复其生活自理能力，减轻其精神残疾的程度。

（3）提高精神残疾患者的社会适应能力，恢复其劳动能力：通过康复训练改变患者的精神活动，最大限度地恢复患者适应社会生活的能力，使其具有代偿性生活和工作技能，使其尚存的能力得以充分发挥。

2. 特点

（1）康复护理贯穿于护理服务的全过程：慢性精神障碍患者可能会导致人格衰退、社会功能缺陷。社区精神障碍患者以精神分裂症患者为多，是社区精神卫生服务的重点对象，所以护理的特点之一就是进行患者精神残疾的康复护理，促进患者生活功能和社会功能水平的提高，这些康复护理措施贯穿于护理服务的全过程。

（2）防治结合与健康指导为一体的护理服务：社区精神卫生工作应调动患者及其家庭成员的积极性，他们既是护理服务的对象，又是护理计划的制订者和执行者。对他们提供咨询和指导，对精神疾病的康复和预防复发有重要的作用。要重视对患者社会、心理因素的收集和处理，通过防治疾病和教育患者来完成护理工作。

（3）调动和利用各种资源参与护理服务：充分调动社区医疗卫生机构、学校团体、患者单位及其亲友家属等的现有力量和条件，让他们积极参与到护理服务中来，为患者争取更多的社会及家庭支持。合理运用人力和物力是护理服务中较为重要的环节之一。

（4）实施个性化、整体化、长期化的康复护理：社区精神障碍的康复护理应结合每个患者的特点，制订合适的康复计划和措施；而对于整个社区的精神障碍患者，应有整体的管理规划，组织和协调相关部门的力量进行宏观调控；无论是针对个人的服务措施，还是整个社区的康复规划，都应该是长期坚持，逐步完善与提高，而不应该是短期行为。

（5）实施早期性、连续性和终身性的康复护理：早期性指从服务对象患病开始或在判定精神残疾或智力残疾出现时即进行康复护理。连续性是指因患者社会功能和智力水平提高显效缓慢，治疗护理时间长，而需要连续地坚持康复护理，还包括对患者从医院转回社区后的康复护理衔接性。终身性是指对一些不能恢复到病前社会功能及智力水平的患者，需要给予终身补偿性护理。

（6）实施渐进性、全面性、综合性的康复护理：渐进性是指先易后难、先少后多和急需先行的、有计划的循序渐进性护理；全面性是指康复护理内容包含服务对象心身健康和心身疾病的需求；综合性是指综合多学科理论知识与护理技能和实施医学的、心理的、教育的、家庭的康复护理。

3. 护理措施

（1）普查社区内精神障碍患者的基本情况

包括患者的一般资料、残疾病史、康复需求、家庭支持及在社区中分布的情况，并进行汇总分析，确定个体和整体的康复护理计划。

社区康复护理计划包括：①医疗康复：监督服药，定期复查，避免诱发因素，必要时与专科医生取得联络；②心理康复：对患者进行个别心理治疗、集体心理治疗；③社会技能康复训练：对患者进行生活能力、社会规范、人际交往能力训练；④职业康复：包括工作适应性训练、技能训练、就业援助等。

（2）用药指导

慢性精神障碍患者的精神症状常常是造成患者功能残损的重要原因，因而药物维持治疗本身就是康复措施的主要内容之一。只有让患者的病情得到有效控制，患者才能进行康复训练。

（3）心理护理

心理护理是针对护理对象现存和潜在的心理问题、心理需要和心理状态，运用心理学的知识和技术给予护理对象关怀、支持和帮助，以满足他们的心理需要，解决其存在的心理问题，促进康复或保持健康的护理过程。

（4）护理级别与分级康复护理

根据全国精神病防治康复工作分级管理标准，将精神障碍患者划分为四个社区护理等级进行康复护理。

①一级康复护理：发作期或治疗中病情波动未入院者，半年内出现过自杀行为或自杀企图者，半年内有影响社会或家庭安定行为的患者，均属一级康复护理对象。要求家属必须尽监护责任，防止发生走失、危险性行为或其他意外，并照顾好患者的日常生活，陪伴其参加必要的社会活动。社区护理人员定期家访，根据病情变化及时与医生联系。

②二级康复护理：经过系统治疗后，病情稳定超过半年但仍需治疗或病情稳定但拒绝治疗者。除了做好患者的管理、病情观察、监督服药以外，要求患者参加一些力所能及的社会活动和劳动。

③三级康复护理：病情稳定超过 2 年，自愿接受治疗者。经常了解患者服药情况，注意观察病情变化，培养其生活自理能力，使其逐渐习惯自主生活，督促其积极参加劳动和社会活动，培养他们的兴趣。

④四级康复护理：经过系统治疗，病情达到痊愈且已停药，连续 5 年未发生对社会、家庭及自身不良影响者。主动关心患者生活，预防复发，帮助患者解决社交和工作上的困难。

（5）日常生活训练

对于病程较长、精神衰退的精神障碍患者，应着重训练其个人卫生、饮食、着装等，以提高患者的生活自理能力。为患者及家属讲解开展训练的目的、意义、具体做法和合格标准。按照患者病情程度的不同来制订相应的训练计划，既有针对性又有可操作性。先由护理人员或家属进行示范，再由患者分别进行操作，达到标准后要及时给予一定的奖励以进行强化。纠正患者不良的卫生习惯，引导患者养成餐前便后洗手、晨起刷牙、梳头，经常修剪指（趾）甲和更换内衣等良好的卫生习惯。

（6）指导和实施各种康复训练

有效的康复训练可以为精神障碍患者提供所需的支持，延缓衰退，提高其对家庭与社会的适应能力，促进其健康恢复，改善其生活质量。康复训练包括休闲娱乐、会话交往、认知功能、职业康复等。

4. 与精神障碍患者接触的技巧

在社区护理工作中，接触精神障碍患者应注意以下几个问题：

（1）接触前应先了解患者的病史：护理人员应掌握患者的姓名、年龄、职业、婚姻、兴趣爱好及家庭情况，了解患者的症状、诊断、治疗及护理要求和护理要点，根据不同患者的具体情况，分别采取不同的接触方法，与患者建立良好的护患关系。

（2）对精神疾病有正确的认识和端正的工作态度：护理人员要尊重患者的人格和权利，以取得患者的信任，帮助患者建立复元的信心。

（3）与患者接触时，双方所处的位置应保持适当距离：在接触过程中，如果患者在幻觉、妄想的支配下，突然出现冲动行为，保持适当的距离可以让护理人员有防护的余地。

（4）要有高度的警惕性和预见性：密切观察患者的病情变化，如患者表情紧张、恐惧或是侧身倾听、双目圆睁，提示患者有幻听，要注意防止其幻听支配下的意外事件发生。

（5）言谈举止适度得体：接触患者时，护理人员的言谈举止要得体大方，要了解患者的想法和要求，让患者感到温暖、亲切、心情舒畅，进而愿意交谈。

（6）对不合作的患者不激惹：面对不合作的患者，语言上不要与其对立，尽量稳定患者的情绪，谈其感兴趣的话题，使其信任护理人员，待逐渐掌握患者的疾病特点之后，再与其做进一步的接触。

（7）对胆怯、恐惧或接触被动的患者要主动接近：护理人员要主动接近患者，语言诚恳、态度和蔼，耐心劝解，排除恐惧，争取患者的合作。

（8）对情绪激动、兴奋暴躁的患者要沉着冷静：语言要亲切温和，尽量避免引起患者情绪激动的话题。对有病理性赘述的患者，应适当控制谈话的主题，争取得到好的交谈效果。对有妄想或有冲动行为的患者，避免单独交谈。对手持危险物品，企图伤人、毁物的患者，不可单独行动，要采取有效措施，转移患者的注意力，争取说服患者放下危险物品，不可单独强行夺物，以防其伤人或受伤。可先顺从患者的要求，再寻找机会寻求帮助。

（二）家庭干预

1. 什么是精神障碍的家庭干预

精神障碍的家庭干预简称家庭干预，它是将药物治疗、家庭教育、危机干预等手段巧妙地结合在一起的一种治疗手段。

家庭干预是以患者的家庭为医疗服务对象，治疗工作的重点集中在患者家庭成员之间的人际关系上。如果家庭任何成员患有精神疾病，患者的病态行为就不可避免地对其他成员产生心理障碍，他们可能出现焦虑、抑郁、失眠和易激惹等障碍，这样可能导致家庭成员之间关系的改变，从而导致“病态家庭”现象。

家庭干预的过程，就是对患者及家庭成员进行家庭教育、技能训练和危机干预，帮助他们克服精神疾病所造成的生理及心理影响，使家庭成员有能力正确处理由于患者病情波动而产生的问题。

治疗者要与患者及其家庭之间建立信任的治疗联盟，在患者正确药物治疗的基础上，对家庭成员进行家庭教育、召开家庭联谊会和个别家庭干预等措施，纠正“病态家庭”，最终提高整个家庭的生活质量。

2. 家庭干预治疗内容及对策

（1）医疗干预教育是家庭干预治疗的首要内容

由于人们对精神疾病及相关知识获取的程度不一致，精神障碍患者及其家属受社会偏见和歧视严重，因此由医疗机构开展疾病知识教育，是防止疾病复发和疾病致残的首要干预措施。家庭教育要求患者与家属同时接受教育，其主要内容有：

①促使家庭成员和康复者掌握疾病相关知识。包括：什么是精神疾病、所患精神疾病的特征、主要症状、精神疾病的病因学及研究进展、所患精神疾病的复发先兆及如何预防复发、抗精神疾病药物知识及药物选择知识、抗精神疾病药物的副反应及处理方法。

②促使家庭成员了解如何进行家庭护理。包括：患者在家庭内不同疾病时期如何护理，如何帮助患者提高药物治疗的依从性，如何观察患者的表情、言行，及时发现病情变化及复发先兆，预防康复中可能出现的紧急情况，准备好处理方法和对策等。

③认清家属情感表达与患者疾病复发和康复的关联性，使家庭成员主动矫正不良的情感表达方式，在家庭成员间建立或恢复正常的情感、思想交流和融洽关系。帮助家庭成员逐步减少家庭对康复者的过分保护、批评和敌意，帮助家庭成员和康复者之间团结与合作，共同战胜疾病所造成的困难，提高康复者适应社会的能力，达到提高家庭生活质量的目的。

④认清家庭干预的系统性和主动参与性，使家庭成员和康复者认识到家庭干预是一项系统工程，应做到循序渐进。家庭干预须防止半途而废，并且需要在回归社会的过程中成功地应对才能逐步增强康复者的自信心。

（2）家庭干预和维持药物治疗

①影响维持药物治疗的因素：A）患者：影响患者服药依从性的最主要的原因是药物的副反应，如：肌张力增高、四肢僵硬行动困难、坐卧不安、“面具脸”、肥胖、泌乳、闭经、性功能障碍、迟发性运动障碍等。上述药物副反应造成患者对药物的反感，极大地影响患者长期服药的依从性。其他原因还有患者否认自己有精神疾病，拒绝服药；或认为自己病已痊愈没必要服药。B）家庭成员对精神疾病缺乏正确认识：有人担心吃多了会变傻，或认为长期服用会有依赖性，还有就是认为副作用大会产生不良后果，因此拒绝给患者长期用药。

②采用家庭干预手段解决维持治疗问题：A）加深对疾病复发的危害性和防止复发的重要意义的理解：用家庭心理教育的方式，使家庭成员认识到疾病复发可导致不可逆的大脑损害，生活能力会进一步丧失；反复发作会造成家庭经济负担且降低患者和家属的治疗信心。B）做到坚持及合理用药：正确选择药物治疗有利于疾病的完整治疗、症状控制和社会功能改善。C）提高治疗依从性：家属应了解患者对长期服药的看法和体验。对患者

的不符合药物治疗依从性的看法和体验，既不能过分迁就也不能粗暴对待，要以说服教育为主，通过家庭联谊会，用其他病友的实例说服患者坚持服药。总之，要体现家庭对患者的关心、支持与爱护，这将会显著提高患者药物治疗的依从性。D）通过家庭干预手段，训练患者正确服药：医生应从患者的病情、躯体情况和长远利益考虑，认真筛选药物、调整剂量，及时发现副反应减轻患者痛苦。加强医务人员和患者沟通，建立良好的医患关系，增进患者及家属对医生的信任，使患者能够自我管理和按时服用药物。

（3）心理干预

①精神疾病康复期患者及家属常见的心理问题：A）患者常见的心理问题：自卑，自我歧视，不愿出门，不愿与人交往；负性情绪多，易烦躁；处理日常生活能力差，生活懒散，依赖家庭；认知能力弱，不易找到工作，经济贫困等。这些常见的心理问题造成患者社会适应不良，生活质量差，精神负担重。B）家属常见的心理问题：焦虑、抑郁、烦躁不安；家属躯体疾病发生率是常人的3倍，如食欲下降、睡眠减少、精力不足等；由于对精神疾病恐惧，感到自卑或羞耻，从而回避社会活动；家务劳动负担加重，经济支出增加，生活质量明显下降。

②由于家庭成员患病，家属出现高情感表达，从而影响疾病的预后：有一些家庭干预的研究显示，家庭情感表达下降，患者的复发率也随之下降。高情感表达的产生可能是家属不能正确理解患者及所患疾病的实质，认为患者的一些思维障碍是“异想天开”，从而对患者嘲笑或批评；对患者的懒散行为认为是不求上进，从而指责或批评；对患者伤人毁物的过激行为，家属既害怕又无法管教，从而产生厌烦或敌对的情绪。还可能是家属缺乏精神疾病知识，认为一旦患病就不能恢复，从而对治疗缺乏信心，过分担心患者未来；或对疾病治疗期望过高，要求“断根”，以致稍有反复就烦躁、紧张、寝食不安。

高情感表达的家庭干预对策，是要求治疗者在患者结束治疗后进行随访，耐心倾听患者及家属存在的问题，帮助他们增加对疾病的认识，学会用科学知识来对待患者的精神异常，逐渐改变家属对患者的高情感表达方式。

（4）生活及社会技能训练

独立生活技能训练是精神康复重要的方法。其基本策略是，通过教育、学习的手段提高患者的独立生活技能。

①培养良好的生活习惯：规律生活并自理生活是正常人群生活的重要标志，治疗者首先要争取患者的配合，共同制订生活计划，内容尽量丰富（包括文体活动、读书、看报、看电视、写字、家务劳动、个人卫生、坚持服药等），以调动患者的积极性和兴趣。家属要鼓励患者从事力所能及的技能训练和体能训练，家属对患者的一切事物不要包办代替和迁就，对患者的松懈和懒散也不要责备和批评，要给予具体指导和帮助。如果因药物过度镇静等副作用影响患者生活，要及时与医生联系处理药物副作用。

②学习生活新技能：训练患者使用家电，训练患者使用银行卡、信用卡等，这些训练不仅可以丰富患者的日常生活，还有助于他们克服自卑。

③培养人际交往能力：鼓励患者与亲属或同学、朋友往来，鼓励患者了解国内外新闻、身边发生的事情以及应对措施，鼓励患者大胆提出自己不明白的问题，展示自己已经学会的技能。平时要提醒患者学习各方面知识，相信自己通过不断学习、锻炼，最终是会

得到绝大多数人的关爱的。

④求职准备：当患者康复治疗达到较好程度时，就有了求职和恢复工作的需要。求职和恢复工作前必须做好身体、思想和业务技术三方面的准备。如恰当地估计身体恢复和药物副反应情况，客观对待工作岗位、报酬，根据岗位需求学习技术本领等。此外，还要进行面试的角色演练，做好充分准备以达到就业的目的。

（5）家庭危机干预

当亲人突然患有精神疾病时，通常家属难以承受这种心理压力和经济负担，可能会出现严重的情绪波动、冲动甚至自杀行为。面对这种危机，治疗者应提供有效的帮助和支持或适当地用药，并对可能出现的危机进行干预，以尽快缓解危机。

康复期的患者及其家庭成员常出现应对应激能力下降的情况，这时家属应当仔细观察康复者的情绪变化、言行举止和睡眠情况，如有言行或情绪过激之处，应及时咨询医生，以便尽早采取措施，防止发生意外。待康复者情绪平静后可鼓励其设法宣泄自己的愤怒和不快，以提高其处理社会关系的技能。如康复期患者情绪变化严重，则应该考虑病情复发的可能，以住院治疗为宜。

3. 家庭干预实施方法

（1）个案（个体）家庭治疗

由于每一个家庭情况各有不同，因此家庭干预的方法应当个体化。家庭干预应有计划、有步骤地进行，可分为疾病期、缓解期、康复早期和康复期。具体做法有：

①计划的制订与实施：在干预治疗前，须完成收集病史、精神检查和各种量表的测评工作，然后根据家属情感表达中所存在的问题及目前影响患者康复的各种因素进行分析，找出存在的突出问题，制订初步家庭干预计划。治疗者将初步计划交给患者及其家庭成员并和他们进行讨论修改，对需要解决的问题按轻重缓急确定解决问题的时间表，并取得共识。然后从最容易解决的问题入手，提出各自的解决办法和困难之处，经大家充分讨论后确定一个合适的方案，明确患者和家庭成员各自的任务与责任，确定完成时间和执行人员。用两周至一月的时间，尝试在家庭实践中运用学习到的知识来解决问题。下一次治疗前，首先检查上一次计划完成情况，及时给予评价，对于成绩给予鼓励，对于不足之处提出改进要求和整改期限。完成或部分完成计划后再讨论如何解决下一个问题。经过重复和强化将学到的技能用于实际生活和治疗中。

②充分调动患者和家庭成员的积极性和主动性：患者是改进提高的主体，要鼓励患者多思考、多出主意，想出解决问题的办法。家属要尊重患者，不能打消其积极性。治疗者要注意观察家庭成员之间的思维情感交流，及时发现存在的问题并适当调整。治疗者还要帮助他们学习理论知识和实践经验，对他们所采取的行动做出指导建议，同时将技巧和方法传授给他们，以提高他们今后克服困难和解决问题的能力。

③治疗者在家庭干预过程中主要起引导作用而不是决策者：治疗者要与患者和家庭成员一起讨论，尊重对方、耐心倾听，促使大家能用平和的心态表达各自的意见。对家庭成员之间的问题，要采取全员讨论的方式，对每种解决方法每个人都可以发表意见，最后权衡利弊由当事人作出选择。只有充分体现平等、相互尊重的原则，才有利于将解决问题的措施坚持下去。

④充分发挥家庭成员的不同角色作用：A）患者的父母、子女及与其密切生活在一起的家庭成员，要与患者同时接受康复方法的培训。治疗者要帮助他们共同找到使患者发病、症状加重的家庭因素，指导他们相互理解、相互帮助，从而改善家庭关系，创造和发展良好的康复氛围，提高家庭生活质量。B）对患者的配偶进行干预也是家庭治疗的重要部分。配偶一方有精神障碍容易发生夫妻间冲突。治疗者可分析维持婚姻关系的利弊，启发他们认识到夫妻间应当求大同存小异，并有互相容忍分歧的气量，以协助他们扩大共识。

⑤按疾病的分期实施不同的家庭干预：

A）疾病急性期：急性期是患者疾病发生或复发的早期，症状明显。患者表现为思维、情感、行为异常，家属表现为不承认患者有精神病，盲目求医，存在紧张、恐惧、焦虑、内疚、羞耻等不良情绪。

干预策略：一是应详细了解病情，明确诊断；二是选择合适的药物进行治疗，密切观察病情变化，满足患者合理要求；三是耐心倾听家属叙述，了解病史和家庭关系，建立良好的治疗联盟；四是向家庭成员进行精神疾病知识和治疗知识的教育，引导家属理解患者，同时给予家属心理支持，做到医患紧密配合，争取急性期治疗取得良好效果，为今后康复打下良好的基础。

B）疾病巩固和维持治疗期：这期间有的患者认为症状消失就是病好了，不愿继续服药。有的患者在漫长的维持治疗期，出现日常生活懒散、不规律、依赖家属照顾、不能按时服药等情况。

干预策略：一是加强治疗联盟的联系，治疗师要经常宣传有关精神疾病的知识，以巩固患者和家属对维持治疗必要性的认识，提高治疗依从性；二是指导家属观察病情变化，学习如何识别复发先兆的知识，熟知服药药物的名称、剂量、副反应及处理对策，鼓励患者和家属有问题及时就医；三是指导家属降低高情感表达；四是逐步训练和鼓励患者保持正常生活规律，适当参加各种恢复社会功能的训练。

C）疾病康复初期：全面启动家庭干预计划，使患者由疾病缓解走向康复。

干预策略：一是锻炼患者独立思考、独立生活的能力，帮助患者提高康复的信心；二是创造良好的家庭康复环境，鼓励患者按时参加康复活动，提高认知功能和人际交往能力，以达到逐步融入社会的目的；三是培养患者和家属用科学知识去除“根治”精神疾病的幻想，提高对虚假广告的识别能力，使患者得到最佳治疗。

D）疾病康复期：这一阶段重点在于防止患者及家属中止有步骤的康复措施。

干预策略：一是加强宣传科学知识，进一步巩固患者及家属对疾病和康复规律的认识；二是提醒家属降低过高的情感表达，引导家属对患者多赞扬、鼓励，建立良好的家庭交流和康复环境；三是通过恰当的措施控制病情的波动，以提高患者的信心。

（2）集体家庭治疗

集体家庭治疗指的是召集多个家庭同时进行心理治疗的方法，它作为综合治疗方案中的一种辅助治疗，目的是解决一些共同的心理问题。治疗者多为临床医生，对象为恢复期和康复期的患者和家属。这种集体家庭治疗的组别可以多种多样：按参加对象可分为患者组、家属组、患者家属组，按年龄可分为青年组、老年组等，按病种可分为精神分裂症组、神经症组等。

可以采用家属联谊会的形式开展集体性心理治疗。联谊会一般有三个议程：一是讲解，由治疗者用通俗易懂的语言围绕一个主题进行讲解，调动患者和家属在治疗过程中的主观能动性；二是讨论分析，请与会者对讲者所讲内容进行讨论和自由提问，与会者共享自己的经验和教训，治疗者尽量促使所有与会者参加讨论，讨论时不能对患者或家属的错误认识予以批评和嘲笑，应该引导其他与会者发言，说明在错误认识指导下的行为所遇到的挫折和教训，以纠正、改正错误认识；三是制订康复规划，经过充分讨论后，让患者及家属结合自身情况，定出自己的康复设想；最后由治疗者解答疑难问题，对讨论情况进行归纳和说明，打印成文字材料供患者和家属学习参考。

4. 家庭干预实施结果

家庭干预使康复者能科学认识精神疾病、症状和复发先兆，提高康复者治疗效果，减少复发和再住院，提高康复者生活质量和社会交往能力，明显降低疾病的复发。家庭干预可减轻家庭成员的心理压力，增强治疗信心，使家庭成员学习科学知识，正确对待疾病。家庭干预可使医务人员具体地体会到以人为本的医疗精神，提高医疗质量，改善医患关系，全方位提高医疗技术及治疗者自身素质水平。

二、作业疗法

作业是在一个人的生活里有独特意义和目的的活动。作业活动没有特定形式，任何活动只要符合对人类个体有意义的定义，就可被视为作业活动。

作业活动范围包括：

（1）日常生活活动，如自我照料、家务活动、睡眠活动等；

（2）自我照料，如进食活动、洗脸、刷牙、剃须、化妆、梳头、如厕等；

（3）家务活动，如烹饪后的清洁、浴缸清洁、床上用品清洁等；

（4）工作和生产活动，如受薪工作、没有受薪工作、学业活动等；

（5）休闲活动，如：①主动式休闲：包括养生活动，如太极、气功、茶道等；运动：如体操、球类、跑步、游泳、游戏比赛等；放松活动：如逛街、散步、钓鱼类、用茶点、下棋、打麻将等。②被动式休闲：如看电视、听广播、读书、看报等。③交际活动：如与家人、朋友、亲属等的约会、闲聊、打电话、聚会等活动。④艺术活动：如听音乐、画画、摄影等。

作业疗法是指有选择性和目的性地应用与日常生活、工作、学习和休闲等有关的各种活动来治疗患者躯体、心理等方面的功能障碍，预防其生活及工作能力的丧失或残疾，发挥其身心最大潜能，以最大限度地改善和恢复患者躯体、心理和社会等方面的功能，提高生存质量，促其早日回归家庭、重返社会的一种康复治疗技术或方法。

（一）作业疗法的历史和现状

18—19 世纪，随着人权和人道事业的兴起与发展，开始了作业疗法的研究和实践，主要治疗对象为精神疾病患者。第一次世界大战后，精神病患者和伤员中精神、心理异常者增多，促进了作业疗法的应用和发展。第二次世界大战后，作业疗法着眼于精神疾病患者身体功能的恢复及职业和劳动能力的恢复上。1940—1945 年，美国的作业疗法学校从 5

所增加到18所，“二战”末期有1000名作业疗法师在工作。1954年“世界作业疗法师联合会”正式成立，此后作业疗法在欧洲、美洲、澳大利亚、日本广泛推行起来。中国在1985年首次招生作业疗法专业学生，20世纪90年代在一些医学院校建立了康复治疗综合技术专业，2001年开办作业疗法专业本科生教育，标志着中国作业疗法的发展到了一个新的里程碑阶段。

（二）作业治疗的基本成分

以作业作为治疗的方法，以作业活动作为治疗媒介，针对日常生活作业功能，包括自我照顾、工作及休闲等，要求患者主动参与治疗活动，成为有作业意义之个体。

（三）作业治疗目的及分类

作业治疗的目的是帮助患者尽可能地恢复正常的生活和工作能力，提高生存质量，训练患者成为生活中的主动角色，能够积极面对社会。

（1）按名称分类：①木工作业；②黏土作业；③编织作业；④制陶作业；⑤手工艺作业；⑥日常生活活动训练；⑦认知训练；⑧文书类作业；⑨治疗性游戏；⑩园艺作业；⑪计算机操作等。

（2）按治疗目的和作用分类：①减轻疼痛作业；②增强肌力作业；③改善关节活动度作业；④增强耐力作业；⑤增加协调性作业；⑥调节精神作业；⑦改善整体功能作业；⑧提高日常生活能力作业等。

（3）按作业治疗的功能分类：①功能性作业治疗；②职业作业治疗；③娱乐活动；④作业宣教和咨询；⑤环境干预；⑥辅助技术等。

（4）按对象和性质分类：①功能性作业治疗；②心理性作业治疗；③精神性作业治疗；④儿童作业治疗；⑤老年作业治疗等。

（四）精神康复科的作业治疗

精神康复科的作业治疗是在人类作业模式（MOHO）的理论指导下开展工作。包括训练康复者的基本社交技能、社交礼仪、工作场所社交技能、社会认知、社会常识，训练康复者对自身疾病的自知力、服药的依从性、健康的生活方式，培养康复者的兴趣爱好，提供休闲活动的技能训练。

三、表达性艺术治疗

表达性艺术治疗是表达性心理疗法的一个分支，是一种人性化的治疗形式。它利用各种艺术媒介来达到让个人或团体身心整合的目的，帮助精神障碍患者通过“象征性意向”这一安全、可接受的方式释放情感，并从艺术作品的创作、欣赏和分享中获得愉悦和满足感，从而调节身心状态，修复并升华其心理和社会功能。

（一）音乐治疗

音乐在医学和心理治疗领域的广泛应用与令人振奋的临床治疗效果，证明了人类的一个古老信念：音乐具有驱病健身的作用，对于人类的生存具有重要的意义。在人类的早期活动和现在尚存的原始部落中，音乐活动在他们的生活里都占有十分重要的地位。

1. 音乐治疗的历史

早在古代人们就知道音乐能影响人的精神状态，有助于治疗某些疾病。如中国古代典籍《春秋》就曾记载用音乐为人治病的情况，《乐记》也谈到“乐行而伦清，耳聪目明，血气平和……”西方最先较系统介绍音乐治疗作用的书籍是英国R. 布朗所著的《音乐医学》。1950年，美国成立了音乐治疗学的国家协会，专事探讨、推广音乐疗法，西方各国也纷纷效仿并有国际性的专业交流活动。目前欧美和日本有不少音乐院校与医学界合作，设立了以4年学习为期限的音乐治疗专业，学生毕业后担任专业的音乐治疗师，与常规医生合作，将音乐疗法与药物治疗相结合，为病人服务，提高其治疗效果。

2. 音乐治疗的心理机制

19世纪，克梅特发表的《音乐对于健康和生活的影响》科学地论述了音乐对身心健康的影响，确立了音乐医疗学概念。音乐刺激的内在机制是物理性的，音乐是通过音响来影响人体的生理功能。音乐产生的美妙音响通过听觉神经传入体内，声音信号由听觉器官的神经纤维传导至丘脑和大脑的皮层系统，音乐中的音高、力度、音色这些基本成分能够直接通过大脑丘脑等皮层下结构使机体产生自主反应，而不需要通过大脑皮层的加工。美学家玛克思认为这是一种近乎生理的物理作用，称之为“审美反射”。例如A大调易于表现希望和悦耳真挚的情感，小二度音程能渲染悲伤焦躁疑虑的气氛，基本音DO具有强有力坚定的特性等，“审美反射”在某种意义上是一种浅层次的自动情绪宣泄。

3. 音乐治疗的方法

（1）主动性音乐治疗：主动性音乐治疗是国外精神病院和康复医疗机构的主要治疗方法之一。在主动性音乐治疗活动中，病人是执行角色。具体方法有歌曲演唱及音乐演奏等，使病人在演奏、演唱中情绪高涨，心理充实，并逐步建立适应外界环境的能力，最大限度地调动身心各部分功能的发挥，以达到康复的目的。

（2）被动音乐治疗：被动音乐治疗是目前国内外治疗的一种主要方法，也是西方国家最早开展的一种治疗方法。被动音乐治疗注重治疗师的引导作用，强调欣赏音乐的环境设置。治疗师先对病人催眠，使病人潜意识中的活动呈现出来，通过播放事先选好的音乐，边听边进行中性的引导，使病人产生想象，然后自由联想，使病人在不知不觉中充分进行自我认识，重新认识丰富的世界。这种治疗方法多用于对非器质性的心理及精神疾病的治疗。

（3）其他方法：音乐电疗也是一种被动性音乐治疗的方法，它是伴随着音乐治疗的发展，运用物理、中医理论与音乐治疗相结合研究的一种治疗方法，它把音乐信号转换成与音乐同步的低、中频电流，嘱咐患者戴上耳机仰卧，然后将电极衬垫浸湿放在电极板上，安置于患者的不同穴位，输出1~2mA的电流，通过不同的声波输入、输出，使物理能量对患者机体产生振动，而产生局部震颤、肌肉收缩、紧迫的感觉，从而改善局部血液循环，起到镇静、镇痛、消炎、舒缓血压等作用。

4. 音乐治疗的开展

（1）场地：光线充足，装修风格柔和，考虑音乐的播放效果和隔音效果，能放置治疗所需的设备，个体治疗需要几到十几平方米的场地，团体治疗根据人数和设备常常需要20~50平方米的场地。

（2）设备：不同的音乐治疗技术对于设备的要求不同，一些利用歌唱或肢体节奏的方法甚至可以不用任何设备，而即兴演奏则会运用若干奥尔夫打击乐器、打击乐甚至钢琴等。因此，可以根据条件和具体需求来安排设备。音乐治疗设备的差异也可以影响方法技术的使用。

常用的设备有：音响与音乐播放器、录音设备；钢琴、电钢琴、吉他等传统伴奏乐器；传统打击乐器（手鼓、堂鼓、军鼓、非洲鼓等）；奥尔夫打击乐器（双响筒、高低木、手鼓、木鱼、响铃、三角铁、碰钟、沙锤、木琴、钢片琴等）；座椅、黑板或白板、卡片、歌谱、谱架等。

（3）步骤：首先是评估，包括基本信息收集、音乐信息收集、音乐治疗评估，其次是长短期目标，计划制订，治疗实施，疗效评价。

（4）形式、频次：音乐治疗可以是团体或个体的形式，团体适宜的人数为6~12人。音乐治疗的频次通常为1周1~2次，每次30分钟到1小时。治疗师可以根据治疗对象的认知功能、身体状况和病情制定相应的频次和时间。

（二）美术治疗

美术作为情感表达的工具，能够反映人们内在的、潜意识层面的信息，是将潜意识的内容视觉化的过程。人们对美术创作过程的防御心理较低，不知不觉会把内心深层次的动机、情绪、焦虑、冲突、价值观和愿望等投射在作品里，有时还可以将早期记忆中被隐藏或被压抑的内容更快释放出来，并且开始重建过去。

1. 美术治疗的历史

美术治疗最早起源于20世纪初对精神病艺术家的研究，如Jaspers、Riese等对梵高作品的研究。1922年Prinzhorn发表《疯者艺术》，1956年Jakab提出精神分裂症患者的绘画特点，均对精神疾病和绘画的关系做了探讨。

2. 什么是美术治疗

美术治疗一种专门的心理治疗方法。简言之，是指在受过专业训练的美术治疗师的指导下，主要利用绘画、黏土雕塑、拼贴等各种美术活动，帮助个人或团体达到身心整合的目的。美术治疗过程涉及当事人、美术作品和治疗师。美术治疗师为当事人提供环境和美术媒介，尤为重要的是，向当事人提供时间、关注和适当的反馈。

3. 美术治疗的目的

美术治疗的目的在于发展一种可以进入被压抑情感的象征性语言，并把这些情感创造性地与人格相整合，从而促使治疗性变化的产生。美术治疗师的主要关注点不是作品的美术价值，而是整个治疗过程，即当事人参与工作的程度、对整个工作的感受、与治疗师分享各种体验的可能性。

由于运用了非言语性的美术治疗手段，使得美术治疗区别于传统的以谈话为主的心理治疗，通过观看艺术作品，感知线、性、色，美术治疗师能获得的信息非常丰富。美术治疗将心理健康作为治疗依据和目的，以心理治疗来架构活动内容，而并非以学习为评鉴的标准和目的。美术治疗需要以当事人与治疗师之间建立相互信任的支持性关系为前提，这也是与传统美术教育中美术创作的区别。美术治疗的重点是让当事人通过艺术的形式来表达那些难以言表或被压抑至无意识的情感，以安全的、可接受的方式释放情感，从创作中获得快乐和满足感，以此整合身心、和谐人格，从精神或情绪紊乱中得到康复。

4. 美术治疗的开展

团体美术治疗是针对多名当事人（10~15 人）进行心理治疗的一种方法，由 1~2 位专业治疗师主持，利用心理治疗及美术治疗的理论与技术，通过介绍美术创作感受、心得，探讨美术创作与作品等，帮助多名当事人达到治疗的目的。团体美术治疗侧重通过团体内成员与治疗师、成员之间的互动达到治疗效果。由于美术治疗充分利用了艺术和团体的力量，可用于有效治疗具有发展危机的患者、神经症患者、有性格问题和人际交往问题的患者。但是，对于那些不能与他人共享治疗师、难以忍受治疗中其他成员存在，或有非常强烈需要的人，不适合进行团体治疗。团体美术治疗应用于各种日间团体，如医院中长期住院的慢性精神障碍患者、社区日间康复中心的康复者等。

（三）心理剧治疗

1. 什么是心理剧治疗

心理剧治疗是一种以表演的形式处理心理问题的方法。通常是让团体成员将自己的焦虑或者困惑用情景剧的方式表现出来，治疗师在一旁进行点评，并借此对成员心理问题进行指导和治疗。而成员在经治疗师指导以后继续表演情景剧，直到最终对自己的心理问题解决有所帮助。

心理剧治疗利用与生活相似的情景，成员扮演日常生活情境中的角色，重现当时的心理活动与冲突，通过表演被压抑的情绪，使当事人和参与者认识其中的主要问题，共同学习人际交往的技巧及获得处理问题的方法并加以练习。

2. 心理剧的治疗过程

（1）治疗关系的建立：治疗关系是一切心理治疗活动的基础，也是心理剧治疗的前提条件，因此，不必要急于开始治疗，而是先要着重建立一个共情、尊重、温暖、积极关注、真诚可信的团体关系。初期可以运用一些轻松快乐的团体游戏来打开僵局，随着活动的不断深入，再慢慢建立起治疗关系。

（2）团体信息的搜集：随着治疗活动的慢慢开始，可以通过一些有标的性的话题讨论，了解团体中每个成员的个人信息。包括：参与的积极性、表达能力、领导力、互助性，以及每个人的心理冲突、所要处理的生活事件和关系。

（3）确定表演主题：治疗师需要从大量的信息和可表演性主题中选取一些操作性强、示范意义大的情景作为表演主题。得到主角的同意后，再领导小组围绕主题展开相关讨论。

（4）角色的选择：原则上，需要主角自己挑选合适的人员扮演不同的角色。治疗过程中治疗师也可以根据剧情的需要选择合适人员进行角色扮演或角色替换。

（5）情景剧表演：根据表演主题和治疗目标，围绕主角展开情景剧表演。表演过程中可以组合使用多种治疗技术，以刻画主角的心理冲突、突出矛盾。

（6）讨论：表演结束后，围绕演出中所展现的矛盾进行讨论，引导辅角们体会主角的内心冲突，以主角的视角观察总结；指引主角学会站在旁观者的角度思考问题；充分发挥观众的回声筒作用，为主角提供反馈。

3. 心理剧治疗的目的

通过治疗可以减轻患者住院带来的焦虑和恐惧等情绪，让患者学会适应新环境的方法，加深对自我的认识，学会思考并改善家庭关系，提高社会交往能力，寻找社会支持系统，树立战胜疾病的信心，从而提高生活质量。

4. 心理情景剧治疗的注意事项

（1）治疗师在最初选择团体成员时，要注意成员间的一致性。

（2）治疗师在活动过程中，要尊重成员，鼓励其发挥自己的创造性，与他人平等沟通。

（3）治疗师要用发展的视角把握团体的治疗过程。

（4）治疗师要以成员为主体，多注意团体之间的互动。

（5）治疗过程中，治疗师要密切观察成员的病情波动，必要时可终止其治疗。

（6）整个过程中，治疗师需严格遵守保密原则。

四、社会技能训练

抗精神病药物的应用，掀起了一场治疗精神疾病的革命。实践证明，药物疗法确实大大地减少了精神障碍康复者的症状，并对恢复康复者的认知功能和社会生活能力等带来了希望。然而，数十年的经验表明，尽管药物疗法能减少精神障碍康复者的症状，但是单靠药物治疗并不能完全治愈目前原因不明的精神疾病。尤其重要的是，药物治疗的最大局限是它不能提高康复者的认知功能和社会生活能力。因此，为了获得最佳的治疗效果，应当把心理—社会—康复干预技术与适当的药物治疗巧妙地结合起来，更好地服务精神障碍患者。

（一）药物处置技能

1. 与抗精神病药物有关的相关知识

（1）内容介绍：康复师要让康复者了解为什么在急性期和维持期都需要服用抗精神病药物，帮助他们了解药物是如何起作用的以及服药的益处。

（2）放录像和提问/回答：录制一名康复师向两名康复者讲述关于服药目的及益处的录像，然后放给康复者观看。在放映到一个暂停处时，可以就录像内容向康复者提问，如果康复者难以记住录像内容则可以重放。为每个患者回答问题情况进行详细记录，以决定是否需要重放或重放的次数。

（3）角色扮演：为了强化在前面录像中学到的知识，康复师和康复者可以参加角色扮演。康复师可以扮演康复者提问，康复者扮演医生或专家回答问题。每一名康复者都应该进行角色扮演，并同时提问所有的问题。这个过程有助于康复者改变对于服药的态度，并帮助康复者将所学到的知识为己所用。

（4）资源管理：鼓励康复者尽可能多地想出资源，资源必须具有现实性并与训练相关，列出资源后要让康复者考虑获得每一项资源的方法，并讨论获得资源的不同方法的相对优点和缺点。例如康复师可以询问康复者如何获得所需要的药物信息，将步骤在黑板上列出，分析优缺点。最后完成每个康复者的进度记录表并决定是否需要补充训练。

（5）解决新出现的问题：康复师在这个训练部分设置两个新出现的问题，在每一个问题中都有一个清单列出了解决问题的各种方法，但是每个方法都设置了障碍，康复者必须自己再提出一个解决办法，并描述如何实施。最后完成每个康复者的进度记录表。

（6）实际练习：康复师让康复者离开训练课堂，经医生安排进入另一个环境，康复师陪同康复者一起参加这项活动。第一次实际练习是让康复者从医院的医生处获取有关药物的信息。康复师可将康复者需要帮助的内容变成具体的问题，并帮助他按照自己的疑问提出一个或两个具体问题。例如：这些药物是怎么减轻我的症状的？为什么我出院后各方面挺好的但还要继续服药？最后对康复者与医生访谈的表现进行评价，并完成每个康复者的进度记录表。

（7）家庭作业：训练的最终目的是让康复者独立地应用技能来管理用药。因此，康复者要记下与治疗相关人士的姓名和电话，回家后将这些人的姓名和电话记在康复者手册上，并在下一节课带来。康复者要实地去拜访自己的主治医生或康复师，在康复者手册上记下需要提出的问题，然后和医生预约访谈时间，在访谈后记下问题的答案，并在下一节课带来。下次课康复师和康复者一起讨论问题答案，完成每个康复者的进度记录表，评定是否需要附加练习。

2. 学会自我管理和评价药物作用的正确方法

（1）内容介绍：康复师要让康复者知道正确的服药方法以及如何评价康复者对药物的反应。要求患者每天填写药物反应记录表。

（2）放录像和提问/回答：录制一名康复师向两名康复者讲述关于服药安全技术、如何填写药物反应记录表、药物副反应以及如何正确服药和保存药品的录像，然后放给康复者观看。在放映到一个暂停处时，可以就录像内容向康复者提问，如果康复者难以记住录像内容则可以重放。并将每个患者回答问题情况进行详细记录，以决定是否需要重放或重放的次数。

（3）角色扮演：为了强化在前面录像中学到的知识，康复师和康复者可以参加角色扮演。康复师可以扮演康复者提问，康复者扮演医生或专家回答问题。每一名康复者都应该进行角色扮演，并同时提问所有的问题。这个过程有助于康复者学习服药的方法，填写药物反应记录表，并帮助康复者将所学到的知识为己所用。最后在完成每个康复者进度记录表后，决定是否需要重复训练。

（4）资源管理：确定精确、可靠的药物自我管理所需的资源，以及如何获得这些资源。当药物必须在康复者离家的情况下自我管理时，康复者可随身携带常用的药物，但药盒或小药袋是更好的选择。鼓励康复者尽可能多地想出资源，资源必须具有现实性并与训练相关，列出资源后要让康复者考虑获得每一项资源的方法，并讨论获得资源的不同方法的相对优点和缺点。最后完成每个康复者的进度记录表并决定是否需要补充训练。

康复师让康复者离开训练课堂，在自己的住处挑选一个房间或把医院的模拟家居训练室作为保存药物的最佳地方，要求保存药物的地方：安全、不容易变质、明显能看见、容易拿到、容易和日常活动联系。训练康复者至少每天记录一次服用药物的自我评价，要求知道完成表格的时间，在和自己有关的空格上做标记，列出自己所经历过的任何副作用，把表格带到医生那里去，帮助医生更好地了解自己药物治疗的选择、剂量、周期。最后完成每个康复者的进度记录表。

（5）解决新出现的问题：假如你的工作地点离家 3.5km，你起床晚了，匆忙去上班，忘了服用抗精神病药物；你要在下午 5 点钟后才能下班到家，平时你的服药时间为早 7 点、中午 1 点、下午 7 点。今天你忘带药了该怎么办？康复师在黑板上列出解决问题的各种方法，在每个方法上设置障碍，康复者必须自己再提出一个解决问题的办法，并描述如何实施。最后康复师完成每个康复者的进度记录表。

（6）实际练习：康复师让康复者离开训练课堂，经医生安排进入另一个环境，康复师陪同康复者一起参加这项活动。让康复者找到一个符合存放药物的地方，并知道每次服药的具体时间，在记录表上记载自己服药后的真实感受，并能解释这些身体感受是药物的副反应所导致的，自己只需要如实记录这些感受而不能自行停服。然后在规定时间将记录表给医生看，再由医生根据具体情况做出治疗药物的调整。

（7）家庭作业：康复者要求告诉家人或护理者保存药物的合适地点，在纸上记录安全地点的五个标准，并向监护人陈述严格遵守服药制度的重要性。在找到一个保存药物的地点后，康复者把它写在纸上并让监护人签字，签过字的纸应该下次治疗时带回。要求每位康复者制订服药计划，包括剂量、何时何地服药。完成任务后下次带回治疗室，全组一起复习计划。康复师完成每个康复者的进度记录表，并评定是否需要附加练习。

3. 识别和处置药物的副作用

（1）内容介绍：康复师要让康复者知道抗精神病药物常见的副作用，指导康复者当副作用出现时应该怎么办。

（2）放录像和提问/回答：录制一位康复者学习抗精神病药物各种副作用的症状和表现的录像，然后放给康复者观看。康复者掌握这些知识后，一旦因为用药出现副作用，就能尽快采取正确的措施，从而从药物治疗中获益。康复师为每个患者回答的问题情况做详细记录，以决定是否需要重放录像及重放的次数。

（3）角色扮演：每名康复者练习通过电话向其医生报告一种药物副作用。先介绍自己，对照自己的副作用检查表描述症状表现、副作用持续时间、不适程度。记下复诊时间。对话期间语言要流畅，音量要适宜。小组成员可以谈谈康复者的表现，只找好的方面，不要互相挑剔。康复者扮演药物副作用方面的专家，康复师扮演一位最近刚开始服用抗精神病药物的朋友，鼓励康复者说出3~4种潜在的药物副作用。最后康复师完成每个康复者进度记录表，并决定是否需要重复训练。

（4）资源管理：康复师向康复者讲述为了处理药物的副作用需要些什么资源，资源必须具有现实性并与训练相关。列出资源后要让康复者考虑获得每一项资源的方法，并讨论获得资源的不同方法的相对优点和缺点。最后由康复师完成每个康复者的进步记录表并决定是否需要补充训练。

（5）解决新出现的问题：以嗜睡和双手震颤作为特殊的例子，让康复者至少列出三个容易实施的解决问题的方法，并对每种方法至少分别列出两个优点和缺点。比如一个康复者目前已经上班，他每天服药3次，其中中午服1次，服药后老想睡觉，上司发现了告诉他要是老犯困就会辞退他，他该怎么办？再比如，你现在回家了，每天坚持服药并已上班2月，最近2天出现了双手震颤的药物副作用，你该怎么办？康复师向康复者讲解，在黑板上列出解决问题的各种方法，在每个方法上设置障碍，康复者必须自己再想出一个解决问题的办法，并描述如何实施。最后由康复师完成每个康复者的进度记录表。

（6）实际练习：康复者从副反应列表中挑选出3个药物副作用，最好是其亲身经历过的药物副作用，针对每种副作用列出消除该副作用的步骤。然后康复师安排康复者与医生会面，共同解决药物副反应。最后由康复师完成每个康复者的进度记录表。

（7）家庭作业：要求康复者找到附近急诊室或急救中心的电话号码，还有精神科医生的姓名、电话；访问附近药店，带回药剂师的名片、药店营业时间及电话号码；复习抗精神病药物的副作用，并且比较他们的治疗作用和预防作用。康复者完成任务后下次带回治疗室，全组一起复习讨论。康复师完成每个康复者的进度记录表，评定是否需要附加练习。

五、职业康复

工作是个体社会文化角色的重要组成部分，它占据个体较多的时间，提供收入来源，帮助个体建立自我认同感，体现自我价值，并且促进个体社会生活的主观幸福感。工作长期以来被认为是精神性疾病治疗与康复的重要手段和方法。精神障碍患者在工作选择、求职、维系工作等方面都存在很大的困难。有研究指出，出院后的精神障碍患者就业率只有15%~30%。如何帮助出院后的精神障碍患者就业是医护工作者和专业学者面临的重大挑战。

（一）概述

职业康复是一种在西方较为成熟的心理社会治疗方法。精神障碍康复工作者通过帮助出院后症状稳定的精神障碍患者获取和维持职业，来帮助患者训练工作和社会技能，获取收入，增强自信和自我认同，提升生活质量，较好地回归社会。职业康复不仅是一种治疗方法，还是一种系统，是帮助残疾人就业的重要领域。在西方，大部分的研究者认为就业是康复的重要指标。由于客观条件所限，我国出院后精神障碍患者的职业康复理论研究和实践活动仍然较少。因此，有必要对西方和我国香港地区的出院后精神障碍患者职业康复研究进行系统的介绍，为我国内地的精神障碍康复治疗提供新的思路和方法。

（二）传统职业康复方法

精神障碍患者出院后在就业上面临众多的困难，特别是在获得竞争性的工作上。竞争性的工作包括如下条件：每周工作20小时以上，全职或者兼职，工作场所大部分的员工是精神正常的人，经常接触的是精神正常的个体，并且工资在最低工资线以上。对于慢性精神障碍患者，就业率低于20%，而精神分裂症患者就业率更低。为帮助精神障碍患者出院后重新找到工作，精神康复工作者设计开发了多种职业康复方法。传统的职业康复方法主要包括日间治疗、庇护性就业、职业俱乐部、过渡性就业等。传统职业康复采取的是“培训——就业”思路，即先给予精神障碍患者足够的培训，然后再帮助其逐步就业，最终达到完全独立的工作状态。

（1）日间治疗：指给予那些无法参加庇护性就业或者竞争性工作的出院后精神障碍患者提供日间照顾和训练活动。主要训练内容包括：日常生活技能训练、心理教育和咨询、职前技能训练。具体训练项目包括很多，如手工装配活动、群体活动、娱乐休闲活动等。在日间治疗项目中，给精神障碍患者提供基本技能训练和日间照顾是首要目标，而帮助精神障碍患者就业是次要目标。很多患者在日间治疗机构接受很长时间的服务。

（2）庇护性就业：指由政府、医院或者非政府组织提供工作场所，帮助出院后但暂时无法参加竞争性工作的精神障碍患者在此工作，提供实际工作培训，帮助患者逐渐适应工作，培养工作技能。

（3）职业俱乐部：指给每个参加俱乐部的患者提供模拟的工作。从医院出院后患者可以通过他人引荐或者直接联系的方式自愿参加俱乐部，并且选择他们愿意尝试的工作。俱乐部的成员没有时间限制，可以享受永久的服务。职业俱乐部的主要目标是帮助出院的患者逐步接受教育、常规技能培训和工作训练。在稳固的工作日这种职业俱乐部项目中，俱乐部的职员（正常人）和俱乐部成员（精神障碍患者）之间角色模糊。俱乐部成员负责俱乐部的日常运作，比如准备午餐等，工作时间与常规工作时间一样但没有报酬，俱乐部职员协助患者一起工作。如果俱乐部的成员认为自己已经具有足够的能力，俱乐部则可以帮助他们参加其他的就业计划，比如过渡性就业。在职业俱乐部中，帮助出院的精神障碍患者就业是重要的目标，但不是唯一目标。

（4）过渡性就业：是职业俱乐部的一种特殊形式，指康复工作者通过和雇主协商，帮助出院后精神障碍患者在真实的工作场所找到短期的工作机会。工作时间一般短于6个月，每周的工作时间一般短于20小时，患者薪水逐步提高，但往往低于最低工资水平。

（三）职业康复的发展趋势

职业康复是出院后精神障碍患者的心理社会治疗的重要部分。心理社会治疗包括个案管理、职业康复、家庭干预、认知行为治疗、双重障碍的综合性处置、技能训练和障碍自我处置训练等。各个治疗方法关注目标不同，具有一定的互补性，因此最新的职业康复研究主要是将个体支持性就业和社交技能训练、认知行为治疗等方法结合起来。目前我国的精神障碍患者支持性就业研究相对较少，引入国外先进职业康复理论和方法势在必行，但必须注意理论方法的适用性。

（四）支持性就业

在职业康复领域，支持性就业（supported employment，SE）是最新发展的康复技术，在帮助患者获取竞争性工作方面有较好的成效。支持性就业帮助出院后的精神障碍患者尽可能地在竞争性市场中找到并从事他们喜欢的工作，从专业工作者那里得到所需技能的培训，和正常人一起工作并获得经济收入，并且得到长期的持续支持。

1. 支持性就业的概念

支持性就业，是指在就业专家的帮助下，使残疾人尽可能地参与到竞争性的劳动力市场中。支持性就业既是一种就业状态，也是一个就业项目。作为一种就业状态，支持性就业是指“为因重度残疾从未参与或被中断参与竞争性就业的个体，在融合性环境中提供与其特点、资源、优先权、利害关系、能力、才干、兴趣以及明确选择相一致的竞争性的工作”。作为一个就业项目，支持性就业是指帮助残疾人寻找和维系各种竞争性的工作。支持性就业项目提供诸如工作指导、辅助技术、特别的工作训练以及个性化的工作监管等帮助。

支持性就业包括三个要素：

（1）竞争性的工作：所谓竞争性的工作，是指每周从事至少达20个小时并赚取薪金的工作。每一工时的薪资可根据病患者工作量和工作品质来计算。薪资必须合情合理，使病患者不至于被剥削而雇主也乐于雇佣病患者。

（2）融合性的工作环境：有别于传统的隔离式环境，残疾人是受雇于一般以健全人为主的工作环境。这样的设计有助于残疾人获得健全人的接纳与支持，帮助个体建立自我认同感并体现自我价值，促进残疾人更好地回归社会。

(3) 提供持续的支持：这是支持性就业中最关键的一环。一般的残疾人就业辅导，在职前训练和安置就业后，仅提供固定期限的服务；支持性就业则是依据残疾人的残疾程度和工作技能的需要提供持续的支持。

2. 支持性就业和传统职业康复的区别

支持性就业与传统的职业康复治疗相比，首先是思路上的区别。支持性就业采取"安置—培训"的思路，先帮助出院后患者积极就业，然后再提供在职培训。传统的职业康复治疗采取"培训—安置"的思路，先给患者提供各种培训，培训合格后，再帮助其就业。其次，在具体做法上，传统职业康复强调患者心理和症状稳定为主要目标，工作能力渐进获得，提供职业康复的机构比较分散和独立。在帮助患者找工作时首先考虑的是工作的易获得性，采用标准化的方式对患者进行职业能力等方面的测量，后续跟踪支持时间有限。对比而言，支持性就业以帮助出院精神障碍患者就业为首要目标，强调快速就业，将职业康复和精神健康机构整合起来提供服务，选择工作时首先考虑患者的职业偏好，在真实的工作中对患者的能力进行评估，后续跟踪支持没有时间限制。

3. 支持性就业的模式

实践中精神残疾人的支持性就业形式主要有以下几种：

(1) 工作指导模式：在此模式中有专门的工作指导教练帮助精神残疾人寻找工作，并且在工作地点和工作地点之外（大多是在社区而不是精神卫生中心或其他治疗中心）提供职业支持。通常情况下工作指导教练与精神残疾人、雇主和其家庭成员或同事一起为其能正常工作提供支持。

(2) 选择—获得—维系—离开：这是一种按提供给精神残疾人技能名称的先后顺序命名的支持性就业模式。首先就业专家为精神残疾个体选择一个与他的需要、兴趣、经验和个人价值相适应的工作职位；然后就业专家与精神残疾个体一起创作一个与职位要求相适应的简历，准备参加面试和获得工作后商讨就业协议；获得工作后就业专家为精神残疾个体提供随时的指导以帮助其维系工作；如果精神残疾个体离开了这个工作岗位，支持性就业项目还会为他寻找下一个工作提供帮助。

(3) 社区治疗：这种模式由跨学科的团队提供个案管理、精神科药物及就业专家提供就业指导服务。

(4) 个体支持性就业：这种模式强调在跨学科的团队中职业和临床服务的整合。个体支持性就业将前三种就业模式中各自的优点进行了整合：即社区治疗模式中的跨学科团队、选择—获得—维系—离开模式中职业选择与精神残疾个体的需求、爱好、经验和个人价值相适应，以及工作指导模型中提供长期支持的理念。

个体支持性就业是唯一的有严格调查显示能有效地帮助精神残疾人获得竞争性工作的就业模式。该模式采用了"安置—培训"的模式，即不提供诸如职前培训、过渡性就业等中间的工作经验，让参与者直接上岗就业。经过十几年的实践—发展—再实践，个体支持性就业形成的 6 个基本原则已经成为所有支持性就业模式通用的标准。具体如下：

①零拒绝原则：任何一个想找工作的精神残疾人都会被纳入个体支持性就业项目中，

该项目不会因为个人的残疾程度、住院病史、药物使用、“工作准备”程度等将其排除在外。个体支持性就业的核心理念就是所有残疾人都能在社区中竞争性工作岗位上工作，没有人应该被排除在这个机会之外。

②职业康复和精神卫生相结合原则：支持就业项目与精神卫生治疗是紧密结合、不可分割的。这个原则意味着就业专家应该作为个体治疗小组的一员经常参加小组会议，传达与工作有关的临床和康复事宜（如药物副作用、持续症状和认知障碍），或其他的康复需求（如与同事进行社会交往的技能培训或自我决定的技能）。支持性就业与其他康复、治疗小组的配合保证了提供服务的所有人都把精神残疾个体在正常的环境中获得竞争性的工作作为第一要务。

③帮助患者在正常的环境中获得竞争性工作原则：个体支持性就业项目强调帮助精神残疾人获得竞争性工作，把更多的资源投入到康复服务而不是像日间治疗或庇护性工厂这样的中间服务。因为竞争性工作使精神残疾人参与到社区正常的活动中，促进了社区融合，减少了健全人对他们的歧视。同时由于对社会做出了贡献，也提升了自信和自我认同感，并提升了生活质量。

④立即就业原则：精神残疾人加入支持性就业项目之日，也就是寻找工作过程的开始，不存在职前评估、培训或中间工作经历（如职前培训单元、过渡性就业或庇护工厂工作经历）。但是在寻找工作过程之前，要与精神残疾人进行一次严肃的谈话，了解他们对工作的期望，并向他们表示社区中有很多符合他们职业理想的工作。

⑤持续支持原则：一些精神残疾人经历着疾病的反复发作，所以他们最理想的治疗和康复方式就是提供长期的支持。因此，无论精神残疾人就业成功程度有多高，他们接受的支持性就业服务都不会终止，除非他们自己要求停止服务。但是对于大部分精神残疾个体，随着其在工作岗位能力的增强，就业专家的支持强度会逐渐降低。因此，就业专家的目标就是帮助精神残疾人尽可能地适应自己的职位角色，同时提供持续的支持和帮助。

⑥关注参与者的个人偏好原则：精神残疾人的个人偏好在决定工作类型、就业专家提供支持性服务的性质以及是否向雇主说明自己的精神残疾等方面发挥着重大作用。精神残疾人对他们感兴趣的工作会有很高的满意度并且会尽量维系工作，因此关注精神残疾人的职业偏好对就业的工作会比较有益。精神残疾人在获得就业专家支持方面的要求也是不同的，这也需要就业专家在提供就业支持时因人而异。一些精神残疾人愿意向可能的雇主透露他的精神病史，希望就业专家参与工作的所有方面；而其他的精神残疾人可能更喜欢隐藏自己的精神残疾，需要就业专家提供“幕后”支持，而不是直接与雇主联系。以上这些偏好都应该被尊重，并且倾听精神残疾人要求就业专家为他们的职业目标追求提供何种支持非常关键。

六、同伴支持服务

同伴支持服务是一个建立在尊重、分担责任和共同协议哪些内容是有益的原则基础之上的，给予和接受帮助的一个系统。同伴是指同等的人、同辈、同事。在精神卫生领域，患者和患者是同伴，家属和家属是同伴。曾经面对、遭遇和克服不幸的人们能够为面临同样境遇的人提供有用的支持、鼓励、希望，甚至成为良师益友，因为他们拥有相同的经历以及共同的愿望和志向。

（一）悟菲（UFE）的由来

悟菲（UFE）一词用于精神卫生领域，来源于意大利语，是三个意大利语单词的首字母。U 代表 Utente，即服务使用者，指精神疾病患者。F 代表 Famigliare，指患者家属。E 代表 Esperti，指专家。UFE 一词译为“患者家属专家”，是把精神疾病的患者和家属当作专家来看待。的确，他们是有经历和经验的专家。

悟菲（UFE）的出现与精神卫生服务发展的历史背景密不可分。自 19 世纪五六十年代以来，随着有效药物的相继问世，人权运动的兴起，以美国为首的国家开始将精神病院大量关闭。这一浪潮逐渐席卷美洲、欧洲、澳大利亚等许多国家和地区，在历史上掀起了大规模的去机构化运动。意大利也不例外。1978 年，意大利政府颁布了第 180 号法令，规定关闭所有的精神病院，仅在综合医院设立精神科。精神卫生服务从医院延伸到社区，多种服务机构和服务项目相继建立，服务提供方不再限于医生和护士，而将心理治疗师、社会工作者、职业治疗师等不同学科人员纳入精神卫生服务体系中，在意大利 UFE 参与精神卫生服务的模式也应运而生。

在意大利的每个区域，都有一个精神卫生中心，精神卫生中心管理了辖区的所有的精神障碍患者，每位患者在精神卫生中心都有一套档案。中心工作人员为该区精神障碍患者提供医疗服务，同时评估每位患者的需求，以便发现他们在医疗、心理、就业、居住等方面所需要的帮助，进而与相应的服务或机构协调。这些服务包括：急性期治疗的综合医院精神科、日间活动中心、门诊医疗、心理辅导、过渡性的居住机构、互助团体、就业辅导等。围绕这些服务，UFE 遍布在不同的工作岗位。在精神卫生中心，他们负责接待与咨询；在日间中心，他们负责组织康复活动，并陪伴参加活动的患者；在居住机构，他们会照顾入住患者的日常生活，定期看望他们。他们会到高校分享自己的疾病经历，通过现身说法让大众正确认识精神障碍、消除歧视；他们会为精神障碍患者的福祉倡导，自发组织患者或家属组成自助团体；会去家里探望患者；会为其他患者争取就业机会和资源；会成立一些协会让患者参与进来……总之，UFE 在精神卫生服务体系中无处不在。

（二）悟菲（UFE）模式在精神卫生领域的应用

悟菲（UFE）虽来源于意大利，但并非仅存在于意大利。国际上通常称为 peer support，中文译为同伴支持或朋辈支持。

同伴支持是有共同经历的人通过互相分享，进而互相提供情感、信息支持和希望，是一个给予帮助和接受帮助的系统。

目前，常用的同伴提供服务模式有 3 种，包括患者运营的服务、朋辈支持（患者与非患者）和患者就业。值得一提的是患者就业，他们通常会被聘为朋辈咨询师、朋辈专家、患者个案管理员等，利用自己的患病经验及专业知识来帮助患者。研究表明，他们提供的服务与其他非患者人员提供的服务（如个案管理）相比，成效是一样的，有时甚至会更好。

很多理论都赞成朋辈支持能为患者带来不少益处。例如，Bandura 的社会学习理论强调模仿理想行为；Festinger 的社会比较理论认为人喜欢跟自己有相似经历的人发展关系；Reissman 和 Skovholt 的帮助者治疗原则指出帮助者可以通过帮助别人去获得自助；Segal、

Slierman 和 Temkin 均认为患者可以帮助一些面对相同问题的同路人，去尝试掌握他们自己的生活环境，同时，同路人可以给予朋辈一些其他专业人士不能给予的帮助。这样看来，自助是一个互利互惠的关系，小组成员更可以从自助小组和团体咨询小组中得到正面效果。其中包括归属感的建立、资源分享、发展社交机会、有建设性的反馈等。另外，朋辈支持并非是以精神障碍模式或诊断模式为出发点的方法，相反，它是一个以尊重和分担责任等为基础的系统。通过相互理解和共情等经验分享，患者会感到被接纳和建立联系，进而发展出一种有别于传统医患关系的互信。有了这种互信，朋辈可以互相学习、共同成长。

（三）悟菲（UFE）的意义

悟菲（UFE）的存在，不仅对提供服务的 UFE，而且对接受服务的患者或家属，甚至对精神卫生服务系统来说，都有重要意义。具体表现在以下几个方面：

1. 对于接受服务的患者

（1）提高疗效、降低复发率：同伴支持能够提高严重精神障碍患者的社会支持、社会功能、生活质量、服务满意度和自我效能感。

（2）情感上的支持：同伴支持对患者的影响是通过共情和接纳传递给患者的，患者真正体会到自己不被讨厌、真的有人从他们的角度考虑，这些同伴在传授他们知识和经验的同时也和他们建立了牢固的友谊。通过参加同伴服务，患者拥有更多的朋友，也获得了更多的社会支持。

（3）社会功能的恢复：同伴支持服务能够帮助患者参与建立一种新的社交关系，在这个关系中他们的身份不是患者与治疗者，而是平等互助的朋友。身份改变提升了患者的自我效能感，降低了病耻感，能够更多地从同伴那里获得新希望，来帮助他们提升社会功能。这种榜样的力量驱动着他们探索自己的康复之路。

2. 对于提供服务的悟菲（UFE）

（1）自我效能感的提升：作为服务提供者，这样的社会角色大大提升了他们的自我效能感，使其感到成就感和自我价值，有益其康复。研究表明，服务提供者在自尊和能力感方面较其他患者恢复得更快，因为从事这份受雇的工作使其实现了由患者向服务提供者的身份转换，成为有价值、有贡献、有社会意义的人。不仅实现了其个人成长，还通过做这些有意义的事情获得自尊。

（2）促进持续康复：精神障碍患者往往多关注自我，较少关心他人。同伴工作使他们实现了角色的跨越，成为一个有价值、有贡献的人。在提供同伴支持服务的过程中可以促进其与他人沟通、交流，提升情感和语言表达，改善社会功能，获得生活经验和自我康复的技能，这些有助于其病情的持续康复。

（3）提供了工作的机会或促进再就业：精神障碍患者就业比较困难，一方面是社会歧视和病耻感，另一方面是患者病后能力下降，可以做的工作非常有限。悟菲（UFE）服务使患者获得了一份有薪水的工作。参加工作使其不再一味停留在精神障碍患者的状态；另外，这种有督导性的工作氛围使同伴感觉更加安全，可以倾诉患病时遇到的种种困难。同伴服务让康复的患者体会到了工作的内涵，也是其未来从事其他工作的一种过渡。

3. 对于精神卫生系统

在患者和精神卫生系统之间建立了一座桥梁。不仅改善了服务，而且增强了患者和专业人员之间的信任和理解。作为服务提供者，同伴在医务工作者和患者之间起到桥梁的作用，更好地向患者解释医生的医嘱，同时把患者的意图和想法转达给医生，增进医患之间的互相了解，提高患者的依从性，从而提高疗效。

更加有效地利用精神卫生资源和医学服务，提高成本效益，节省了专业人力。引入同伴支持服务，可以在一定程度上完善精神卫生服务团队，缓解专业人员的工作压力。不仅减轻了医务人员的工作量，还扩展了精神卫生服务内容。此外，雇佣同伴比雇佣精神卫生专业人员更为节约开支。

增强公众的了解、理解和接纳度。长久以来，社会上对精神障碍患者存在歧视，公众对精神障碍的知晓率很低。同伴支持可以让康复患者为他人提供服务，参加精神障碍知识普及工作，从社会角色的角度肯定其可以自食其力，是对社会有贡献、有价值的人。使社会公众能平等对待他们，了解到精神障碍可以被临床治愈，加强了公众对严重精神障碍的认识，从而消除对精神障碍的恐惧，淡化歧视，也降低了精神障碍患者的病耻感。反之，社会对精神障碍患者的接纳也可以对他们的康复产生积极影响，更有利于精神障碍患者回归社会。

总之，精神卫生服务需要多学科团队的共同参与，悟菲（UFE）在其中扮演着举足轻重的角色。

（四）悟菲（UFE）的实践操作

2010年北京大学第六医院康复中心在意大利特伦托市精神卫生服务中心悟菲（UFE）体制的启发下，成立“绿丝带”志愿者协会，率先成立了具有中国特色的“UFE”团队。成立这个团队的目的，一是为病情相对稳定的精神障碍患者进一步康复提供一个良好的平台，为他们回归社会进行过渡性的康复训练；二是发挥精神障碍患者及家属的自身优势，利用自己曾经的特殊经历，去帮助那些尚未康复的患者及家属，体现康复者的自身价值。

1. 志愿者招募

志愿者协会由处于康复期的精神障碍患者及患者家属构成。其中，以康复期的患者为主，也接纳对志愿者服务有兴趣的患者家属参加。

（1）来源：医生从门诊、病房、康复治疗等临床工作中发掘适合的患者，推荐他们加入志愿者协会；宣传招募，通过发布招募志愿者的信息，吸引对志愿者服务有兴趣的患者和家属；志愿者推荐，已经加入志愿者协会的患者，在服务过程中发现适合的康复期患者，可以推荐其加入志愿者协会。

（2）准入标准：患者的准入标准：患者病情稳定，无明显精神病性症状（无冲动、自伤、自杀倾向）；身体健康，体力充沛；有为其他患者服务的意愿，具备一定沟通能力；经过全面评估并获得专业工作人员认可；患者及家属均同意患者参加并能承担工作中的风险，签署知情同意书。

家属志愿者的准入标准：身体健康，无重大生理疾病；有为其他患者服务的意愿，具备较好的沟通能力；自愿加入并签署知情同意书。

（3）招募流程：登记预约→全面评估→签署知情同意书→系统培训学习→观摩见习→实习→考核结业。

2. 日常管理

志愿者日常管理指的是在具体的志愿服务过程中，对志愿者进行经常性的沟通、协调和督导，以最大限度地满足志愿者和服务对象的需求，保证志愿者服务项目或活动的顺利推进和目标实现。

（1）日常管理的目的

对志愿者进行日常管理的目的在于及时发现并解决志愿服务过程中存在的各种问题，全面有效地提高志愿者服务效率，为服务对象、志愿者及志愿者组织带来最大的效益。一方面，并不是所有的志愿者都能将兴趣和热情贯穿于服务过程始终，因此需要通过有效的日常管理来促进志愿者持续地开展工作。另一方面，在开展志愿者服务活动的过程中，在志愿者的人身安全、服务对象的权益、志愿服务活动等方面往往蕴含一系列未知风险。加强安全管理是志愿服务日常管理的重要环节。

总而言之，对志愿者进行有效监督，并将监督形成制度和规范，才能确保志愿服务发挥实效；对志愿者进行严格管理，落实管理办法、配套管理机制，才能确保志愿者的安全和健康，使他们能充分发挥才干。这是志愿服务日常管理的目标所在，志愿服务日常管理的一切工作都应以此为出发点和落脚点。

（2）基本原则

以人为本原则：志愿者管理的核心理念和思想是尊重、平等、感激。

平等化原则：在志愿者组织中，每位志愿者都是平等的，不论身份、收入、职业的差异，志愿者组织都应该向每位志愿者提供平等的志愿服务机会。

制度化原则：对于志愿服务的日常管理，应按照相关的法律规章，制定一系列的管理办法，严格执行培训考核制度、出勤管理制度等。

动态化原则：志愿者对志愿服务的参与是一个不断变化的动态过程。因此，志愿服务的日常管理，应该遵循动态化的原则。

3. 服务内容

（1）就医辅助：帮助来院就诊的患者及家属了解就医流程，引导患者到达就诊区域，维持就诊秩序，为老弱及行动不便的患者提供帮助。

（2）心理支持：抚慰患者及家属情绪，协助陪伴患者，舒缓其治疗过程中的恐惧不安，给予患者和家属关怀。

（3）小组互助会：由志愿者协助住院患者或社区康复者开展小组活动，做好康复治疗前的准备工作，在专业人员的指导下共同开展康复的专项训练。

（4）个案访谈：在个案访谈活动中，邀请一名志愿者参与，个案进行疾病宣教时，志愿者积极发言，讲述康复心得。

（5）团体助教：在开展多项团体活动过程中，由志愿者担任助教工作，包括团体前的设备准备、协助签到、维持秩序、调动组员积极性等。

（6）外出授课：参加外出培训或评估考察活动时，邀请志愿者参与，可以由志愿者主动同参会人员交流，分享康复经验。

4. 服务项目设计

在设计服务项目时，可根据志愿者个人能力不同，以团体的形式，设计符合其特质的服务项目。

（1）初级（适应项目）：对首次参加服务的志愿者，一般可通过以老带新的方式安排助医服务，通过这，志愿者既可熟悉环境，又可了解工作人员及患者的情况。在助医服务中，患者的服务需求往往比较容易达成，易给志愿者以信心。这些服务项目对志愿者而言是一个适应过程，也是志愿者组织遴选服务人员的过程。

（2）中级（团队项目）：初步融入后，专业人员可根据志愿者的年龄、特长、个性和专业能力，逐步让志愿者共同参与小组活动，做一些辅助性工作，既让志愿者在项目中寻找适合自己的服务环节发挥能力，又让志愿者感受团队的力量与智慧，增加志愿者团队的凝聚力，彼此相互融合。

（3）高级（专业项目）：如参与定向医疗的康复患者，可以从参加个案工作或小组活动起步，逐步向一对一服务拓展。志愿者可以参与个案工作，为医务社会工作者分析个案提供一定信息，帮助达成个案管理目标。

5. 培训内容及方法

志愿者在正式上岗服务之前，应该对志愿服务的相关知识、岗位情况、服务理念等有充分了解，这些知识能够帮助志愿者更好地完成服务任务。因此，志愿者的培训是志愿者团队建设的重要环节。

（1）培训内容：

介绍服务使命、制度和环境。首先向志愿者阐明助人与自助的理念，一方面通过志愿者自身的患病经历去理解其他患者的感受，并将自己康复的经验分享给他们，所以志愿者有助人方面的优势；另一方面志愿者在帮助其他患者的同时也可以找到自身的价值，提升自己的自信心，让志愿者意识到被需要。介绍相关的制度，如岗位职责、请假制度等，通过制度规范志愿者的行为。另外，很多志愿者由于疾病的原因，在社会交际上存在不同程度的缺陷，需要工作人员帮助他们了解和他人相处时需要注意什么，使志愿者在服务过程中更加自如。

告诉志愿者在提供服务的时候所需要的信息、态度、技能和方法。

促进志愿者自身成长。一方面，志愿者可在服务机构继续提供服务，另一方面，可让志愿者合理流动，以给更多人提供服务的机会。培训既吸引志愿者留在服务当中，同时又可以自己提升自身能力，促进他们在社会中去就业。

（2）培训方法：

培训分为集中培训、一对一培训和咨询顾问三种。

集中培训：包括集中授课、角色扮演、座谈会、团体活动等。采取集中培训的形式可以涉及工作技能、工作角色和责任、自我成长等内容。工作技能的培训是帮助志愿者明确在服务岗位上该做什么，不该做什么，遇到特殊情况时如何应对。在工作角色和责任类培训中，告诉志愿者在工作中扮演什么角色，有什么样的工作责任，工作伙伴是谁，工作伙伴在其中承担什么样的工作。在自我成长类培训中，要对志愿者进行团队合作能力的培训，培养他们团队合作的意识及自信心的不断增加。

一对一培训：由专人示范，其中专人可以是工作人员，也可以是其他志愿者。当专人示范后，接受培训的志愿者要尝试操作模仿，之后由指导者给予评价。示范前需有流程解说，使接受培训的志愿者充分了解示范的内容。

咨询顾问：帮助志愿者了解困难所在，以及改善工作中的表现，进而解决问题或提高自身能力。所以咨询顾问是一种增能方式，是赋予志愿者解决问题的一种方法，目的不是告诉他如何去做，而是让他想出解决问题的方法。

对于志愿者的培训，不论采取什么方法，如正式培训、指导、咨询等，最重要的是让志愿者在实践中学到知识。没有一成不变的培训方式，培训的内容和培训方式可以因人、因地、因机构而不同，但是培训是必需的。

（五）悟菲（UFE）的评估

1. 志愿服务项目的评估

（1）分为前期评估、中期评估和后期评估三个阶段：

前期评估：是指项目开始前对项目可行性进行分析，从而决定项目是否实施。也称预评估或事前评估。

中期评估：是指项目开始之后到完成之前进行的评估，也称过程评估。主要是检查项目的运作质量，评估项目实施过程中的重大变更及其影响，诊断项目过程中遇到的困难和问题，寻求对策与出路。

后期评估：是指在项目结束之后，根据原定目标与实际情况进行的比较分析。作为总结与反思，有利于促进活动效率和服务质量的提高。

（2）评估的原则：

公正性和独立性：评估中应努力避免在发现问题时避重就轻，做出不客观的评价，要避免项目决策者和管理者评估自己的情况发生。

可信性：取决于评估者的独立性，取决于资料信息的可靠性和评估方法的适合性。

实用性：评估结果要对以后项目设计、服务和决策产生作用。

透明性：评估结果要有利于公众和资助者对组织活动进行监督。

反馈性：评估结果可作为调整规划和战略的依据。

（3）评估的理论：

“三 E”理论：即经济、效率与效果，侧重于评估的监督检查过程，注重政策计划或项目产生的结果。

“三 D”理论：即诊断、设计与发展，强调在项目实施过程中的管理和监督，注重考察外界环境变化对项目的影响，比较适用于中期评估。

满意度理论：该理论认为评估的导向应该以服务对象为焦点，重点考察和了解服务对象所接受的服务与期望值之间的契合程度。

（4）评估的程序：

确定志愿服务项目评估的目的：需要考虑三个问题：谁想评估？为什么评估？如何运用评估结果？

确定评估的重点与关键问题：根据评估的目的、评估的经费与人力情况决定评估的重点；考虑不同利益群体的信息掌握情况。

选择评估理论：应该紧密结合评估目的及相关重点问题选择评估理论。

确定评估方式：文献法（通过收集文献资料，选取其中对评估有用的信息，利于全面科学评估)；问卷调查法（通过问卷的合理设计和发放获取数据)；访谈法（通过与被调查者个别访谈和集体访谈的方法了解有关信息)；观察法（通过评估者直接感知和观察，记录评估对象的相关信息)。

编制执行计划：在实施之前，要组建志愿服务项目评估小组，进行合理分工，并制订详细计划，安排好预算。

评估报告：交流并制订后续计划。评估是为了进行总结和推动项目更好发展。

2. 志愿者的评估

一般而言，针对单个志愿者或志愿者群体，可以采取如下几种评估方法：

分等级评价法：按照志愿者的人格特质、才能与志愿者工作绩效分为多个等级，在每一个等级内给予不同等级的工作绩效，并在每个绩效价值项目内加以简单描述。

实地评估法：由志愿者组织或相关机构派出一些社会工作督导或管理专家到志愿者服务的岗位上观察，并与直属主管进行交谈，系统全面地收集志愿者工作的绩效资料，然后撰写评估报告并报告给志愿者的主管。

自我目标评价法：此方法强调用志愿者或志愿者群体自己设定的目标进行考评，在这种评价中主要使用的是过程资料评价法和联系人印证法。

设定目标评价法：资助者或组织者设定工作目标，志愿者或者志愿者群体以竞标、议标、申请并承诺的方式参加工作。

第八章　精神卫生科研方法

第一节　精神卫生科研概述

一、科学研究思维

（一）科学研究定义

科学是指反映客观实际及其规律的知识体系，科学是自然现象及其相互关系的客观实际。科学为被公认的普遍真理或普遍定理，科学为系统化和公式化了的知识。科学是相对真理，非迷信、非谬误、非绝对真理。而实践是检验真理的唯一标准，所以也可以说，科学即实证。

科学研究是指为探索未知或未完全知道事物的本质及其规律而进行的一系列活动。科学研究即在社会实践的基础上，对自然现象和社会现象运动与发展规律及其本质联系进行的探索活动。科学研究的本质是探索未知、创造新知识和新技术。科学研究是人们探索自然现象和社会现象规律的一种认识过程。科学研究是人们有目的、有计划、有意识、有系统地在前人已有认识的基础上，运用科学的方法，对客观事实进行观察、分析、概括，揭露事物本质及规律的活动。

医学科研是整个科学研究中的重要组成部分，是研究人体正常生理和病理、健康和疾病的科学，其任务是揭示人体生命本质，疾病发生发展的规律，认识人和环境的相互依存，探索健康促进与健康管理的方法。

精神卫生科研是以精神心理疾患及健康人群为研究对象，研究精神障碍与精神健康状态在人群中的发生、发展原因和分布规律，从而制定预防和控制精神障碍、促进精神健康的策略和措施，并评价其效果的系列活动。

（二）精神卫生科研的范畴、特点和伦理学

精神卫生科研主要涉及精神障碍的病因和危险因素研究、诊断方法的准确性和实用性研究、精神卫生的干预效果评价研究、自然史及预后结局研究、三级预防措施研究、管理模式研究、精神卫生健康教育与健康促进方法研究等。

精神卫生科研相对其他领域的科研，具有如下特点：研究对象的复杂性、精神卫生研究的伦理性、建立实验动物模型的必要性、多学科知识的交叉性、研究对象选择的依从性、统一研究标准的重要性等。

医学科研必须遵守伦理学原则，选择精神卫生研究对象特别是严重精神障碍患者，更是要遵守伦理学原则。精神卫生科研中遵守伦理学原则主要包括：

（1）尊重人的尊严：在选择精神障碍患者参与研究时必须做到知情同意，即参与者或监护人事先已被告知有关研究的信息，并能充分理解被告知信息的内容，具有自由选择参与或退出研究的权利。研究者通过与患者或监护人签订知情同意书，让研究对象明确研究目的、研究内容与方法、研究的风险及可能带来的不适、研究的益处、可能得到的补偿、匿名和保密的保证、联络信息、自愿同意、退出研究的权利。

（2）有益的原则：研究者必须充分考虑研究对象的最大受益，通过评估效益和风险，衡量效益-风险比，让研究对象知晓或获得研究中的受益面。

（3）公正的原则：研究者要遵循公平原则，包括公平选择研究对象和公平对待研究对象。

二、科学研究的基本步骤

科学研究的基本步骤包括选题、文献阅读、设计、资料收集、整理和分析、成果产出等。

（一）选题

选题是科学研究的第一步，也是整个科学研究中关键的环节。选好一个题目，可以让同行专家认可研究价值，也是整个科技创新的重要体现。

在实际工作中，经常会碰到一些亟待解决的难题或问题，结合问题的发现，查阅国内外相关文献，了解国内外研究进展，提出理论、原理、方法等依据，通过建立科学假设，可以拟定或确定科研选题。

（二）文献阅读

文献阅读是专业人员了解学科发展动态的基础，也是专业人员业务能力提升和科学研究全过程的重要环节。在发现问题、分析问题、解决问题等过程中，必须查阅与选题有关的文献。只有在文献阅读基础上知己知彼，才能提升日常工作层次和做好科学研究质量控制。文献阅读强调新、全、精、准，要做好文献阅读，必须掌握检索工具和检索技巧。

（三）设计

在选题和文献阅读基础上，第三步就是做好科研设计。根据研究类型和研究目标，需要科学地选择研究对象、确定研究内容和指标、拟定资料收集工具、做好调查或实验过程质量控制，确保研究的科学性、可行性以及研究结果的效度信度。

（四）实施

按照科学设计的研究方案，组织数据收集的过程，即为科研实施。科学研究过程中的资料收集方法主要包括观察法、调查法和实验法。

观察有主观观察和客观观察，要全面、客观、实事求是地观察，尽量借助仪器设备进行观察，并及时准确记录观察测量的数据。

调查是较常见的资料收集方法，通过调查工具，采用访谈调查、网络调查等方法，收集研究对象基本情况、健康现状及其影响因素。

实验研究即干预研究，在选择实验对象和施加处理因素基础上，观察实验效应。为保证实验研究资料收集的信度效度，应注意实验对象选择分组的随机性、处理因素的标准化、实验效应指标的灵敏度和特异度等科学原则。

（五）资料的统计学分析

在数据收集基础上，通过建立数据库和采用统计分析软件，对研究资料进行描述性分析、组间比较和多因素分析。科学研究工作者需要掌握常见统计学方法，熟悉统计分析时常用指标的选择和统计图表的科学应用。

（六）成果总结

科学研究的最后步骤是科研成果的总结。科研成果形式多种多样，有科研论文、专利申报、产品开发、科研鉴定报奖等。医学科研成果总结主要为科研论文，科研论文一般由题名、作者、摘要、关键词、正文、参考文献和附录等部分组成。

三、科研选题

（一）确立科研选题的基本原则

（1）科学性原则：科学性原则即所选课题必须有事实依据或科学的理论依据，课题本身必须是科学的和正确的。为保证选题科学性，必须做到以下几点：一是选题要以辩证唯物主义为指导思想，与客观规律一致；二是选题要以事实为依据，从实际出发，实事求是；三是选题不能与已确认的基本科学规律和理论原理相矛盾；四是选题要有尽可能具体明确的研究目标。

（2）创新性原则：创新即有所发明、发现、创造和前进。创新的具体思路包括：注意热门课题和冷门课题；在前人的基础上，有所发展、相对创新；善于借鉴，巧用移植。只有时时关注学科动态，掌握相关研究的最新进展，才能在现有学科基础上有所创新。

（3）需求性原则：需求性原则要求必须着眼于社会实践的需要和科学本身的需要，排除没有价值或对社会无实际意义的选题；要求处理好近期需要和长远需要的关系，正确对待基础理论研究和应用技术研究的关系。

（4）可行性原则：可行性原则要求要有开展选题研究的相关条件和相关经历。如果根本没有实现的可能，选题就不能顺利实施，研究就不能达到预期目标。选题研究的主观条件是具备扎实的基础知识、专业知识、技术水平，即拥有足够的研究能力；选题研究的客观条件包括文献资料、资金设备、协作条件等方面。在主观条件和客观条件都具备的基础上，方可确立选题。

（二）确立科研选题的基本步骤

科研选题产生于日常工作、学术交流和指定性研究等环节中。要完成一个高质量的选题，需要遵循科学的选题步骤，即提出问题、建立假设、预实验和确定选题四个步骤。

第一步，提出问题。在日常工作交流中，经常会提出亟待解决的科学问题，某个科学问题的提出即是选题初始念头的产生，产生初始念头后要努力联想，仔细推敲其研究价值。

第二步，建立假设。在仔细推敲某个问题研究价值的基础上，通过查阅文献，了解相关研究的理论基础和应用前景，建立该研究选题的科学假设。文献查阅与理论思维是初始念头成为科学假设的基础。

第三步，预试验。预实验就是通过简单的科学方法来初步验证科学假设。验证假设需要选择适宜的方法与手段，通过预实验可发现与修正研究问题，进一步完善选题的科学假设。

第四步，确定选题。在预实验修正问题和假设基础上，确定选题方向，并依据科研选题写作要点，拟订简明、具体、新颖、醒目的科研题目。

例如“基于视频和反馈性指导的术前教育对肺癌手术后患者排痰效果观察”的选题步骤：

首先是发现问题，提出问题。肺癌患者术后排痰困难增加病痛、引起呼吸道感染甚至窒息死亡。使用什么方法能缓解肺癌患者术后排痰困难呢？在如上提出问题基础上，通过联想和仔细推敲，提出研究问题，即：基于视频和反馈性指导的术前教育能促进肺癌患者手术后的有效排痰吗？

其次是查阅文献，建立假设。查阅近年国内外文献，有针对其他临床疾病对象开展视频健康教育促进临床疗效的研究报道，但针对本研究对象的视频干预研究少见报道。在文献查阅的基础上，建立研究假设：基于视频和反馈性指导的术前教育组的肺癌手术后患者较对照组可能会更好地掌握有效的排痰技巧。

最后在预实验基础上拟定研究题目。在文献阅读、专家咨询基础上，制作视频教育资料，组织 3~5 例目标人群进行视频干预，并观察效果和收集反馈意见。在进一步修改完善视频内容和干预标准基础上，确定选题：基于视频和反馈性指导的术前教育对肺癌手术后患者排痰效果观察。

科研题目书写要求简明、具体、新颖、醒目，题目中要求显示研究对象、研究方法和研究内容，题目字数尽量在 25 个汉字以内，尽量将研究要素的最新关键词写进题目中，题目中的研究对象、处理因素、实验效应等尽量具体、明确。

例如“大学生精神卫生干预效果研究”的题目修正过程：

该题目中大学生为研究对象，精神卫生干预为研究方法，精神卫生改善状况为研究内容或指标。本题目撰写没能体现简明、具体、新颖、醒目等基本要求。其一，研究对象中的大学生不甚具体，研究者的对象应该是在校大学生，甚至在校的新生或低年级学生；第二，干预研究方法不甚明确，应明确研究采用什么具体的干预方法，本研究可能是心理健康课程干预方法；第三，本选题的研究内容或指标过大，精神卫生涉及社会适应、心理症状、精神疾患等方面，应具体到研究睡眠质量、心理量表评分、抑郁得分等效果指标。分析本研究选题存在的不足，建议本选题修改为“基于系列体育课程干预的某大学新生睡眠质量效果评价”，或“心理健康课程教学对某大学新生抑郁得分干预效果观察”。

在精神卫生选题中，如下题目撰写较好体现了简明、具体、新颖、醒目等要求：公众对精神病患者的社会歧视及其影响因素研究；青少年精神病患者性格特征与生活事件关系分析；医患共同决策诊疗模式对精神分裂症患者治疗依从性的影响；住院精神病患者家属照顾者负担及其影响因素研究。

（三）精神卫生科研选题来源

随着人们生活节奏加快和社会关系的复杂化，精神卫生问题越来越多，促进公众精神健康成为专业人员亟待解决的课题。精神卫生科研选题来源于多种途径：

（1）从工作实践中选题：目前高校大学生心理健康问题突出，部分大学生睡眠质量不高，影响正常学习和生活。因此，针对“在校大学生的睡眠质量及其影响因素研究”

以及“在校大学生睡眠质量的体育干预效果评价”等工作实践中的选题，受到专业人员及科研主管部门的关注。

(2) 从项目指南中选题：近年，国家、地方科研指南中，均有大量的有关“严重精神障碍患者社区健康管理模式”“吸毒人群社区融合障碍与促进对策”“大学生心理健康识别和干预措施”等精神卫生科研选题。

(3) 紧扣研究兴趣和研究方向选题：例如某教授长期从事吸毒人群的社会回归问题研究，该教授从传统毒品的社会歧视、美沙酮替代依从性、政府-机构-社区管理模式，到新型毒品的精神危害机制研究，均紧扣了研究兴趣和方向，并不断提出和深化研究问题。

(4) 从学术交流与争鸣中选题：例如第十四次全国精神医学学术会议暨中华医学会2016年精神病司法鉴定学术会议，中南大学湘雅二医院精神卫生研究所刘铁桥教授的演讲题目，抗精神病药治疗反应不佳时该怎么办？与会专业人员可以在这些学术交流会中得到思路，进而选取相关的研究课题。

(5) 从文献记载中选题：根据自身的研究基础以及项目指南提出的研究问题，专业人员可以经常性地查阅文献，通过 Medline、Embase、万方等文献数据库检索和阅读相关文献，找到自己的选题灵感。

第二节　社区精神卫生的调查研究

一、医学科研分类

科学研究，特别是精神卫生科学研究，根据学科性质、研究目的、研究方法等可以分为不同的研究类型。

(一) 按学科属性分类

根据中华人民共和国国家标准，学科领域（一级学科）分类为：基础医学、临床医学、预防医学与卫生学、药学、中医学与中药学。一级学科以下又分为二、三级学科。随着科学的发展，学科与学科领域之间的综合交叉在不断扩大和深化，边缘交叉学科不断出现。呈现出两种趋势：一方面学科分类越来越细，而另一方面各学科不能够孤立地存在与发展，在研究中要求学科的综合性越来越强。近年来，在临床医学研究中出现较多的基础性研究课题，在基础医学研究中也产生了诸多临床科研问题。

(二) 按研究目的分类

(1) 基础研究：基础研究的目的是以科学研究及实践来增加知识、探索未知、解决理论问题，它的研究结果是获得新观点和新信息。该类研究未知因素多、探索性强、研究周期长，对研究手段要求比较高。如某种疾病发病的基因转录调控即为基础研究。

(2) 应用型研究：应用型研究是对某一问题的探讨并提出解决该问题的方案、方法或预测出一定问题。其研究周期一般较基础研究短，成功率较高。如疾病疗效观察即为应用型研究。

(3) 开发性研究：开发性研究又称发展性研究，是指运用基础研究与应用研究的理论方法，研制出成品性物质，或为了对现有的生产性工艺进行重大改进的创造性活动。这类研究包括中间试验和工业试验（投产前的批量生产）研究，所需经费多，并受生产或实验条件的限制。此类研究多与企业合作进行，如诊断试剂盒的开发应用研究等。

（三）按研究时间来分类

（1）现况调查研究：现况调查研究是指在特定的时点或时期内，对人群的健康状况、卫生服务状况、健康危险因素等进行调查研究。调查时间不宜过长，一般控制在一个月内较为适当。我国定期进行的卫生服务调查即是以现况调查研究为主要特征的研究。

（2）回顾性研究：回顾性研究是调查过去一定时期内人群的健康状况、危险因素、生活事件等。常用的病例对照研究即是一种回顾性研究，是由结果到原因的顺序设计。例如调查某些疾病患者与正常对照组过去一年内所遭遇的生活事件即是一种回顾性研究。

（3）前瞻性研究：前瞻性研究的特点是前瞻性的，开始研究的时候并无试验结果，是由原因到结果的顺序设计。如干预不良行为后的健康效应研究多采用前瞻性研究。

（四）按研究方法分类

（1）调查研究：调查研究是通过自陈法、观察法、生物医学体检法等调查研究对象的健康现状及其影响因素，它与实验室研究的区别是在自然状态下观察疾病发生发展的过程，也即疾病在人群中是如何发生的，表现出什么特点和规律。调查研究是不施加任何处理因素的研究。

（2）实验研究：实验研究是指研究者根据研究目的人为地对受试对象设置干预措施，按重复、对照、随机化原则控制非干预措施的影响，总结干预因素的效果。实验研究包括临床试验、社区试验、动物实验等。

二、调查研究的基本特点

调查研究过程中没有人为的施加干预措施，而是客观地观察记录某些现象的现状及其相关特征。在调查中，欲研究的现象及其相关特征（包括研究因素和非研究因素）是客观存在的，不能采用随机分配的方法来平衡或消除非研究因素对研究结果的影响。这是调查研究区别于实验研究的重要特征。

（一）调查手段的多样性

在调查研究时，可以采用多种多样的调查手段和方法，如问卷、访谈、观察、咨询、测量等方法。在具体研究过程中，研究者可以根据课题的大小和性质以及研究者自身的情况选择适当的方法。

（二）调查方法的可操作性

在进行调查研究时，要设计详细、具体的调查方案。在调查方案中，有各种研究变量的操作指示，有根据各种调查方法设计出的调查工具，如问卷、访谈提纲、测量表及试卷，也有供分析资料用的整理信息和统计指标。在开展调查研究时，调查者可以依据调查方案进行具体的调查研究。

（三）开展工作的实用性

在进行调查研究时，没有过多过高的设备条件要求，特别是对于数据资料的收集，可以在较大的范围内进行，并且可以在较短的时间内收集到大量的数据资料，因此有较大的实用性。对调查研究中可能产生的混杂因素，常借助于标准化、分层分析、多因素统计分析等方法加以控制。

三、调查研究的类型

（一）现况研究

见前文所述。

（二）疾病监测

疾病监测是长期地、连续地收集疾病信息，分析疾病分布和影响因素，并将相关信息及时上报和反馈上级机构，为制定完善疾病预防控制措施提供科学依据。如某社区严重精神障碍患者危险度及社会功能状况监测。

（三）病例对照研究

病例对照研究是以现已确诊患有某疾病人群作为病例组，以不患该病但具有可比性的另一组人群作为对照组，通过回顾性调查两组人群的各种可能的危险因素（研究因素）暴露史，测量并比较病例组与对照组各因素的暴露史差异，经统计学检验，判断研究因素与疾病间是否存在关联性，为病因或危险因素初筛提供科学依据。如基于现代医学模式的抑郁症患者危险因素病例对照研究。

（四）队列研究

队列研究又称为定群研究、群组研究，是用来确定疾病病因或危险因素假设的重要研究方法，它较病例对照研究更能直接检验病因假设。该研究是以暴露某种危害因素的人群为观察组，以非暴露危险因素为对照组，前瞻性观察一定时间后，分析比较两组人群疾病的发生率。如职业铅暴露与老年痴呆关联性的前瞻性研究。

（五）个案报道

个案报道是对特殊少见、罕见病例或疑难重症的病情、诊断或治疗等进行的过程分析报道。通常情况下，个案报道的文章的病例数只为 1～2 例，最多不超过 5 例。个案报道的病例有从未被人认识的临床表现或发病过程，有特殊的鉴别诊断，或有不同于过去的治疗经验等。如森田疗法治疗精神障碍个案报道。

四、调查研究的科研设计

（一）确定调查目的、项目和指标

明确调查目的就是要搞清楚通过调查研究，需要解决哪些主要问题，从而确定收集哪些资料，调查哪些项目，计算哪些指标。如“某地区严重精神障碍患者生存质量分析”的选题，其研究目的是探讨该地区精神障碍患者的生存质量现状及其影响因素，为促进患者生存质量提高提供科学依据。

在明确调查目的后，拟定调查项目，即拟定研究的具体内容。严重精神障碍患者生存质量分析的调查项目应包括：患者的人口社会学特征、疾病的病情、治疗、照护情况、社会支持情况和生存质量情况等。

调查指标是调查项目中的具体问题，如人口社会学特征中的年龄、性别、婚姻状况、经济收入和来源等。调查指标要尽量客观量化，采用量表测量的方法常常可以将具体的指标数据化，数据化的指标便于进行统计学分析。

（二）确定调查对象

根据调查目的来确定调查对象和需要观察的单位。按照一定诊断标准、纳入和排除标准确定同质的研究总体，按照一定的抽样方法抽取所需要的研究样本作为调查对象。如关于某地区严重精神障碍患者生存质量分析的选题，其研究总体应是该地区常住的全部严重精神障碍患者，调查对象是由专业机构按照抽样方法抽取的严重精神障碍患者。

（三）确定调查方法

根据调查目的、调查对象范围以及具备的条件确定调查方法。如了解总体参数特征，可以用现况调查和横断面调查；研究事物相互关系，可以用病例对照研究和队列研究。

（四）确定资料的收集方式

根据不同的调查方式来确定资料收集方式。调查员对调查对象可以进行生物学检查、测量获得资料；可以对调查对象进行面对面采访，询问调查对象相关情况，并填写问卷；调查员也可以通过电话、信件或网络等方式对调查对象进行调查；还可采用专题小组或召开调查会的形式来收集资料。资料收集方法主要包括问卷访谈、自填量表、观察、生物学体检、专家咨询等。

（五）拟定调查表

调查表是由各个调查项目组成的调查研究的基本工具，调查项目是围绕着调查目的和分析指标所设置的。分析项目是根据研究目的和观察指标所确定的必须调查的项目，是调查表的核心内容。备查项目是便于复核和更正错误而设置的项目，属于调查质量控制内容，旨在保证调查项目填写的完整性和准确性。

（六）估计样本含量

根据不同的调查研究的类型使用不同的样本量估计方法，一般是通过样本量计算公式来确定样本含量，也可以通过简单的经验法估计调查所需的样本量。

（七）资料整理分析

在设计时就要根据预期结果及其相关资料，考虑使用什么统计分析方法和指标资料进行统计学分析。一项医学研究所得到的资料可能是多种多样的，要根据每种资料的性质选择合适的统计分析方法。常用的有计数资料的统计分析和计量资料的统计分析。

五、调查研究的组织工作

（一）组织领导

项目负责人为现场调查领导者，负责组织领导其他相关人员有效参与调查研究工作。项目负责人务必做好调查研究的任务分工，组织协调前期准备工作。

（二）任务分工与联系

根据参与人员的资质和能力做好调查研究的任务分工。负责联系的工作人员通过主动联系，确定调查地点和研究对象，做好调查前的各项准备工作。

（三）调查员挑选与培训

调查人员的责任心、组织能力和专业水平是调查研究质量的重要保障。除项目的主要成员外，项目负责人要根据工作量选择和确定一定数量的调查人员，调查人员要有一定的专业背景，要有较高的工作责任心。调查前要组织调查人员的系列培训，使调查人员明确调查目的和研究内容，掌握调查方法、技巧以及质量控制要求。

（四）宣传动员

在调查研究开展之前，采用多种形式组织活动告知，特别是组织对调查对象的主动宣传，提高调查对象参与的积极性。

（五）进度设计

在开展调查研究之前，要做好调查进度安排，以便调查工作能有条不紊地进行。

（六）经费预算

经费预算主要包括资料印刷费、差旅费、劳务费、专家咨询费等。经费预算务必要有充分的依据。

（七）调查表印制与设备准备

根据样本量的大小确定印刷调查表的数量。如需要使用仪器设备，则还要做好设备的准备工作。

六、调查对象的抽样方法

（一）抽样调查相关概念

抽样调查就是从调查对象的总体中抽取一部分单位作为样本，通过对样本进行调查，以样本结果来推断总体结果的方法。抽样调查的主要特点：它的调查对象只是作为样本的一部分单位，而不是全部单位，也不是个别或少数单位；调查样本一般按照随机原则抽取，而不由调查者主观确定；调查目的不是说明样本本身，而是从数量上推断总体，说明总体特征。

随机抽样是指每个符合条件的受试对象被抽取的机会相等，即总体中每一个体都有相同机会被抽到样本中来。它保证所得样本具有代表性，使研究结论能从样本推广到总体。随机抽样的误差是可以计算的，误差范围是可以控制的。

抽样的一般程序：界定调查总体；设计抽样方案；选择抽样方法；抽取调查样本。

（二）随机抽样方法

常用的随机抽样方法有单纯随机抽样、系统随机抽样、分层随机抽样和整群随机抽样。

（1）单纯随机抽样：也称简单随机抽样，是将总体中的所有个体编号，按照随机的方式抽取一定号码的个体组成样本。

（2）系统抽样：或称机械抽样，是将总体中个体按照某种确定的规则，系统地抽取所需的样本。最常用的为等距抽样，即抽取相同间隔的号码的个体组成样本。

（3）分层抽样：也称分类抽样或类型抽样，即先将总体的全部个体按某种特征分成若干层，再从每一层内随机抽取一定数量的个体组成样本。分层可以提高总体指标估计值的精确度，它可以将一个内部变异很大的总体分成一些内部变异很小的层（次总体）。每一层内个体变异越小越好，层间变异则越大越好。分层抽样比单纯随机抽样所得到的结果精确度更高，组织管理更方便，而且它能保证总体中每一层都有个体被抽到。这样除了能估计总体的参数值，还可以分别估计各个层内的情况，因此分层抽样技术常被采用。

（4）整群抽样：先将总体分成若干群，从中随机抽取几个群，抽中群内的全部个体组成调查样本，这种抽样方法称为整群抽样。

(5) 多阶段抽样：是指将抽样过程分阶段进行，每个阶段使用的抽样方法往往不同，即将以上抽样方法结合使用的抽样方法。

(三) 非概念抽样方法

非概念抽样方法主要是依据研究者的意愿、判断或方便程度等条件来抽取调查对象，不考虑随机抽样中的等概率原则，往往产生较大的抽样误差（而且无法估计误差），难以保证样本的代表性，常常在探索性研究或在研究的初期采用。如调查者根据实际情况选择那些最容易找到的人作为研究对象，称为便利抽样；又如，从能找到的少数个体入手，对他们进行调查，并请他们介绍其他符合条件的人进入调查对象，如此重复，直到完成所需的样本含量，称为雪球抽样方法。

第三节　社区精神卫生的实验研究

一、实验研究的基本特点

(一) 实验研究的定义

实验研究是为观察某项预防措施效果，或观察改变环境条件、消除某种可疑致病因子对疾病发生的影响，将随机抽取的观察对象分配到两个或多个处理组，各组给予不同的处理因素，观察比较不同处理因素（干预因素）的效应。

(二) 实验研究的特点

在实验研究中，研究对象被分为两组或多组，分别接受不同的干预（处理）措施，观察一段时间后比较各组的效应。处理因素为人为设置，研究者能主动设置干预因素，在其他因素（非处理因素）控制下观察干预效应。起基本特点有：

(1) 属于前瞻性研究：实验研究必须是干预在前，效应在后，所以是前瞻性研究。

(2) 随机分组：应采用随机方法把研究对象分配到实验组或对照组，以控制研究中的偏倚和混杂。如果条件受限不能采用随机分组方法，则实验组和对照组的基本特征应该均衡可比。

(3) 要设置对照组：对照组与干预组除了人为施加处理因素外，其他的基本特征应一致，即对照组和干预组的对象均来自同一总体的样本人群，其基本特征、自然暴露因素和预后因素应相似，避免非处理因素对实验效应的影响。

(4) 有干预措施：这是与调查研究的一个根本的不同点。调查研究不能施加干预措施，而实验研究可由研究者人为地给予干预措施，因此实验研究容易产生医学伦理学问题。

(三) 实验研究的类型

(1) 临床试验：临床试验以病人为研究对象，研究者给病人主动加以干预措施，但不可能像对待动物一样采取严格控制的干预措施。人具有社会属性，一方面，不是所有的干预措施都能施加于人；另一方面，因为人的心理活动和社会活动，相关因素难以控制。临床试验常用于评价药物或治疗方法的效果。

（2）现场试验：现场试验是在实地环境下进行、以自然人群作为研究对象的实验研究。常用于评价疾病预防措施的效果，例如评价疫苗预防传染病的效果。

临床试验和现场试验的干预单位都是个体，即干预措施是具体分配到每个个体。

（3）社区试验：社区试验也有人称之为社区干预项目，是以社区人群整体作为干预单位的实验研究，常用于评价某种预防措施的效果。如评价食盐加碘预防地方性甲状腺肿的效果，将碘统一加入当地社区人群中，使整个研究地区的人群使用，而不是分别给予每个个体。如果某种疾病的危险因素分布广泛，不易确定高危人群，则需采用社区试验，例如评价戒烟对心脑血管疾病的发病率和死亡率的效果等。社区试验难以贯彻随机分组的原则，因此常属于类试验。

（4）群组实验：有时干预的对象不是整个社区而是较小的群组，例如饮食的干预可能以家庭或家族为单位，环境的干预可能以办公室、工厂或居民楼等为单位，这种试验称为群组试验。

（5）动物实验：医学研究中较多使用动物模型，以动物为研究对象，通过严格的实验设计，观察处理因素的实验效果，即为动物实验。动物实验较人体试验更能控制好非处理因素，但实验结果推导到临床必须考虑种属差异和动物实验高剂量特征。

二、实验研究设计的基本要素

实验研究必须科学设计好三个要素，即研究对象、干预因素（处理因素）和实验效应。

（一）研究对象

根据研究目的确定研究对象，研究对象必须是符合诊断标准或纳入标准的同质总体，确定好研究总体后，采用一定的抽样方法抽取所需要的研究对象。

选择研究对象应注意以下几点：

（1）选择对干预措施有效的人群：如对某疫苗预防某疾病的效果进行评价，则应选择某病的易感人群作为研究对象，要防止将患病或非易感人群选入。

（2）要注意研究对象的代表性：即样本应具有总体的基本特征，如性别、年龄、种族等特征要与总体一致。

（3）选择预期结局事件发生率较高的人群：如评价疫苗预防传染病的效果，应选择在相应传染病高发区人群中进行。

（4）容易随访的人群：例如可选择有组织的人群、离试验中心不太远的人群。

（5）选择干预措施对其有益或至少无害的人群：例如在碘缺乏地区开展碘盐预防地方性碘缺乏病的试验研究，对该地区的人群有利。要充分估计干预措施可能产生的不良反应，若干预措施对其有害，一定不能选作研究对象。如在新药临床试验时，往往将老年人、儿童、孕妇除外，因为这些人对药物易产生不良反应。有些药物对某类人可能产生严重不良反应，这些人也应予以剔除。

（6）选择依从性较好的人群：所谓依从性是指研究对象能服从实验设计安排，并能密切配合的情况。为了防止和减少不依从者的出现，对研究对象要进行宣传教育，并讲清实验目的、意义和依从性的重要性；要注意设计的合理性，实验期限不宜过长；要简化干预措施，以便取得研究对象的支持与合作。

（二）干预因素

干预因素是研究者根据研究目的而施加的特定的实验措施。当干预因素为单个时，称之为单因素；干预因素为多个时，称之为多因素。每个因素在量或强度上可有不同，这种量或强度称为水平。依照干预因素与水平的不同，可产生四类实验：单因素单水平实验，如研究健康教育预防心理障碍的效果；单因素多水平实验，如研究不同含氟量的防龋制剂的防龋效果；多因素单水平研究，如比较不同治疗方案对抑郁症的治疗效果；多因素多水平实验，如研究多种药物不同剂量的联合治疗对消化性溃疡的疗效。在一次实验研究中，干预因素不宜过多，否则会使分组以及所需研究对象的数量增加，研究质量难于控制。

与干预因素相对应并同时存在的是非干预因素。某些非干预因素可影响实验效应，因此，非处理因素又称混杂因素。常见的混杂因素包括年龄、性别、病程、病情、疾病史、家族史、伴发疾病、工作性质、工作环境、生活习惯及生活条件等。如研究体育干预对睡眠质量的影响，研究对象的年龄、性别以及睡眠环境等可能影响睡眠质量，这些因素将成为混杂因素，必须通过科研设计控制混杂因素，减少其对干预效应的影响。

在确定干预因素时应当注意以下两点：

（1）分清干预因素和非干预因素：干预因素通常取决于研究者，是根据研究目的确定的，对研究对象主动施加的外界干预。非干预因素通常取决于研究对象自身，主要指不能人为改变的、可能对实验结果有影响的因素，如患者的性别、年龄、病情轻重等。在确定干预因素的同时，还需根据专业知识和实验条件，找出重要的非干预因素，以便进行控制。一项好的研究设计，应该突出研究因素的主导作用，控制混杂因素的干扰作用。

（2）干预因素应当标准化：在实验过程中同一组的干预因素应当标准化，明确干预因素的施加方法、强度、频率和持续时间等。如在临床试验中，药物的性质、成分、批号、剂型、剂量、使用方法等应完全相同，手术或其他操作的熟练程度等应当保持一致，否则将会产生诸多非处理因素对实验结果的影响。

（三）实验效应

实验效应也称干预效应，是指在干预因素作用下，研究对象的反应或结局，通过观察指标来体现。如果指标选择不当，未能准确反映干预因素的作用，获得的研究结果就缺乏科学性，因此选择恰当的观察指标是关系实验研究成败的重要环节。

选择观察效应指标时，应注意以下几点：

（1）关联性：指选用的指标必须与研究目的有本质联系，主要通过查文献、预试验和理论分析等过程，确保效应指标的关联性。

（2）客观性：观察指标有主观指标和客观指标之分，主观指标是被观察者的主观感觉、记忆、陈述或观察者的主观判断结果；而客观指标则是借助测量仪器或实验室检验等手段获得的结果。在临床实验中，主观指标易受观察者和被观察者心理因素的影响，具有随意性和偶然性，而客观指标具有较好的真实性和可靠性。现代医学愈来愈重视主观指标的应用，但尽量选用信度效度高的量表进行测量。如在进行生存质量分析时，可采用公认的生存质量量表来测量被观察者的主观感受。

（3）精确性：精确性包括准确度和精密度两层含义。准确度指观察值与真值的接近程度，主要受系统误差的影响。精密度指相同条件下对同一对象的同一指标进行重复观察时，观察值与其均值的接近程度，其差值受随机误差的影响。观察指标应当既准确又精密，在实际工作中，应根据研究目的进行科学设计，确保实验效应的精确性。

（4）准确度或真实性：观察值与真值的接近程度，受系统误差的影响。准确度一般用回收率表示。

（5）精密度或可靠性或重复性：重复观察时观察值与其均值的接近程度，受随机误差的影响。精密度一般用标准差表示。

（6）灵敏度和特异度：指标的灵敏度反映其检出真阳性的能力，灵敏度高的指标能将干预因素的效应更好地显示出来。例如，研究某药治疗缺铁性贫血的效果，既可选用临床症状、体征，也可选用血红蛋白含量等作为观察指标，但这些指标只有在缺铁比较明显的情况下才检出阳性结果，所以不够灵敏。而选用血清铁蛋白作为观察指标，则可灵敏地反映出干预因素的效应。指标的特异度反映其鉴别真阴性的能力，特异度高的指标不易受混杂因素的干扰。

总之，所确定的指标应当灵敏而准确地反映干预因素的效应，经对观察指标的比较分析，能够较为圆满地回答研究假设所提出的问题。观察指标应当精选，不应列入与研究目的无关的指标，否则会出现假阴性或假阳性结果，影响研究的预期目标。

此外，指标的观察应避免带有偏向性或偏倚，否则会影响结果的比较分析。如研究者的心理常偏向于阳性结果，医生常偏向于新疗法组，而患者则对新疗法持怀疑态度等。为消除或最大限度地减少这种偏向性，在设计时常采用盲法。

三、实验研究设计的基本原则

在实验设计时，为了更好地控制非干预因素对结果的影响，以较少的研究对象取得较为可靠的信息，达到经济高效的目的，必须遵循对照、随机和重复的原则。

（一）对照原则

在实验研究中，要正确评价干预措施的效应，必须采用严密、合理的对照设计，由此来控制非处理因素的影响，使研究者得到正确结论。

对照的形式有多种，可根据研究目的和内容加以选择。常有的对照设计有：

（1）空白对照：即对照组不接受任何处理，常用于评价测量方法的准确度。例如观察穴位推拿对中风患者的康复效果，实验组施加标准化的穴位推拿，对照组不给予推拿干预，观察康复效果。其特点是简单易行，但容易引起组间心理差异，从而影响实验效应。

（2）安慰剂对照：安慰剂或称伪药物，是一种无药理作用的制剂，不含试验药物的有效成分，但其外观如剂型、大小、颜色、重量、气味及口味等都与试验药物一样，不能为研究对象所识别。设置安慰剂对照的目的在于克服研究者、研究对象的心理因素引起的偏倚。安慰剂的使用须慎重，应不以损害患者健康为前提，适用于研究的疾病尚无有效药物治疗，或使用安慰剂后对该病病情、临床过程、预后无影响的情况，一般与盲法结合使用。对于急、重或器质性疾病的研究不宜使用安慰剂对照。

（3）实验对照：对照组不施加干预因素，但施加某种与干预因素有关的实验因素。因为这些因素可能影响实验结果，所以应设实验对照组，以保证组间均衡性。

例如：研究赖氨酸对儿童生长发育的影响

含赖氨酸面包+非干预因素→赖氨酸效应 + 面包效应+非干预因素效应

面包+非干预因素→ 面包效应+非干预因素效应

非干预因素→ 非干预因素效应

赖氨酸 →赖氨酸效应（相关指标）

（4）标准对照：用现有标准方法或常规方法做对照。这种对照在临床试验中较多应用，因为不给病人治疗是不符合伦理学原则的，通过设计标准对照，既避免伦理学问题，又可以观察新的干预措施效果。例如：某种新的方法能否代替传统方法的研究，常常通过使用传统药物作为标准对照，观察分析新药的干预效果。

（5）其他对照：包括历史对照（以过去的研究结果做对照）、自身对照（对照与实验在同一研究对象身上进行）、相互对照（集中处理的多个实验组互为对照）等。

（二）随机原则

随机化是采用随机的方式，使每个研究对象都有同等的机会被抽取或分配到试验组和对照组。随机化平衡了试验组和对照组之间的非处理因素。随机化主要包括随机抽样和随机分组，其是使组间非干预因素保持一致的重要手段之一，即保持组间的均衡性和可比性。

随机化应贯穿于干预研究全过程，在研究对象的抽样、分组以及实验实施过程中均应遵循随机化原则。随机体现在如下三个方面：

（1）抽样随机：每一个符合条件的研究对象被抽取的机会相等，即总体中每一个体有相同的机会被抽到样本中来。它保证所得样本具有代表性，使实验结论具有普遍意义。

（2）分组随机：将每个实验对象分配到不同处理组的机会相同。它保证大量难以控制的非干预因素在对比组间尽可能均衡，以提高组间的可比性。

（3）实验顺序随机：每个研究对象接受处理的先后机会相等，它使实验顺序的影响也达到均衡。

在研究设计中常通过随机数来实现随机化。获得随机数的常用方法有两种：随机数字表和计算机的伪随机数发生器。随机数字表常用于抽样研究及随机分组。表内数字互相独立，无论横行、纵列或斜向等各种顺序均是随机的。使用时可从任意一个数字开始，可查取单行、单列、双行、双列，也可多行、多列方向，可向下或向上，亦可向左或向右。伪随机数是由计算机或计算器产生的，介于0与1之间，均匀分布的数字；若要得到0和99之间的随机数，则将每个数乘以100，取整即可。随着计算机的普及，目前普遍推荐的方法是使用计算机进行随机化。应当注意的是，如果不同人将伪随机数发生器的种子数设为一样，则他们产生的伪随机数将完全一样，这就是伪随机数的可重现性。

（三）随机化分组的方法

1. 完全随机化

完全随机化就是直接对研究对象进行随机化分组，分组后各组研究对象的例数不一定相等。其具体步骤如下：

（1）编号：将n个研究对象按一定的顺序编号，如可按就诊的顺序等。

（2）取随机数：可从随机数字表、计算器或计算机获得，每个研究对象获得的随机数可是一位数，也可以是两位数或三位数，一般要求与 n 的位数相同。

（3）确定组别：根据事先设定的规则，按照研究对象获得的随机数，确定研究对象在哪一组。分两组可按随机数的奇偶；分 k 组可按随机数除以 k 后的余数进行分组。

例：将 12 名研究对象随机分配到甲（实验组）、乙（对照组）两组

先将研究对象按一定的顺序编号；

然后从随机数字表中任意一处查出 12 个随机数字，遇到相同的随机数则去掉（如从“随机数字表”第 35 行第 1 列向右查），分配给每一名研究对象；

将随机数从小向大编秩（秩次 R）；

将 R 为 1~6 者分入甲组，R 为 7~12 者分入乙组。

研究对象编号	1	2	3	4	5	6	7	8	9	10	11	12
随机数字	69	92	06	34	13	59	71	74	17	32	27	55
秩次 R	9	12	1	6	2	8	10	11	3	5	4	7
所属组别	乙	乙	甲	甲	甲	乙	乙	乙	甲	甲	甲	乙

2. 分层随机化

完全随机化虽然可提高各组的均衡性，但并不能保证各组间达到良好的均衡性。此时应先对可能影响研究过程和结果的主要混杂因素进行分层，然后在每一层内进行完全随机化，称为分层随机化。配对随机化和区组随机化可看成是分层随机化的实际应用。

下面以区组随机化为例介绍分层随机化的主要步骤：

编号排序：将研究对象按照主要混杂因素相近的原则进行分层或区组，为同一层或区组内个体编号。

取随机数：可从随机数字表、计算器或计算机获得。每个研究对象可取两位数。

确定组别：根据事先设定的规则，按照每层内研究对象获得的随机数决定研究对象被分在哪一组。

例：将不同年龄、不同性别、不同病程的研究对象分为甲（实验组）、乙（对照组）两组。

根据实验研究要求将年龄分成 3 层：

年龄分为 3 层：即 40 岁～、50 岁～、60 岁～；

性别分成 2 层，即男性、女性；

病程分成 3 层，即早期、中期、晚期；

再将每层的研究对象随机抽样分配到甲乙两组中。

（四）重复原则

重复是指在相同的实验条件下进行多次研究或多次观察，得到相近结果的情况，以提高实验的可靠性。

重复原则主要要求做好以下三方面工作：

（1）整个实验的重复：它确保了实验的重现性，从而提高了实验的可靠性。

（2）多个研究对象进行重复：指各处理组和实验组的例数要有一定的数量，即保证有一定的样本含量。

（3）同一研究对象的重复观察：它保证研究结果的精确度。

从统计学的观点而言，重复最主要的作用是估计变异的大小。变异是客观存在的，只有重复试验才能估计多次试验结果之间的变异性（精密度）。如只有重复观察多个研究对象，才能估计群体中个体之间的变异性（个体差异）；只有在同一实验条件下对同一观测的指标进行重复测定，才能估计测量值的变异性（随机误差）。重复的另一作用就是降低变异程度，如通过重复测量取均值作为结果值，可减少变异值，提高测量的准确性。

第九章　数据管理与质量控制

第一节　国家严重精神障碍信息系统

如何落实《精神卫生法》中有关建立精神卫生监测网络的要求，做好严重精神障碍患者管理工作，国家严重精神障碍信息系统的建立、开发和应用是关键。信息系统的建设和发展为患者信息提供基础随访管理与救治、掌握患者信息并实现与相关部门共享变成了可能。信息系统的不断成熟和升级是精神卫生工作顺应社会和时代发展的产物，也是严重精神障碍管理治疗工作开展的“指挥棒” 和抓手；是精细化管理的重要环节，也是社区精神卫生工作者服务于社会、患者及自身开展工作的主要保障。

一、信息系统的建立与发展概况

国家严重精神障碍信息系统的建立和发展历经四个阶段。

第一阶段：2005 年启动项目工作后，由上海市精神卫生中心负责的基于“686”项目的“全国精神障碍信息管理系统”，属于单机版，无联网和数据自动分析功能。

第二阶段：随着项目地区不断扩大，原信息系统不能满足现实工作要求，为此，2010 年开始开发国家一期“全国重性精神障碍基本数据收集分析系统”，主要特点有基本数据采集与统计分析、覆盖全国、增加了基层直报；但功能模块简单、业务需求不全、未与精神卫生医疗机构 HIS 系统衔接。该系统于 2011 年 8 月 1 日启动运转，信息工作移交中国疾病预防控制中心公共卫生监测与信息服务中心，具体负责系统的硬件平台建设与维护、数据交换、定期备份及相关培训等工作。

第三阶段：2012 年 3 月起，开发二期“国家严重精神障碍信息管理系统”，并于 2014 年 9 月正式上线运转。为配合《精神卫生法》及配套文件《严重精神障碍信息管理办法（发病报告）》，系统最终更名为“国家严重精神障碍信息系统”。该系统实现信息多途径采集、整合、共享以及基层居民电子健康档案和医院电子病历系统的病例全程管理。系统对业务内容如条目修订、报表进行了更新；增加了发病报告、出院信息。不断完善了工作概况、分库管理、信息流转、上挂、提醒，数据交换（HIS）、批量导入，权限系统改造等功能。2015 年 1 月，二期系统还对业务系统功能、用户与权限系统进行升级改造，加强了信息系统的安全管理，如短信验证、加密传输等。2016 年 12 月获得 Globalsign 证书认证。2017 年 6 月，网站应用级入侵防御系统（WAF）上线。2017 年 9 月通过公安部信息安全测评，安全保护等级为三级。

第四阶段：为了落实公安部等部门对系统信息安全等级的要求，2017 年 11 月国家卫计委疾控局印发了《关于进一步加强严重精神障碍信息安全管理的通知》，明确要求在2018年6月30日前将严重精神障碍信息系统纳入省级虚拟专用网络（VPN）或政务外网进行统一管理，实现业务系统与互联网安全隔离，提高信息传输的安全水平。同时采用数字认证（CA）的组合方式，提高系统使用水平的安全性。随着2018年版《严重精神障碍管理治疗工作规范》的出台，国家严重精神障碍信息系统再次进行了内容完善和功能优化，第三期“国家严重精神障碍信息管理系统”已于2019年1月1日正式上线，通过专网并采用数字认证是唯一的登录方式。

为落实《全国精神卫生工作规划（2015—2020年）》，各省级卫生健康部门不断推进工作，统筹建设本地区精神卫生信息系统，截至2018年10月，北京、上海、天津、山西、辽宁、吉林、江苏、浙江、山东、广东、广西、四川、云南、内蒙古、甘肃、江西16个省（市）相继建立了省级平台，并与国家严重精神障碍信息系统对接。省级精神卫生信息平台的上线，将不受国家信息系统的影响，在使用上更加便捷，并可根据各省实际工作需要，打造功能更加丰富、更具有个性化的系统网络，可解决国家信息系统内录入患者人数多、随访信息量极大、运行时不稳定等问题。

二、信息系统简介

（一）基本理论

严重精神障碍信息系统是根据国家卫生健康委疾控局工作要求，由中国疾病预防控制中心精神卫生中心和公共卫生监测与信息服务中心共同建设。系统是基于中国疾病预防控制中心网络直报系统平台总体框架，根据国家严重精神障碍信息管理需求建设。系统采用B/S（浏览器/服务器）架构，网络直报模式，即RBAC模型。

（1）运行保障：①行政保障：根据有关法律和制度，制定工作规范，明确各级各类医疗卫生机构工作职责与任务；②技术保障：编制相关技术指导方案；③网络保障：互联网、电子政务外网、虚拟专用网络（VPN）；④平台保障：安全稳定的应用系统平台、安全可靠的数据中心；⑤人员保障：培训各级用户，建立稳定的信息管理队伍。

（2）系统功能：①系统管理：用户管理、权限管理、编码管理；②业务管理：数据管理、分析利用、质量控制。

（3）管理模式：①组织机构：横向到边——涵盖疾控、监督、行政等卫生机构，纵向到底——涵盖国家、省、市、县、乡各级医疗卫生机构的多层组织体系；②数据管理：实行由下而上逐层汇总，粒度由细变粗；③系统管理：自上而下逐级管理；④用户类型：包括业务管理员、本级用户和直报用户。

从2015年1月升级上线以来，将严重精神障碍患者基本信息及随访信息录入严重精神障碍信息系统，进行信息采集和统计分析，并提高了安全性和便利性，提高了信息上报质量，为掌握各地严重精神障碍管理治疗情况提供了及时、准确的信息。

（4）基于角色的访问控制（Role-Based Policies Access Control，RBAC）模型：RBAC是目前主流的访问控制模型，它比传统的自主访问控制和强制访问控制更优越，同时也提供了更高的灵活性和扩展性。

RBAC基本思想是在用户和权限间引入角色的概念，将用户和权限联系起来，通过对角色的授权来控制用户对资源的访问。用户与权限系统已成功应用于严重精神障碍信息系统的设计和开发实践中。

实践应用表明，采用基于 RBAC 模型的权限具有以下优势：①适合分层的组织结构形式；②扩展性好，支持权限多变的需求；③重用性强；④权限分配直观，容易理解，便于使用。

（二）实际操作

严重精神障碍信息系统自 2018 年 6 月 30 日起关闭互联网访问，改为中国疾控中心 VPN 内网以及国家电子政务外网的访问，同时采用 CA 证书登录，实现中国疾病预防控制信息系统的单点登录及数字证书集成。

本级用户和直报用户通过中国疾病预防控制信息系统门户访问国家严重精神障碍信息系统业务系统，业务管理员单独访问国家严重精神障碍信息系统的用户与权限系统进行用户权限管理。

采用 VPN 内网访问的用户首先由各省分配 VPN 登录用户名和密码，登录 VPN，再安装浏览器证书和数字证书，最后登录国家严重精神障碍信息系统。已实现 CA 与 VPN 集成的用户可仅用 CA 证书登录。采用政务电子政务外网的用户，首先连接到电子政务外网，再安装浏览器证书和数字证书，最后登录国家严重精神障碍信息系统。

1. 登录方式

打开电脑后，先登录政务外网或者 VPN，进入中国疾病预防控制信息系统，输入证书口令，点击精卫系统图标，进入精神卫生业务系统。地址如下：

（1）正式网政务外网的访问地址：

用户与权限系统：https://59.255.59.205:8443/uaamsmh2

业务系统：https://59.255.59.205:8443/mh2

（2）正式网 VPN 的访问地址：

用户与权限系统：https://10.248.75.66:8443/uaamsmh2，见图 9-1。

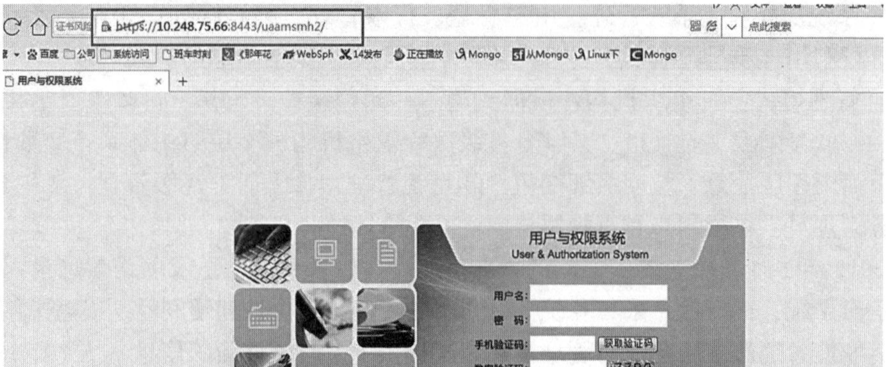

图 9-1　用户与权限系统登录界面

业务系统：https://10.248.75.66:8443/mh2，见图 9-2。

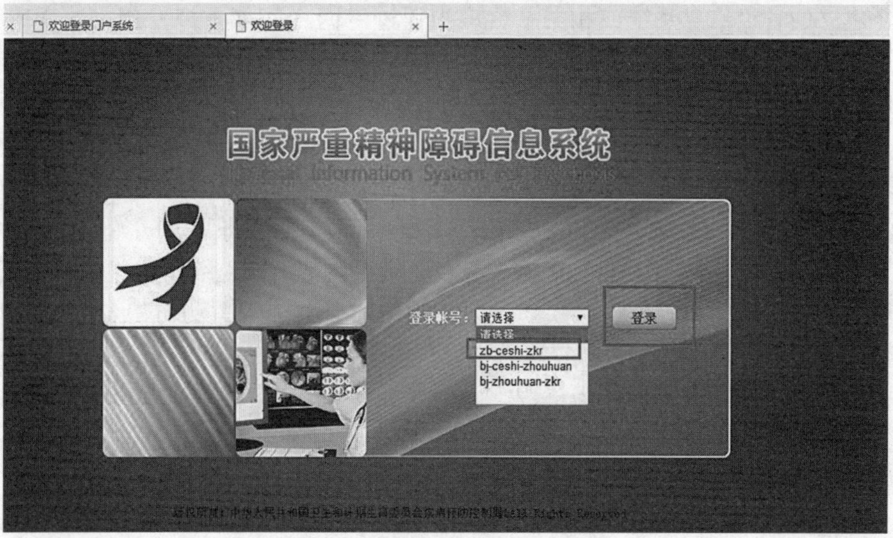

图 9-2　业务系统登录界面

（3）测试网政务外网的访问地址：

用户与权限系统：https://59.255.59.205:90/uaamsmh2

业务系统：https://59.255.59.205:90/mh2

（4）测试网 VPN 的访问地址：

用户与权限系统：https://10.248.75.66:90/uaamsmh2

业务系统：https://10.248.75.66:90/mh2

2. 具体功能操作

详见《国家严重精神障碍信息系统三期用户操作手册》。

3. 系统使用常见问题

（1）政务外网访问系统无法访问：请网络维护人员检查政务外网是否通畅。

（2）VPN 无法登录：联系 VPN 运维人员。

（3）VPN 登录成功，精卫系统无法访问：联系 VPN 厂商协助排查网络配置问题。

（4）数字证书口令问题：联系证书公司人员处理。

（5）政务外网网络访问政务外网访问地址，VPN 网络访问 VPN 网址。

（6）用户使用证书登录中国疾病预防控制信息系统，提示用户与数字证书与用户未绑定：第一，检查开通数字证书的身份证号与精卫系统用户账号的身份证号是否一致；第二，如果一致，需要找管理员用户，在权限系统中找到该用户，点击修改，再点击保存。手动更新一下用户信息即可。

（7）使用证书登录系统，未有证书显示：需要设置 IE 浏览器兼容模式，操作如下：点击菜单栏中“工具→兼容性视图设置”打开“兼容性视图设置面板”，在“添加此网站”下方输入框内键入本系统地址并点击添加按钮，将系统网站添加到兼容性视图的网站中，然后点击【关闭】按钮，关闭“兼容性视图设置面板”，设置成功。

（三）信息系统安全管理

已经建立的省级信息系统或相关平台应当通过专网（例如虚拟专用网络 VPN、政务外网）向国家信息系统上传相关数据信息。用户必须在安全网络环境下使用系统，各级业务管理员要加强用户与权限管理，严格遵守用户建立程序，保存《用户申请表》（见附表 19）及《用户申请回执》（见附表 20），并按照《用户对应角色授予表》（见附表 21）分配权限，每月检查用户账号使用情况，必要时关闭用户账号或取消相关角色。业务管理员应当将初始密码单独告知用户本人，用户初次使用时应当立即更改初始密码，并定期更换。如发生数据泄露，应当立即上报本级卫生健康行政部门及上级精防机构；情况严重时应当立即向国家级精防机构和中国疾病预防控制中心公共卫生监测与信息服务中心报告。CA 数字证书等同于使用者网络上的身份证。CA 数字证书持有者应当妥善保管证书介质和证书密码，并对使用证书的行为负责，做到专人使用。CA 数字证书出借、借用他人数字证书，造成损失，由出借人、租用人承担。持有者必须加强风险意识，杜绝将疾控的 UKey 借给他人使用，杜绝使用他人 UKey 登录并操作系统等违规行为的发生。

第二节　组织机构与人员职责

一、组织机构职责

（一）卫生健康行政部门职责

国家卫生健康委负责国家级信息系统的建设、组织管理与协调工作，制定管理规范等相关工作制度，组织开展督导检查和考核评估。

省级卫生健康行政部门负责本辖区信息系统的部署以及省级信息系统平台建设、组织管理与协调工作，建立健全信息系统管理规范等相关工作制度，组织本辖区督导检查和考核评估。

市（县）级卫生健康行政部门负责本辖区信息系统的运行维护、管理与协调工作，组织本辖区督导检查和考核评估。

（二）精神卫生防治技术管理机构职责

国家级精神卫生防治技术管理机构（以下简称精防机构）承担信息系统的日常管理、数据质量控制、系统维护及使用，负责精神卫生工作报表的收集、汇总、分析和上报，组织开展国家级培训和技术指导工作。

省级精防机构负责本辖区信息系统的日常管理、数据质量控制、机构编码维护及使用，精神卫生工作报表的收集、汇总、分析和上报，组织开展省级培训和技术指导工作。

市级精防机构承担本辖区信息系统的日常管理、数据质量控制及使用，精神卫生工作报表的收集、汇总、分析和上报，组织开展市级培训和技术指导工作。

县级精防机构承担本辖区信息系统的日常管理、数据质量控制及使用，精神卫生工作报表的收集、汇总、分析和上报，组织开展县级培训和技术指导工作，并承担《严重精神障碍应急处置记录单》的汇总和信息分流工作。

(三) 疾病预防控制中心职责

中国疾病预防控制中心公共卫生监测与信息服务中心负责信息系统国家级硬件平台建设与维护、数据交换及定期备份，参与国家级培训和技术指导，指导省级信息系统平台建设。地方各级疾病预防控制机构按照本级卫生健康行政部门要求，承担本辖区信息系统平台的建设与维护。

(四) 精神卫生医疗机构职责

具有精神障碍诊疗资质的医疗机构（包括精神专科医院及综合医院精神科等）负责制定本单位信息系统管理及信息登记报告制度。

(五) 基层医疗卫生机构职责

基层医疗卫生机构承担辖区内严重精神障碍患者的个案信息收集、核对及网络报告等。

二、业务管理员与数据质控员职责

业务管理员设在各级精防机构，是负责建立系统用户账号、分配权限、履行用户管理职责的唯一责任人。要求遵守国家法律法规，熟悉国家保密制度有关规定；未经许可不得透露系统相关信息；要求责任心强，熟悉计算机及网络使用与管理技术，了解精神卫生工作体系。

数据质控员是负责患者信息审核、基本数据录入及质量管理的人员。设在各级精防机构及基层医疗卫生机构（社区卫生服务中心及乡镇卫生院）。数据质控员进行数据质控和数据录入示意见图 9-3。

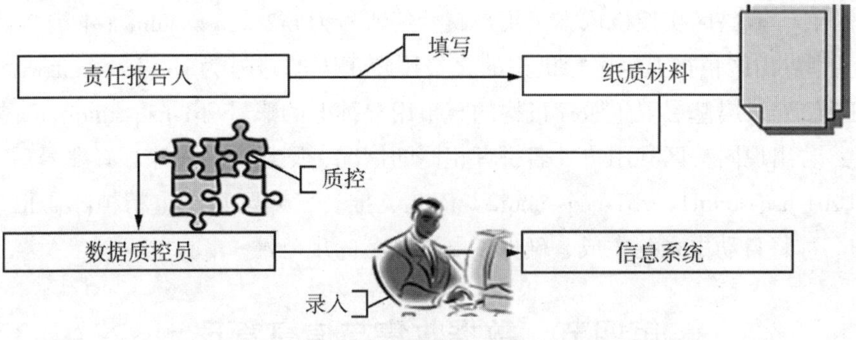

图 9-3 数据质控员进行数据质控和数据录入示意图

第三节 用户创建

信息系统用户分为业务管理员、本级用户、直报用户三类。在用户与权限系统内进行用户创建和用户账号命名。

一、用户申请

各类用户需填写《国家严重精神障碍信息系统用户申请表》，经本单位主管领导签字批准后，交与相应的业务管理员。用户申请表由业务管理员存档。

各级业务管理员将用户申请表交与上级业务管理员，各级本级用户将用户申请表交与本级业务管理员，直报用户将用户申请表交县级业务管理员。

二、用户创建

创建用户包括创建角色、为角色分配权限、建立账号、授予角色四个步骤，其中国家级业务管理员创建角色并为角色分配权限，省、市、县级业务管理员为用户建立账号后授予角色。

业务管理员收到用户申请表后，填写《国家严重精神障碍信息系统用户申请回执》，经本单位主管领导审核签字后，按照命名规则建立账号并依照《国家严重精神障碍信息系统用户角色对应表》授予相应角色，将申请回执反馈给申请单位。

三、用户账号命名

用户账号命名规则为“用户类型首字母缩写-所在省/市/县区名称首字母缩写-用户真实姓名全拼”。其中，“所在省/市/县区名称首字母缩写”为用户本级行政区划名称的首字母缩写，字母全部为小写。如武汉市业务管理员张三的账号为 gly-whs-zhangsan（管理员-武汉市-张三）；武汉市武昌区精防机构的本级用户李四的账号为 bj1-wcq-lisi（本级 1-武昌区-李四）、武昌区疾控机构本级用户赵六的账号为 bj2-wcq-zhaoliu（本级 2-武昌区-赵六）；武汉市洪山区精神卫生医疗机构的直报用户王五的账号为 zb2-hsq-wangwu（直报 2-洪山区-王五），隶属基层卫生医疗机构的直报用户孙七的账号 zb1-hsq-sunqi（直报 1-洪山区-孙七）；若出现同一区县用户姓名拼音相同的情况，则按申请顺序，在账号后加阿拉伯数字，如 zb1-hsq-sunqi1，zb1-hsq-sunqi2，依此类推。三期国家严重精神障碍信息系统登录用户的名称将自动由系统生成，确保了账户命名的规范性。

第四节　数据收集与信息管理

一、登记报告病种与数据收集范围

登记报告分为按要求登记和发病报告两种类型。按要求登记的严重精神障碍患者包括精神分裂症、分裂情感性障碍、偏执性精神病、双相（情感）障碍、癫痫所致精神障碍、精神发育迟滞（伴发精神障碍）等 6 种疾病的确诊病例。发病报告的严重精神障碍患者指符合《精神卫生法》第三十条第二款第二项情形，并经诊断结论、病情评估表明为严重精神障碍的患者，不限于上述 6 种疾病。

按要求登记的严重精神障碍患者个案信息包括基本信息、随访信息、出院信息。发病报告的严重精神障碍患者个案信息包括报告卡信息和出院信息。精神卫生工作报表包括患者危险行为发生情况、机构及人员情况、参与工作的机构及人员数、工作经费到位及使用情况、工作指标完成情况和工作培训情况等。各级地方卫生行政部门可结合本地区实际情况，适当增加报告病种及管理内容。

信息系统数据信息来源基于目前正在使用的表格。如患者个人信息有所变动，则可在原表格相应栏目处修改，并注明修改时间和修改者。三期信息系统将实行年审制度，每年1月1日所有患者信息状态改为未年审，只有更新过患者基本信息的患者，才算是已经通过年审，来实现对患者最新基本信息的年度更新。

二、信息报告

精神卫生医疗机构，包括卫生健康、民政、公安、残联等部门或组织所属医疗机构以及民营医疗机构，应当主动向患者本人和监护人告知社区精神卫生服务内容、权益和义务等，征求患者本人和（或）监护人意见并签署参加严重精神障碍社区管理治疗服务知情同意书。对门诊治疗的严重精神障碍确诊患者，精神卫生医疗机构应当及时填写严重精神障碍患者报告卡；对住院治疗的严重精神障碍患者，确诊后应当填写严重精神障碍患者报告卡，出院时补充填写严重精神障碍患者出院信息单。填表后10个工作日内录入信息系统，并转至患者所属基层医疗卫生机构；不能确定所属基层医疗卫生机构的，转至患者所属县级精防机构。

报告卡信息和出院信息由具有精神障碍诊断资质的医疗机构填写并录入信息系统，出院后由该医疗机构将出院信息通过信息系统转给患者所属基层医疗卫生机构。

基层医疗卫生机构将确诊的本地常住患者建立或补充居民个人健康档案，及时录入信息系统。对已录入信息系统的患者，在征得患者本人或监护人同意并签署知情同意书后，定期进行随访服务。基层医疗卫生机构应当在5个工作日内接收由精神卫生医疗机构转来的严重精神障碍患者报告卡或出院信息单。对本辖区患者，及时建立或补充居民个人健康档案（含个人基本信息表和严重精神障碍患者个人信息补充表），10个工作日内录入信息系统。对于住址不明确或有误的患者，5个工作日内联系辖区派出所民警协助查找，仍无法明确住址者将信息转至县级精防机构。

对于辖区筛查确诊患者，基层医疗卫生机构应当及时建立或补充居民个人健康档案，10个工作日内录入信息系统。

县级精防机构在接到严重精神障碍患者报告卡或出院信息单后的5个工作日内接收。10个工作日内落实患者现住址，将信息转至患者所属基层医疗卫生机构。必要时请县级公安机关协助。若仍无法明确住址者，则将信息转至上级精防机构和公安部门。

根据属地化管理原则进行建档报告管理。暂不具备网络直报条件的责任报告单位，可由所在地的县级精防机构代报。若网络、信息系统故障，无法通过信息系统完成信息流转，则应通过传真、快递等方式在规定时限内完成患者信息流转，精神卫生医疗机构、基层医疗卫生机构、县级精防机构记录纸质档案转出及接收时间。待网络、信息系统恢复正常时及时完成信息补报。

县、市、省级精防机构应当分别于每年1月15日、1月20日、1月31日前将上一年度精神卫生工作报表逐级汇总录入信息系统。

三、信息管理

（一）信息管理的要求与原则

由责任报告人和数据质控员负责严重精神障碍患者登记建档信息的准确性、及时性和可靠性。各级业务管理员负责为本级用户和下级业务管理员建立账号，进行用户角色制定、授权和管理。县（区）级业务管理员负责为本级用户和直报用户建立账号，进行用户角色制定、授权和管理。业务管理员需为用户提供操作培训和技术指导，使其有权实施相应业务信息管理活动。所有严重精神障碍患者信息采集、录入、汇总统计及相关使用人员需遵守保密性原则。

（二）信息审核

责任报告人对需录入的严重精神障碍患者纸版材料的错项、漏项、逻辑错误等进行自查，保证信息的准确性。数据质控员对有疑问的报告信息应及时向责任报告人核实。县级精防机构指定具体的数据质控人员在5个工作日内对辖区内网络报告的严重精神障碍患者信息进行审核，对有疑问的报告信息及时反馈给责任报告单位或向责任报告单位数据质控员、责任报告人核实。

（三）补报

责任报告单位如发现本辖区内有未建档的符合工作规范管理要求的严重精神障碍患者，应及时为其补充登记建档，随访工作按工作规范要求进行，及时更新。对曾经失访然后再次进行随访的患者，应及时更新相关信息。

精神卫生医疗机构及设有精神科诊疗服务的医疗机构在对严重精神障碍患者进行应急处置后，如发现应急处置对象属于本辖区内未建档患者，应及时通知所属社区卫生服务中心、乡镇卫生院进行建档随访。

（四）查重

县级精防机构每周对辖区内报告信息进行网络查重，对发现的重复报告信息应及时向相关责任报告单位或其数据质控员、责任报告人核实，如确为重复信息应及时通知相关责任报告单位或数据质控员、责任报告人删除。3期信息系统已实现重复患者申请迁移功能。

（五）保密

国家和省级卫生健康行政部门可依法发布全国或本辖区严重精神障碍管理治疗相关信息。其他各级各类用户及精神障碍防治相关人员无权向社会发布相关信息。

（六）保存时限

信息系统中的数据由各级精防机构定期备份并长期保存。严重精神障碍患者登记报告所产生的纸质材料至少保留5年，死亡患者档案至少保留3年。超过保存期限的纸质材料应当集中统一销毁，确保无泄露与流失。

（七）实行数据使用申请审批制度

个案信息不得用于患者管理和服务以外的目的，任何单位和个人不得泄露患者个人信息。未经同级卫生健康行政部门批准，不得擅自扩大信息系统使用与查询范围和权限。其他部门和机构如需查询或使用信息系统相关信息，需出示相关证明并经同级卫生健康行政部门批准后备案。

（八）统一国家分类标准与定期维护

严重精神障碍患者信息采用相关国家标准和卫生信息标准的最新版本，各地不得自行制定分类标准。为保证系统和编码的稳定性及灵活性，行政区划代码由中国疾病预防控制中心每年维护1次，机构代码由各省业务管理员及时维护。

第五节　统计分析的产出

根据收集的严重精神障碍患者个案信息及机构等工作信息，系统将定期生成37种报表。报表是考核各地管理治疗效果的重要依据。

报表包括月报表14种：①严重精神障碍患者发病报告月报表；②患者出院情况月报表；③严重精神障碍患者管理概况月报表；④在册严重精神障碍患者一般信息月报表；⑤严重精神障碍基础管理情况月报表；⑥严重精神障碍个案管理情况月报表；⑦严重精神障碍失访和死亡患者月报表；⑧在管严重精神障碍患者应急处置月报表；⑨非在管严重精神障碍患者应急处置月报表；⑩汇总严重精神障碍患者应急处置月报表；⑪系统覆盖情况月报表；⑫信息质量情况月报表；⑬系统数据质控情况月报表；⑭患者流转情况月报表。表①~⑧于每月1日根据上个月录入的患者信息统计生成；表⑨于每月10日根据非在管患者的应急处置情况自动统计分析生成；表⑩于每月11日汇总表⑧和表⑨的结果统计生成；表⑪~⑭于每月1日根据用户上个月使用情况统计生成。

季度报表5种：①严重精神障碍患者管理工作统计指标季报表；②在管患者危险性行为、服药依从性和经济状况分层季报表；③在管精神分裂症患者冲动行为、性别、年龄、依从性分层季报表；④在册患者疾病种类和经济状况分层季报表；⑤在管居家患者疾病种类和服药依从性分层季报表。表①~⑤于每季度第一个月的1日根据上一季度在管患者随访信息自动统计生成。

年度报表18种：①严重精神障碍患者发病报告年报表；②患者出院情况年报表；③严重精神障碍患者管理概况年报表；④建档严重精神障碍患者一般信息年报表；⑤严重精神障碍失访和死亡患者年报表；⑥建档严重精神障碍患者未治期信息统计年报表；⑦建档严重精神障碍患者病程信息统计年报表；⑧在管严重精神障碍患者应急处置年报表；⑨非在管严重精神障碍患者应急处置年报表；⑩汇总严重精神障碍患者应急处置年报表；⑪信息质量情况年报表；⑫系统数据质控情况年报表；⑬患者流转情况年报表；⑭省（自治区、直辖市）严重精神障碍患者危险行为发生情况年度报表；⑮省（自治区、直辖市）

严重精神障碍管理治疗工作机构和人员数情况年度报表；⑯省（自治区、直辖市）严重精神障碍管理治疗工作经费到位及使用情况年度报表；⑰省（自治区、直辖市）严重精神障碍管理治疗工作指标完成情况；⑱省（自治区、直辖市）严重精神障碍管理治疗工作培训情况。表①~⑧于每年1月1日自动统计上一年度患者信息生成；表⑨于每年1月10日汇总上一年度《非在管严重精神障碍患者应急处置月报表》生成；表⑩于每年1月11日汇总表⑧和表⑨的结果统计生成。表⑪~⑬于每年1月1日根据用户上一年度使用情况统计生成。表⑭~⑱根据各地逐级汇总上年度的精神卫生工作数据，每年1月31日手工上报汇总后自动生成全国年度报表。

2017年3月起，根据国家精神卫生项目办的要求，将患者信息统计月报表中的管理概况、治疗情况两个月报表，修订成为建档情况、管理情况、治疗情况三个月报表。

2018年7月将表⑭~⑱整合为一张工作年度报表，包含部门协调机制、体系建设、工作指标完成情况、工作经费、患者监护人补助、人员培训、患者发生危险行为且有公安机关出警情况7个方面，并取消了表⑨《非在管严重精神障碍患者应急处置月报表》。

第六节 信息质量控制

质量控制应当贯穿于严重精神障碍管理治疗工作全过程。开展严重精神障碍管理治疗工作的机构，应当指定专人负责本机构内部质控，并对下级机构进行质控。

为规范国家严重精神障碍信息系统使用，提高管理效率和工作质量，确保信息安全，依据《国家严重精神障碍信息系统管理规范（2014年版）》和《严重精神障碍管理治疗工作规范（2018年版）》提出的要求，在3期信息系统内集成单独模块，包括持续不服药、持续关锁、持续不稳定、持续危险性三级以上、未面访患者、知情同意但无随访、待迁入处理。现简要介绍如下。

一、信息质控的内容

信息质控的内容包括：患者信息的真实性和准确性，信息上报和流转是否及时和规范；精防人员随访间隔和方式是否合理和规范，对患者危险性评估、病情分类判断、治疗及康复指导等是否恰当，对异常检查结果、药物不良反应处理是否及时；是否及时开展应急处置、记录是否完整等。有无对口帮扶、双向转诊、培训和健康教育等相关工作制度和工作记录。核查精神卫生医疗机构对基层医疗卫生机构点对点技术支持的频次、指导病例数等。双向转诊及时性，精神卫生医疗机构是否开放绿色通道等。检查培训、健康教育的对象、频次、内容及效果等。

二、质控的方式

（一）日常质控

各级业务管理员和数据质控员通过日常监控、查看统计报表、高级查询、后台记录等方式进行质量控制并记录在案，形成工作日志（见附表23）。

1. 业务管理员

（1）信息安全：各级业务管理员应密切关注网络安全、用户密码、权限状态，如发现网络异常、用户权限变化等情况，应立即停用相关账号，并向上级业务管理员报告，同时核查损失及影响。

（2）用户与权限：各级业务管理员每月通过用户与权限系统核查用户命名及权限分配是否规范、本级用户的数量是否合理、无活动账号（3个月内未登录系统的账号）及机构变化情况等，发现问题逐级反馈改正。

（3）接口：国家业务管理员每月对信息系统对接批量上传的数据进行核查，发现问题应即时反馈省级业务管理员，接洽工程师进行接口优化。

2. 数据质控员

（1）数据重复性：县级数据质控员每月对辖区内信息系统录入的患者信息进行查重，如发现录入患者信息相同或基本相同，应当及时联系直报用户进行核实，如确为重复信息应及时删除。市、省、国家级数据质控员如发现疑似重复数据，应当逐级反馈给县级数据质控员，县级数据质控员及时联系直报用户进行信息核对，如确为重复信息应及时删除。

（2）报告及时性：

①发病报告：各级数据质控员应每月查看信息系统自动统计生成的《信息质量情况月报表》，根据其中的“发病报告不及时比例（%）”对本辖区内发病报告及时性进行质控和督促。

②随访信息录入：各级数据质控员应每月查看信息系统《信息质量情况月报表》，根据其中的“人均随访信息录入及时性（天/人）”对本辖区内随访信息录入及时性进行质控和督促。

③年报表：各级数据质控员应及时检查下级数据质控员是否在规定时间内将卫生健康行政部门审核通过的上一年度年报表录入了信息系统（县、市、省级数据质控员分别于1月15日、1月20日、1月31日前完成本辖区内年报表的上报及审核）。

④流转信息处理：各级数据质控员应每月查看信息系统自动统计生成的《患者流转情况月报表》，根据其中的社区来源和医院来源“迁出待处理的人数及人次数”对本辖区内患者信息流转的及时性进行质控和督促。

（3）工作质量：国家数据质控员每半年统计一次知情同意而未纳入管理（应管未管）患者、知情同意变化患者、危险性评估3级及以上未转介患者、持续关锁患者、持续住院患者、持续不稳定患者数量，并将患者列表反馈给各省级数据质控员。各省应在2个月内核查情况，查找原因，撰写核查报告上报国家精神卫生项目办。

（二）现场质控

结合行政督导和技术督导，国家、省、市级业务管理员、数据质控员与精神科医师一起每年对辖区内信息质量进行不少于4次质控督导，县级数据质控员每月对辖区内信息质量进行不少于1次现场质控，核查系统使用的规范性、数据的真实性和准确性，及时指出发现的问题，共同解决，并定期对辖区内质量控制工作进行评价及通报。

1. 县级业务管理员及数据质控员

县级业务管理员每月核查直报用户密码保存情况（保存地点、安全措施等），记录核查情况。

县级数据质控员每月抽查30例录入信息系统的患者健康档案及随访记录，请社区随访人员即时电话随访，并共同入户调查不少于5名患者，核对患者的真实性及录入信息的准确性；每月核查10名直报用户数据导出和使用情况，记录质控情况。

2. 国家、省、市级业务管理员及数据质控员

（1）现场核查：各级业务管理员每次核查各类用户密码保存情况（保存地点、安全措施等），核查下级业务管理员对《国家严重精神障碍信息系统用户申请表》和《国家严重精神障碍信息系统用户申请回执》的保存和处理的规范性及与权限分配的一致性情况。

各级数据质控员每次至少抽查30例录入信息系统的患者，至少对1~2个反映辖区工作的指标进行数据质控。现场质控记录表（见附表22）可督导使用。

（2）看工作日志：各级数据质控员查看县级数据质控员的工作日志，检查其在工作中发现的问题及解决情况。

省、市级数据质控员每年6月、12月向上级数据质控员书面汇报本地区质控汇总情况。质量控制工作日志（见附表23）可督导使用。

三、质控流程

（一）业务管理员

由国家—省级—市级—县级，进行逐级质控，主要内容见图9-4。

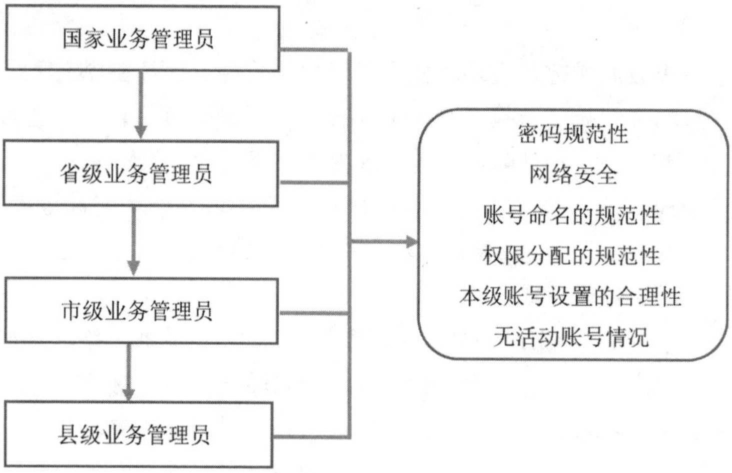

图9-4　业务管理员质控流程图

（二）数据质控员

由国家—省级—市级—县级，进行逐级质控，分日常质控和现场督导，主要内容见

图 9-5。

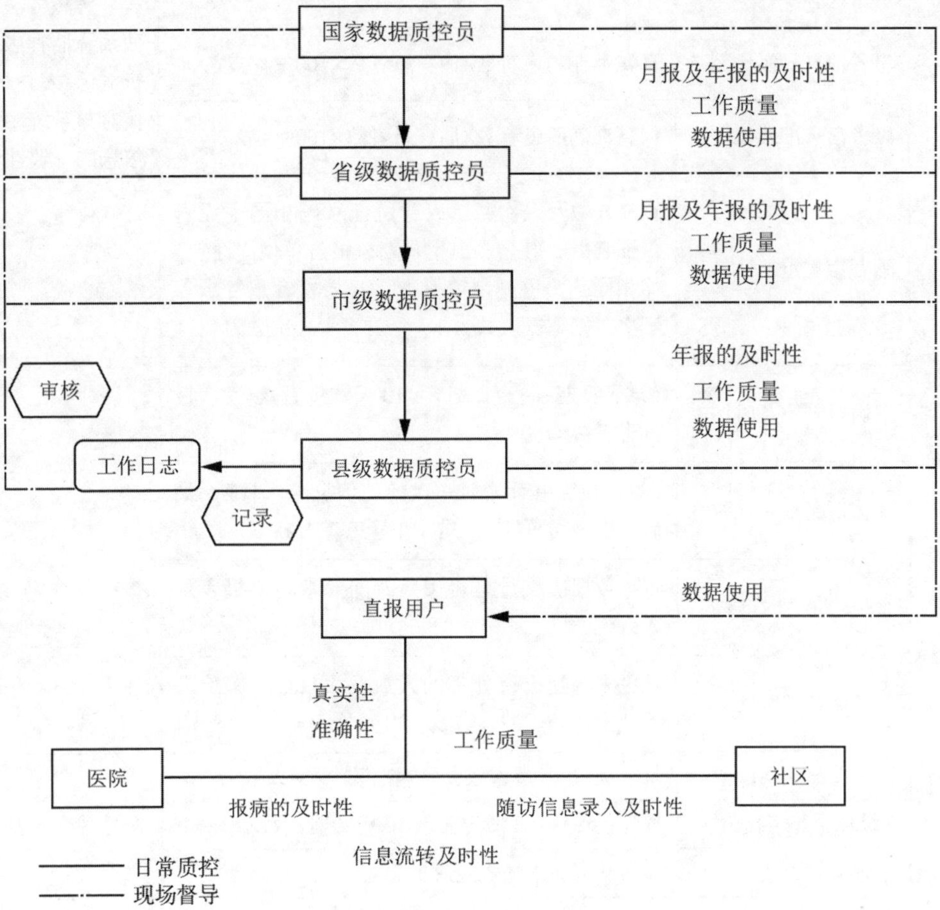

图 9-5　数据质控员质控流程

四、质控评价指标与考核方法

常用的评价指标、计算公式和考核办法见表 9-1。

表 9-1　**评价指标、计算公式和考核办法**

维度	评价指标	计算公式	考核方法
用户与权限	用户命名正确率	命名正确的用户数/抽查用户数×100%	查看系统中用户，每月至少抽查 50 例
	权限分配正确率	权限分配正确的用户数/抽查用户数×100%	
	本级用户设置合理性	数据质控员数量，权限分配是否合理； 本级用户数量，权限分配是否合理	
	无活动账号比例	无活动账号数量/总账号数量×100%	

续表

维度	评价指标	计算公式	考核方法
数据质量	患者信息真实比例	真实存在的患者数/抽查患者数×100%	从系统抽查患者进行电话/入户核实，核对与系统中录入信息的一致性
	患者信息准确比例	信息准确的患者数/抽查患者数×100%	
	患者信息重复性	重复人数及人次数：以身份证号码相同（无身份证者以“姓名、出生日期、报告单位、性别”均相同）为重复判定标准，若某患者重复录入三次，则重复人数为1、重复患者人次数为2。	查看系统报表
	发病报告不及时比例	（录入日期-确诊日期）>10天的患者数/发病报告患者数×100%	
	随访信息录入及时性	（累计在管患者最后一次随访信息录入日期-最后一次随访日期）/累计在管患者人数	
	年报表录入及时性	各级数据质控员是否按照时间要求将年报表录入系统	
	信息流转及时性	社区来源迁出待处理的人数及人次数、医院来源迁出待处理的人数及人次数	
工作质量	肇事肇祸人均次数	肇事次数/肇事人数；肇祸次数/肇祸人数	查看系统报表
	3级以上患者比例	危险性评估≥3级患者数/在管患者人数×100%	
	应管未管人数	知情同意而未纳入管理的患者人数	
	知情同意变化人数	最近一年知情同意情况发生变化的人数（分别统计不同意变为同意，同意变为不同意的人数）	国家数据质控员每半年统计结果
	3级及以上患者转介比例	危险性评估≥3级且转诊治疗患者数/3级及以上患者人数×100%	
	持续关锁人数	最近一年均为关锁状态的患者数	
	持续住院人数	最近一年均在住院的患者数	
	持续不稳定人数	最近一年病情均为不稳定的患者数	

五、信息质控的要求

2018年印发的《严重精神障碍管理治疗工作规范》明确要求，县级质控以乡镇（街道）为单位1年全覆盖，地市级质控以区县为单位1年全覆盖，省级质控以地市为单位2年全覆盖，国家级质控以省为单位3年全覆盖。

对质控中发现的问题要及时指出，定期通报，向同级卫生健康行政部门汇报。各级精防机构每年撰写质控报告，于次年 1 月 31 日前提交上级精防机构和同级卫生健康行政部门。

第十章　社区健康教育与人员培训

第一节　健康教育

随着我国城市化进程的不断加速和社会竞争的日益加剧，各种精神障碍的发病率正在逐年提高。但社会调查表明，我国社会人群对精神障碍的基本防治知识却知之甚少。因此，如何面向社会大众，广泛宣传和普及精神障碍的人群防治知识，将成为一项极为关键的常规任务。开展精神卫生健康教育是提高社会人群对精神障碍的知晓率的重要手段，可提高我国社会人群的心理素质和生存质量，对国家和地区经济建设产生积极的影响，其意义重大而深远。

一、目的和任务

对首诊确诊为严重精神障碍的患者及其亲属，在让患者进行临床治疗的同时开出健康教育处方，降低患者及家属的病耻感，提高他们对于严重精神障碍的应对能力，预防患者向慢性和残疾转化。

对于慢性严重精神障碍患者，健康教育要以提高其自知力和社会适应能力为主。

预防措施应以早发现为主，在社区中要积极开展早期识别严重精神障碍的宣传教育，鼓励疑似有严重精神障碍的人员及时去正规的精神卫生医疗机构咨询。

二、健康教育的内容

根据不同的对象，健康教育的内容也应有所不同。

（一）针对各级领导干部

宣传宜侧重从精神障碍的患病率及其对工作、生活和社会的影响说明开展防治工作的重要性和必要性，并强调该项工作应是一项政府行为，以争取各级领导的重视和支持。

（二）针对基层干部及工作人员

主要宣传介绍精神障碍的社区防治管理及各项宏观调研的概况，强调全社会应将精神障碍的防治作为一项基础性的服务工作，常抓不懈。

（三）针对患者

对于不同时期的精神障碍患者，应采取不同的健康教育内容。

（1）针对初次入院患者的健康教育。患者入院初期，尤其是初次入院的患者，对住院环境不熟悉，存在紧张陌生感和不安全感，对情感和信息的需求胜过对疾病知识的需求。教育者应向患者及家属介绍病区的环境、主管医生、责任护士、病区收治范畴、作息制度、探视及安全制度、同病房病友等情况，消除患者的焦虑、恐惧心理，帮助患者尽快适应病房环境，取得患者的信任，建立和谐的医患关系。

（2）针对住院患者的健康教育。住院教育包括症状缓解期和康复期教育。在症状缓解期，患者已接受住院的现实，逐渐适应医院的生活，对疾病信息的需求强烈，教育内容以疾病知识教育为主，向患者讲解疾病的病因与诱因，药物治疗的种类、作用，用药目的，服药注意事项，药物的不良反应以及处理措施，各种检查知识，饮食与休息指导等；康复期患者渴望心理保健知识，希望了解精神健康的标准、人际交往的技巧、优化不良个性的方法，教育内容以心理卫生教育为主，传授心理卫生知识，指导患者掌握情绪的释放与控制方法，自我调整心态，提高心理应激能力，纠正个性缺陷与不良行为，培养健康的性格，树立正确的人生观和处世观，提高环境适应能力。

（3）针对出院患者的健康教育。精神障碍易复发，治疗具有连续性，患者在即将离开医院时，需要了解预防疾病复发的知识以及回归社会的方法。针对出院患者的教育内容包括病情现状，维持治疗的时间、方法，服药注意事项，出院后合理的饮食结构，运动方式与休息，疾病复发的诱因、先兆及正确处理方法，适应家庭生活和社会环境的方法。要帮助患者提高回归社会的能力，树立战胜疾病的信心。同时还要让家属了解精神障碍的基本知识，给予患者理解与支持，尽量消除对患者的不利因素。①

（四）针对患者家属和照料者

对家属的健康教育直接关系到患者的治疗和康复，应有针对性地开展健康教育，要根据患者家属的实际情况选取不同的健康教育的内容。

1. 知识宣传及护理教育

各级医疗机构要广泛开展精神障碍相关知识的科普宣传，如严重精神障碍的主要表现、常用药物知识等。教育患者家属了解患者所患精神障碍的名称、主要症状、复发先兆识别和应对，所服药物名称、剂量、常见不良反应以及如何应对，体重管理，镇静催眠药物合理使用等。

精神卫生医疗机构在患者门诊就诊时或患者出院前、基层医疗卫生机构在随访患者时，要对家属开展关于患者日常生活、饮食、睡眠、大小便等护理知识以及与患者沟通技巧等方面的培训教育，提高家属护理患者的能力。要向患者家属讲解长期维持治疗的重要性，培训药物治疗知识，使家属能够督促患者服药，提高患者治疗依从性。

2. 意外事件预防

教育家属尽早发现患者自伤、自杀和危害公共安全及他人安全的企图，及时与社区精防人员、民警、村（居）民委员会成员等联系。对于精神发育迟滞伴发精神障碍者，要教育家属防止患者走失、自伤、被拐骗和受到性侵害；同时教育家属识别风险，加强自我保护等。对于癫痫所致精神障碍者，要教育家属防止患者癫痫发作时受伤致残。

3. 救治救助信息宣传

广泛宣传严重精神障碍患者救治救助相关政策、各部门及相关组织关于患者医疗与生

---

① 汪中华，汪琼华．精神病专科医院开展健康教育工作的探讨［J］．中国民康医学，2009，21（23）：3040-3041.

活救助的信息和申请渠道，提供社区康复机构联系方式和相关活动信息以及发生各类应急事件时相应的救治救助机构及联系方式。向患者及其家属告知关爱帮扶小组成员的联系方式，教育家属在患者病情变化或遇到困难时及时向关爱帮扶小组求助。

（五）青少年健康教育

根据严重精神障碍多在青壮年发病的特点，精神卫生医疗机构应当配合学校开展有针对性的宣传教育活动，提高青少年对心理健康核心知识和精神障碍早期症状的知晓率。

三、健康教育的形式

为保证宣传教育活动的开展，要动员和开发当地各种媒体的广泛参与，以造成较大的宣传效应。根据健康教育的对象和目的的不同，其具体的健康教育形式也有所不同，主要包括以下几种：

（1）文字教育：主要形式有科普书刊、报纸杂志、宣传卡片等，适用于有一定文化水平的人群，比如各级领导干部、社区工作人员等。对于文化水平较高、理解力强、依从性好的患者及家属可提供相关文字资料，如心理卫生手册、健康处方等。可以让患者及家属自己阅读，也可由护士进行必要的讲解，使家属掌握一般的精神卫生常识和必要的护理技能。

（2）语言教育：如专题报告会、专题讲座、座谈会、家庭访谈及滚动式系列知识教育课程等。语言教育可以对不同类型的患者提供个别指导，针对患者知识层次、掌握疾病知识及信息程度的不同，耐心、准确回答并解释患者提出的问题，这是最有针对性、最受患者欢迎的方法。对相同类型的患者可进行集体讲座，或以召开医患交流会、医患趣味联欢会、运动会等形式广泛交流。对有学习兴趣、求知欲高的患者家属可定期举办专题讲座，也可利用录像、投影、幻灯片、播音等形象、生动、娱乐性强的教育方式提高家属的学习效果。

（3）其他的宣传教育形式：对于文化水平低、理解力差的患者及家属，可针对实际问题给予示范教育、耐心讲解演示、说明指导，使家属直观、具体、形象化地受到教育。还可采取医护家访与社区宣传相结合的方式，对出院患者采取医护家访、到社区集中宣传、电话咨询、定期返院咨询等形式进行健康教育①。

（4）积极探索新的健康教育方法：临床路径即健康教育路径，是最近发展起来的一种诊疗标准化方法，是一种符合成本效益规律的管理式照顾模式，是以患者为中心的全新服务模式。它依据标准健康教育计划，为某一类患者制定在住院期间进行健康教育的表格或路线图，护理人员可依据健康教育路径对患者进行从入院到出院的系统、动态、连续、有针对性的健康教育，使诊疗、护理有序进行，使服务对象获得最佳质量的医疗护理。健康教育路径实际上是对患者进行健康教育的时间表和计划表，从而避免了某些护士采用“填鸭式”方式进行健康教育，在更高层次上满足了患者和家属对健康教育的需求②。

---

① 刘伶，孟霞．精神病患者家属的健康教育［J］．齐鲁护理杂理，2006，12（6）：1073.

② 蒋红碧．精神科健康教育实践体会［J］．临床医药，2008，17（21）：62-63.

四、不同场所的健康宣传

（一）农村地区健康宣传

可以通过精神卫生医疗机构下乡送知识送技术的方式，提高乡村医生对于常见严重精神障碍早期症状的识别能力和跟踪随访治疗能力。在乡镇卫生院重点培养精神卫生专（兼）职人员熟悉严重精神障碍防治的宣传要点和核心信息，利用广播、电视和宣传材料等为农村常住及流动人口、乡镇企业工人等进行严重精神障碍防治宣传教育。

（二）城市社区健康教育与健康促进

在精神卫生医疗机构指导下，依托健康教育机构和社区卫生服务机构开展严重精神障碍防治知识的普及宣传工作。社区居委会等要积极倡导社区居民对已经患有严重精神障碍的患者和家庭给予理解和关心，平等对待病人，促进社区和谐稳定。

（三）学校健康教育与宣传

根据严重精神障碍多在青壮年发病的特点，配合学校健康教育，开展有针对性的讲座，通过宣传墙报或手册，提高青少年对于严重精神障碍早期症状的知晓。在有条件的学校配备心理辅导老师，对学生开展心理咨询和行为干预。

五、各级机构宣教职能

各级卫生健康行政部门要组织协调医疗卫生机构、健康教育机构、媒体、其他有关部门及社会资源，充分利用传统媒体和各种新媒体开展多种形式的精神卫生宣传活动，普及《精神卫生法》和精神卫生相关政策，增进公众对心理健康及精神卫生服务的了解，宣传心理健康和心理保健知识，提高广大人民群众自我心理调适能力。

精神卫生医疗机构要长期开展精神障碍防治知识宣教，并指导基层医疗卫生机构开展严重精神障碍防治知识的普及宣传，提高疾病知晓率，促进社区常住及流动人口精神障碍的早期识别、及早诊治。

基层医疗卫生机构应当与村（居）民委员会共同开展社区心理健康指导、精神卫生知识宣传教育活动，创建有益于居民身心健康的社区环境。

六、健康教育的评估

精神卫生的健康教育效果评估指标主要有：

（1）知晓率：了解社会人群对精神障碍防治知识的知晓程度（知晓率）是宣传效果的宏观评估指标，可通过对该地区人群进行随机抽样调查来确定。

（2）就诊率：通过专题宣传，该地区某一时期社区诊疗中因精神障碍而就诊的比例（就诊率）较宣传前是否明显提高，也能较好地反映宣传的实际效果。

（3）服药率、复发率、自杀死亡率：在已知的精神障碍患者中通过宣传，是否达到正确服药比例提高、该障碍的复发次数降低、劳动生产能力恢复、自杀冲动倾向减少等。

从医学专业角度评估宣传的具体效果，还可通过治愈率、复工率等指标来体现。最后，宣传应落到实处，在评估宣传计划的落实中，除了要求宣传的规模和覆盖率外，还应广泛征求社会反响，必要时可以用较有说服力的若干典型个案的介绍，扩大宣传的生动性效应。

第二节　人 员 培 训

当前，精神卫生专业人员紧缺、基层精防网络力量薄弱、基层精防医生专业知识匮乏是我国精神卫生防控工作中普遍存在的问题。要在当前形势下做好严重精神障碍患者的管理工作，必须加强精神卫生工作相关人员的管理知识及专业知识的培训。

一、培训目的

（1）使行政管理人员了解开展严重精神障碍管理治疗工作的目的、意义、主要工作内容等。

（2）使精神卫生专业人员掌握严重精神障碍管理治疗工作要求、工作程序和相关诊疗规定。

（3）使基层医疗卫生工作人员掌握必要的严重精神障碍管理治疗知识和技能以及相关工作要求和规定。

（4）使社区其他相关人员了解开展严重精神障碍管理治疗工作的目的和意义，并掌握必要的基本技能。

二、培训对象

（1）行政管理人员，包括政府和精神卫生相关部门的行政管理人员以及参与社区工作的精神卫生专业人员，包括精神科执业（助理）医师、注册护士等。

（2）基层医疗卫生工作人员，包括在基层医疗卫生机构中从事精神障碍防治工作的精防医生、精防护士等。

（3）社区其他相关人员，包括患者家属、公安机关人员、居委会（村委会）干部、社区助残员等。

三、培训内容及方式

1. 行政管理人员培训

对于行政管理人员，重点需要培训的内容有精神卫生相关政策、精神卫生相关法律法规、管理规定、救治救助政策等，以及社区精神卫生工作协调、组织管理及评估等。

2. 基层医疗卫生工作人员培训

（1）精神障碍知识：主要内容包括精神障碍的常见症状、常见精神障碍综合征，常见严重精神障碍包括精神分裂症、抑郁障碍、双相情感障碍、偏执性精神障碍、分裂情感性精神病、癫痫所致精神障碍、精神发育迟滞伴发精神障碍等的临床表现、识别与危险性评估以及治疗知识，精神障碍的管理与健康教育，常见并发症的防治如精神药物不良反应及处理、精神障碍急性并发症及处理等。

（2）常见躯体疾病知识：主要内容包括精神障碍患者在服药过程中经常共患的躯体疾病相关知识，如肥胖、高血压、高血糖、高血脂等疾病的预防和治疗。

(3) 心理知识：主要内容包括心理行为问题、心理咨询和心理治疗、心理干预技术、心理健康教育知识等。

(4) 个案管理知识：主要内容包括精神症状识别、风险评估与自我保护技术、应急处置；患者规范化治疗、不良反应管理、长期治疗策略、疗效评估；随访管理技术、精神康复技术、家属支持技术、心理咨询技术及信息化管理；大众心理健康、精神障碍预防、大众宣传教育技术等。

(5) 法律知识及社会保障知识：主要内容为严重精神障碍管理治疗工作相关的法律法规、管理规定、救治救助政策等；社区精神卫生工作协调、组织管理及评估，包括《精神卫生法》以及和精神障碍患者相关的社会福利保障体系，如何遵照法律知识在社区开展精神卫生服务、如何办理残疾证、如何申请低保、如何办理提前退职、如何申请公租房、如何办理免费服药等相关的社会保障政策知识。

四、培训形式

开展严重精神障碍相关知识的培训，所针对的人群多是参与此项工作的人员，所以以授课式培训为主，可以设置不同的专题，进行系统的理论知识及实践案例的讲解。此外，针对专科机构及基层医疗卫生机构的专业人员，还可采取跟班学习、带教、进修等方式，更能够加强理论与实践的融合。

五、培训要求

省、地市级卫生健康行政部门要制订培训计划，储备和组建培训师资队伍。省、地市级工作人员每年至少接受1次培训，县、乡级工作人员每年至少接受2次培训，有关要求按照继续医学教育相关规定执行。新上岗的精防人员和其他防治人员在上岗前需接受培训。鼓励有条件的地区将精神卫生相关培训内容纳入继续教育项目。

六、培训效果评估

根据培训形式的不同，可对培训情况进行短期或长期效果评估。举办单位应在每次培训结束时，对培训效果、内容、教材、教员、培训班组织管理等进行短期评估，根据评估结果及时改进培训；还可对专业人员的知识技能、心理行为、态度认知等方面进行长期评估。

第十一章　社区精神卫生工作常见问题与对策

社区精神卫生服务是我国精神卫生服务体系的重要组成部分。伴随着近年来社区卫生服务的蓬勃发展，社区精神卫生服务也取得了较快进步，但社区精神卫生服务工作仍然面临巨大的挑战。根据世界卫生组织（WHO）估计，精神障碍占发展中国家疾病总负担的10.5%，占发达国家的23.5%。我国自20世纪80年代以来，精神障碍的患病率呈上升趋势，严重精神障碍总体发病率平稳，但患者表现人数众多，现有1600多万人，1/3多的人口得不到精神治疗的基本药物。患者缺乏自知力或家属存在病耻感、精神障碍的污名化、社会歧视等因素常使得居家患者及其家属拒绝社区管理服务，且近2/3为贫困患者，治疗难度大。加上患者本身属于精神活动的异常，以及病因不详、发病早、残疾高、潜在的社会危险性等因素的影响，都会使得社区精神卫生服务在诸多方面存在一些问题。

第一节　社区精神卫生服务管理问题

在精神卫生领域长期工作的经验，以及参与社区精神卫生科建设的实践，让我们见证了近年来社区精神卫生事业的发展，同时也发现社区精神卫生服务存在一些问题。从服务提供方而言，全国精神卫生专科和基层医疗机构存在人员数量少、能力不足、待遇低等问题；医保报销比例有待提高、救治救助政策亟须整合；医院和社区整合不足，存在无缝全程服务衔接问题。就服务内容而言，康复服务体系和社会心理服务体系不完善，服务内容、理念、技术待提高；随访指导不到位，药物治疗比例低等。

一、精神卫生资源现状

总体来说，一方面，我国卫生总投入虽然呈上升趋势，但卫生健康部门对精神病医院的拨款仅占2.3%，对基层精神病医院的拨款则更少。2008年，我国平均每10万人口有13.2张精神病病床；2009年，精神科专业医师有16756人，每10万人口约有1.26名；截至2015年底，全国有精神科（助理）医师27733人（1.80人/10万人），精神卫生服务机构2936家，开设精神科病床数43.3万张（2.47张/万人），较2010年1650家机构、22.8万张精神科病床有较大幅度提高，但与国际平均每10万人拥有精神科床位43.6张、精神科医师3.96人的水平相比，我国的精神卫生资源严重不足，甚至还低于部分发展中国家。另一方面，部分精神卫生机构分布不够合理，部分地区还存在乱办医、乱行医的现象，造成正规医院精神科床位利用率不高。因此，我国精神卫生资源不足与浪费现象并存。

二、精神卫生服务模式现状

我国精神卫生机构服务模式落后，许多精神专科医院基本上还是“医院精神病学”的格局，以住院为主要服务内容，以精神分裂症患者为主要服务对象，采取封闭式管理，几十年来变化甚微。这种现状不符合现代医学模式的需要，也不能适应现代社会的需求。我国的社区精神卫生服务已经尝试多年，目前我国780多万精神分裂症患者中有90%生活在社区，这些人是社区康复服务的主要对象。但由于缺乏统一规划和经费投入，社区精神卫生发展缓慢，一些试点经验难于推广。各地区医疗服务水平参差不齐，约半数以上的专科医院未设防治科或社区服务科，心理治疗与心理咨询工作多由精神科医生兼职。某些地区精神障碍的基本服务仍是空白。

三、精神卫生服务需求的变化

在过去三十几年，我国社会、经济、文化等各个方面都有了巨大的发展，其速度之快，可以说是人类历史上绝无仅有的，这必然导致精神卫生服务需求的增长和类型的变化，形成对我国精神卫生服务体系的重大挑战。第一，随着社会经济的发展和收入水平的提高，人们对精神健康问题越来越重视，对精神卫生服务的质量要求已经越来越高。第二，价值观念和生活方式的改变，已经并将继续产生新的精神健康问题。第三，大规模人口流动的影响。第四，人口老龄化问题。老龄化社会导致的老年痴呆、老年抑郁、空巢等问题，亲子教育缺失形成的儿童情绪和行为问题，白领阶层的焦虑、抑郁问题，社会突发事件导致的应激和恐慌情绪等，这些都对精神卫生工作提出了新的挑战。新型的精神卫生服务模式将是以人性化为引导、群体化为目标、多专业协作为主导的特色医疗活动，这种模式将有利于将精神卫生的服务对象最大化，并能有效改变精神卫生工作日益边缘化的不利局面。同时，我们还面临着发展不平衡、精神卫生康复覆盖范围相对较小的问题。由于受重视程度、技术条件、经济状况等各种因素的影响，造成地区之间社区精神卫生康复工作发展的不平衡。许多地方在网络建设以及服务内容和服务质量上都处于较低的水平，甚至处于停滞状态。“社会化、综合性、开放式”精神病防治康复工作模式，是世界社区精神卫生史上规模最大、范围最广的一次社会实践，但仅覆盖我国不到2/5地区，贫困地区的精神障碍患者更是不能得到基本的治疗与康复服务。

四、社会偏见和歧视现象

对于普通人群而言，精神卫生知识匮乏、社会偏见严重、精神障碍未治率高是一大挑战。由于精神卫生知识尚未普及，宣传力度不够，我国普通居民对精神卫生知识的知晓率和正确选择就医方式的比例明显偏低。大多数人对精神障碍没有基本的认识和了解，对患者缺乏理解和同情，偏见与歧视现象比较严重。据调查，50%以上的人不愿与精神障碍患者为邻，40%以上的人不愿住在精神障碍康复设施附近，更多的人认为精神障碍患者“有破坏性”“容易危害他人”。患者和家属担心“家丑外扬”，拒绝去专科医院治疗。在一些不发达地区，精神障碍患者成为迷信活动的牺牲品，因此使精神障碍患者及其家属普遍具有强烈的“病耻感”，不愿意或不敢接受治疗和心理干预，以至延误治疗，使病情加重。

据世界卫生组织对我国精神障碍治疗率所做的调查，精神分裂症患者就诊率仅为30%，住院治疗者不足1%；抑郁症及双相（情感）障碍、惊恐障碍患者治疗比例仅为10%；强迫症、酒精依赖、自杀/自伤患者的治疗干预率更低。

五、精神卫生服务系统

虽然已经建立了精神卫生服务体系，但仍然需要完善，否则难以满足社会对精神卫生服务的巨大需求。目前精神卫生服务系统存在的主要问题包括：第一，精神卫生服务体系不健全；第二，严重缺乏精神卫生服务的人力资源；第三，精神卫生服务资源分布极不均衡；第四，精神卫生机构基础建设条件差，大多数县级精神卫生机构房屋简陋、空间狭小，设备简单老化不能正常使用，各级精神卫生机构的房屋和设备条件普遍比同级其他医疗机构差；第五，缺乏对初级卫生保健提供者的精神卫生知识和技能的培训。

精神科专业地位不高，很少医学毕业生愿意从事这个专业，很多专业人员又因收入比其他医疗领域人员低得多而陆续转行。目前我国还没有专职的精神病学社会工作者，专职的临床心理学家十分匮乏，精神科卫生人才流失现象非常严重。

六、针对社区精神卫生服务的相关研究较少

精神卫生的特殊性使得国内外精神卫生事业的发展都走过一段艰难曲折的道路。我国的社区卫生服务体系历史并不长，但它却是西方国家上百年经济、文化、政治制度和法律体系演进的结果。我国社区精神卫生渗透于社区卫生服务中，尚缺乏有针对性的系统、深入和科学的研究，势必导致社区精神卫生服务发展的盲目性和不科学性。

七、其他

社区精神卫生服务经费严重不足，社区精神卫生服务体系发展缓慢。社区精神卫生服务人员极度匮乏，常身兼数职，地方政府不重视，没有认识到社区精神卫生服务的重要性。全国许多地区缺乏以社区为基础的、让精神障碍患者可支付得起的精神卫生服务机构。基层医疗部门与精神卫生专业机构联系不够紧密。

针对上述问题，当前社区精神卫生工作应该做好如下对策：

（1）切实加强领导，坚持依法管理。各地各部门要深入贯彻落实《精神卫生法》，建立由政法委、卫生健康、公安、民政、人力资源社会保障、残联、财政、发展和改革委员会、司法、法制等多部门组成的政府严重精神障碍综合管理领导小组，形成目标任务明确、各负其责、部门和地方通力合作的工作协调机制，确保精神卫生工作落到实处。欧美等发达国家很早就把精神卫生纳入公共卫生范畴，不论是穷人还是富人，都能得到国家的精神卫生服务。我国在构建和谐社会的今天，社区卫生服务持续发展，社会各界，尤其是政府领导层要充分认识到加强社区精神卫生建设工作的必要性与重要性，财政部门要根据经济社会发展水平和精神卫生工作需要加大对社区精神卫生工作经费的财政预算。

（2）完善保障政策，不断扩大救治救助工作覆盖率。对所有登记在册、贫困的严重精神障碍患者，按规定纳入最低生活保障和医疗救助范畴，以解决贫困患者的基本生活和基本医疗问题。按照“医保农合先报，符合条件医疗救助，财政补助（或兜底）”原则，

扩大严重精神障碍患者医保诊疗项目和药品目录；将门诊费用纳入门诊大病统筹补偿范围，取消住院治疗起付线，住院费用按照不低于70%比例予以报销，门诊和住院报销比例逐年提高至90%以上，或门诊免费治疗；对严重精神障碍患者农合、医保报销后的自费部分，纳入医疗救助范围，切实减轻患者家庭的医疗费用负担。逐步增加基本医疗保障制度中医疗性康复项目，支持患者在社区接受康复服务。

（3）建立健全严重精神障碍患者筛查登记、监测预警、救治救助及服务管理机制，不断加强社区精神卫生服务标准化、规范化、科学化管理。将严重精神障碍患者救治救助工作纳入网格化管理。街道或乡镇建立由居（村）委会干部、社区精防医生（护士）、民警、民政干事、残联助残员、患者家属及邻居等组成的精神障碍患者关爱帮扶小组，进行患者日常筛查、诊断复核、危险评估、登记上报、随访服务等工作。重点加强病情不稳定、易肇事肇祸和“三无”及流浪乞讨患者的管理服务。对有肇事肇祸行为或危险的疑似严重精神障碍患者，依法实施强制医疗。

（4）加强能力建设，提高服务水平。加强精神卫生医疗、康复和日间照料机构的建设，满足精神卫生急慢分治、防治结合的服务需要；加大人才培养和培训力度，将精神科医生作为紧缺人才纳入住院医师规范化管理；鼓励有条件的地区和高等院校创办精神医学本科专业，合理配置精神卫生专业人员（指精神科执业医师、注册护士、药剂师、心理治疗师等卫生技术人员），做好居家患者的康复治疗、社区看护、服药管理等工作，帮助患者融入社会。

（5）普及精神卫生知识，降低患者及其家属病耻感。广泛开展精神卫生健康教育和健康促进工作，充分利用广播、电视、互联网等媒体加强宣传和法制教育，普及精神卫生知识，提高公众对精神障碍和心理行为问题的预防知识和主动寻求帮助的能力，营造尊重、理解、关爱精神障碍患者的社会氛围。当前社区居民对精神卫生的认识虽然较过去有了很大提高，但依然存在误解的现象，不利于社区精神卫生服务工作的开展。可以在传统媒体基础上，加大数字媒体健康教育的宣传力度，如通过微信、微博等手机终端形式，充分利用网络优势，实现网络心理健康教育和现实心理健康教育的优势互补，优化宣传方式（如便利性、可及性、可读性等），以提高精神卫生核心知识、心理健康知识的宣传力度，引导公众正确认识精神障碍和心理行为问题，努力营造和改善精神卫生工作的社会氛围。通过搭建社区精神卫生健康服务平台，定期开展精神卫生宣传和心理健康服务，提高社区居民心理健康知识和应对负性生活事件的能力。精神卫生知识的普及，有利于社区居民积极参与或配合社区精神卫生服务，从而促进社区精神卫生服务的可持续和良性发展。

近年来，我国社区精神卫生服务虽然发展较快，但还处于初级阶段，其发展过程中还存在着各种问题，从“以医院为中心”的精神卫生服务向“以社区为中心”的精神卫生服务转变，对世界上大多数人口众多的国家来说均是一项艰巨的任务。现阶段应积极践行“病重治疗进医院、康复管理回社区”的服务模式，建立医院治疗与社区康复衔接机制（如双向转诊制度、流程），加强精神卫生专科医院对基层医疗卫生机构和社区康复机构指导（如点对点技术支持），以保障严重精神障碍管理治疗服务的连续性，不断提高患者治疗率和管理率，以预防和减少严重精神障碍的危害。

第二节　社区管理注意事项

在长期的社区精神卫生服务的实际工作中，我们发现社区管理要注意解决好如下具体问题：

（1）注意保护患者隐私。凡涉及严重精神障碍患者信息的资料，一律要做到专人专柜上锁保存。建议患者档案资料保存在乡镇卫生院，村卫生室严重精神障碍患者信息不得上墙。

（2）管理要规范。部分地区“三大措施”工作缺乏痕迹资料，或未存档备查；严重精神障碍患者台账目前只能出现6种疾病名称，不得出现“癫痫”“智障”“精神病”“抑郁症”“疑似”等字样。联系电话要及时更新，尽可能留手机号码，建议每次随访都要验证电话号码的正确性。健康体检次数不够，建议填写知情同意书（含不同意）。轻度滋事、肇事、肇祸的概念要严格，均指公安机关出警登记患者。

（3）不能只是单纯被动发现患者。在实际工作中，应采取主动和被动相结合的方式去发现患者，大力发现、登记、管理患者，努力提高报告患病率。因为只有发现了患者，知道患者在什么地方，目前处于什么状况，才能更好地去管理治疗患者，促进患者早日回归家庭、社会，预防其肇事肇祸案（事）件的发生。

（4）救助救治政策宣传要到位。在开展家庭随访时，除服务规范要求的内容外，还要积极宣传严重精神障碍患者的医保/农合报销政策、民政/残联等项目，协助符合条件的严重精神障碍患者办理精神残疾证、低保证等，使之尽可能享受国家政策。此外，还要力所能及地帮助患者及其家属解决生活与治疗上的困难，提高患者服药治疗的依从性。

（5）严重精神障碍患者管理资料要符合逻辑。一是病情稳定患者：3个月内访视1次，不能理解为1个季度访视1次；二是病情基本稳定与病情不稳定患者：要严格按照随访频次进行随访，下次预约访视时间不能出现逻辑错误；三是药物名称不能写错别字，剂量规格不能错误。要特别注意mg与g的区别，口服药不能写“片”，应具体到具体剂量。

（6）严重精神障碍信息交换、发布与利用问题：一是关于信息交换问题：省、市两级卫健委与公安部门进行信息交换与共享，仅指危险评估3~5级患者，制定有信息交换流程，有专人负责交换，且对交换过程进行记录、备案。乡镇卫生院要将病情不稳定、易肇事肇祸患者信息与派出所交换，目的是应对肇事肇祸案（事）件发生和应急处置。二是关于信息发布问题：国家卫健委和省卫健委依法发布全国或本地区严重精神障碍信息，其他部门、机构和人员无权向社会发布相关信息。三是关于信息利用问题：系统内相关机构或个人工作需要使用信息时，须出示相关证明，并在同级卫生行政部门批准备案；系统外部门和机构工作需要查阅或使用信息时，须有本系统业务主管部门证明，并征得信息管理机构同级卫生行政部门同意并备案。

（7）工作重点对象要明确。通常包括：①危险评估3~5级患者或易肇事肇祸者/曾经有肇事肇祸史者；②外迁、失访患者；③易中断治疗的贫困患者；④关锁患者。对这四类患者建议一定要增加访视频度，及时填写有关表格并进行文字小结/总结，对辖区所有关锁患者要做个案调查，提出解锁的计划或规划报相关主管部门。凡发生肇事肇祸案（事）

件，均要开展个案调查，填写并提交严重精神障碍患者肇事肇祸事（案）件调查表与调查报告（见附表24）。

第三节　拒绝接受社区精神卫生服务的对策

受社会偏见的影响，在社区精神卫生工作中，精防医生会面临患者及其家属拒绝接受公共卫生服务的问题，这成为开展工作的一道难题（强制医疗除外）。对于这种情况，社区精防医生需要变管理为服务，将理念和有利的政策告诉对方，同时晓之以理，动之以情，并采取如下策略，提高患者和家属的知情同意率。

（1）耐心做好解释工作。社区精防医生要教育患者家属正确对待精神障碍，消除自身存在的错误认识，尽快接受现实，稳定住自己的情绪；有条不紊地处理一些事情，这对家属本人和患者来说，都是非常重要的。同时，还应该把精防工作的目的和意义向患者和家属宣传，争取他们在思想上对精防工作产生认同感。另外，要向社区群众大力宣传精神卫生知识，促进社区居民与精神障碍患者直接个别深入地接触交往，鼓励居民多去了解他们，让社区群众降低恐惧并认识接纳他们，争取社区中更多的人理解与支持精防工作。

（2）与患者及其家属建立良好的关系，取得他们的信任。社区医生与患者及其家属建立良好的医患关系是争取他们的支持、让他们接受服务的关键。社区精防医生要多关心患者的疾病痛苦，主动为患者排忧解难。在与患者及其家属的接触中，要以热心、诚心和爱心对待他们，不能给人一种“居高临下”的感觉，持之以恒才能够建立稳固、良好的关系。在最先接触比较困难的情况下，也可以先通过与他们关系密切的人“搭桥”，彼此先熟悉了解，以后其他问题就容易协商解决了。

（3）换位思考，以容易接受的服务方式来消除拒访者的顾虑。有些患者或其家属拒绝接受服务，是由于担心别人知道他们的情况，对他们产生歧视。社区医生可以采取循序渐进的方法，使他们逐步接受服务。最初可以告诉他们为患者保守秘密，不向别人讲起患者的情况。如果患者或其家属仍然心存顾虑，也可以采用电话随访的办法，或由他们提出上门家庭访视的时间和要求等。此时，只要他们答应与社区医生接触，一般其他的要求都可以先答应下来。随着时间的推移和接触的不断深入，绝大多数患者和家属都会转变认识，从而接受精神卫生社区服务。

第四节　易肇事肇祸精神障碍患者的处置和社区管理

易肇事肇祸患者是指有可能发生危及他人或自身安全的行为，或已对社会治安产生严重影响的精神障碍患者。肇事肇祸包括“肇事行为”和“肇祸行为”两类。肇事行为是指患者行为触犯了我国《治安管理处罚法》但未触犯我国《刑法》，例如患者有行凶伤人毁物等但未导致被害人轻、重伤的。肇祸行为是指患者行为触犯了我国《刑法》，属于犯罪行为的。对于既往曾经发生过肇事肇祸行为，目前病情仍不稳定的患者；现在病情严重、管理困难、有易肇事肇祸迹象的患者；曾因精神病肇事肇祸而被收治入院，近期刚出院，病情有可能反复的患者，应该重点看护。

加强对易肇事肇祸患者的社区管理，落实有效的治疗和看护措施，是维护社会稳定的一项重要工作。社区精防人员在实际工作中应该早期借助关爱帮扶小组成员和精神科医师、护士等组成的应急处置队伍，一同做好患者的心理危机干预、协助应急处置等工作。具体要求如下：

（1）做好随访，准确、及时地掌握易肇事肇祸患者的病情动态。

（2）与应急处置队伍、精神卫生医疗机构、精防机构及公安等部门相关人员保持密切联系，以便随时采取有效的治疗监护。

（3）可以就地监护的患者，通知其监护小组负起监护责任，加强对患者的监护，严防发生意外。对需要由精神病专科医院收治住院的患者，要会同民警、村/居委会干部等有关人员上门通知其监护人，督促并协助其在限定期限内将患者护送到医院救治。对极个别不愿配合的患者家属，要坚持原则，耐心做好说服教育工作，必要时应建议公安部门干预收治。

（4）要加强易肇事肇祸患者的面访频次，既要熟练进行危险性行为评估，又要进行精神状况的检查。必要时请精神科医生进行指导，制订或变更药物治疗计划（如改变药物使用途径，进行长效针剂肌肉注射），督查患者及其家属按时按量服药，并教会监护人或家属学会药物治疗不良反应的观察和居家管理中的注意事项。一旦发现肇事肇祸迹象，要尽快将患者就近送入精神卫生医疗机构治疗。

（5）对已经发生肇事肇祸行为的患者，需紧急通知公安机关、当地精防办，联系患者监护人或家属。在考虑到患者和周围人安全的前提下，设法转移患者注意力，不激惹患者，参与并协同实施应急处置措施。执行应急处置任务的精防人员或精神卫生专业人员应当在 24 小时内填写《应急处置单》一式三份。其中，一份交本级精防机构，一份留存基层医疗卫生机构，一份留应急处置机构。事件处理完毕后，不要简单离去，还应该做进一步的调查分析，并填写《严重精神障碍患者肇事肇祸案（事）件调查表》，指导患者家属或其监护人预防再次发生类似事件。基层医疗卫生机构应当在 5 个工作日内通过信息系统上报处置记录。对未建档的患者，由精神卫生医疗机构在确诊后的 5 个工作日内登记建档，并录入信息系统。对已建档但未纳入管理的患者，在征得本人和（或）监护人同意后纳入社区管理。符合《精神卫生法》第三十条第二款第二项情形的患者直接纳入社区管理。

第五节　精神障碍常见基本知识问与答

（1）什么是精神障碍？

精神障碍（精神疾病）是指由各种原因引起的感知、情感和思维等精神活动的紊乱或者异常，导致患者明显的心理痛苦或者社会适应等功能损害。其中严重者有精神分裂症、双相（情感）障碍等，轻型者如神经症、人格障碍乃至严重失眠症等，都属于精神障碍的范畴。

精神障碍多在青壮年时期发病，有的间歇发作，有的持续进展，并且逐渐趋于慢性化，复发率高、致残率高。如果早期发现、及时治疗，患者也可以痊愈，正常地生活、学习和工作。

（2）为什么会得精神障碍？能治好吗？

精神障碍的病因问题至今未能得到根本解决。但大量研究结果表明，精神分裂症与遗传因素有关，精神刺激是促使有些患者发病的诱因之一。此外，精神障碍的发生也与患者病前性格有一定关系。

一般人所说的精神障碍，多数是指精神分裂症。六成以上的精神分裂症患者可以达到临床治愈。影响治疗效果的因素除了医生和药物外，还包括家属和各种社会因素，即精神障碍的疗效需要患者本人、家属、社会与医生的共同努力。

（3）什么是精神分裂症？

精神分裂症是一组病因不明的严重精神障碍。15~35岁发病者占80%以上，病情常常迁延，较难痊愈。其症状表现涉及精神活动的各个方面，如常出现幻觉尤其是幻听；各种类型的妄想；情感不协调，或者情感淡漠；行为怪异、紊乱等。精神分裂症患者的意识是清楚的，智力也没有明显损害。

（4）精神障碍患者为什么不承认自己有病？

不承认自己有病是绝大多数精神障碍患者的共同特点。精神障碍患者对自身精神状态的认识能力叫作自知力，它是判断病情好坏、程度轻重的一个重要标志。起病早期，有些患者尚能认识到自己的精神状态同以前不一样了，会感到奇怪，有的患者也可能去医院看病。到病情发展严重时，患者便完全不承认有病，坚决拒绝就诊服药。在疾病的恢复期，患者自知力开始缓慢恢复，对病态思维从坚信到怀疑，再到承认自己的想法不符合事实，最后才认识到这是精神病的表现，需要治疗。

（5）精神障碍患者杀人不偿命吗？

这种看法是不全面的。首先，要看病种。只有严重精神障碍（如精神分裂症、双相障碍、偏执性精神病等）患者才有可能不负法律责任，而一些轻型精神障碍（如人格障碍、神经症等）患者，一般是要完全承担法律责任的。其次，要看病期。患者如果在病情较轻或是在恢复期里触犯了法律，就要像正常人一样伏法认罪。只有在患者确实不能辨认周围环境、完全不能客观评价周围事物的情况下，才可以不受法律的约束。

（6）怎样识别早期精神分裂症？

很多精神分裂症病人是缓慢发病的。对精神分裂症来说，只有早期识别，才可能进行干预和在疾病的早期给予及时恰当的治疗和处理。大量的研究结果表明，对于精神障碍患者，有效治疗的延误会导致显著的中期和长期不良后果。众所周知，青壮年是最容易罹患精神病首次发作的人群，对患者治疗及时与否将导致他们未来不同的人生发展历程。因此，早期发现并进行及时有效的治疗对患者来说是极为重要的。精神分裂症的早期症状有：

①类神经症状。表现为精神萎靡不振，注意力不集中，记忆力下降，头昏、头痛，晚间睡眠障碍，学习成绩下降。

②性格行为变化。变得沉默寡语，对亲人冷淡、不关心，缺乏亲切感，对学习、工作不热心，主动性下降，无故旷课、旷工，受批评也无所谓，仍我行我素，显得比以前孤僻，喜欢独处，不愿与朋友和同事交往，社交活动减少，个人生活变得随便，不注重自己

的仪表，不爱整洁，生活懒散。

③情绪变化。变得淡漠，对人冷漠，回避社交，少言寡语，常独自呆坐，或无目的漫游，对他人的关心也无动于衷。或者无缘无故地紧张、担心害怕、惶恐不安、神秘莫测。

④认知变化，记忆力下降，注意力不集中，头脑里出现奇怪的想法，或有被人控制的感觉，讲话缺乏逻辑性，使人感到莫名其妙，或者独自发笑，令人不解。

⑤自我感知及对外界的感知的变化。发觉自己体形、外貌发生某种变化而感到不安，长时间坐在镜子前面端详自己的面容，敏感多疑，警觉性增高，无端猜忌，觉得外界事物变化有不寻常的含义，感到十分费解。

⑥莫名其妙的身体不适，总强调自己失眠、头痛、易疲劳，以此为由长期回避社交和工作，并且安于现状，既不觉得这样有何不妥，也不积极地治疗身体的不适。

（7）神经衰弱会发展成精神分裂症吗？

神经衰弱是神经症的一种，属于轻型精神障碍，表现为失眠、健忘，精力不足，注意力不集中，情绪易激惹等。它同精神分裂症是两种不同的疾病。根据诊断标准，诊断神经衰弱必须排除精神分裂症，也就是说，这两种诊断不能在一个人身上并存。因此，不能说精神分裂症是由神经衰弱发展来的。

（8）精神分裂症能“去根儿”吗？

精神分裂症容易复发，从这个角度说它去不了根儿。我们不要把眼光只盯在治病上，而应该做长远的打算。在维持用药的同时，全面地促进患者的心理、社会康复，回归社会才是“去根儿”的根本出路。

（9）精神分裂症患者需终身服药吗？

对于精神分裂症患者要不要终身服用抗精神病药的问题，应根据患者的具体情况具体分析，不能一概而论。不同个体情况不一，如体质、复发次数、耐药性等，这些都可影响药性和治疗效果。

如果精神症状已经消除，原则上是使用最少的有效维持量来预防疾病复发。通常情况下，有效维持量为住院最大治疗量的2/3～1/4，至于维持剂量的用药时间、用药方法，则应根据患者起病的年限以及治疗精神症状改善的程度来定。急性发病，如治疗及时，精神症状完全缓解，无情绪波动者，服用维持量的药物期限要在1～2年；对于病情反复波动、发病次数在2次者，建议维持服药3～5年；久治不愈或发病3次及以上者宜终生服药，剂量可逐渐减少。

至于药物对人体的副作用，如维持量用药较大，则容易产生震颤麻痹综合征、静坐不能、肌张力障碍、迟发性运动障碍（TD），还有心血管反应、口干、乏力、嗜睡等，少见有粒细胞减少或缺乏，肝损害、色素沉着。如果患者在家出现上述表现，则应缓慢地减少剂量，立即到精神科门诊咨询并接受治疗，由医生酌情处理。

（10）精神分裂症患者能结婚、生孩子吗？

我国《婚姻法》规定精神病人在发病期内不能婚育，对于其他状态下的婚育问题则没有硬性规定。而判断患者不在发病期的依据，是精神科医生出具的“临床痊愈”证明。需提醒的是：精神障碍患者要长期维持服药，而药物的副作用之一是出现性功能障碍，也请患者的配偶予以理解。考虑到精神障碍患者的综合情况，建议精神障碍患者结婚要慎重，生育要尽量避免。

(11) 如何认识精神科药物?

出院后仍需要继续服药：出院时精神病症状虽然暂时消失了，但日常生活的压力仍会令人情绪波动，预防胜于治疗，药物会帮助稳定情绪，预防精神症状的再次出现。就如糖尿病患者每天要服药以预防糖尿病症状再次出现一样。

什么时候可以停止服药?需要继续服药的长短每个人不同，亦无法准确预测，最好是服药一段时间后，与医生商量，看能否逐渐减少药的剂量。通常病情稳定一段时间后，医生亦会减药，甚至停药。但一定要经常看门诊或与医生保持联系，让医生了解情况，适时作出判断。

精神科药物通常分为4类，即抗精神病药、抗抑郁药、抗躁狂药和镇静剂或安眠药。各类药物中都可能有口服片剂、液剂和注射剂三种形式，医生会根据每个人对药物治疗的依从性不同而采取不同的方式给药。值得提醒的是，使用注射剂并不表示患者的病情比使用口服剂或输液的患者严重。

服用精神科药物最常见的副作用：

①身体部分肌肉活动受限。比如出现手震颤、活动不灵便、眼球上翻、不由自主地来回走动等。在服药的同时服用安坦片剂2毫克，严重时注射海俄辛0.3毫克，可以减少这类副作用。

②觉得昏昏欲睡。一般患者在治疗初期多少会有这种感觉，但大多数人能很快适应而不再思睡，因此尽量把药物集中在晚上或睡前服用，就可以减少这类副作用，还可以帮助患者睡眠。如果这种情况影响了工作能力，可以与医生商量，看能否调换一种镇静作用较轻的药物。

③头晕。这种现象特别由卧位或蹲位改为坐位、立姿的瞬间最明显，所以，从卧、蹲的姿势改为坐或立的姿势时，不要太快，而要缓慢，就可以减少这类副作用。

④比以前容易感到肚子饿。每个人都希望保持健康的体型，若你发现食量比以前大就要选择一些高维生素、多纤维的食物，如水果或蔬菜等，同时避免高热量的食物如甜食、奶油等。

⑤女性可能会出现月经不调的情况，这只是暂时现象，继续服药几个月后，月经就可能恢复正常。有些人服药期间可能会对性生活兴趣减低，但适应之后亦会恢复正常。

⑥口干、便秘是最常见的副作用，遇到这种情况可以经常用水润喉，含一颗话梅或其他刺激唾液分泌的食品，但不必因此而大量饮水，以免频频如厕。便秘时吃含纤维质较多的食物，如青菜和香蕉、苹果等。也可间歇服用轻泻剂，如番泻叶、果导片，但应尽量避免长期服用而养成依赖。

⑦作呕、食欲减少、手颤、小便频密。在服用抗躁狂药如碳酸锂时，这些作用容易出现，继续服药会逐渐消失，也可以通过药物如心得安或在菜中适当加盐也可改善。小便频密，可以多喝水，以补充失去的水分，但应避免饮用高热量的饮料，如果汁、汽水等，以免体重增加。

⑧服用镇静剂或催眠药可以帮助减少紧张，容易入睡，但可能令人早上难以起床或起床后头晕、无力。克服失眠除服用安眠药外，还有其他方法，因此应尽量避免长期、习惯

性用这类药，以免形成药物依赖。

(12) 如何看待抗精神病药的副作用?

抗精神病药的副作用确实存在，在具体的治疗当中，首先要选择既有效、副作用又轻的药物，并摸索出最低的有效剂量；其次在服用某种药物治疗时，家属应尽可能全面地了解该药各种可能的副作用，密切观察，尽早发现，及时处理；最后要区别副作用的轻重，既不要让较轻的副作用影响治疗，更不能忽视严重的副作用。

(13) 心理治疗能治好精神障碍吗?

心理治疗的基础是患者必须具有强烈的求治愿望，积极配合治疗，医患之间必须建立良好的关系。心理治疗的根本目的不在于改变症状，而在于帮助患者去认识自己的心理或人格缺陷，并付诸行动，加以矫正。因此，精神障碍最根本的治疗办法是药物，而心理治疗只是一种非常重要的辅助治疗手段。

(14) 患者不吃药怎么办?

一方面要耐心地劝说，摆事实讲道理；另一方面要请医生酌情调整药物的剂量或药品，以减轻副作用。此外，还一种方法叫作“暗服药”，即使用无色无味的抗精神病药口服液或把药片碾碎，放在饭里或饮料里，暗中让患者服下。必须提醒您的是，暗服药的前提是患者被医生明确诊断为某种严重精神障碍，已经丧失行为能力，不治疗就会导致严重后果。这是一种无奈之举，应尽量不用或少用。

(15) 如何帮助患者恢复自知力?

患者在继续药物治疗的同时，家属要多与患者交谈，帮助他分析症状，促进其自知力的恢复。谈话需要一定的技巧：第一，要主动涉及症状，不要怕刺激患者；第二，谈话时语气要平等，要以商量、讨论的方式同患者交换看法，避免说教；第三，谈话要自然，要以现实生活中的实例为素材；第四，掌握谈话的分寸，家属在同患者一起分析症状时，要时刻注意患者的反应；第五，对每一个症状都要充分分析。恢复患者自知力是一项艰巨、复杂而又必须要完成的任务。

(16) 到精神科就诊之前，家属应做哪些准备?

如果患者家属是第一次带患者到精神科就诊，在就诊之前，家属最好把患者的发病经过做一个详细的记录，内容包括：最早是什么时候发现患者精神不正常的?有哪些表现?在此之前有无精神刺激?发病以来，精神症状是如何演变的?是持续存在，还是发作性的?对患者生活、工作的影响如何?患者到哪个医院看过病?用过什么治疗?有无副作用?疗效如何?尽量保留患者的文字资料，如日记、信件以及患者随便乱写乱画的内容。另外，要尽可能多地记录患者所说的原话，包括患者自言自语的内容，特别要记录那些没有条理、别人听不懂的话。由于就诊的时间有限，家属同医生谈话时最好是有备而来、条理清晰、重点突出，这样不仅可以节省时间，也便于医生全面了解病情、对症施治。

(17) 什么是精神康复?

精神康复是让患者能够自如地与人交往，能够胜任自己的生活、工作和学习。精神康复包括：①医学康复——治病和防复发；②心理康复——对疾病的态度、面对歧视、提高心理承受力、纠正性格缺陷等；③社会康复——生活自理能力、人际交往能力、学习能力等；④职业康复——就业咨询、职业技能的测定与培训、在工作中发现自我价值等。这几种康复形式并不是孤立的，而是相互联系、相辅相成的。

（18）精神分裂症复发的预兆有哪些？

精神分裂症患者经过系统治疗，达到临床治愈后常常需要一段时间的维持治疗，以预防病情的复发。复发是治疗学上的一大难题，只有通过及时有效的早期治疗，才能减少复发，因此必须了解病情复发的预兆。

临床观察发现，大约70%的患者可出现复发前预兆，这些预兆可能与原有的症状一样，但也可能有不尽相同之处。以下就是一些复发的预兆：

①睡眠改变，最为常见，主要表现在入睡困难、睡眠浅、易惊醒、早醒、多梦，甚至有睡前幻觉等。

②身体各种不适，如头疼、头晕、无力、心慌、消瘦、食欲差、反应迟钝。

③情绪改变，主要是情绪波动大且不稳定，如沉默少语、焦虑不安、易怒、易激动、敏感多疑或伴兴奋话多、好管闲事及爱交际。

④不可理解的行为或过分行为。

⑤自己减药或拒绝服药。

⑥出现以前的类似现象，如自语、猜忌、对人冷淡、发呆、生活懒散、不守纪律、无故恐惧。也有片段的幻觉、妄想及强迫、疑病症状等。

以上表现并非固定不变，且不一定非常典型，有些患者知道某些症状是不正常的，但他们并不主动求医，相应的情绪反应也不主动，言谈中亦有不中肯的地方，甚至有些话令人费解。若出现上述现象，应找精神专科医师就诊，及时治疗，控制症状。

（19）如何防止病情复发？

精神分裂症的复发率比较高。为了防止复发，第一，家属要定期带患者来门诊复查。第二，要坚持药物维持治疗。第三，要帮助患者认识疾病的症状表现。第四，发现有复发的先兆时要及时处理。

（20）精神障碍患者如何面对歧视？

作为一位精神障碍患者，首先要对各种歧视现象有充分的思想准备，要接受这样一种现实。其次，要在生活和工作中找到自己适当的位置。因此，既不要盲目乐观，给自己提出一些不切实际的奋斗目标，也不要悲观失望，自暴自弃。如果出现心理困扰，不能自行排解，要及时向家人倾诉，或找医生咨询。

（21）精神分裂症的结局与哪些因素有关？

精神分裂症的结局就目前的医疗水平大约是三个1/3：1/3临床痊愈或基本治愈，工作能力接近病前水平，日常生活自理；1/3症状部分缓解，难以正常工作，但日常生活基本自理；还有1/3既不能正常工作，也不能生活自理。那么哪些因素与他们的结局相关呢？

一般来说下列因素预示着结局不良或者不利于患者康复：慢性起病，发育无明显诱发因素，有精神病阳性家族史，儿童期和青少年早期起病，独身、分居、离婚、寡居者，病前性格内向、孤僻、敏感、多疑，病前工作和社交能力较差，每次发作时间较长，主要表现为思维贫乏、情感淡漠、被动、懒散、行为退缩，具有反复洗手、反复思考一句话等类强迫症状，就医不及时，未经过系统治疗，药量未达到有效治疗量，服药未达到有效疗程，家庭缺乏情感支持系统，长期病休，越休越病，越病越休，长期住院，脱离社会，导致社会功能退化，男性比女性治疗效果稍差。对于某一个具体患者，需具体情况具体分析，不可一概而论。尽管目前治疗效果有限，但治疗前景日益乐观，已较80年代有了明显的提高。

（22）如何做好精神障碍患者的家庭护理？

据世界卫生组织、世界银行和哈佛大学调查显示，由神经精神障碍所致的经济负担已占全球疾病总负担的第一位（10.5%），其中在中国就有1600万精神病患者。由于经济条件有限，许多精神障碍患者往往只是在急性发作期住院治疗，当病情缓解或稳定时就会回家康复。但由于家庭护理不当，致使精神障碍复发率较高，形成住院-缓解-回家-复发-住院的恶性循环。

如何尽量建少精神障碍复发、做好患者病后的康复工作，已成为社会普遍关注的问题。然而在预防精神障碍复发的过程中，学会观察精神症状及护理尤为重要。下面就患者康复中可能会出现的幻觉、妄想、兴奋、抑郁等症状及其护理做些介绍，相信对广大患者大有裨益。

＊有幻觉的患者该如何护理？

幻觉是一种虚幻的知觉体验，即在没有现实刺激作用于感官时发生的知觉体验。幻觉是精神科临床常见的精神病性症状之一。

幻觉包括幻听、幻视、幻嗅、幻味、幻触、内脏性幻觉。其中以幻听、幻视为最多见。幻听又以言语性幻听最常见，如有的患者当听到斥责、侮辱、命令性的声音或看到可怕的幻视时，可出现相应的情感或行为的反应。患者可表现恐惧、紧张或愤怒，可发生突然的冲动行为，此时要加强护理，确保患者安全，密切观察患者言语、情绪和行为的表现，以掌握幻觉出现的次数、内容及时间，来防范或阻止因幻觉出现的伤己、伤人行为。

对有幻触、幻味的患者，可改变环境，分散患者注意力，常可收一时之效。如幻触的患者感到床上有电或身上有虫爬时，可适当换床单或更衣。对因幻视拒绝进食时，可让其集体进膳或注意选食，以减轻疑虑和缓和症状。

因幻觉有时在安静环境或入睡前出现，所以要为患者提供或创造一个良好的睡眠环境，缩短入睡过程，可使幻觉减轻。另外还可组织患者参加文娱活动，或根据患者爱好，安排绘画、写字等工作，以转移其注意力来缓解症状。

＊接触妄想状态患者的技巧有哪些？

妄想是一种在病理基础上产生的歪曲的信念、病态的推理和判断。其特点是妄想没有事实根据，也不符合患者的教育水平。但患者坚信不疑，无法说服。临床常见的有被害妄想、影响妄想、关系妄想、夸大妄想、嫉妒妄想、疑病妄想、钟情妄想等。

妄想患者多数意识清晰，否认自己有病。在妄想下可支配患者的思维、情感和行为，所以家人或工作人员为了掌握患者妄想的内容，要以谈心的方式接近患者，注意态度和蔼，关心患者生活，使患者逐步解除顾虑，取得合作。

在症状活跃期，切不可贸然触及患者的妄想内容，若患者回避不谈，不必勉强。当患者主动叙述病情时，不要与其争辩或过早批判，可根据患者的特长和爱好，鼓励病人参加文娱活动，转移其注意力。

不要在患者面前议论他人的事情或低声耳语，以避免引起患者的猜疑，而强化其妄想内容。当工作人员被涉及时，切忌过多解释，应减少或避免接触，并注意安全；当同室患者也被涉及为怀疑对象时，应及时分开病室。患者在妄想支配下，有时可发生自杀、自伤、伤人、毁物或逃避行为，要提高警惕，严防意外。

病情恢复期，要注意患者自知力恢复的真实程度，鼓励患者参加文体活动，如读书、看报、打乒乓球等来转移注意力，有利于疾病的康复和患者社会适应能力的提高。

＊抑郁状态患者的家庭护理有哪些技巧？

抑郁症患者以情绪低落、悲观厌世为最典型表现。患者可表现为终日忧心忡忡，兴趣索然，对自己的工作、学习、家庭生活及自己的前途丧失信心，自责、自罪，如常认为自己是废人而“浪费国家粮食”，认为自己一无是处，是家庭及社会的负担等。

抑郁状态患者的家庭护理应从以下几个方面着手：

①保持患者居室环境尽量阳光充足，色彩比较明朗、协调。注意不要让患者独处，随时有人陪伴，以防止其自杀、自伤。

②观察患者的睡眠情况，不要让患者蒙头睡觉，对难以入眠的或易早醒的患者要及时处置，以保证其有足够的睡眠。抑郁患者常表现入睡困难，而且多梦、早醒 2~3 小时，醒后不能入睡等。事实证明，睡眠不足其本身也可加重抑郁症状，所以，要设法诱导患者睡觉，排除影响睡眠的各种因素；若患者不能入睡，可辅以相应药物，如安定、艾司佐匹克隆、马来酸咪达唑仑片等。

③抑郁状态患者思想包袱重，因此要主动与患者交谈，了解其思想，注意其情绪变化及异常言行，以诚恳的态度去做解释、劝慰和说服工作，针对患者的病情及特点，鼓励其参加一些文体活动和家务劳动，以阻断患者负性心理，减轻其内心痛苦体验。

④大多数抑郁病人饮食下降，因此不可忽视饮食调护，要督促患者饮食，以维持适当的营养。对食欲不振者，要调配饮食花样，选择富含营养易消化的食物；对进食缓慢者，不要催促，以免其噎食或摄入不足。

⑤抑郁症状严重的病人有强烈的自杀企图，这种自杀企图可以出现在症状活跃期，也可以出现在症状好转期，因此要不断观察与巡视，特别是患者症状改善时，更不能放松警惕，要加强心理护理，鼓励患者继续治疗，预防复发。

⑥加强危险物品如药品、刀具、绳索、玻璃制品等的管理，减少造成患者自杀的条件，也是护理中不容忽视的环节。

＊如何护理兴奋躁动患者？

第一，应正确认识兴奋躁动症状是疾病的表现，对于在家庭中护理的兴奋躁动患者，家属应定期陪同其到门诊进行复查，严格遵医嘱服药。

第二，兴奋躁动患者情绪不稳，易因为小事而大发脾气，甚至提出无理要求，这时要用亲切冷静的态度来关怀和对待患者，与其接触时态度要耐心，口气要温和，不要与患者发生争执，更不要使用刺激性言语。任何粗暴的态度和行为都会激起患者更加兴奋，特别要注意防止患者可能发生冲动、伤人、毁物行为。可根据患者平时的兴趣、爱好，转移其注意力，不要生硬地拒绝其无理要求。

第三，对于住院的患者，应努力为其改善环境，并保持空气流通、光线柔和。还要充分利用患者如爱好绘画、书法等特点转移其注意力，以减轻和转移患者的兴奋症状。

第四，应密切观察患者的病情动态变化，当患者出现兴奋症状时，应及时使用强安定剂如氟哌啶醇、氯丙嗪等，以控制其兴奋症状，必要时进行隔离，并注意避免病友围观与挑逗。服药期间，尤其是头几周还要密切注意患者可能出现的药物副作用。

第五，兴奋躁动患者往往生活不能自理，还必须加强对其生活护理，协助料理好其个人卫生、饮食清洁，保证其充分休息和有足够的营养摄入。对于有攻击行为或持续兴奋躁动的患者，可采取暂时性保护措施，防止意外事件发生。

第六，观察患者的精神状态、一般行为及睡眠改善等情况，以此来判断其病情好转程度。对于躁狂症患者还应注意其抑郁症状出现的迹象，必要时可进行抗抑郁治疗。

＊木僵状态护理应采取哪些措施？

首先，应注意不可惊动患者，避免各种不良刺激，可将患者安置在一个舒适的环境里，最好置于单人房间，使其避免各种不良刺激，以防患者突然暴发冲动伤人的行为。其次，患者虽然不动不语，但意识是清晰的，故不要在患者面前随便议论其病情，应对患者语言亲切、态度和蔼，说话声音要轻柔，尽量减少对患者的干扰。此外，还要经常观察患者，密切注意其病情变化，掌握主动。如果患者突然表现兴奋，要及时采取保护措施，保证患者及他人的安全。

木僵患者由于不动、不语，生活不能自理，而需别人料理卫生，所以应定时给患者清洁口腔，吸出口腔分泌物，去除口腔异味，防止口腔感染。由于患者长期卧床不动，应定时给患者变换体位、翻身、按摩，以活动其关节和肌肉，防止关节僵直和肌肉萎缩的发生，按摩后应将患者的肢体放于舒适的功能位置。要注意保护患者皮肤，定时给其擦浴更衣、修剪指甲。保持床单干净、整洁，这样可有效预防褥疮发生。还应注意患者大小便的规律，按时给便盆排便，便后用温水擦洗，必要时导尿或灌肠。女病人经期尤其要保持其下身清洁，以避免泌尿道感染。

护理木僵患者最为困难的是如何保证患者营养的摄入。由于患者不动不吃，故对亚木僵状态的患者要想办法诱导其进食，木僵患者则需要进行鼻饲含有足够蛋白质、脂肪、糖类、无机盐和维生素的混合物或用静脉输入氨基酸、脂肪乳剂、葡萄糖加能量合剂等，以帮助患者度过急性发作期。

（23）住院的精神障碍患者需要纳入社区管理吗？

《国家基本公共卫生服务规范（第二版）》明确指出，严重精神障碍管理服务对象是指辖区内常住居民中诊断明确、在家居住的严重精神障碍患者。因此，住院患者不属于社区管理服务对象。一旦患者出院，承担治疗任务的精神卫生医疗机构必须将疾病诊疗相关信息转给基层医疗卫生机构并纳入社区管理。但在实际工作中，社区卫生服务中心/乡镇卫生院仍然保留住院患者档案，待患者出院后继续实施管理。上级部门在检查督导基本公共卫生服务项目时，所抽查的患者档案，应排除住院患者档案。

（24）关于严重精神障碍患者的免费体检，要求征得家属和本人同意。如家属和本人不同意体检应如何处置？可否提供知情体检告知书？

按照正常安排，首先把免费体检通知发给患者或家属，经过健康指导及说服，如果家属、照料者和本人还不同意体检或仅仅同意部分体检项目的，可以让患者或家属签署拒绝体检告知书以留下证据，记录在严重精神障碍随访服务记录表和健康体检表里，这就属于规范操作了。关于提供知情体检告知书，各地有很多的办法，以明确告知患者或家属免费体检的方法等，均可借鉴。

（25）如何把握“稳定、基本稳定、不稳定”三类患者的随访间隔？

这三类患者中，稳定的每三个月随访一次，不稳定的每两周随访一次。这两类患者的随访间隔要求是固定的，不存在疑义。对于基本稳定的患者，《规范》规定为首先是两周随访一次，稳定了三个月随访一次，如果不稳定的一个月随访一次。这样规定是因为考虑到基本稳定的严重精神障碍患者的病情已经有了变化，也许有进一步复发和恶化的可能，从而提出在两周内随访一次，以便于及时发现和处置病情。当然，经过两次随访发现患者还是处于基本稳定状态，那就可以每月随访一次了。

（26）有些长期居家的患者以懒散、孤僻精神症状为主，除社会交往、学习能力评估较差外，其他方面都较好，可认为他病情基本稳定吗？

这种情况应该评定为基本稳定。如果随访时患者每次都差不多这个样子，随访内容可以简便一些。如几次随访情况都大致如此，可考虑为“衰退”患者，进行电话随访，一个月打一次电话即可。当然，对于慢性衰退的患者我们还是要予以康复指导，督促其参与社会活动。随访包括预约患者到门诊就诊、信函随访、电话追踪、网络随访（电子邮件随访、微信/QQ 及视频随访管理等）和家庭访视等方式。我们强调对不稳定的患者应尽量家庭访视。

（27）有些患者只是被关在房屋里，算是关锁吗？

凡限制了患者的人身自由的，不管是任何方式，都属于关锁。

（28）能将患者的严重精神障碍疾患填入年度健康体检表主要健康问题项内吗？可以披露到健康档案中吗？

可以在基本公共卫生服务档案，包括健康档案内注明。因为现在健康档案并不是全部向社会公众公布，信息系统并没向社会开放，医疗卫生机构有严格保密制度。即使将来可能会将个人健康档案“适当地”向社会披露，也不会导致个人隐私泄露。因为这个“适当地”披露只是向健康档案本人的披露，向本人披露本来就是尊重个人隐私最好的体现。

（29）“首次抗精神病药治疗时间”应如何界定？如果患者第一次就诊，就直接收住院了，这个首次治疗时间要不要填写？

肯定要填写。表格中“首次抗精神病药治疗时间”虽然列在门诊，但实际上是要反映患者首次抗精神病药物使用的时间。确实有些患者第一次治疗就是直接住院，是在病区第一次用药。所以，不管是在门诊还是在住院病房的第一次抗精神病药物使用的时间都是“首次抗精神病药治疗时间”。

（30）基层医疗卫生机构精防人员不是专科医生，可否在“两周随访”时直接对患者调药？

如果承担服务的精防人员是临床执业医师，具有处方权，是可以进行一定药量的调整的。一方面，按照相关规定，基层医疗卫生机构精防人员可以在上级精神卫生医疗机构点对点技术支持的精神科医生指导下调药，但从另一方面看，基层医疗卫生机构精防人员只要是临床执业医师就可以调药，只是没有诊断权。

(31) 基层医疗卫生机构精防医生能否直接把调药情况写在随访表上？这违法吗？

要求写在随访表上，这不存在违法的问题，而是必须这样做。基层医疗卫生机构的精防人员，如果经过一个很好的培训，掌握了相当的知识，在上级医生考核以后，给他规定一个调药的权限范围，在权限范围内做适当调整没问题。但如果开错药了，出了问题，基层医疗卫生机构精防人员还是要自己负责任的。

(32) 对于病情不太稳定的患者，基层医疗卫生机构精防人员是否可以联系上级点对点技术支持的精神科专科医师进行药物调整？

可以的，也是应该的。首先，应排除是病情波动或药物疗效不佳，还是伴有药物不良反应或躯体症状出现了变化等，应分别采取在规定剂量范围内调整现用药物剂量，并查找原因进行对症治疗。按照相关要求，基层医疗卫生机构精防人员应该接受严重精神障碍患者管理服务培训与考核，重点进行严重精神障碍患者的临床诊疗技术指导等，培训他们掌握一定的专业知识，比如药物剂量的范围、大致在什么情况下可以调整药物剂量等，在此基础上可进行一定程度授权。所以，基层医疗卫生机构精防人员联系上级精神卫生医疗机构点对点技术支持精神科医师进行药物调整，可以归纳为三种方式：现场指导、远程指导(如电话、QQ/微信及视频等) 和一定程度授权。

(33) 如果患者病情不稳定，一直建议他转诊，但他就是不去上级精神卫生医疗机构就诊，是不是我们每次随访都要填写“建议转诊”并打勾？

是的。只要患者病情不稳定，一定要建议其转诊，因为超出了你的能力和服务范围，转诊才符合相关规定。只要是介绍去上级精神卫生医疗机构治疗的就叫“转诊”。

第十二章　督导、绩效考核、评价及质量控制

督导、绩效考核和评价是各级卫生行政部门检查、指导下级部门或者单位的工作进展和效果、发现和解决工作中存在的问题、总结工作经验与不足等的常用方法。社区精神卫生管理治疗的督导、绩效考核和评价工作，是为了了解社区精神卫生工作开展情况，总结社区精神卫生防治工作的经验和不足，为政府及卫生行政部门科学决策、制定和调整有关方针、政策提供依据。

第一节　督　　导

督导，顾名思义，就是监督与指导。其中，监督是指察看并加以管理，也指从事监督工作的人。监督起源于社会生产和分配中的记事和契约活动；指导就是指示教导、指点引导。具体来说，督导就是对现场或某一特定环节、过程进行监视、督促和管理，使其结果能达到预定的目标。一般来说，督导是上级卫生行政部门组织或者委托同级专业机构，对下级卫生行政部门或者专业机构的工作情况进行个别监督、指导的一种方式。通过督导，促进下级部门、单位提高工作质量，改进工作方式，总结成绩和经验，发掘典型事例，发现问题并提出改进意见。由此可以看出，负责进行监督、指导工作的督导者，处于一种承上启下的地位，必须对组织实施督导的部门负责。

一、督导的基本特征

（1）权力性和权威性：督导必须以权力为后盾，它是一种权力对另一种权力的约束。没有权力作督导的后盾，督导就会丧失权威性、约束力和强制性，此种督导只能是软弱无力的，这一点是督导的本质特征。督导必须倚靠相对独立的地位，同时应具有相应的权威。由于督导是对掌握和运用权力者实施的行为，因此，需要有比被督导者更高的权威，才能对其进行检查、督促，甚至剥夺其权力。督导者的地位可以不高，但不能没有权威。

（2）平等性和独立性：督导者与被督导者之间必须是两个相对平行的行为主体，督导者主体的地位是独立和平等的，而不是依附的命令和服从的关系，督导者更不能处于被督导者的控制、支配之下。如果督导者的地位缺乏独立性，而受制于被督导者，督导的有效性就会受到很大的局限。

（3）强制性和制约性：督导绝不是以被督导者的自愿为基础建立的，不管被督导者是否愿意，都必须接受督导。因为，督导者有时要制止被督导者的错误，甚至对被督导者作出处罚，没有强制手段是不可能实现的。如果说没有督导的权力是危险的话，那么没有强制性的督导则是无效的。同时，督导者本身也必须受到制约。由于督导的需要，赋予了

督导者权威、强制力和一些特殊手段。因此，要防止督导者去滥用这些特权，造成权力危害，必须使督导者的权力受到监督，特别是适当受到被督导者的一定制约，使权力之间保持一定的平衡。

（4）外在性和现场性：督导必须是由被督导主体以外的力量实施的行为，就被督导者来说，它是一种外在的力量，而不是一种自我的克制。如果督导者与被督导者同为一体的话，这种督导对个人来说，那只是一种道德或良心的约束；对一个具体的组织来说，督导很可能成为一种良好的愿望。没有外力的监督、指导，不是严格科学意义上的督导。督导必须深入工作现场才能掌握第一手资料，才能总结和提炼工作的经验、发现制约工作顺利开展的主要问题，进而达到督促、改进、提高的目的。

（5）主动性和及时性：督导是个主动工作的过程。根据工作进展、需要以及舆论反映，督导者可及时、主动地深入现场进行督导，及时总结经验，发现并解决问题，保证工作的顺利实施。

二、督导的作用

（1）通过督导发现和解决问题、总结经验与不足，可以促进下级部门或单位的工作正常运行，有助于顺利完成工作任务，达到预期的工作目的。

（2）通过督导发现并解决问题，并加以现场指导，可以促进下级部门或单位不断提高工作质量。

（3）通过工作实践锻炼，可以促进下级部门或单位的工作人员不断提高工作能力，有助于专业人才成长。

（4）通过工作任务的完成，可以促进本专业的进一步发展。

三、督导的形式

督导的形式多种多样。一般督导都是按照工作部署，确定督导内容和督导单位，事先通知被督导单位接受督导。因此，按照督导之前预先通知被督导单位与否，督导可分为常规督导和随机督导。如果是多部门（如政法、卫生健康、民政、公安、残联等）进行的督导，又叫联合督导。其中，常规督导又按照督导内容的繁简以及精细化程度不同，分为综合督导和专项督导。

（1）常规督导：将督导内容、督导时间预先通知被督导单位，接受监督与指导。

①综合督导：对某项工作的全部或绝大部分内容进行的一种全面、系统的监督和指导。内容包括体系建设、组织管理、经费管理与使用、工作进度及技术指标、社会经济效益等。

②专项督导：对工作中的某一项或个别几项内容进行的一种监督和指导。如严重精神障碍管理治疗工作中就报告患病率、精神障碍患者家庭或社区康复、严重精神障碍患者信息流转、精神障碍患者救治救助等进行的专项工作监督和指导。

（2）随机督导：不预先通知、不用地方陪同、不定期地到辖区市县（社区/乡镇）或具体单位了解情况、听取意见和反馈工作情况的监督与指导。随机督导避免了常规督导的局限性，能够查到实情，便于发现问题，达到督导的目的。

(3) 联合督导：由多部门人员进行的督导，也是综合督导的一种形式。由于执行督导的人员来自多个部门，因此督导的内容就突破了部门职责限制，涵盖了政府层面的职责内容。严重精神障碍管理治疗工作的联合督导，一般由政法、卫生健康、民政、公安、人社、残联、精防专家等组成。

四、督导的内容

主要围绕工作制度和机制建立、各项工作开展、人财物等保障措施落实情况等方面进行督促、检查与指导。主要有：

(1) 政府主导及部门协调机制、工作制度、工作流程等落实情况。

(2) 工作任务及各项技术指标的完成数量和质量。

(3) 收治精神障碍患者的临床机构信息流转与质量控制。

(4) 精神障碍患者救治救助、“以奖代补”政策落实。

(5) 精神障碍患者解关锁工作情况。

(6) 精神障碍患者社区康复及家庭康复工作情况。

(7) “双向转诊”“点对点技术支持”和“关爱帮扶小组”三大措施落实情况。

(8) 各类人员配备及其职责。

(9) 人员经费、工作经费、患者门诊及住院治疗补助经费的数量、经费管理。

(10) 资料管理和严重精神障碍信息报告管理工作。

(11) 总结工作成绩和先进典型事例。

(12) 协调、指导、帮助解决工作中存在的管理问题和技术问题。

五、督导人员

执行督导的工作人员，一般应为各自行业、单位的资深工作者。督导者必须接受过相应的专业教育，具备相应的实际工作经验，熟知该项工作的政策，熟知可以利用的各种资源以及有关条件的限制。督导者对被督导的感觉和反应应当十分敏感，以便在适当的时候给被督导者提供帮助和指导。督导者的职责是执行工作督导，对被督导者的基本态度应该是真诚、信任、尊重与关怀。

(1) 执行督导的人员应得到组织实施督导的卫生行政部门或者单位的授权或许可。

(2) 专家技术人员应从当地参与某项工作的专家技术库中随机抽取。

(3) 执行督导的人员与被督导单位有利害关系或者其他关系，可能影响督导工作正常进行的，应当回避。

(4) 所有人员在开展督导前，应事先了解督导计划、内容和程序；在督导过程中，要遵照督导计划进行检查，客观公正；在督导结束后，要实事求是反映检查发现，及时完成督导报告，并提交给实施督导的卫生行政部门或者单位。

执行督导的人员通常为以下三类：

(1) 卫生行政管理人员。要求：熟悉严重精神障碍管理治疗工作的相关政策和管理要求。

(2) 专业技术人员（包括精神卫生和公共卫生）。要求：熟悉严重精神障碍管理治疗的相关技术和管理要求。

（3）其他人员：根据督导需要，可增加财务人员参与工作督导。要求：熟悉严重精神障碍管理治疗的相关政策和管理要求。联合督导时，需要请其他行政管理人员（如政法、卫生、民政、公安、人社）和有关组织的管理人员（如残联等）参加。

六、督导的步骤和方法

制订督导计划，确定督导内容、地点与参加督导的人员；听取被督导单位的工作汇报，现场走访、检查与指导；分析与评估，座谈交流与反馈；指出问题及不足，提出整改建议。

1. 制订督导计划

（1）明确本次督导的目的，根据督导的目的确定督导内容，撰写督导计划，拟定督导表格并明确填表须知，提出本次督导的特殊要求。

（2）确定本次督导的地区和单位。事先准备被督导地区或者单位既往工作情况和相关资料，供督导过程中需要时使用。

（3）确定参加督导的各类人员，拟定日程安排。

2. 现场检查和指导

（1）汇报座谈会：督导组长向被督导单位说明督导目的，介绍督导主要内容和过程；听取被督导单位的工作汇报；双方共同讨论，提出问题或者进一步了解情况。

被督导部门或者单位的工作汇报，也就是该部门或者单位对该项工作一定时期内的总结与报告。总结与报告是对一定时期内的工作加以总结、分析和研究，肯定成绩，找出问题，得出经验教训，摸索事物的发展规律，用于指导下一阶段工作的一种书面文体，是对以往工作实践的一种理性认识。工作总结与报告是做好各项工作的重要环节，通过工作总结与报告可以全面地、系统地了解以往的工作情况，可以正确认识以往工作中的优缺点；可以明确下一步工作的方向，少走弯路、少犯错误，提高工作效益。同时，工作总结与报告还是认识世界的重要手段，是由感性认识上升到理性认识的必经之路。通过工作总结与报告，使零星的、肤浅的、表面的感性认识上升到全面的、系统的、本质的理性认识上来，寻找出工作和事物发展的规律，从而掌握并运用这些规律。但工作总结与报告是被督导者的自我评判，对于工作成绩以及存在的问题、错误、不足难免会存在主观上的偏颇。此外，由于所站角度的不同，看问题的观点难免受限。因此，工作总结与报告仅仅是督导的补充，不能作为评判督导结果的主要依据。

（2）现场检查和指导：在严重精神障碍管理治疗工作的具体落实单位、患者家庭、社区等场所开展现场检查与指导。现场检查场所应能满足收集督导信息的要求，并具有代表性。根据督导的目的，现场检查场所可以随机抽取，也可以指定。现场检查全过程应与相关人员讨论和分析问题，必要时进行现场指导。现场检查和指导主要包括以下内容：

①检查各种管理或技术指导性文件、会议材料、计划总结、医学记录/督导记录/随访记录、宣传活动、三大措施痕迹资料和经费管理资料、信息系统管理与维护、心理危机干预预案和救治救助政策等，包括计划总结、统计表、登记册、各类预案、质量控制资料和会计凭证等。

②检查核实各种重要数据和填报内容，随机抽取患者社区管理档案，查看患者随访记录、个人信息补充表等规范性填写情况，必要时随机家访/电话随访患者或者监护人，核实随访、体检、治疗的真实性与规范性。

③观察、询问被督导者管理治疗工作具体流程及操作过程，现场考核患者危险性等级评估、分类干预、随访要求等知识要点，查看院外（社区）康复机构工作日志，了解康复机构工作运转状况。

④开展普通居民、患者/监护人、基层医疗卫生机构工作人员核心知识知晓率和满意度调查，与患者、家属、社区管理人员、民警等个别交谈或座谈，主动收集、掌握社会舆论和民情民意。

⑤分别填写《严重精神障碍管理治疗工作督导检查表（A）（卫生行政部门用）》《严重精神障碍管理治疗工作督导检查表（B）（业务单位用）》（见附表25）和严重精神障碍核心知识知晓率及满意度调查问卷（见附表26）。

现场检查与指导是通过定性与定量相结合的方式，对某些事物的变化过程及发展结果进行检查、督促、测量和评价的综合行为，是督导的主要形式。通过检查与指导，可以客观、真实地反映工作成效以及存在的问题与不足，是促进工作按计划实施的关键环节。目前，第三方检查与评估正在各行各业中被运用，通常包括独立第三方和委托第三方检查与评估，其作为一种必要而有效的外部制衡机制，弥补了传统的自上而下的行业内部自我检查与评估的缺陷，保证了检查与评估结果的独立性、专业性和权威性。

广泛收集民情民意，可以促进工作的进一步落实到位。社会舆论是公众通过最广泛的社会讨论，借助于公开表达的传播媒介，形成一定的公共舆论，对实施的某项工作以及效果实施监督，促进、改善某种有利于公众利益的工作实施。舆论作为公开的社会评价，它所实现的社会功能是以公开表达的集合式的公众意见直接或间接干预社会生活，这是由其“民意表达和民众力量的显示”这一特性所决定的。舆论的社会监督功能，既表现对工作决策的监督，也表现对工作实施过程和实施结果的监督，还表现对决策和工作实施者个人的监督。舆论具有多样性和一致性的特性，这是因为客观事物的多样性，以及民众看待事物的观点不同；而涉及根本问题的社会舆论能为绝大多数人所接受，并能引导绝大多数人的思想和行为的基本一致，则是舆论的一致性。国家基本公共卫生服务项目开展的民众满意度调查，就是主动收集民众舆论、民情民意的一种形式。通过对民众满意度调查结果的分析，既可以了解民众的多样性舆论，也可以了解民众的一致性舆论，最重要的是通过满意度调查结果分析可以发现工作中的问题和不足，将满意度调查结果反馈给项目实施机构及主管部门，可以促进我们加强工作薄弱环节，改进工作方式方法，更好地服务广大民众。

3. 分析评估

（1）现场检查、指导结束后，督导组成员就检查、指导中存在的问题进行集体讨论，分析工作任务进展和工作指标数据，总结被督导单位的成绩和亮点，找出主要问题，分析问题产生的原因，并提出解决问题的建议，形成督导意见。

（2）反馈交流会：督导结束时，督导组与被督导单位及其上级部门召开督导结果反馈交流会。督导组应口头反馈督导结果，在肯定成绩的同时，指出被督导单位工作中存在的问题和不足，提出改进意见和建议，并与被督导单位及其上级部门就相关工作意见进行交流，鼓励被督导单位保持好的做法，改进工作不足，按计划完成工作任务。

4. 督导总结

（1）督导组在督导结束后，根据督导组各成员集体讨论形成的意见和建议，及时整理督导记录表格，认真撰写督导报告，并将督导报告和记录表格提交给组织实施督导的部门或单位。

（2）督导报告应包括基本情况、督导活动内容概述、成绩、问题及整改建议等内容。

（3）督导报告应有督导组全体成员签字，记录表格应有被督导单位主管领导签字。

（4）督导报告和记录表格的原件以及督导相关资料，由组织督导工作的部门或单位保存。

第二节　绩效考核

绩效考核通常也称为业绩考评或“考绩”，是现代组织不可或缺的管理工具，是指按照一定的标准，运用科学的定性和定量方法，对工作任务完成的数量和质量、工作效果进行综合考核、评价的一种方法。考核结果一般与奖惩措施、绩效工资制度等挂钩。严重精神障碍管理治疗工作绩效考核是上级卫生行政部门对照已经下达的严重精神障碍管理治疗的工作目标、指标和要求，全面检查下级部门和单位工作绩效的一种方式。

一、绩效考核的基本原则

1. 客观与公平原则

绩效考核应根据明确规定的考评标准，针对客观考评资料进行评价，尽量避免渗入主观性和感情色彩。公平是确立和推行绩效考核的前提，失去公平就不能发挥绩效考核应有的作用。

2. 直接与公开原则

对单位工作效果的考评，原则上应该由被考评单位的直接上级进行。直接上级相对来说最了解被考评单位的实际工作表现（成绩、能力、适应性），也最有可能反映真实情况。间接上级（即上级的上级）对直接上级作出的考评评语，不应当擅自修改，但这并不排除间接上级对考评结果的调整、修正作用。绩效考核的结论应在一定范围内公开，这是保证绩效考核民主的重要手段。一方面，可以使被考核单位了解自己工作的优点和缺点、长处和短处，从而使绩效考核成绩好的单位再接再厉，继续保持先进；也可以使绩效考核成绩不好的单位心悦诚服，奋起上进。另一方面，还有助于防止绩效考核中可能出现的偏见以及种种误差，以保证绩效考核的公平与合理。

3. 严格与奖惩原则

绩效考核必须保持严格性，失去严格就会使绩效考核流于形式、形同虚设，不仅不能全面地反映工作的真实情况，而且还会产生消极的后果。绩效考核，既要有明确的考核标准、严肃认真的考核态度，还要有严格的考核制度、公开公正的程序和科学、准确的方法等。根据绩效考核的结果，依照绩效考核奖惩办法，予以奖励和惩罚，做到奖罚分明，达到绩效考核的真正目的。

4. 差别与反馈原则

绩效考核的等级之间，应有较明显的差别，避免因差别过小造成考评结果基本一样，不痛不痒，不能引起被考评单位的足够重视。另外，绩效考核结果一定要反馈给被考评单位，肯定成绩和进步，说明不足之处，提供今后努力的参考意见等，否则就起不到绩效考核的教育作用。

二、绩效考核的作用

有效的绩效考核，会提高部门或单位的工作积极性，促进工作的顺利完成。部门或单位业绩的提升，会有效地提高每个员工的工作积极性，能使强者赢得更高的地位和利益，使弱者有压力和向上的动力，最终促进工作目标的实现。

(1) 有利于工作目标的完成。从本质上来讲，绩效考核不仅仅是对工作结果的考核，同时也是对过程的管理。它可以将长期目标分解开来，变成年度、季度、月度指标，甚至每周指标，不断监督实施部门或单位来完成这一目标。一个成功的绩效考核体系，能有效地帮助部门或单位来完成工作目标。

(2) 有利于发现问题。绩效考核是一个不断地制订计划→执行计划→修正错误的过程，也是一个不断发现问题、解决问题的过程。

(3) 有利于调动工作积极性。如果工作任务完成的好坏不与利益（经费/奖励）挂钩，那么绩效考核就没有任何意义，只有将工作任务完成情况与利益（经费/奖励）相关联、挂钩，才能有助于合理分配利益，发挥和调动工作积极性，取得投入-产出效益的最大化。

(4) 有利于促进人才队伍和业务工作的发展与成长。对一个单位而言，人才的成长是单位不可或缺的部分，而绩效考核的最终目的就是促进业务工作与人才队伍的共同成长。通过绩效考核过程中的不断发现问题、解决问题，可以促进专业人员业务能力不断提升，从而达到人才队伍和单位业务工作的共同发展，达到双赢的效果。

三、绩效考核的方法

绩效考核的方法有多种，常见的绩效考核方法有相对评价法、绝对评价法、描述法和目标绩效考核法。

(1) 相对评价法：是指在某一团体中确定一个基准，将团体中的个体与基准进行比较，从而评出其在团体中的相对位置的评价。因为相对评价的基准是在评价对象团体内部确定的，因此对于另外的团体未必适用；相对评价法的结果只说明被评者在该团体所处的相对位置，与工作目标无直接关系。

(2) 绝对评价法：是在评价对象的团体之外确定一个标准，评价时把评价对象与客观标准进行比较，来确定评价对象达到目标标准绝对位置的评价。评价标准是在评价对象的团体以外和开始测量之前确定的，每个团体都可用此标准进行评价。

自20世纪80年代以来，将绝对评价法与相对评价法结合在一起，使双方形成相容、互补关系的各种思想，代表了绩效考核的理论发展趋势。

（3）描述法：是指通过对本部门或单位在未来某一时期的有关因素的变化进行描述或假设，从描述、假设、分析和综合中对未来的需求进行预测、规划。因为时间跨度越长，对环境变化的各种不确定因素越难以进行描述和假设，所以描述法对于长期的预测有一定的局限和困难。

（4）目标绩效考核法：目标绩效考核是自上而下进行总目标的分解和责任落实的过程，相应的，目标绩效考核也应服从总目标和分目标的完成。因此，目标绩效考核法区分了部门考核指标和个人考核指标，能够从机制上确保上级能够积极关心和指导下级完成工作任务。目前，严重精神障碍管理治疗工作绩效考核多数用的是目标绩效考核法。

四、绩效考核指标

（一）绩效考核指标的设置要求

①应分出评价层次，抓住关键绩效指标；

②要能反映整个工作的运行情况，而不仅仅反映某个节点（或部门）的运行情况；

③应重视工作的动态评价，而不仅仅是对静态结果的考核与衡量；

④要能反映各工作环节（或部门）之间的关系，注重相互间的利益相关性；

⑤要定性和定量衡量相结合，内部评价和外部评价相结合，并注意相互间的协调；

⑥对某个特定绩效考核指标的维持与改进，不应以牺牲其他指标标准为代价，否则任何绩效考核都是无法接受的；

⑦要重视对工作创新、专业长远发展潜力的评价。

（二）绩效考核指标的 SMART 原则

S：（specific）——明确的、具体的。指标要清晰、明确，让考核者与被考核者能够准确地理解目标；

M：（measurable）——可量化的。绩效考核指标一定要是数字化的，没有数字化的指标，是不能随意考核的，一考核就容易出现误差，诸如“比较好”“还不错”等不具备可量化性的模糊标准，应杜绝出现；

A：（attainable）——可实现的。考核指标必须是付出努力后能够实现的，既不能过高也不能偏低，指标的目标值设定应是结合工作实际、过往历史的情况来设定的，避免脱离实际的目标值出现；

R：（relevant）——实际性的、现实性的，而不是假设性的。现实性的定义是立足于现有资源，且存在客观性、实实在在的；

T：（time bound）——有时限性的。目标、指标都是有时限性的，要在规定的时间内完成，时间一到就要看结果。

（三）绩效考核标准的特征

①完整性：是指各种标准相互补充，扬长避短，共同构成一个完整的整体，反映了标准体系的配套性特征。

②协调性：是指各种标准之间在相关“质”的规定方面相互衔接、协调一致。它反映了标准体系的统一性与和谐性。协调性有两种形式：一种是相关性的协调，如定性标准中同一种类别的尺度具有一致性，另一种是延伸性的协调。

③比例性：是指各种标准之间存在一定的数量比例关系，它反映了标准体系的统一性和配比性。

五、绩效考核的内容

绩效考核的内容以各项工作完成的数量和质量为主，同时检查工作制度和机制、人财物等保障措施等的落实情况。主要有：

(1) 政府主导及部门协调机制、工作制度、工作流程等落实情况。

(2) 工作任务及各项技术指标的完成数量和质量。

(3) 收治精神障碍患者的临床机构信息流转与质量控制。

(4) 精神障碍患者救治救助、"以奖代补" 政策落实。

(5) 精神障碍患者解关锁工作情况。

(6) 精神障碍患者社区康复及家庭康复工作情况。

(7) "双向转诊" "点对点技术支持" 和 "关爱帮扶小组" 三大措施落实情况。

(8) 各类人员配备及其职责。

(9) 工作经费、患者门诊与住院治疗补助经费的数量以及经费管理。

(10) 资料管理和严重精神障碍信息报告管理工作。

六、绩效考核人员

执行绩效考核的工作人员，一般应为各自行业、单位的资深工作者。考核者必须接受过相应的专业教育，具备相应的实际工作经验，熟知该项工作的政策，熟知可以利用的各种资源以及有关条件的限制。

(1) 执行绩效考核的人员应得到组织实施绩效考核的卫生行政部门或者单位的授权或许可。

(2) 专家技术人员应从当地参与某项工作的专家技术库中随机抽取。

(3) 执行绩效考核的人员与被考核单位有利害关系或者其他关系，可能影响绩效考核工作正常进行的，应当回避。

(4) 所有人员在开展绩效考核前，应事先了解绩效考核计划、内容和程序；在绩效考核过程中，要遵照绩效考核计划进行检查，客观公正；在绩效考核结束后，要实事求是反映检查发现，及时完成绩效考核报告，并提交主持实施绩效考核的卫生行政部门或者单位。

执行绩效考核的人员通常为以下三类：

(1) 卫生行政管理人员。要求熟悉严重精神障碍管理治疗工作的相关政策和管理要求。

(2) 专业技术人员（包括精神卫生和公共卫生）。要求熟悉严重精神障碍管理治疗的相关技术和管理要求。

(3) 其他人员：根据督导需要，可增加财务人员参与工作督导。要求熟悉严重精神障碍管理治疗的相关政策和管理要求。

七、绩效考核的步骤和方法

制订绩效考核计划、指标和方案，确定参加绩效考核的人员；听取被考核单位的工作汇报，现场走访、检查与指导；分析与评估，座谈交流与反馈；指出问题及不足，提出整改建议。

（一）准备工作

（1）制订考核计划。

根据有关严重精神障碍管理治疗的工作目标、指标和要求，制订绩效考核计划和方案，提出各项内容的考核方法、评分方式和计分权重，拟定绩效考核表格并明确填表须知。

如果系首次对某项工作进行绩效考核，为保证绩效考核结果的客观、公正，具有代表性，达到绩效考核的目的，必要时可进行绩效考核的预评估。通过预评估，对原先设置的绩效考核指标、评分方式和计分权重等进行必要的调整、修订，并重新明确填表须知。

（2）确定参加考核人员，拟定日程安排。

（二）现场考核

根据考核计划和方案进行。主要包括听取汇报、现场收集信息等。

（1）检查各种管理或技术指导性文件、会议材料、计划总结、医学记录/督导记录/随访记录、宣传活动、三大措施痕迹资料和经费管理资料、信息系统管理与维护、心理危机干预预案和救治救助政策等，包括计划总结、统计表、登记册、各类预案、质量控制资料和会计凭证等。

（2）检查核实各种重要数据和填报内容，随机抽取患者社区管理档案，查看患者随访记录、个人信息补充表等规范性填写情况。

（3）随机家访/电话随访患者或者监护人，核实随访、体检、治疗的真实性与规范性。

（4）观察、询问被考核者管理治疗工作具体流程及操作过程，现场考核患者危险性等级评估、分类干预、随访要求等知识要点，查看院外（社区）康复机构工作日志，了解康复机构工作运转状况。

（5）开展普通居民、患者/监护人、基层医疗卫生机构工作人员核心知识知晓率和满意度调查，与患者、家属、社区管理人员、民警等个别交谈或座谈，主动收集、掌握社会舆论和民情民意。

（6）分别填写《严重精神障碍管理治疗绩效考核评分表（A）（卫生行政部门用）》《严重精神障碍管理治疗绩效考核评分表（B）（业务单位用）》《严重精神障碍管理治疗绩效考核评分表（C）（基层医疗卫生机构用）》《严重精神障碍管理治疗绩效考核评分表（D）（工作效果）》《严重精神障碍管理治疗绩效考核评分表（E）（附加分）》（见附表27）和严重精神障碍核心知识知晓率及满意度调查问卷。

（三）分析和总结

（1）反馈交流会：绩效考核结束时，考核组与被考核单位及其上级部门召开绩效考核结果反馈交流会。考核组应口头反馈绩效考核结果，在肯定成绩的同时，指出工作中存在的问题和不足，并提出改进意见和建议，并与被考核单位及其上级部门就相关工作意见进行交流，鼓励被考核单位保持好的做法，改进工作不足，按计划完成工作任务。

（2）考核组成员在绩效考核结束后，应及时整理、分析考评资料，客观、公正地填写《严重精神障碍管理治疗工作绩效考核现场考评小结》（见附表28），由考核组集体讨论、汇总后，认真撰写绩效考核报告。

（3）绩效考核报告应有考核组全体成员签字，记录表格应有被考核部门或单位主管领导签字。

（4）绩效考核的各项资料和记录的原件以及相关资料，由组织绩效考核的部门或单位保存。

八、绩效考核结果的运用

绩效考核是组织管理的关键环节，目的在于增强组织的运行效率，实现组织目标所预期的利益和产出，并推动团队和个人做出有利于目标完成行为的过程。绩效考核关键在于考核结果的公平、合理、科学的运用，某种程度上决定着组织管理的成败。无论绩效考核体系设计得多么完美，考核过程是多么的严谨、认真，如果不能良好地应用考核结果并付诸实践，就失去了绩效考核的意义和价值，相当于一纸空文。

（1）通过绩效考核，引导单位和个人行为与组织目标趋同。即时刻清醒地认识到工作目标是什么以及为实现这个目标我们应该怎么做和做什么。

（2）通过深入研究绩效考核结果以及相关记录，找出工作中存在的问题及差距，制定干预、整改方案，采取有效措施，将整改方案落实到人、到位。必要时面谈、约谈工作中存在问题较多的部门或单位负责人，限期整改。

（3）针对绩效考核中发现的工作上存在的问题及薄弱环节，明确下一步工作培训的重点内容及目标人员，不断提高专业人员业务素质，促进专业的全面发展，保证工作任务顺利完成。

（4）依照绩效考核方案，将绩效考核结果作为工作奖励/表彰和工作处罚/淘汰的重要依据，并予以实施。

（5）依照绩效考核方案，将绩效考核结果作为工作经费拨付、扣罚的重要依据，并予以实施。

（6）根据绩效考核结果，单位内部可对承担该项工作的个人在工作岗位调整、职务/职称晋升以及薪酬等方面予以考虑。

第三节 评 价

评价也称评估。通俗地说，评价是指对一件事或人物进行判断、分析后的结论。所谓评价体系指通过收集真实而完整的信息，采用科学而可行的方法，判断某些事情（项目、活动等）是否达到了预先确定的标准。严重精神障碍管理治疗工作评价是对某地区开展严重精神障碍管理治疗工作效果、患者需求、相关措施的有效性等进行考量的一种方法。

一、评价工作的意义

评价工作具有较强的社会性、政策性和技术性，它既不是简单的评比、达标活动，也不是上级对下级的检查，而是一项科学性较高、综合性很强的管理工作。评价工作是严重精神障碍管理治疗工作中必不可少的重要环节。通过评价可以给管理者提供科学的信息资料，以判断各项管理工作和服务过程是否达到了预期目标；发现管理和服务过程中存在的问题，从而科学地修改和完善今后的工作计划；及时发现并推广项目效果，达到社区精神卫生管理的科学化，提高资源的使用效率，增进项目工作的社会和经济效益。

二、评价工作的目的

（一）判断预期目标的达到程度

（1）对改革性或创造性计划的评价：一是“新”卫生问题的项目计划；二是“老”卫生问题的新项目计划。

（2）对待完善工作计划的评价：所谓“待完善工作计划”，是指基本成熟的工作计划，但需要通过评价来进一步修正与完善。这种评价的目的是发现工作计划中的薄弱环节，确定需要改进的问题；修正或重新确定工作计划目标；调整工作计划实施方案。

（3）对常规工作计划的评价：目的是加强计划的有效性和针对性，探讨工作计划进一步完善的潜在可能性。

（二）比较各种计划的实施效果

比较同一个工作计划在不同社区或人群中实施的结果，或为解决同一卫生问题，实施不同的工作计划，通过效果、效率与效益评价分析，选择其中最优者，以达到用最小投入获取最大效益与影响。

通过择优比较，可以总结经验与教训，达到互相促进、推动工作发展的目的。另外，展示工作成绩、为经验的推广提供科学依据也属于这类目的。

（三）完善卫生工作的管理

通过对工作计划实施过程的监控与管理，改善和健全组织与信息管理系统，合理筹集、分配与利用资源，培训、锻炼专业队伍，可以提高服务质量及科学管理水平。

三、评价工作的特点

（一）评价是针对计划的评价

从管理学角度来看，评价是针对计划而言的。许多管理学专家将工作计划的管理过程分为：计划、实施与评价三个主要阶段，明确地提出了评价是管理过程中的重要环节。

（二）评价是以计划目标为评价标准

计划目标可以是国家在一定时期内设立的一个共同标准；也可以是根据不同地区的经济发展状况而设立的不同水平的标准；或以被评价地区间的平均水平为标准。一旦计划目标确定下来，就成为日后评价的标准。因此，评价标准不是在计划实施过程中确定的，也不是在阶段总结时随意想象出来的，而是在工作的计划阶段时就已经明确。

严重精神障碍管理治疗工作评价标准的制定原则：①要与《精神卫生法》以及国家

中长期精神卫生规划相一致；②要与国家精神卫生防治的基本策略、目标相一致；③要与当地精神卫生防治工作现状、进展相一致。

（三）评价是对干预效果的判断

所谓干预是指在一个限定的时间和限定的人群范围内，由于实施某一工作计划所采取的有关策略与措施，因而引起人群内一系列相应的卫生变化（如卫生服务效率、人群健康状况等）。干预措施可以是单一的，也可以是一系列措施的组合。社区精神卫生防治工作就是一种综合干预。

（四）评价的基本原理是比较

比较是评价工作的最基本原理，通过比较，找出差异、分析原因、总结规律、改善管理、提高效率。评价的比较是多样的，可以自身前后比较，也可以设立对照比较；可以与地区性资料比较，也可以与全国甚至全球资料比较。

（五）调查测量是评价的重要手段

评价的基本工具是调查、测量和观察。所谓测量是指对计划指标的定量或定性描述。可以采用传统的统计学和流行病学方法进行人群健康状况、卫生服务利用、卫生资源提供等方面的测量，也可以使用定性的方法（专家咨询法、群组评议法等）对管理质量、满意程度、社会效益等宏观指标进行测量。

（六）计划的评价具有很强的社会性和政策性

评价应采用社会学研究方法去判断和改进人类服务的政策与途径。卫生计划是在社会环境中产生与实施的，其制订是以社会需求为基础的，因此它的实施要考虑社会资源的提供与利用状况，同时实施的结果还必须从社会角度来判断其效益及影响，并提出相应的技术建议和社会政策建议。

（七）评价工作的研究性质

评价可以分为评价工作与评价研究。在实际工作中，许多评价工作具有研究性质，但无须特别强调评价工作与评价研究的区别，特别是当二者应用的评价模式相近时更难以区分。通常的情况是将评价工作与评价研究有机地结合在一起。

四、评价工作的步骤

（1）确立执行评价的单位、机构：评价工作由各级卫生行政部门负责组织，可以委托具备评价能力的精防机构或者大专院校的科研单位等“第三方机构”承担。

（2）制订评价计划、方案：由承担评价工作的单位或机构，根据不同的评价目的，制订相应的评价计划和方案。其中，评价计划、方案中须明确评价背景，即明确评价的目的和评价的具体内容，并阐明被评价者所处的工作背景及精神卫生流行状况、政策背景、机构队伍建设、人力资源、财政现况等相应的外部和内部环境。

（3）确立评价指标和各指标权重：评价指标和各指标权重的选择是评价工作的基础。针对社区精神卫生防治或严重精神障碍管理治疗工作中的计划、方案的实施，以及培训计划的落实，在进行评价之前，要根据最初制定者的工作思路及其要达到的目的，设计出评价指标和各指标权重。评价指标和各指标权重制定后，要经过相关专家的充分、反复论证，必要时在小范围内预试验，以获得更加客观的数据，使其完善、敏感、便于操作等。

＊评价指标：不可超越原计划的内容，必须保证是原计划中重点工作内容或需要解决的问题。评价指标须具有：

①可行性/可测性：指标应符合客观实际水平，有稳定的数据来源，易于操作且具有可测性。

②代表性/确定性：各层次指标能最好地表达所代表的层次，指标值的高低在评价中有确切的含义和意义。

③区别能力/灵敏度：各个指标定义清楚，界定分明；指标值有一定的波动范围，其高低具有确切的含义和意义。

④独立性/精简性：确立的指标各有所用，相互不能替代；在保证科学、准确、全面评价的前提下，指标宜少不宜多，宜简不宜繁。指标太少可能会造成缺乏足够的代表性，会产生片面性。太多的指标事实上是重复性的指标，既影响了指标的独立性又增加了评价的工作量。

＊指标权重：权重也称加权，表示对某指标重要程度的定量分配，是指标重要程度的一种主观反映。加权的方法大体可分为 2 种：一是经验加权，也称定性加权，它的主要优点是由专家直接估价，简单易行；二是数学加权，也称定量加权，它以经验为基础，以数学原理为背景，间接生成，具有较强的科学性。目前指标权重的确定方法，已由个人经验决策转向专家咨询的经验判断法，亦即评委投票表决法。一般而言，影响指标间权重差异的主要原因是：

①评价者对各个指标的重视程度不同，反映了评价制定者的主观差异。

②各个指标在评价中所起的作用不同，反映了各指标间的客观差异。

③各指标的可靠性程度不同，反映了各指标所提供的信息的可靠性不同。

（4）设计评价手段：主要有文献分析、基线资料分析、问卷调查、深度访谈、群组访谈等手段。可以通过现场评价和通信评价等完成。在评价时要对评价质量进行控制，主要是严格按照制定的评价标准和方法开展评价工作，使用统一的软件进行数据录入；对评价人员进行培训，统一评价方法和要求；另外，被评价的机构负责配合各类调查、资料收集整理和表格填写及审核等工作。

（5）撰写评估报告：评价工作结束后，在充分分析资料的基础上撰写评价报告。评价报告的基本内容包括：评价工作的组织、实施、方法、自查及抽查结果。报告的重点：工作中采取的主要措施，取得的主要成效、经验，存在的主要困难和问题，以及对今后工作的展望和建议等。

（6）利用评价结果：评价具有诊断、导向和激励的功能。通过对某项防治工作的评价，能获得一个单位工作执行能力、群众受益状况、工作本身存在的问题和工作取得的成果等概况。同时，也是对工作执行能力较好、取得明显效果的单位或部门的一种肯定，还可以激励工作落实较差的单位或部门进一步努力完成工作。只有充分利用评价结果，激励先进，鞭策后进，落实责任，规范工作，才能达到良性循环、共同发展和提高的目的。

五、各种评价概述

（一）适宜度评价

一般由专家进行适宜度评价。该类型评价主要是通过论证方式进行，评价时间安排在工作计划实施之前。

论证评价的重点：

＊工作计划与现行的卫生政策、社会经济政策及社会经济、卫生文化发展水平是否相适应？

＊工作计划所提出的卫生问题及目标与人群的客观需要是否相适应？

＊卫生资源的提供能否满足工作计划的需要？

适宜度评价是在充分的数据基础之上进行的。进行适宜度评价时，应深入现场主动调查或充分利用常规资料，必要时还应在小范围内进行预试验观察，对工作计划、特别是干预措施方案实施的可行性问题（包括技术可行性、技术支持可行性、环境支持可行性）以及影响因素进行调查，对干预措施实施后能否达到预期的效果做出评价。适宜度评价实际是对卫生计划目标与实施方案的适宜程度及其可行性进行论证性评价。

附：严重精神障碍管理治疗工作计划适宜度评价提纲

1. 政策可行性

（1）工作计划是否适应当地社会经济的现状，并符合社会经济发展的总体要求？

（2）工作计划是否具有政策依据，并顺应政策发展的趋向？

（3）年度工作计划是否与政府工作计划一致，是否可以成为政府部门的工作重点？

2. 经济可行性

（1）当地和上级政府是否对防治工作的宣传、培训和初期启动等方面给予经济支持？

（2）服务提供者（预防、医疗机构及工作人员）是否可以获得经济方面的平衡或利益？

（3）服务接受者（居民、患者）是否有支付服务的经济能力？

（4）弱势人群是否能够获得医疗保险、政府援助、社会捐助等方面的经济支持？

（5）以目前的经费投入，达到目标的可能性有多大？

3. 技术及指标可行性

（1）是否具有一支懂得管理和技术的专业队伍？

（2）管理及干预措施是否可以自始至终高质量实施？

（3）各项指标是否可以客观和科学地评价工作成效？

（4）是否具有提供服务的基本设施和设备？

（5）信息管理系统是否运行良好？

4. 需方可行性

（1）患者及其监护人是否具有综合防治服务的客观需求？

（2）患者及其监护人是否具有利用服务的主观愿望？

（3）患者及其监护人是否信任和依赖服务提供者？

（二）过程/进度评价

过程/进度评价一般由实际管理者在工作实施期间进行。其核心内容是检查干预措施的实施与落实情况，并对患者报告患病率、规范管理率、服药率、规律服药率等指标及其质量进行测量。过程/进度评价还应对资源的提供与利用情况进行监控；对影响工作计划实施的有关因素进行分析。通过上述内容的评价及时发现问题反馈给决策者，以保证工作计划的顺利实施，必要时可对工作计划进行调整。过程/进度评价的目的是确保工作计划按照所要求的方式真正执行。

附：严重精神障碍管理治疗工作过程/进度评价提纲

1. 严重精神障碍管理治疗工作是否按计划的时间进度要求进行

（1）参照计划时间表，工作进度是否符合计划要求？

（2）计划安排的各项活动是否如期进行？

（3）是否需要增加/减少资源投入，以保证计划如期完成？

（4）如果进度出现问题，主要原因是什么（如工作人员变动、机构改革、投入减少、工作效率低下、政策变动、自然灾害、突发事件、居民迁移、领导更迭等）？

2. 严重精神障碍管理治疗工作是否按计划的质量要求进行

（1）计划安排的各项质控措施是否得到真正落实？

（2）工作实施中得到的资料、数据是否规范、完整？

（3）计划安排的各项质控措施是否需要适当修正才能保证工作质量？

（4）如果质量出现问题，主要原因是什么（如工作人员变动、机构改革、投入减少、政策变动、自然灾害、突发事件、操作复杂难以执行、责任心不强等）？

3. 严重精神障碍管理治疗工作各项指标是否达到要求

（1）报告患病率是否达到计划要求及差距是多少？

（2）管理率及规范管理率是否达到计划要求及差距是多少？

（3）服药率及规律服药率是否达到计划要求及差距是多少？

（4）轻度滋事率是否上升或是否发生重大肇事肇祸事（案）件？

如果出现工作指标没有达到计划要求的情况，其主要原因是什么，例如疑似患者排查工作覆盖面不够、排查出的疑似患者未及时诊断与复核诊断、社区随访管理不到位、救治救助政策落实不到位、患者家庭经济困难、监护人对患者关怀不够、资料录入有误或不及时、患者及其监护人病耻感强烈、以奖代补政策未落实到位等。

4. 严重精神障碍管理治疗工作受益人群的满意度是否有所变化

（1）患者及其监护人对服务提供者的技术（预防、医疗、保健、咨询、健康教育）是否满意？

（2）患者及其监护人是否对与服务提供者的信息交流（解释病情、生活指导等）感到满意？

（3）患者及其监护人是否对服务提供者的服务态度感到满意？

（4）患者及其监护人是否对获得服务的方便程度（交通条件、找熟悉自己健康状况的医生）感到满意？

(5) 患者及其监护人是否对服务提供者的数量和布局（社区卫生服务中心、保健站、医院、诊所）感到满意?

(6) 患者及其监护人是否对服务提供者主动提供的服务方式（家庭病床、街头咨询、培训讲座、学校健康教育、发放宣传材料、举办竞赛活动）和内容（健康教育、健康促进、家庭护理教育、康复指导、健康体检）感到满意?

(7) 患者及其监护人是否对服务的价格和费用感到满意?

5. 严重精神障碍管理治疗工作中的活动是否收到阶段性预期效果

(1) 健康教育材料的质量评价（可获得性、可理解性、生动性、互动性）。

(2) 健康促进（家庭护理教育、家庭康复指导）的质量评价（参与性、启发性、对行为的影响）。

(3) 患者规范化管理、规律化服药的比例。

(4) 患者轻度滋事、肇事肇祸发生次数。

6. 严重精神障碍管理治疗工作费用发生情况

(1) 预算的费用是否及时、足额到位?

(2) 费用支出是否按计划进行?

(3) 计划外费用支出的主要用途及原因是什么?

(三) 效果评价

效果评价系指工作计划中干预措施实施后，对目标卫生问题解决的程度或达到计划预期目标的实际程度。所谓目标卫生问题是指制订工作计划时，根据人群的卫生需求所要解决的健康问题，如降低轻度滋事率、肇事肇祸率，提高规范管理率、规律服药率、康复训练率、病情稳定率等。效果评价的目的在于对工作计划的价值做出科学判断。

其中，几个常用的计算公式如下：

＊报告患病率=在册患者数/辖区内常住人口总数×1000‰。

＊管理率=在管患者数/在册患者数×100%。(在管患者指本年内至少有一次随访记录的患者)

＊规范管理率=规范管理患者数/在册患者数×100%。(规范管理患者指本年内所有随访记录中任何两次相邻的随访记录月份间隔≤3 个月的患者)

＊服药率=服药患者数/在册患者人数×100%。(服药患者数为本年内最后一次随访，规律服药患者数+间断服药患者数+正在住院患者数+医嘱无须服药患者数)

＊规律服药率=规律服药患者数/在册患者人数×100%。(规律服药患者数为本年内最后一次随访，规律服药患者数+正在住院患者数+医嘱无须服药患者数)

＊轻度滋事率=在册患者中轻度滋事人数/所有登记在册的确诊患者数×100%。(轻度滋事是指公安机关出警并有出警记录，但仅作一般教育等处理的案情，例如患者打、骂他人或者扰乱秩序，但没有造成生命财产损害的，属于此类。以当地公安机关的资料为准)

＊肇事肇祸率=在册患者中肇事肇祸人数/所有登记在册的确诊患者数×100%。(肇事肇祸包括“肇事行为”和“肇祸行为”两类。肇事行为是指患者行为触犯了我国《治安管理处罚法》但未触犯我国《刑法》，例如患者有行凶伤人毁物等但未导致被害人轻、重伤的。肇祸行为是指患者行为触犯了我国《刑法》，属于犯罪行为的。以当地公安机关的

资料为准）

附：严重精神障碍管理治疗工作效果评价提纲

1. 知识和态度的变化

（1）精神卫生知识知晓率有什么变化？

（2）对精神障碍的病耻感有什么变化？

（3）疾病复发早期症状识别有什么变化？

（4）期望康复训练的比例有什么变化？

2. 寻求服务的行为变化

（1）拒绝家庭随访管理的人数及比例有什么变化？

（2）主动参加社区（家庭）康复训练的人数及比例有什么变化？

（3）主动咨询、反馈患者病情变化的人数及比例有什么变化？

（4）主动在社区卫生服务中心（站）或专科医院就诊的病人数及比例有什么变化？

3. 服务接受者利用服务的方便程度变化

（1）服务接受者知道当地“点对点技术支持”医生联系方式的人数及比例有什么变化？

（2）服务接受者获得健康教育材料的可得性有什么变化？

（3）健康教育传播途径的多样性有什么变化？

4. 健康技能的掌握

（1）患者及其监护人识别疾病复发早期症状的人数和比例有什么变化？

（2）患者自行服药的人数及比例有什么变化？

（3）患者生活自理的人数及比例有什么变化？

（4）患者参加家务劳动的人数及比例有什么变化？

（5）患者参加邻里、亲戚交往的人数及比例有什么变化？

5. 各项工作指标是否达到要求

（1）报告患病率是否达到计划要求及经验、问题是什么？

（2）管理率及规范管理率是否达到计划要求及经验、问题是什么？

（3）服药率及规律服药率是否达到计划要求及经验、问题是什么？

（4）有无重大肇事肇祸事（案）件发生及经验、问题是什么？

（5）关锁及解锁人数有什么变化？

（6）常住居民、患者/监护人、基层医疗卫生工作人员满意度有什么变化？

6. 政府领导、部门协作、社区参与和服务功能转变

（1）是否成立政府主导的联席会议制度并组建队伍？

（2）部门合作、协同行动的程度如何？

（3）是否开展社区服务，如深入居民家中开展疑似病人筛查（排查）、社区随访和“点对点技术支持”？

7. 获得社会支持和政策支持

（1）大众传媒支持（广播、电视节目数和播放时间）程度有什么变化？

（2）大众对严重精神障碍管理治疗工作有什么评价？

(3) 是否形成了地方政策来支持严重精神障碍管理治疗工作?

(四) 效率评价

效率评价是指干预措施实施后，卫生服务量与质的变化（产出）与项目实施所投入的资源之间的比较评价，也就是每提供单位资源所产生的符合质量要求的服务量。其目的在于改善与提高服务系统的实施与管理水平。

效率与效果之间有联系，但无必然的因果关系，也就是说高效率可以提高服务效果，但也可能与提高效果无关。

(五) 效益评价

效益评价是指投入的成本与所产生的卫生效果或将卫生效果转换成货币量之间的比较分析。前者为成本-效果分析，后者为成本-效益分析。

(六) 影响评价

影响评价包含两层意思，一是工作计划实施后在工作实施地区内对卫生与社会经济发展的贡献和影响；二是工作计划实施后，产生预期结果的持续性。此时干预措施仍在继续实施并发挥作用，特别是当去除干预措施中外来影响部分（如资源支持等）转入常规运行后，观察结果变化情况。一项好的工作计划，转入常规运行后应能继续保持良好的结果，如较高的服务效率、满意的健康效果等。

六、各种评价与防治工作的关系

随着社区精神卫生防治工作的开展，特别是严重精神障碍管理者工作的深入进行，各种评价活动伴随而来。对应不同的工作阶段，评价的内容、方式和目的也有所不同。在社区精神卫生防治工作的计划阶段，主要开展的是适宜度评价；一旦计划得到专家的论证并付诸实施，就要进行过程/进度评价；当防治工作进行到一定阶段后，就可着手进行效果评价；当工作开展已经具有相当经验时需要进行效益、效率和影响评价。因此，对于开展社区精神卫生防治工作的地区来讲，先要判断自己的工作进行到了哪一步，然后才能决定采取什么样的评价方法和策略。

各种评价与管理阶段的关系见图 12-1。

七、内部评价和外部评价

内部评价或外部评价是相对于实际管理者来说的。工作地区或者示范区自己操作和开展的评价活动，评价结果直接用于自己改善工作，为内部评价（自我评价）。内部评价主要在计划过程和实施过程中进行，也可以进行效果评价。工作地区或者示范区之外的专家或管理者对该项工作的评价活动，评价结果用于总结经验、推广成果，为外部评价。外部评价主要在方案论证以及效率、效益、影响评价中使用。如图 12-2 所示。

八、评价方法

(一) 快速评价

针对干预措施的快速评价很重要，通过评价结果可以了解干预措施的作用力度有多大，并可为下次干预方式提供参考经验。在上述各种评价中，快速评价方法可以用于过程

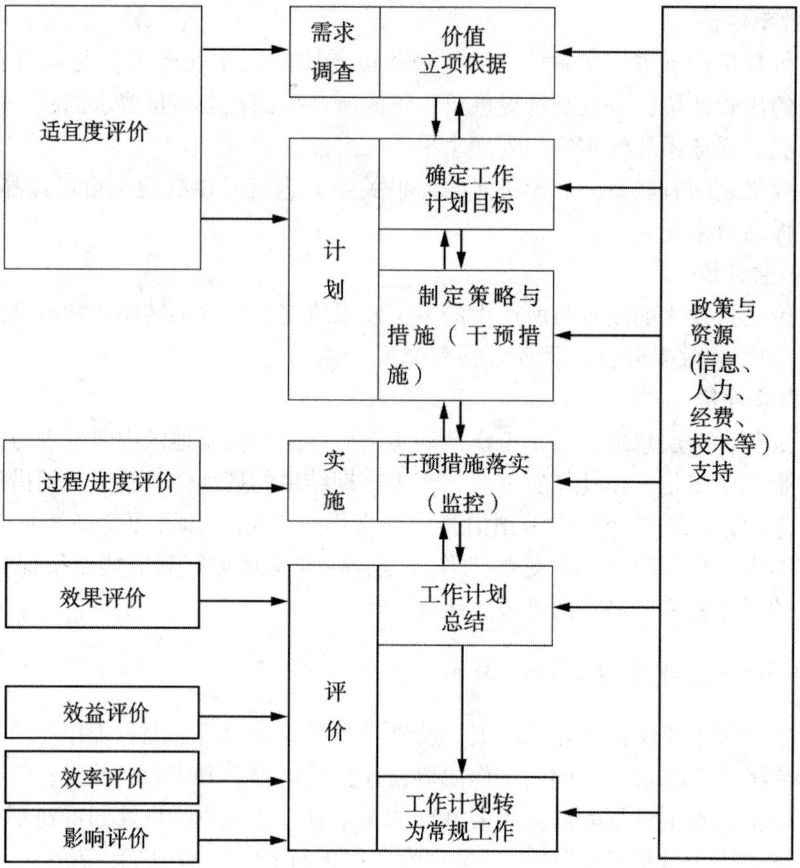

图 12-1 各种评价与管理阶段的关系（一）

/进度评价和效果评价。

通常快速评价从设计到产出结果为 2~3 天，费用低，可以满足决策者对工作的评价，也可以向部门、社区领导和居民展示防治工作效果，以争取进一步的支持。

附：严重精神障碍管理治疗工作快速评价提纲

（1）将已经开展的工作进行归类列项。

（2）选择需要评价的具体工作，制定评价方案。

（3）根据工作特点，列出 2~4 个问题，设计简单问卷。

例 1 关于世界精神卫生日宣传活动：

①您知道世界精神卫生日是什么时间吗？

②您是否得到过精神卫生宣传材料？

③您知道精神障碍可以预防吗？

④您知道精神障碍可以治疗和控制吗？

⑤您听说过“686”项目吗？

（4）选择 10 个调查员，进行 30 分钟培训，让他们掌握基本的调查技术。

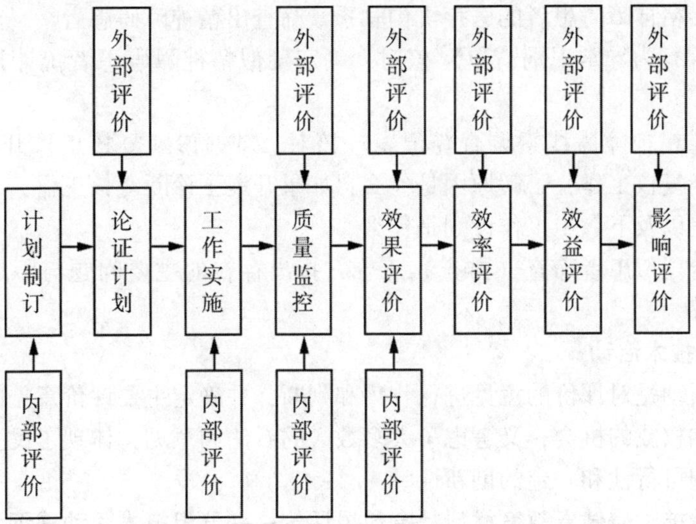

图 12-2 各种评价与管理阶段的关系（二）

（5）采取偶遇抽样：在规定的时间内（如星期一上午 8：00~9：00）于 10 个左右调查点（如车间内、街口、商场门口、学校内、公共汽车站等），调查员询问遇到的 10 个行人、工人、顾客、中学生等，得到 100 个调查结果。

（6）对调查资料进行分析。

例 2 关于家庭随访活动：

①您是否看过我们发放的宣传资料？

②如果我们把宣传资料上的文字改成卡通图案，您是否更喜欢看？

③您同意医务人员上门进行家庭随访吗？如果不同意，原因是什么？结束调查。如果同意，则继续进行：

④您觉得随访对您及家庭有帮助吗？

⑤您觉得随访还应该有什么具体的改进？

⑥您觉得康复指导、护理教育对您及家庭有效果吗？

⑦您知道当地的救治救助政策吗？

⑧您觉得随访人员着工作服和便装哪个更合适？

也可以采取电话随访方式，随机抽取登记在册的 10 名患者进行访问，还可以结合其他工作，上门询问患者或者监护人。然后，对调查资料进行分析、评价。

例 3 关于疑似患者筛查（排查）工作：

①按乡镇、村统计患者报告患病率资料，随机抽查或针对报告患病率偏低的居委会/村进行现场调查。

②与居委会/村干部、村医座谈，了解疑似精神障碍患者名单及人数，必要时上门入户与患者见面，以确定是否属于疑似精神障碍患者，并与国家严重精神障碍信息系统核对，确定目前疑似精神障碍患者具体名单。

③与医保报销办公室、公安/门诊/残联等部门信息交换，同法医精神病司法鉴定所以及当地其他收治精神障碍患者的医疗机构联系，筛查出精神障碍患者。

④与《精神行为异常识别清单》核对，确定疑似精神障碍患者统计是否有遗漏，遗漏了多少？

⑤与《严重精神障碍线索调查登记表》核对，掌握诊断复核工作开展情况及结果。如果未开展诊断复核工作，了解原因是什么；如果开展了诊断复核工作，了解是否有疑似精神障碍被遗漏以及下一步工作计划是什么。

⑥综合评价疑似患者筛查（排查）工作，指出存在的主要问题与不足，提出具体的整改意见及建议。

（二）群组技术活动

群组技术活动是对评价的意见进行收集和判断，并确定主要评价意见的过程。它既提供了表达个性和权威的机会，又考虑了大多数人的看法和意见，体现了民主和集中的综合结果，有较高的可行性和一定的创新性。

附：严重精神障碍健康教育材料社会效果评价——群组技术活动提纲

1. 介绍和准备

主持人介绍自己（严重精神障碍管理者）和参与人员；介绍本次群组研究的主题和目的，并提出问题。参与人员一般以 10~15 人为宜。事先准备好一张表格，以便参与者根据要求写出自己的意见和看法（对发放的精神卫生宣传材料的效果进行评价，以便今后改进制作宣传材料；请大家在表格中写出自己的评价意见）。

2. 独立思考

给参与者 15 分钟时间，每个人独立地在表格中写出自己的意见和看法。要求此阶段必须保持安静，不能相互讨论，要完全凭自己的想法填写表格。

3. 展示各位的意见

主持人将大家填好的表格收集起来，在一个大家都能看到的黑板或大白纸上列出各位参与者的意见和看法。要求意见类似的观点也要列出，不能任意合并。

4. 讨论和交流

给参与者 15 分钟时间，大家面对黑板或大白纸上展示的意见发表自己的意见和看法。要求含义类似的观点要合并，新的意见和看法要添加在黑板或大白纸上。

5. 暂停

休息 10 分钟。

6. 进行评价结果的选择和赋权重

主持人给每个人发一张新的表格，请每个参与者面对黑板或大白纸展示的意见，独自作出自己的评价。

7. 讨论

辅助人员将大家填好的表格收集起来，在黑板或大白纸上统计各位参与者的评价结果，同时主持人再组织大家进一步讨论。

8. 得出评价结论

主持人将黑板或大白纸上的统计结果进行记录，并提交决策者。

九、统计分析

统计分析是对定量评价资料处理的基本技能。最常用的有构成比等，也可用绝对数、统计图表等表示。

附：严重精神障碍管理治疗工作评价指标（参考）

1. 建立健全精神卫生组织管理体系

（1）建立政府精神卫生工作领导组织与部门协调机制。

（2）纳入综合治理平安建设目标考评内容。

（3）地方政府或部门出台严重精神障碍患者门诊或/和住院治疗补偿制度或免费治疗制度。

（4）地方政府或部门出台落实严重精神障碍患者监护责任实施以奖代补政策。

2. 完善精神卫生防治网络

（1）成立精神卫生管理机构/专业科室（精神卫生中心），按要求开设精神科门诊或心理治疗门诊。

（2）精神卫生中心内设精防科室（如精防科等），人员配备合理，并提供必要的办公条件。

（3）管理机构有明确的工作职责和任务，承担当地精神卫生防治的计划、组织、协调、实施和评价等工作。

（4）有一支具有现代管理知识的精神卫生防治队伍，掌握精神卫生管理、疾病预防与控制、流行病学、卫生经济学、健康教育和健康促进、计算机处理技术等知识和技能。

3. 建立严重精神障碍信息系统

（1）建立严重精神障碍信息系统。

（2）有专人负责严重精神障碍信息处理工作。

（3）建立并完善严重精神障碍基线数据库。

（4）严重精神障碍管理治疗工作得到信息系统的决策支持。

4. 建立健全精神卫生防治队伍和广泛的社会合作

（1）有一支精神卫生防治专业队伍，包括预防、医疗、保健、康复等功能。

（2）有广泛的社会参与，包括政府部门、医疗卫生专业机构、社区、工厂、学校和家庭。

（3）开展经常性的专业技术培训，所有专业人员接受过长期/短期的专业培训。

（4）普通民众心理健康知识知晓率不断提高。

（5）大众传媒参与精神卫生病防治的数量、形式和比例不断增加。

5. 精神卫生科学化管理

（1）开展精神卫生基线调查并撰写调查报告。

（2）制订精神卫生综合防治工作规划，并纳入当地社会经济发展总体规划。

（3）制订精神卫生防治年度工作计划，并进行可行性论证。

（4）开展精神卫生防治工作，并进行过程/进度评价。

（5）开展精神卫生防治工作阶段性效果评价，不断提高管理水平。

6. 精神卫生综合防治投入-产出评价

（1）落实精神卫生（严重精神障碍）综合防治政府经费。

（2）精神卫生综合防治宣传（次数、接受人数、形式、过程/进度评价结果）。

（3）政府机关党校精神卫生综合防治宣传（次数、接受人数、形式、过程/进度评价结果）。

（4）健康教育和健康促进材料制作（份数、形式、使用情况、过程/进度评价结果）。

（5）实施严重精神障碍患者规范化社区管理（报告患病率、管理率/规范管理率、服药率/规律服药率等）。

（6）开展精神障碍患者院外（家庭、社区）康复工作（参加院外康复人数的比例及康复效果）。

（7）轻度滋事、肇事肇祸发生率。

（8）关锁患者及其解锁例数及效果。

第四节　质量控制

为达到质量要求所采用的技术和所进行的活动称为质量控制。也就是说，质量控制是通过监视质量形成的过程，消除所有阶段、环节引起不合格或不满意效果的因素，以达到质量目标要求，获取社会、经济效益，而采用的各种质量技术和所进行的各种活动。质量控制是严重精神障碍管理治疗工作的重要组成部分，目的是保证工作过程规范、有序，实现既定目标。质量控制应当贯穿于严重精神障碍管理治疗工作的始终。

一、质量控制特点

（1）质量控制具有预设性质。即在工作计划制订、项目设计时，针对工作实施过程的每一个环节，都预设质控措施，以消除质量隐患。

（2）质量控制具有全流程整体性。质量控制的基础是过程控制，包括专业技术过程和质量管理过程两方面内容。在整个工作流程的每一个环节均要严格按照程序和规范予以实施，以保证最终结果的真实性、可靠性与有效性。

（3）质量控制具有可测量性。通过监测与测量，将质控指标定量化，才能及时发现问题、解决问题，获得质量控制的最佳效果。

（4）质量控制具有强制性。针对质量控制中发现的问题，必须采取有效措施予以整改，及时解决存在的质量问题，将整个过程的波动控制在允许的范围内。

质量控制组织框架见图 12-3。

二、质量管理、质量控制、质量改进的区别

（1）质量管理是为了实现质量目标而进行的所有管理性质的活动，通常包括制定质量方针和质量目标以及质量策划、质量控制、质量保证和质量改进等。质量控制是质量计划的演绎和实施，目的在于确保工作或服务符合预先已规定的质量要求。质量改进是针对改进内容、项目，采取各种措施，寻求突破，解决问题，从而使过程、活动、资源质量得

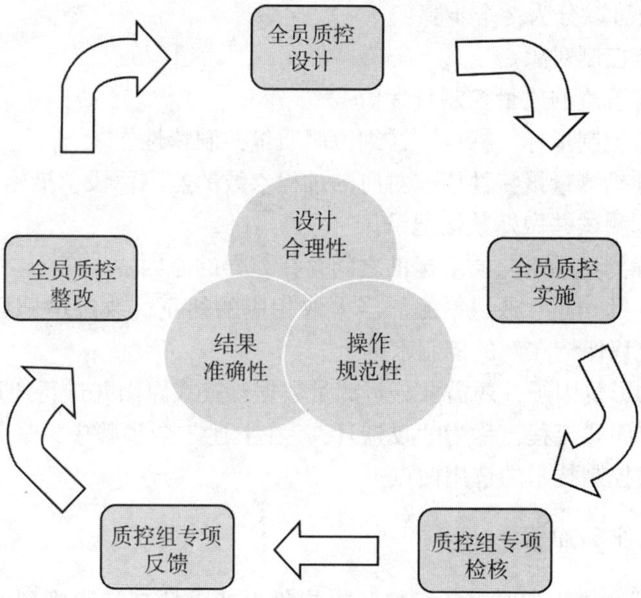

图 12-3　质量控制组织框架图

到提升。

（2）质量控制、质量改进是质量管理的一部分，质量管理包含质量控制、质量改进等。质量控制是质量管理中最基础的职能活动，其专业技术和活动具有规定性和程序性的特点。一般来说，质量控制受限于质量体系的约束，其基本任务是使过程、活动和资源处于受控状态。质量改进也受限于质量体系的约束，具有项目工作的特点，改进活动的结果往往导致原有质量标准的提高，使过程、活动、资源在更高、更合理的水平上重新处于受控状态。

（3）质量控制是质量改进的前提和基础，质量改进是质量控制的延伸和发展，服从于质量方针和目标，贯穿于质量形成全过程。

三、质量控制原则及要求

（1）质量控制原则：坚持属地管理、分级质控、行政管理与业务管理并重、专科机构与基层机构并重的原则。

（2）质量控制要求：质量控制应贯穿于严重精神障碍管理治疗工作的始终。每次质控结束后，要及时分析总结，提出质控意见。质控结果要及时公布，保留相关资料，作为下次督导考核的依据和内容。

四、质量控制步骤

质量控制是通过监测、研究、分析各种工作数据资料及质量数据分布，揭示质量差异的规律，找出影响质量差异的原因，采取技术措施消除或控制影响工作质量的因素，使工作在实施的全过程中每一个环节都能正常地、理想地进行，最终使工作能够达到预设目标。质量控制大致可以分为7个步骤：

（1）确定质量控制对象。

（2）选择需要监测的质量控制特性值。

（3）确定质量控制指标、标准，详细说明质量控制特性。

（4）选定能准确测量该特性值或对应的过程参数的监测手段、措施。

（5）进行实际测试并做好数据记录。

（6）分析实际测试结果与质量标准之间存在差异的原因。

（7）采取相应的纠正、改进措施。当采取相应的纠正、改进措施后，仍然要对过程进行监测，以将过程保持在新的控制水准上。

一旦出现新的影响因子，还需要分析测量数据，查找原因并进行纠正。因此，这7个步骤形成了一个封闭式流程，称为“反馈环”。在上述7个步骤中，最关键的是质量控制系统的设计和质量控制技术的选用两点。

五、质控人员和职责

（1）行政管理人员：主要由各级精防机构负责严重精神障碍管理治疗工作的行政管理人员担任，负责辖区内有关严重精神障碍管理治疗工作的体系建设、组织管理、经费管理、人员培训等方面的质控和评估。

（2）医疗质管员：主要由各级精防机构负责严重精神障碍管理治疗工作的精神科执业医师（省、市级由副主任医师及其以上职称人员，区、县级由主治医师及其以上人员）担任，负责辖区内有关严重精神障碍患者管理治疗工作的诊断治疗、服药指导、随访和康复服务等方面的质控和评估。

（3）业务管理员：指各级精防机构中负责设立系统用户账号、分配用户权、履行用户管理职责的唯一责任人。主要对用户建立、权限分配、账号使用、接口正确性、密码规范、数据使用、网络安全等进行质量控制。

（4）数据质控员：指各级精防机构中负责档案管理和严重精神障碍信息系统数据质控等工作的人员。主要对上报的数据质量、患者个案信息、发病报告和出院信息、工作完成情况等进行质量控制。

六、质量控制内容

质量控制内容主要包括行政管理和业务管理两个方面。

（一）行政管理

（1）体系建设：包括本辖区严重精神障碍管理治疗工作的服务网络和工作体系建设。

（2）组织管理：包括卫生行政部门和精防机构的职责履行、严重精神障碍管理治疗工作制度的建立、专家技术队伍的建设等。

（3）经费管理：包括各级工作经费的到位和使用情况以及经费使用的及时性、规范性、合理性等。

（4）培训与宣传：包括各级卫生行政部门和精防机构举办精神卫生相关培训和宣传

的次数、对象、内容、效果等。

（5）对辖区内技术薄弱地区、市或/和县（市）落实“技术帮扶”和实施“双向转诊”“点对点技术支持”“关爱帮扶小组（综合管理小组）”三大措施等。

（二）业务管理

（1）病例筛查与诊断治疗：包括疑似患者筛查、诊断与确诊和社区登记在册患者诊断治疗的真实性和准确性质控。

（2）随访管理：包括患者随访服务开展的真实性与准确性、档案填写及录入的规范性质控。

（3）发病报告：包括发病报告卡和出院信息单填写的真实性与准确性质控。

（4）信息系统：包括用户信息管理和安全质控、各类报表上报及时性、准确性和安全性等质控和系统数据质量分析。

七、质量控制方法

（一）日常质控

（1）行政管理：通过各级卫生行政部门或精防机构提交的工作总结和各类资料等进行分析和评估。

（2）业务管理：通过国家严重精神障碍信息系统中的个案信息和各类统计报表等进行常规质控。

（二）现场质控

（1）行政管理：结合工作督导、考核等，对下级卫生行政部门、精防机构和基层医疗机构进行现场质控。

（2）业务管理：结合工作督导、考核等，对具有精神科诊断资质的医疗卫生机构和基层医疗机构进行现场质控。

附：严重精神障碍患者服药率/规律服药率质量控制方法

（1）确定严重精神障碍患者服药率/规范服药率为质量控制对象。

（2）以国家、全省、全市或全县平均服药率/规律服药率为基准，低于此标准者为监测、分析的范围。

（3）全面统计、分析目标地区服药率/规范服药率分布现状。

（4）可以从全国服药率/规范服药率分布现状中找出服药率/规律服药率偏低的省市，再从省市服药率/规律服药率分布现状中找出服药率/规律服药率偏低的地区。依此类推，最后找出服药率/规律服药率偏低的乡镇和村。

（5）通过“解剖麻雀”的方式，到服药率/规律服药率偏低的乡镇、村里走访患者及其监护人，了解不服药/不规律服药的具体原因，并做好记录；现场走访调查结束后，进行分析、归纳，并做出评价。

（6）分析服药率/规律服药率偏低的原因。如严重精神障碍患者救治救助政策有限，病人自付比例偏高；患者及其监护人不知道当地救治救助政策；报销手续繁琐；监护人对患者监管不力、关心/关怀不够；服药效果不好没有及时调整治疗方案；家庭护理教育知识匮乏；录入国家严重精神障碍信息系统延误等。

（7）采取有效的改进措施，并监测、评判服药率/规律服药率是否达标。如加强培训；及时录入患者服药信息；落实“以奖代补”政策；简化患者报销手续，实行“一站式服务”；“点对点技术支持”医生为患者调整治疗方案或针剂注射，指导患者及其监护人开展服药等家庭康复训练；宣传当地救治救助政策并进行家庭护理教育；“关爱帮扶小组（管理小组）”开展必要的帮扶活动等。建议地方政府依照《精神卫生法》等，提高救治救助力度，减轻患者及其监护人的经济负担。

八、县乡村三级服务网络基本工作及要求

和疾病预防控制工作一样，严重精神障碍管理治疗工作也是慢性病防治工作的一部分。目前，我国严重精神障碍管理治疗服务网络和工作体系尚在建设之中，多是借助疾病预防控制三级服务网络来开展严重精神障碍管理治疗工作，这也充分发挥了疾病预防控制三级网络的“一网多用”作用。具体来说，在有精神卫生中心的县（市），严重精神障碍管理治疗工作多由精神卫生中心承担；在没有精神卫生中心的县（市），严重精神障碍管理治疗工作则由疾病预防控制中心承担。当然，也有部分县市的严重精神障碍管理治疗工作是由当地精神卫生中心和疾病预防控制中心分别承担，二者分工协作，在当地卫生行政部门领导下，各自发挥自身优势，共同完成严重精神障碍管理治疗工作。至于乡镇和村级则没有专门的严重精神障碍服务机构，全部是借助之前的疾病预防控制网络，在当地卫生行政部门赋予了精神卫生预防、控制职能前提下来开展工作。

作为严重精神障碍管理治疗服务网络中的重要组成部分，县乡村三级服务网络的工作质量，在社区精神卫生服务中显得尤为重要和关键。这不单是因为县乡村三级服务网络直接服务于患者，更是因为县乡村三级服务网络是严重精神障碍管理治疗工作的具体执行者，其工作质量的好坏、高低，直接决定了当地严重精神障碍管理治疗工作的成败。国家基本公共卫生服务项目，规定了县乡村三级严重精神障碍患者社区管理的基本内容和要求，但不能涵盖严重精神障碍管理治疗工作的全部。因此，有必要将县乡村三级服务网络基本工作及要求说明如下，以供参考。

（一）县级精防机构（指承担精神卫生防治工作的精神卫生中心或/和疾病预防控制中心）

1. 工作职责

（1）协助县级卫生行政部门起草有关严重精神障碍管理治疗工作计划、实施方案等；协助相关部门建立区域内精神障碍社区康复网络；开展精神障碍防治健康教育和宣传。

（2）指导社区卫生服务中心和乡镇卫生院开展辖区内严重精神障碍患者线索调查工作。

（3）组织诊断或者复核诊断基层医疗卫生机构筛查上报的疑似精神障碍患者。

（4）接收精神卫生医疗机构和上级精防机构提供的严重精神障碍患者出院信息，遵照知情同意原则，将患者纳入本辖区严重精神障碍管理服务范围，通知患者居住地社区卫生服务中心或乡镇卫生院开展建档及随访管理。

（5）负责本级严重精神障碍信息系统管理工作。

（6）指导基层医疗卫生机构制定社区/乡镇管理工作方案，开展技术指导、质量控制

和效果评估；定期统计、分析、评估和报告社区卫生服务中心和乡镇卫生院患者管理的相关数据和工作信息，提出改进意见和建议；完成年度工作报表并上报本级卫生行政部门。

（7）承担基层医疗卫生机构、街道和乡镇相关部门工作人员的专业培训和管理培训，开展培训效果评估。

（8）必要时，协助县级卫生行政部门开展辖区内精神障碍流行病学调查工作。

（9）承担县级卫生行政部门交办的其他相关工作。

2. 基本工作

（1）指导基层医疗卫生机构开展疑似精神障碍患者筛查工作。

（2）由精神科执业医生对基层医疗卫生机构筛查上报的疑似精神障碍患者进行诊断或者复核诊断。对确诊为 6 种严重精神障碍的患者，精神科医生填写《严重精神障碍线索调查登记表》并出具病情诊断证明书。

（3）住院治疗的严重精神障碍的患者，在患者出院时需征得患者本人或监护人同意并签署知情同意书后，填写《严重精神障碍患者出院信息单》并录入《国家严重精神障碍信息系统》，通过信息系统将患者出院信息流转到患者居住地所在乡镇卫生院并登记管理。

如确诊的住院患者符合《精神卫生法》第三十条第二款第二项情形，依据《严重精神障碍发病报告管理办法》，精神卫生专业机构的医生应在其首次确诊时填写《严重精神障碍患者报告卡》，并于 10 个工作日内录入信息系统。

（4）指导基层医疗卫生机构承担辖区内严重精神障碍患者的随访管理工作。

（5）精神卫生医疗专业机构建立应急处置组，制定应急处置预案，依照“合理、及时、安全”原则，协助监护人、民警、居委会/村干部等，对病情恶化，有伤已或伤人毁物行为以及严重药物不良反应的患者进行应急处置。

（6）开展患者双向转诊工作。辖区各社区卫生服务中心/乡镇卫生院与县级精神卫生医疗专业机构制定严重精神障碍患者双向转诊制度，确保辖区管理的患者疾病恶化时，能及时转院得到规范治疗，同时出院患者又能及时转回到村（社区）进行随访管理。

县级精神卫生医疗专业机构将达到出院标准的患者转回到村（社区），并征得患者监护人同意，开具《双向转诊（回转）单》，填写《严重精神障碍患者出院信息单》，将出院信息录入《国家严重精神障碍信息系统》下转到乡镇卫生院。

（7）开展点对点技术支持工作。县级精防机构成立严重精神障碍管理治疗技术指导团队，对社区/乡镇进行划片，实行分片包干责任制，建立“点对点技术支持”并保持密切联系。每次开展“点对点技术支持”工作后应填写《点对点技术支持记录表（县级）》，并存档备查。

（8）协助开展关爱帮扶活动。宣传当地救治救助政策，协助符合条件的严重精神障碍患者办理精神残疾证、低保证，帮助患者及其家属解决生活与治疗上的困难。每次关爱帮扶活动结束后应填写《关爱帮扶记录表》并存档备查。

（9）人员培训。每年开展严重精神障碍管理治疗工作、患者规范化治疗、患者基础管理和个案管理、国家严重精神障碍信息管理系统业务管理与质量控制、患者家属护理教育、民警和居委会人员相关知识与技能等培训，培训内容可根据当地工作进展以及实际需求适时进行调整。为县级机关党校进修人员举办“精神卫生防治知识”健康讲座。

（10）开展健康教育与宣传。在辖区内组织开展精神卫生知识的健康宣传，普及“精神障碍可防可治”的知识与理念，降低歧视和病耻感，提高人民群众对精神障碍的识别能力和就医意识，通过发放健康教育资料、举办讲座/座谈会/联谊活动等形式对患者和家属开展健康教育，使患者和家属获得精神障碍、躯体疾病和物质滥用预防知识以及意外事件预防知识，了解严重精神障碍患者救治救助政策等。活动结束后应及时将相关资料（含影像、影音资料）整理归档。

（11）进行督导、考核与评估工作。每年对乡镇卫生院（社区卫生服务中心）、村卫生室（社区卫生服务站）至少进行四次督导、考核与评估。考核内容包括领导及协调机制、工作制度、工作流程等落实情况，各项技术指标的完成数量和质量，资料管理和严重精神障碍信息报告工作等。采取现场调查、资料查阅、数据核查、电话核实、入户调查等方法，对乡镇卫生院、村卫生室和社区居民进行督导、考核与评估。督导、考核与评估结束后要将相关资料整理归档，并作为下次督导、考核与评估时的参考与依据。

3. 基本要求

（1）组织机构及工作制度。具体包括：严重精神障碍管理治疗领导小组（名单）；严重精神障碍管理治疗技术指导组（名单）；精神障碍预防控制科工作制度；严重精神障碍发病报告与管理制度；严重精神障碍管理治疗项目信息安全及档案管理制度；严重精神障碍管理治疗工作项目经费管理制度；严重精神障碍患者双向转诊制度；精神障碍患者点对点技术支持工作制度；精神障碍患者关爱帮扶小组制度；严重精神障碍管理治疗督导考核评估制度；严重精神障碍患者门诊服药补助管理规定；精神障碍患者应急处置预案及管理规定；其他制度与规定。

（2）日常管理资料。内容包括：严重精神障碍救治救助、以奖代补政策资料；严重精神障碍管理治疗文件及计划、总结资料；严重精神障碍管理治疗制度资料；严重精神障碍管理治疗技术方案资料；严重精神障碍管理治疗会议、讲座资料；严重精神障碍管理治疗宣传、培训资料；严重精神障碍管理治疗督导考核评估资料；精神障碍应急处置资料；严重精神障碍患者信息流转、交换资料；严重精神障碍双向转诊登记本及原始资料；严重精神障碍点对点技术支持（县级）资料；精神障碍患者关爱帮扶活动资料；严重精神障碍线索调查汇总资料；严重精神障碍患者发病报告资料；严重精神障碍患者个案管理资料；严重精神障碍失访（死亡）患者登记资料；精神障碍患者院内、院外康复训练资料；严重精神障碍管理治疗工作任务完成情况资料（汇总表及原始资料）；严重精神障碍管理治疗工作经费资料及凭证；精神障碍心理咨询资料；精神障碍科研工作资料；精神障碍流行病学调查及其他基线调查和发表论文资料；严重精神障碍管理治疗各类报表资料；专业人员外出进修、学习资料；其他工作资料。

（二）社区卫生服务中心/乡镇卫生院

1. 工作职责

（1）协助上级卫生行政部门及精神卫生医疗机构开展村医严重精神障碍防治知识培训，并对其工作进行考核。

（2）在县级精防机构指导下，承担辖区内严重精神障碍患者信息收集与网络报告工作，开展行为异常人员线索调查，登记已确诊的严重精神障碍患者并建立居民健康档案；必要时联系县级精防机构安排精神卫生医疗机构对未确诊患者进行诊断复核。

（3）在精神卫生医疗机构“点对点技术支持”医生指导下，开展或/和指导卫生服务站/村卫生室开展患者随访、危险性等级评估、分类干预与康复指导等工作。有条件的地方可实施患者个案管理计划。

（4）协助精神卫生医疗机构开展严重精神障碍患者应急处置。

（5）向精神卫生医疗机构转诊病情不稳定患者。

（6）参与严重精神障碍防治知识健康教育和康复指导工作。

（7）组织开展严重精神障碍患者年度健康体检工作。

2. 基本工作

（1）在乡镇政府部门组织领导下，开展精神行为异常人员线索调查工作。对发现的疑似精神障碍患者（未经精神科执业医生明确诊断者），填写《严重精神障碍患者线索调查登记表》报县级精防机构。

（2）社区卫生服务中心/乡镇卫生院为辖区内需要转诊的患者开具《双向转诊（转出）单》，同时填写《严重精神障碍患者双向转诊登记本（转出）》，并上转到县级精神卫生医疗专业机构进行诊治。如患者或监护人不同意转诊，应在《严重精神障碍患者双向转诊登记本（转出）》备注栏里签字，并将患者不同意转诊的情况向当地综合管理小组报告，防止患者肇事肇祸事（案）件发生。

（3）社区卫生服务中心/乡镇卫生院收到县级精神卫生医疗专业机构下转的《双向转诊（回转）单》《严重精神障碍患者出院信息单》以及通过《国家严重精神障碍信息系统》流转的患者信息后，要核对患者信息，再转到患者所在卫生服务站/村卫生室，并填写《严重精神障碍患者双向转诊登记本（转入）》，同时做好患者社区管理的衔接工作。

（4）协助街道/乡镇政府部门完成疑似精神障碍患者的诊断与复核诊断工作。对明确诊断为严重精神障碍的患者，在征得患者本人或监护人同意并签署《参加严重精神障碍社区管理治疗服务知情同意书》后，录入《国家严重精神障碍信息系统》，并将严重精神障碍患者信息反馈到卫生服务站/村卫生室进行社区管理。

（5）凡是明确诊断为 6 种严重精神障碍的患者，在征得患者本人或监护人同意并签署《参加严重精神障碍管理治疗知情同意书》后纳入社区管理，指导卫生服务站/村卫生室为患者建立《居民健康档案》，填写《个人基本信息表》以及《严重精神障碍患者个人信息补充表》。

（6）开展或/和指导卫生服务站/村卫生室开展患者随访、危险性等级评估、分类干预与康复指导等工作。在患者病情许可的情况下，在征得监护人与患者本人同意后，每年为纳入管理的严重精神障碍患者进行 1 次健康体检，体检内容包括一般体格检查、血压、体重、血常规、转氨酶、血糖、心电图（有条件的地方，可增加体检内容），并将体检结果反馈给卫生服务站/村卫生室。

（7）开展患者个案管理的街道/乡镇，根据患者的病情及社会、经济状况和心理社会功能特点与需求，通过评估患者的精神症状、功能损害或者面临的主要问题，有针对性地为患者制定阶段性治疗方案，帮助患者重返社会生活。将个案管理服务内容记录在《个案管理服务记录手册》，并录入《国家严重精神障碍信息系统》。

（8）协助开展应急处置工作。

（9）对未转诊住院治疗的病情基本稳定和不稳定患者，尤其是缺乏监护人照料、未持续或不规律用药、治疗效果不佳、伴发其他躯体疾病的患者，要按照规定增加随访频次，并在上级“点对点技术支持”医生指导下，调整治疗方案或调整药物剂量，填写《点对点技术支持记录表（乡级）》，并存档备查。

（10）参加关爱帮扶小组活动。向病人家属宣传当地救治救助政策及报销办法，动员社会及部门力量为患者及其家属提供力所能及的帮助和救助（如生活困难救助、协助就医等），指导患者及其家属办理精神残疾证、低保证等，填写《关爱帮扶记录表》，并存档备查。

（11）通过举办培训班、讲座、工作例会等形式，为卫生服务站/村卫生室医生培训社区管理工作要求及具体操作方法。培训结束后应将签到表、日程安排、教材、培训小结及影像资料归档备查。

（12）在辖区内积极开展精神卫生知识的健康宣传，通过发放健康教育材料、举办健康讲座、病友联谊活动等形式，普及精神卫生健康知识。每次宣传活动结束后，应将相关资料归档备查。

（13）对辖区卫生服务站/村卫生室开展严重精神障碍管理治疗工作的任务完成及质量进行督导与考核。督导考核工作结束后要将相关资料整理归档，并作为下次督导考核及奖惩的参考与依据。

3. 基本要求

（1）组织机构及工作制度。内容包括：严重精神障碍关爱帮扶小组或/和综合管理小组（名单）；精神障碍应急处置组（名单）；严重精神障碍管理治疗工作制度；严重精神障碍筛查、报告、登记制度；严重精神障碍管理治疗信息安全及档案管理制度；严重精神障碍随访工作制度；严重精神障碍督导考核工作制度；严重精神障碍患者双向转诊制度；严重精神障碍点对点技术支持工作制度；精神障碍患者关爱帮扶小组制度；精神障碍患者应急处置预案及管理规定；其他制度与规定。

（2）日常管理资料。具体包括：严重精神障碍救治救助、以奖代补政策资料；严重精神障碍管理治疗文件及计划、总结资料；严重精神障碍管理治疗制度资料；严重精神障碍管理治疗技术方案资料；严重精神障碍管理治疗会议、讲座资料；严重精神障碍管理治疗宣传、培训资料；严重精神障碍管理治疗督导考核评估资料；精神障碍应急处置资料；严重精神障碍患者信息流转、交换资料；严重精神障碍患者台账或一览表资料；严重精神障碍双向转诊登记本及原始资料；严重精神障碍点对点技术支持（乡级）资料；精神障碍患者关爱帮扶活动资料；严重精神障碍线索调查汇总及原始资料；严重精神障碍患者发病报告资料；严重精神障碍管理治疗工作任务完成情况资料（汇总表及原始资料）；严重精神障碍患者个案管理资料；严重精神障碍失访（死亡）患者登记资料；严重精神障碍患者健康档案资料（个人基本信息表、健康体检表、个人信息补充表和随访服务记录表)；严重精神障碍管理治疗各类报表资料；精防人员外出培训、学习资料；其他工作资料。

(三) 卫生服务站/村卫生室

1. 工作职责

(1) 协助社区卫生服务中心/乡镇卫生院开展辖区内严重精神障碍患者的线索调查、登记、报告和患者家庭成员护理指导工作，为患者建立居民健康档案。

(2) 协助精神卫生医疗机构开展精神障碍患者应急处置。

(3) 定期随访患者，指导监护人督促患者按时按量服药，督促患者按时复诊。

(4) 协助社区卫生服务中心/乡镇卫生院对严重精神障碍患者进行年度健康体检及个案管理工作。

(5) 参与严重精神障碍防治知识健康教育和康复指导工作。

(6) 及时向上级医疗机构转诊病情不稳定患者。

(7) 参与精神障碍患者关爱帮扶活动。

2. 基本工作

(1) 深入农户、居民家中，开展行为异常人员线索调查，填写《精神行为异常识别清单》，并上报社区卫生服务中心/乡镇卫生院公共卫生科。

(2) 为确诊的6种严重精神障碍的患者建立健康档案（个人基本信息表、个人信息补充表)。

(3) 按规定对严重精神障碍患者进行随访，进行危险性等级评估、分类干预、康复指导、健康教育，填写随访服务记录表。如果随访中发现患者死亡、外出打工、迁居他处、走失等，或者连续三次未访到，应填写《严重精神障碍失访（死亡）患者登记表》，并上报至社区卫生服务中心/乡镇卫生院公共卫生科。

(4) 协助严重精神障碍患者年度健康体检。健康体检结果出来后，填写健康体检表并将检查结果粘贴在患者纸质档案的健康体检表上。

(5) 协助开展应急处置工作。

(6) 随访过程中如果发现患者病情加重、危险性3~5级、有严重药物不良反应或有严重躯体疾病，要立即开具《双向转诊（转出）单》，建议将患者转诊到上级精神卫生医疗专业机构进行治疗，并与“点对点技术支持”医生联系，为患者入院治疗提供方便。卫生服务站/村卫生室收到患者的出院信息后，要按规定为患者提供社区管理服务。

(7) 参与精神障碍患者的关爱帮扶活动。

(8) 参与精神障碍的社区健康宣教工作。

3. 基本要求

(1) 组织机构及工作制度。具体如下：严重精神障碍管理治疗社区卫生服务中心/村卫生室工作职责；严重精神障碍患者筛查、报告、登记制度；严重精神障碍患者随访工作制度；严重精神障碍患者双向转诊制度；精神障碍患者关爱帮扶小组制度；严重精神障碍管理治疗信息安全及档案管理制度；其他制度与规定。

（2）日常管理资料。具体包括：精神卫生科普、政策宣传资料；精神障碍患者关爱帮扶活动资料；严重精神障碍患者双向转诊资料；参加专业培训学习资料；严重精神障碍患者台账或一览表资料；严重精神障碍患者健康档案资料（个人基本信息表、健康体检表、个人信息补充表和随访服务记录表）；严重精神障碍管理治疗各类报表资料；其他工作资料。

参 考 文 献

1. 秦怀金，陈博文．国家基本公共卫生服务技术规范［M］．北京：人民卫生出版社，2012.
2. 张伟．社区精神卫生服务手册［M］．成都：四川大学出版社，2010.
3. 曹连元．社区精神病学［M］．北京：人民卫生出版社，2009.
4. 翁永振．精神疾病社区防治手册［M］．北京：人民卫生出版社，2011.
5. 栗克清，杨新建，梁占凯，等．常见重性精神疾病社区防治手册［M］．北京：人民卫生出版社，2011.
6. 本书编写组．《中华人民共和国精神卫生法》医务人员培训教材［M］．北京：中国法制出版社，2013.
7. 吴文源，张明园．社会精神医学［M］．北京：人民卫生出版社，2011.
8. 沈渔邨．精神病学（第五版）［M］．北京：人民卫生出版社，2010.
9. ICD-10 精神与行为障碍分类、临床描述与诊断要点［M］．北京：人民卫生出版社，1993.
10. 赵靖平．精神分裂症［M］．北京：人民卫生出版社，2012.
11. 王淑荣．精神发育迟滞伴发精神障碍 23 例综合护理效果分析［J］．临床心身疾病杂志，2016，22（6）：153-154.
12. 郝伟，于欣．精神病学（第 7 版）［M］．北京：人民卫生出版社．2013.
13. 中华医学会精神科分会．CCMD-3 中国精神障碍分类与诊断标准（第三版）［M］．济南：山东科学技术出版社，2001.
14. 江开达．精神病学［M］．北京：人民卫生出版社，2009.
15. 杨清玲．精神疾病患者的社区康复管理研究［D］．南昌：南昌大学，2013.
16. 赵伟．主动性社区治疗模式对于精神分裂症的初步应用研究［D］．长沙：中南大学，2014.
17. 钟文娟．基于社区精神卫生服务的社区居民心理预警模型的研究［D］．武汉：华中科技大学，2008.
18. 李衡．基于社区的精神残疾康复管理模式研究［D］．上海：复旦大学，2013.
19. 鲍勇，朱宏敏，董恩宏，等．基于健康管理的社区卫生服务机构精神病患者康复研究［J］．中华健康管理学杂志，2009，3（4）：198-201.
20. Brekke J S, Mathiesen S G. Effects of parental involvement on the functioning of noninstitutionalized adults with schizophrenia（J）. Psychiatric Services, 1995, 46: 1149-1155.

21. Clark R E. Family support and substance use outcomes for persons with mental illness and substance use disorders（J）. Schizophrenia Bulletin，2001，27：93-101.
22. Dyck D G，Hendryx M S，Short R A，et al. Service use among patients with schizophrenia in psychoeducational multiple-family group treatment（J）. Psychiatric Services，2002，53：749-754.
23. Lauber C，Keller C，Eichenberger A，et al. Family burden during exacerbation of schizophrenia：Quantification and determinants of additional costs（J）. International Journal of Social Psychiatry，2005，51（3）：259-264.
24. Lowyck B，De Hert M，Peeters E，et al. A study of the family burden of 150 family members of schizophrenic patients（J）. European Psychiatry，2004，19（7）：395-401.
25. Salzer M. Psychiatric rehabilitation skills in practice：a CPRP preparation and skills workbook［M］. Linthicum，Md：US Psychiatric Rehabilitation Association，2006.
26. McFarlane W R. Multifamily groups in the treatment of severe psychiatric disorders［M］. New York：The Guilford Press，2002.
27. Woolis R. When someone you love has a mental illness：A handbook for family，friends and caregivers［M］. New York：J. P. Tarcher/Perigee，1992.
28. 于欣. 精神科住院医师培训手册——理念与思路［M］. 北京：北京大学医学出版社，2011.
29. 陈美玉，徐佳军. 精神康复实践手册［M］. 北京：人民卫生出版社，2011.
30. （美）Gerald Corey. 心理咨询与治疗的理论及实践（第八版）［M］. 谭晨，译. 北京：中国轻工业出版社，2015.
31. 江开达. 精神病学［M］. 北京：人民卫生出版社，2009.
32. 江开达. 中国精神疾病防治指南（实用版）［M］. 北京：北京大学医学出版社，2010.
33. 姚贵忠. 精神分裂症咨询［M］. 北京：北京大学医学出版社，2009.
34. 姚贵忠. 精神分裂症住院康复管理手册［J］. 中国心理卫生杂志，2009，23（增刊2）：15-16.
35. 施琪嘉. 心理治疗理论与实践［M］. 北京：中国医药科技出版社，2006.
36. （美）科特勒. 心理治疗师之路［M］. 林石南，等，译. 北京：中国轻工业出版社，2011.
37. （英）格尔德，哈里森，考恩. 牛津精神病学教科书［M］. 刘协和，李涛，译. 成都：四川大学出版社，2010.
38. 程嘉. 悟非手册：精神康复患者-专家导读［M］. 北京：人民军医出版社，2015.
39. 北京大学精神卫生研究所. 新时期精神卫生服务于管理体系研究报告［J］. 中国心理卫生杂志，2010，24（增刊1）：14.
40. 张军强. 基于RBAC模型的网络信息系统权限管理的设计和实现［J］. 价值工程，2012，31（19）：230-231.
41. 刘燕林. 我国社区精神卫生服务的发展概况、存在问题及对策［J］. 中国社会医学杂志，2013，30（6）：379-380.

42. 汤世明，王迎，王晓萍，等．湖北省精神卫生机构健康教育开展情况调查分析［J］．神经疾病与精神卫生，2015，15（6）：614-615.
43. 信春鹰．中华人民共和国精神卫生法解读［M］．北京：中国法制出版社，2012：38-40.
44. 汤世明，王晓萍，宫璇，等．湖北省严重精神障碍患者网络管理现状研究［J］．中国慢性病预防与控制，2015，23（9）：641-645.
45. 黄悦勤．我国精神卫生的现状和挑战［J］．中国卫生政策研究，2011，4（9）：5-8.
46. 王高华，徐顺生，汤世明．家庭心理医生［M］．北京：科学出版社，2002：316-397.
47. 中华人民共和国卫生部．2003 中国卫生统计年鉴［M］．北京：中国协和医科大学出版社，2003.
48. 刘伶，孟霞．精神病患者家属的健康教育［J］．齐鲁护理杂志，2006，12（6）：1073.
49. 汪中华，汪琼华．精神病专科医院开展健康教育工作的探讨［J］．中国民康医学，2009，21（23）：3040-3041.
50. 蒋红碧．精神科健康教育实践体会［J］．临床医药，2008，17（21）：62-63.

附　　表

目　录

附表 1　精神行为异常识别清单

指导语：为促进公众健康，我们需要了解您身边的人（居委会的居民、村里的人、家中的人）是否曾经出现以下情况，不论何时有过，现在好没好，都请您回答我们的提问。我们保证对您提供的信息保密。谢谢您的帮助！现在请问您，您身边有没有人发生过以下情况：

1. 曾在精神科住院治疗。	有	没有
2. 因精神异常而被家人关锁。	有	没有
3. 无故冲动，伤人、毁物，或无故离家出走。	有	没有
4. 行为举止古怪，在公共场合蓬头垢面或赤身露体。	有	没有
5. 经常无故自语自笑，或说一些不合常理的话。	有	没有
6. 变得疑心大，认为周围人都针对他或者迫害他。	有	没有
7. 变得过分兴奋话多（说个不停）、活动多、爱惹事、到处乱跑等。	有	没有
8. 变得冷漠、孤僻、懒散，无法正常学习、工作和生活。	有	没有
9. 有过自杀行为或企图。	有	没有

填表说明：

1. 本清单用于精神障碍患者发现工作，经过培训的调查员在对知情人调查提问时填写，或用于精神障碍相关知识的大众健康教育。

2. 调查提问时应逐条向知情人解释清楚，使知情人真正了解问题的含义。

3. 每个问题回答“有”或“没有”。

4. 当知情人回答有人符合清单中的一种情况时，应当进一步了解该人的姓名、性别、住址等情况，填写《精神行为异常线索调查复核登记表》。

填表机构名称：________________填表人：______填表时间：____年__月__日

附表2 严重精神障碍线索调查登记表

______省（自治区、直辖市）________市（地、州、盟）______县（市、区、旗）______乡镇（街道）________村（居委会）

编号	姓名（1）	性别（2）	年龄（3）	工作单位及职业（4）	家庭详细地址和电话（5）	监护人姓名（6）	与监护人关系（7）	符合“精神行为异常识别清单”第几条（8）	精神科执业医师诊断情况		精神科执业医师诊断复核情况	
									诊断（9）	签名及日期（10）	诊断复核（11）	签名及日期（12）

填表说明：

1. 本表由社区卫生服务中心、乡镇卫生院填写（1）至（8）项后，报县级精防机构。

2. 精神科执业医师对确定严重精神障碍诊断的，在第（9）项“诊断”栏中填写疾病名称；对不能确定诊断的，在“诊断”栏中填写“待核查”；对排除诊断的，在“诊断”栏中填写“排除”，由精神科执业医师在第（10）项签名。

3. 不能确定诊断的，请上级精神卫生医疗机构的精神科执业医师进行检查诊断，在第（11）项“诊断复核”栏中填写疾病名称，由精神科执业医师在第（12）项签名。

4. 本表原件保存在县级精防机构，复印件反馈社区卫生服务中心或乡镇卫生院。

填表机构名称：____________ 填表人：________ 电话：________ 日期：____年__月__日

诊断机构名称：____________ 主管人员：________ 电话：________ 日期：____年__月__日

诊断复核机构名称：____________ 主管人员：________ 电话：________ 日期：____年__月__日

附表 3　参加严重精神障碍社区管理治疗服务知情同意书

患者姓名：________性别：______ 出生日期（公历）：______年__月__日

现住址：______省（自治区、直辖市）______市（地、州、盟）______县（市、区、旗）________乡镇（街道）________村（居委会）________（详至门牌号）

诊断：______________

知情同意书签字人姓名：____________与患者关系：患者本人　监护人　亲属

知情同意书签字人现住址：______省（自治区、直辖市）______市（地、州、盟）________县（市、区、旗）________乡镇（街道）________村（居委会）____________（详至门牌号）

联系电话：______________

本人（代表患者）同意下列事项：

(1) 为有利于今后得到连续性的治疗和康复服务，根据《国家基本公共卫生服务规范》和《严重精神障碍管理治疗工作规范》的规定，同意将本人（患者）在医院就诊的诊疗情况、治疗方案及康复措施建议等转至居住地的社区卫生服务中心、社区卫生服务站（或乡镇卫生院、村卫生室）。同意由社区卫生服务中心、社区卫生服务站（或乡镇卫生院、村卫生室）收集本人（患者）的相关信息，并录入信息系统。

(2) 同意参加居住地的严重精神障碍管理治疗服务，并接受社区卫生服务中心、社区卫生服务站（或乡镇卫生院、村卫生室）的随访和康复指导。

(3) 本人（患者）的个人信息以及有关治疗、康复、随访等信息受到隐私保护，所有信息仅用于提供服务。

以上《参加严重精神障碍管理治疗服务知情同意书》内容，本人已仔细阅读并理解，获得了充分的知情同意权。为此，本人自愿做出以下选择，并签字。

□同意参加社区服务管理

□不同意参加社区服务管理

签字人（签名）：______________
签字日期：______年____月____日

告知人（签名）：______________
签字日期：______年____月____日

附表 4　严重精神障碍患者报告卡

卡片编号			患者来源	1 门诊　2 住院　□	
患者姓名		性别	1 男　2 女　□	出生日期	____年__月__日
身份证号	□□□□□□□□□□□□□□□□□□				
民族	1 汉族　2 少数民族______　□			户别	1 城镇　2 农村□
监护人姓名		联系电话		与患者关系	
户籍地	______省（自治区、直辖市）_____市（地、州、盟）______县（市、区、旗） ______乡镇（街道）________村（居）委员会__________（详至门牌号）				
现住址	______省（自治区、直辖市）_____市（地、州、盟）______县（市、区、旗） ______乡镇（街道）________村（居）委员会__________（详至门牌号）				
文化程度	1 研究生　2 大学本科　3 大学专科和专科学校　4 中等专业学校 5 技工学校　6 高中　7 初中　8 小学　9 文盲或半文盲　10 不详　□				
婚姻状况	1 未婚　2 已婚　3 丧偶　4 离婚　5 未说明的婚姻状况　□				
就业情况	1 在岗工人　2 在岗管理者　3 农民　4 下岗或无业　5 在校学生 6 退休　7 专业技术人员　8 其他　9 不详　□				
两系三代严重精神障碍家族史	1 有　2 无　9 不详　□		初次发病时间	_____年___月___日	
是否已进行抗精神病药物治疗	1 否　2 是　□		首次抗精神病药物治疗时间	_____年___月___日	
既往住院情况	曾住精神专科医院/综合医院精神科____ ______次		既往关锁情况	1 无关锁　2 关锁 3 关锁已解除　□	
既往危险行为	1 已发生危害他人安全的行为　2 存在危害他人安全的危险 3 已发生自杀自伤行为　4 存在自杀自伤的危险 5 无上述危险行为或风险　□				
既往危险性评估	0（0 级）　1（1 级）　2（2 级）　3（3 级）　4（4 级）　5（5 级）　□				
送诊主体	1 家属　2 所属单位　3 乡镇（街道）办事处或村（居）民委员会　4 公安机关 5 患者本人　6 其他__________（可多选）　□/□/□/□/□/□				
确诊医院			确诊日期	_______年___月___日	
疾病名称			ICD-10 编码		
目前用药情况	药物 1：无须用药		用法：早_____mg；中_____mg；晚_____mg 长效药：每_____周一次；每次_____mg		
	药物 2：		用法：早_____mg；中_____mg；晚_____mg 长效药：每_____周一次；每次_____mg		
	药物 3：		用法：早_____mg；中_____mg；晚_____mg 长效药：每_____周一次；每次_____mg		
知情同意	1 同意参加社区服务管理 2 不同意参加社区服务管理　□		知情同意时间	_______年___月___日	
填卡医师			填卡日期	_______年___月___日	
报告单位及科室			联系电话		

填表说明：

1. 符合精神分裂症、分裂情感性障碍、偏执性精神病、双相（情感）障碍、癫痫所致精神障碍、精神发育迟滞（伴发精神障碍）等6种严重精神障碍诊断的确诊患者，在首次确诊或更改诊断时由责任报告单位填写此表。符合《中华人民共和国精神卫生法》第三十条第二款第二项情形的患者，不限于上述六种疾病。

2. 卡片编号：由责任报告单位根据报告顺序自行填写。

3. 初次发病时间：患者首次出现精神症状的时间。

4. 既往关锁情况：关锁指出于非医疗目的，使用某种工具（如绳索、铁链、铁笼等）限制患者的行动自由。

5. 既往危险行为和危险性评估按照患者起病后最严重的情况评估。

既往危险行为若为“已发生危害他人安全的行为”或“存在危害他人安全的危险”，符合《中华人民共和国精神卫生法》第三十条第二款第二项情形，应当直接纳入社区随访管理。

危险性评估：

0级：无符合以下1~5级中的任何行为。

1级：口头威胁，喊叫，但没有打砸行为。

2级：打砸行为，局限在家里，针对财物，能被劝说制止。

3级：明显打砸行为，不分场合，针对财物，不能接受劝说而停止。

4级：持续的打砸行为，不分场合，针对财物或人，不能接受劝说而停止（包括自伤、自杀）。

5级：持械针对人的任何暴力行为，或者纵火、爆炸等行为，无论在家里还是公共场合。

6. 目前用药情况：“药物1”处可填写“无须用药”；一旦填写“无须用药”，则不可再增加药物。

7. 知情同意：根据签署的《严重精神障碍社区管理治疗服务知情同意书》情况填写。

附表 5　严重精神障碍患者出院信息单

卡片编号			病案号		
患者姓名		性别	1 男　2 女　□	出生日期	____年__月__日
身份证号	□□□□□□□□□□□□□□□□□□□□□				
入院日期	______年___月___日		出院日期	______年___月___日	
既往住院情况	曾住精神专科医院/综合医院精神科___次（含此次住院）				
出院诊断			确诊日期	____年__月__日	
既往危险行为	1 已发生危害他人安全的行为　2 存在危害他人安全的危险 3 已发生自杀自伤行为　4 存在自杀自伤的危险 5 无上述危险行为或风险　□				
目前危险性评估	0（0 级）　1（1 级）　2（2 级）　3（3 级）　4（4 级）　5（5 级）　□				
住院用药	药物 1：无		用法：早_____mg；中_____mg；晚_____mg 长效药：每_____周一次；每次_____mg		
	药物 2：		用法：早_____mg；中_____mg；晚_____mg 长效药：每_____周一次；每次_____mg		
	药物 3：		用法：早_____mg；中_____mg；晚_____mg 长效药：每_____周一次；每次_____mg		
住院疗效	1 痊愈　2 好转　3 无变化　4 加重　□				

下一步治疗方案及康复建议：

用药指导	药物 1：无须用药	用法：早_____mg；中_____mg；晚_____mg 长效药：每_____周一次；每次_____mg	
	药物 2：	用法：早_____mg；中_____mg；晚_____mg 长效药：每_____周一次；每次_____mg	
	药物 3：	用法：早_____mg；中_____mg；晚_____mg 长效药：每_____周一次；每次_____mg	
康复措施	1 生活劳动能力训练　2 职业训练　3 学习能力训练 4 社会交往训练　5 其他__________　□		
其他注意事项			
经治医师		联系电话	
医院名称		填表日期	____年___月___日

填表说明：

1. 符合精神分裂症、分裂情感性障碍、偏执性精神病、双相（情感）障碍、癫痫所致精神障碍、精神发育迟滞（伴发精神障碍）等6种严重精神障碍诊断的确诊患者以及符合《中华人民共和国精神卫生法》第三十条第二款第二项的患者，每次出院时由责任报告单位填写此表。

2. 卡片编号：与该患者《严重精神障碍患者报告卡》的卡片编号一致。

3. 初次发病时间：患者首次出现精神症状的时间。

4. 危险性评估：见附表8。

5. 住院用药："药物1"处可填写"无"；一旦填写"无"，则不可再增加药物。

6. 填写用药指导时，如空间不够可加页说明；"药物1"处可填写"无须用药"；一旦填写"无须用药"，则不可再增加药物。

7. 其他注意事项：如填写某药物过敏，需要注意的重要躯体情况等。

附表 6 居民个人健康档案——个人基本信息表

姓名：________　　　　　　　　　　　　　　　　　　编号 □□□-□□□□□

<table>
<tr><td>性　别</td><td colspan="3">1 男 2 女 9 未说明的性别 0 未知的性别 □</td><td>出生日期</td><td>□□□□ □□ □□</td></tr>
<tr><td>身份证号</td><td colspan="3">□□□□□□□□□□□□□□□□□□</td><td>工作单位</td><td></td></tr>
<tr><td>本人电话</td><td></td><td>联系人姓名</td><td></td><td>联系人电话</td><td></td></tr>
<tr><td>常住类型</td><td colspan="2">1 户籍 2 非户籍 □</td><td>民　族</td><td colspan="2">01 汉族 99 少数民族______ □</td></tr>
<tr><td>血　型</td><td colspan="5">1 A 型 2 B 型 3 O 型 4 AB 型 5 不详 / RH：1 阴性 2 阳性 3 不详 □/□</td></tr>
<tr><td>文化程度</td><td colspan="5">1 研究生 2 大学本科 3 大学专科和专科学校 4 中等专业学校 5 技工学校
6 高中 7 初中 8 小学 9 文盲或半文盲 10 不详 □</td></tr>
<tr><td>职　业</td><td colspan="5">0 国家机关、党群组织、企业、事业单位负责人 1 专业技术人员 2 办事人员和有关人员 3 商业、服务业人员 4 农、林、牧、渔、水利业生产人员 5 生产、运输设备操作人员及有关人员 6 军人 7 不便分类的其他从业人员 8 无职业 □</td></tr>
<tr><td>婚姻状况</td><td colspan="5">1 未婚 2 已婚 3 丧偶 4 离婚 5 未说明的婚姻状况 □</td></tr>
<tr><td>医疗费用支付方式</td><td colspan="5">1 城镇职工基本医疗保险 2 城镇居民基本医疗保险 3 新型农村合作医疗
4 贫困救助 5 商业医疗保险 6 全公费 7 全自费 8 其他__________ □/□/□</td></tr>
<tr><td>药物过敏史</td><td colspan="5">1 无 2 青霉素 3 磺胺 4 链霉素 5 其他__________ □/□/□/□</td></tr>
<tr><td>暴 露 史</td><td colspan="5">1 无 2 化学品 3 毒物 4 射线 □/□/□</td></tr>
<tr><td rowspan="4">既往史</td><td>疾病</td><td colspan="4">1 无 2 高血压 3 糖尿病 4 冠心病 5 慢性阻塞性肺疾病 6 恶性肿瘤_____ 7 脑卒中
8 严重精神障碍 9 结核病 10 肝炎 11 其他法定传染病 12 职业病_____ 13 其他___
□ 确诊时间___年_月 / □ 确诊时间___年_月 / □ 确诊时间___年_月
□ 确诊时间___年_月 / □ 确诊时间___年_月 / □ 确诊时间___年_月</td></tr>
<tr><td>手术</td><td colspan="4">1 无 2 有：名称①_______ 时间_______ / 名称②_______时间_______ □</td></tr>
<tr><td>外伤</td><td colspan="4">1 无 2 有：名称①_______ 时间_______ / 名称②_______时间_______ □</td></tr>
<tr><td>输血</td><td colspan="4">1 无 2 有：原因①_______ 时间_______ / 原因②_______时间_______ □</td></tr>
<tr><td rowspan="3">家族史</td><td>父　亲</td><td colspan="2">□/□/□/□/□/□___</td><td>母　亲</td><td>□/□/□/□/□/□___</td></tr>
<tr><td>兄弟姐妹</td><td colspan="2">□/□/□/□/□/□___</td><td>子　女</td><td>□/□/□/□/□/□___</td></tr>
<tr><td colspan="5">1 无 2 高血压 3 糖尿病 4 冠心病 5 慢性阻塞性肺疾病 6 恶性肿瘤 7 脑卒中
8 严重精神障碍 9 结核病 10 肝炎 11 先天畸形 12 其他__________</td></tr>
<tr><td>遗传病史</td><td colspan="5">1 无 2 有：疾病名称____________________ □</td></tr>
<tr><td>残疾情况</td><td colspan="5">1 无残疾 2 视力残疾 3 听力残疾 4 言语残疾 5 肢体残疾
6 智力残疾 7 精神残疾 8 其他残疾__________ □/□/□/□/□/□</td></tr>
<tr><td rowspan="5">生活环境*</td><td>厨房排风设施</td><td colspan="4">1 无 2 油烟机 3 换气扇 4 烟囱 □</td></tr>
<tr><td>燃料类型</td><td colspan="4">1 液化气 2 煤 3 天然气 4 沼气 5 柴火 6 其他 □</td></tr>
<tr><td>饮水</td><td colspan="4">1 自来水 2 经净化过滤的水 3 井水 4 河湖水 5 塘水 6 其他 □</td></tr>
<tr><td>厕所</td><td colspan="4">1 卫生厕所 2 一格或二格粪池式 3 马桶 4 露天粪坑 5 简易棚厕 □</td></tr>
<tr><td>禽畜栏</td><td colspan="4">1 无 2 单设 3 室内 4 室外 □</td></tr>
</table>

注：本表为《国家基本公共卫生服务规范（第三版）》中居民健康档案管理服务规范的附件 3，填表说明略。

附表7 严重精神障碍患者个人信息补充表

姓名：________　　　　　　　　　　　　　　　　　　　　　　　　编号 □□□-□□□□□

<table>
<tr><td>监护人姓名</td><td colspan="2"></td><td>与患者关系</td><td colspan="2"></td></tr>
<tr><td>监护人住址</td><td colspan="2"></td><td>监护人电话</td><td colspan="2"></td></tr>
<tr><td colspan="2">辖区村（居）委会联系人、电话</td><td colspan="4"></td></tr>
<tr><td>户　别</td><td colspan="5">1 城镇　2 农村　□</td></tr>
<tr><td>就业情况</td><td colspan="5">1 在岗工人　2 在岗管理者　3 农民　4 下岗或无业　5 在校学生
6 退休　7 专业技术人员　8 其他　9 不详　□</td></tr>
<tr><td>知情同意</td><td colspan="5">1 同意参加社区服务管理
0 不同意参加社区服务管理　□
签字人：____________
签字时间：_____年__月__日</td></tr>
<tr><td>初次发病时间</td><td colspan="5">_____年__月__日</td></tr>
<tr><td>既往主要症状</td><td colspan="5">1 幻觉　2 交流困难　3 猜疑　4 喜怒无常　5 行为怪异　6 兴奋话多　7 伤人毁物　8 悲观厌世
9 无故外走　10 自语自笑　11 孤僻懒散　12 其他_________
□/□/□/□/□/□/□/□/□/□/□/□</td></tr>
<tr><td>既往关锁情况</td><td colspan="5">1 无关锁　2 关锁　3 关锁已解除　□</td></tr>
<tr><td rowspan="2">既往治疗情况</td><td>门诊</td><td colspan="4">1 未治　2 间断门诊治疗　3 连续门诊治疗　□
首次抗精神病药治疗时间_____年__月__日</td></tr>
<tr><td>住院</td><td colspan="4">曾住精神专科医院/综合医院精神科__次</td></tr>
<tr><td>目前诊断情况</td><td colspan="5">诊断__________确诊医院__________确诊日期_____年__月__日</td></tr>
<tr><td>最近一次治疗效果</td><td colspan="5">1 临床痊愈　2 好转　3 无变化　4 加重　□</td></tr>
<tr><td>危险行为</td><td colspan="5">1 轻度滋事___次　2 肇事___次
3 肇祸___次　4 其他危害行为___次
5 自伤___次　6 自杀未遂___次　7 无　□/□/□/□/□/□</td></tr>
<tr><td>经济状况</td><td colspan="5">1 贫困，在当地贫困线标准以下　2 非贫困　□</td></tr>
<tr><td>是否为精准扶贫对象*</td><td colspan="2">0 否　1 是　□</td><td>是否为监护补助对象*</td><td colspan="2">0 否　1 是　□</td></tr>
<tr><td>领取残疾人证情况*</td><td colspan="5">0 未领取　1 精神残疾人证（请注明等级_____）　2 其他残疾人证　□</td></tr>
<tr><td>是否为关爱帮扶小组服务对象*</td><td colspan="2">0 否　1 是　□</td><td>是否为家庭医师签约服务对象*</td><td colspan="2">0 否　1 是　□</td></tr>
<tr><td>是否参加社区康复服务*</td><td colspan="5">0 否　1 是　□</td></tr>
<tr><td>专科医生的意见（如果有请记录）</td><td colspan="5"></td></tr>
<tr><td>填表日期</td><td colspan="2">_____年__月__日</td><td>医生签字</td><td colspan="2"></td></tr>
</table>

注：根据国家卫生健康统计调查制度要求，本表在《国家基本公共卫生服务规范（第三版）》中严重精神障碍患者管理服务规范的附件1《严重精神障碍患者个人信息补充表》的基础上新增了6个条目，以*标注，原有条目填表说明略，个别新增条目说明如下：

1. 关爱帮扶小组服务对象是指由关爱帮扶小组2名以上成员共同随访的患者。

2. 社区康复服务是指在相关工作人员的指导下有计划地开展的康复活动。

附表 8 严重精神障碍患者危险性评估表

患者姓名：________ 性别：________ 年龄：______ 诊断：________

根据《严重精神障碍管理治疗工作规范》相关内容进行危险性评估。
说明：近半年来的行为符合以下情况的评估为相应的等级：
0 级：无符合以下 1~5 级中的任何行为。
1 级：口头威胁，喊叫，但没有打砸行为。
2 级：打砸行为，局限在家里，针对财物。能被劝说制止。
3 级：明显打砸行为，不分场合，针对财物。不能接受劝说而停止。
4 级：持续的打砸行为，不分场合，针对财物或人，不能接受劝说而停止。
5 级：持械针对人的任何暴力行为，或者纵火、爆炸等行为。无论在家里还是公共场合。

经综合该病人危险行为等级评估为________级。

评定医师签名：
日　　期：

附表 9　严重精神障碍患者随访服务记录表

姓名：________　　　　　　　　　　　　　　　　编号□□□-□□□□□

<table>
<tr><td>随访日期</td><td colspan="2">_____年__月__日</td></tr>
<tr><td>本次随访形式</td><td colspan="2">1 门诊　　2 家庭访视　　3 电话　　□　　□</td></tr>
<tr><td>本次随访对象*</td><td colspan="2">1 患者本人　2 患者家属、监护人　　3 其他知情人　　□/□/□</td></tr>
<tr><td>若失访，原因</td><td colspan="2">1 外出务工　2 迁居他处　　3 走失　　4 连续 3 次未访到　　5 其他　　□</td></tr>
<tr><td rowspan="2">如死亡，日期和原因</td><td>死亡日期</td><td>_____年__月__日</td></tr>
<tr><td>死亡原因</td><td>1 躯体疾病
①传染病和寄生虫病　②肿瘤　③心脏病　④脑血管病
⑤呼吸系统疾病　　⑥消化系统疾病　　⑦其他疾病　⑧不详　　□
2 自杀　3 他杀　4 意外　5 精神疾病相关并发症　6 其他　　□</td></tr>
<tr><td>危险性评估</td><td colspan="2">0（0 级）　1（1 级）　2（2 级）　3（3 级）　4（4 级）　5（5 级）　　□</td></tr>
<tr><td>目前症状</td><td colspan="2">1 幻觉　2 交流困难　3 猜疑　4 喜怒无常　5 行为怪异　6 兴奋话多　7 伤人毁物　8 悲观厌世
9 无故外走　10 自语自笑　11 孤僻懒散　12 其他____　　□/□/□/□/□/□/□/□/□/□/□/□</td></tr>
<tr><td>自知力</td><td colspan="2">1 自知力完全　　2 自知力不全　　3 自知力缺失　　□</td></tr>
<tr><td>睡眠情况</td><td colspan="2">1 良好　　2 一般　　3 较差　　□</td></tr>
<tr><td>饮食情况</td><td colspan="2">1 良好　　2 一般　　3 较差　　□</td></tr>
<tr><td rowspan="5">社会功能情况</td><td>个人生活料理</td><td>1 良好　　2 一般　　3 较差　　□</td></tr>
<tr><td>家务劳动</td><td>1 良好　　2 一般　　3 较差　　□</td></tr>
<tr><td>生产劳动及工作</td><td>1 良好　　2 一般　　3 较差　　9 此项不适用　　□</td></tr>
<tr><td>学习能力</td><td>1 良好　　2 一般　　3 较差　　□</td></tr>
<tr><td>社会人际交往</td><td>1 良好　　2 一般　　3 较差　　□</td></tr>
<tr><td>危险行为</td><td colspan="2">1 轻度滋事____次　2 肇事_______次　3 肇祸____次　4 其他危害行为____次
5 自伤_______次　6 自杀未遂___次　7 无　　□/□/□/□/□/□</td></tr>
<tr><td>两次随访期间关锁情况</td><td colspan="2">1 无关锁　2 关锁　3 关锁已解除　　□</td></tr>
<tr><td>两次随访期间住院情况</td><td colspan="2">0 未住院　1 目前正在住院　2 曾住院，现未住院　　□
末次出院时间：_____年__月__日</td></tr>
<tr><td>实验室检查</td><td colspan="2">1 无　　2 有____________________　　□</td></tr>
<tr><td>用药依从性</td><td colspan="2">1 按医嘱规律用药　2 间断用药　3 不用药　4 医嘱无需用药　　□</td></tr>
<tr><td>药物不良反应</td><td colspan="2">1 无　　2 有____________________　　9 此项不适用　　□</td></tr>
<tr><td>治疗效果</td><td colspan="2">1 痊愈　2 好转　3 无变化　4 加重　9 此项不适用　　□</td></tr>
</table>

续表

<table>
<tr><td>转诊情况*</td><td colspan="3">是否建议转诊：1 否　2 是，需转诊原因：________________ □
是否已转诊：　1 否　2 是，转诊的机构及科室________________ □</td></tr>
<tr><td rowspan="3">用药情况*</td><td>药物 1：</td><td colspan="2">每日（月）剂量________________mg</td></tr>
<tr><td>药物 2：</td><td colspan="2">每日（月）剂量________________mg</td></tr>
<tr><td>药物 3：</td><td colspan="2">每日（月）剂量________________mg</td></tr>
<tr><td rowspan="3">用药指导*</td><td>药物 1：</td><td colspan="2">用法：早_____mg；中_____mg；晚_____mg
长效药：每_____周一次；每次_____mg</td></tr>
<tr><td>药物 2：</td><td colspan="2">用法：早_____mg；中_____mg；晚_____mg
长效药：每_____周一次；每次_____mg</td></tr>
<tr><td>药物 3：</td><td colspan="2">用法：早_____mg；中_____mg；晚_____mg
长效药：每_____周一次；每次_____mg</td></tr>
<tr><td>康复措施</td><td colspan="3">1 生活劳动能力　2 职业训练　3 学习能力　4 社会交往
5 其他____________________ □/□/□/□/□</td></tr>
<tr><td>本次随访分类</td><td colspan="3">1 不稳定　　2 基本稳定　　3 稳定 □</td></tr>
<tr><td>下次随访日期</td><td>___年___月___日</td><td>随访医生签名</td><td></td></tr>
</table>

注：根据基层实际工作需要，本表对《国家基本公共卫生服务规范（第三版）》中严重精神障碍患者管理服务规范的附件 2《严重精神障碍患者随访服务记录表》的 4 个条目进行修订，以＊标注，填表说明略。

附表 10 乡镇（街道）严重精神障碍患者管理信息交换表

乡镇卫生院（社区卫生服务中心）	1. 辖区在册患者总体情况 目前辖区登记在册严重精神障碍患者共____人（不包括死亡患者），其中在管患者____人，不同意社区管理____人，失访患者____人。 在管患者中拒绝面访半年及以上的____人。 失访患者中不知去向患者____人。 既往危险性评估 3 级及以上患者____人。 2. 本月/季度随访患者情况 本月/季度新增患者____人。随访患者中病情不稳定____人，危险性评估 3 级及以上____人。 本月/季度失访患者____人，其中离开本辖区且拒绝告知去向患者____人。 （请附不同意社区管理、病情不稳定、危险性评估 3 级及以上、拒绝面访半年及以上、失访患者名单） 工作人员签字： 日期： （盖章）
派出所	本月/季度发生轻度滋事的严重精神障碍患者____人/____次，发生肇事肇祸的严重精神障碍患者____人/____次，其中出警____次，已送往精神卫生医疗机构住院治疗的患者____人。（请附送治患者姓名及送治日期） 其他情况： 工作人员签字： （盖章）
民政办	本月/季度严重精神障碍患者办理低保____人。由政府或民政办送往精神卫生医疗机构住院治疗的患者____人。（请附低保患者名单、送治患者姓名和送治日期） 其他情况： 工作人员签字： （盖章）
残联办	本月/季度新增办理精神残疾证患者____人。 本月/季度新增办理智力残疾证患者____人。 （请附患者名单） 工作人员签字： （盖章）
综治中心	本月/季度新增以奖代补对象____人。 （请附名单） 其他情况： 工作人员签字：（盖章）

附表 11

建立日期：

个案管理服务记录手册

患者姓名：

性　　别：

出生年月：

居住地址：

联系电话：

街道/乡镇名称（行政区划编码）：____________________（__________）

居/村委会名称（编码）：____________________________（__________）

居/村委会联系人：

电　　话：

注：1. 每一位参加患者个案管理的患者专用一册。《手册》是个案管理组对患者进行随访记录的原始资料，记录患者治疗康复过程中治疗、康复、病情变化、社会参与等情况，反映患者动态情况，是评估康复效果和汇总上报数据的重要依据。

2.《手册》原则上由社区/乡镇个案管理员负责填写登记，也可作为精神科执业医生在社区/乡镇随访患者时记录用，实行“谁随访，谁记录”的原则。城市患者的《手册》由社区卫生服务中心/社区卫生服务站保管；农村患者的《手册》则由村卫生室保管（如无卫生室，则由村委会保管）。

严重精神障碍患者个案管理服务登记表

患者编号：_ _-_ _ _ _ _

登记人____________________　　　　　　　　登记日期_______年_____月_____日

一、患者个人信息（请在符合的项目上打“✓”，或者填写相应内容）

姓　名		性别	1 男 2 女	出生日期	_____年___月___日
身份证号		工作单位			
家庭电话		联系人姓名		联系人电话	
婚姻状况	1 已婚　2 未婚　3 离婚　4 丧偶　5 分居				
共同居住者	1 父母　2 配偶　3 子女　4 父母配偶　5 配偶子女　6 三代同堂 7 亲戚　8 朋友　9 同学　10 同事　11 无				
经济状况	1 好　2 一般　3 较差　4 贫困（按当地贫困线标准）				
监护人姓名		与患者关系		电话	
监护人住址			监护人邮编		

二、既往治疗情况（请在符合的项目上打“✓”，或者填写相应内容）

初次发病时间			
门诊治疗	1 未治　2 间断门诊治疗　3 连续门诊治疗	住院治疗	曾住精神专科医院　　次
末次出院日期	_____年____月____日	确诊诊断	
末次住院医院		治疗效果	1 痊愈　2 好转　3 无变化　4 加重
发病以来对家庭社会的影响	1 轻度滋事____次　2 肇事____次　3 肇祸____次 4 自伤____次　5 自杀未遂____次　6 无		
残疾鉴定	无　有（结论：　　　　　　　　　）		
关锁情况	1 无关锁　2 关锁　3 关锁已解除		

三、登记时病情和治疗情况（请在符合的项目上打“✓”，或者填写相应内容）

主要症状	1 幻觉（耳闻人语） 2 交流困难（思维混乱、言语文字难以理解） 3 猜疑 4 喜怒无常（情绪不稳定、烦躁） 5 行为怪异（言谈举止、衣着饮食紊乱奇特） 6 兴奋话多 7 伤人毁物（冲动、打人、自伤、自杀） 8 悲观厌世（忧愁、悲伤、紧张、恐惧） 9 无故外走 10 自语自笑

续表

	11 孤僻懒散（闭门不出、不修边幅、行为退缩、孤独不群、不能有效工作学习、生活不能自理） 12 其他（欣快、平淡、呆滞、健忘、睡眠障碍、人际关系紧张、否认自己有病、拒绝看病和治疗，__________）
危险性评估	0 级 次 1 级 次 2 级 次 3 级 次 4 级 次 5 级 次
病 情	1 急性发作期 2 稳定期 3 波动期 4 慢性残留期
接受治疗方式	1 门诊 2 住院 3 社区康复治疗 4 自购药物 5 未治
未治原因	1 经济条件不允许 2 觉得病已好 3 对治疗无信心 4 药物不良反应 5 其他__________
门诊就诊医院	1 精神专科医院 2 综合医院 3 社区卫生服务机构 4 乡镇卫生院 5 其他
住院就诊医院	1 精神专科医院 2 综合医院 3 社区卫生服务机构 4 乡镇卫生院 5 其他
服药依从性	1 规律 2 间断 3 未服
服药方式	1 自行服药 2 他人给药自己服 3 强制给药 4 暗服 5 注射给药 6 多途径 7 医嘱停药
治疗药物及剂量	
实验室检查异常	
药物不良反应	1 震颤 2 静坐不能 3 肌肉僵硬 4 眩晕 5 乏力 6 嗜睡 7 恶心 8 便秘 9 呼吸困难 10 月经紊乱 11 体重增加 12 QTc 延长 13 其他__________
治疗效果	1 痊愈 2 好转 3 无变化 4 加重 5 其他__________

四、登记时康复情况（请在符合的项目上打“✓”，或者填写相应内容）

康复措施	1 疾病知识教育 2 规范用药和治疗依从性教育 3 患者心理支持 4 家庭心理教育 5 抗复发计划 6 个人生活能力训练 7 家庭职能训练 8 社会交往训练 9 学习劳动训练 10 职业功能训练
康复地点	1 在家 2 社区 3 工疗站 4 看护网 5 未落实
患者社会功能状况	1 个人生活料理 （①好 ②中 ③差） 2 家务劳动 （①好 ②中 ③差） 3 生产劳动及工作 （①好 ②中 ③差） 4 学习能力 （①好 ②中 ③差） 5 社会人际交往 （①好 ②中 ③差）

患者个案管理服务随访表

患者姓名：__________　　　　患者编号：_ _-_ _ _ _ _年度：____

一、随访记录（目前症状）

序号	日期月/日	主要症状												期间危险行为发生次数					自知力			危险性评估级别	访视人签名
		幻觉	交流困难	猜疑	喜怒无常	行为怪异	失眠	饮食较差	兴奋话多	悲观厌世	无故外走	自语自笑	孤僻懒散	轻度滋事	肇事	肇祸	自伤	自杀	完全	不全	缺失		
1																							
2																							
3																							
4																							
5																							
6																							
7																							
8																							
9																							
10																							
11																							
12																							

注：1. 此表为个案管理员和精神科执业医师初访和随访患者的记录。2. 随访时间次数：依据患者管理等级确定。3. 主要症状、自知力：在相应栏目中划“✓”。4. 其间危险行为发生次数：填写上次随访至本次随访中危险行为发生的次数。5. 危险性评估级别：填写 0~5 级。6. 如遇特殊情况发生，如肇事、死亡、迁出、走失、住他处等可在“记录纸”中说明。

二、随访记录（治疗情况与措施）

年度：

序号	日期月/日	治疗方式						用药依从性					用药方式						治疗效果				药物不良反应	病情分类			管理级别更改	转介措施（地点）	药物名称、剂量、用法
		精神专科医院门诊	综合医院门诊	社区卫生服务中心门诊	乡镇卫生院门诊	自购药物	未治疗	遵医嘱服药	未遵医嘱服药	医嘱停药	自行停药	未用药	自行服药	他人给服	强制	暗服	注射	多途径	缓解	好转	无变化	加重		稳定	基本稳定	不稳定			
1																													
2																													
3																													
4																													
5																													
6																													
7																													
8																													
9																													
10																													
11																													
12																													

注：在相应栏目中划“✓”，如有特殊情况，请在“记录纸”中说明。

三、随访记录（社会功能与康复措施）　　　　年度：

序号	日期月/日	未治疗原因					目前社会功能															康复措施					其他
		经济条件不允许	觉得病已好	对治疗无信心	药物不良反应	其他	个人生活料理			家庭功能			学习能力			生产劳动及工作			人际交往			个人生活能力训练	家庭职能训练	社会交往训练	学习劳动训练	职业功能训练	
							好	中	差	好	中	差	好	中	差	好	中	差	好	中	差						
1																											
2																											
3																											
4																											
5																											
6																											
7																											
8																											
9																											
10																											
11																											
12																											

注：在相应栏目中划“✓”，如有特殊情况，请在“记录纸”中说明。

记 录 纸

记录时间 年 月 日	内 容	记录人

注：用于记录患者病情变化过程、治疗方案变化情况、服药剂量变化情况、病人变动情况（死亡、迁出、走失、住他处等）及变动的时间、肇事的内容等。记录者需签名。

年度个案管理效果评估

年度：____________________

1 治疗和康复措施是否落实（①落实 ②部分落实 ③未落实）______________________________

2 全年病情总体变化（①好转 ②无变化 ③加重）____

3 劳动能力（①全 ②半 ③简 ④无）____

4 社会功能状况：

个人生活料理　　①好　　②中　　③差__________________________

家务劳动　　①好　　②中　　③差__________________________

生产劳动及工作　　①好　　②中　　③差__________________________

学习能力　　①好　　②中　　③差__________________________

社会人际交往　　①好　　②中　　③差__________________________

5 总体评估　　①好　　②中　　③差__________________________

6 今后治疗和康复意见（治疗及康复形式、措施、内容、用药剂量等）：

评估单位：

评估人：____________________　　评估时间：______ 年______月______日

《严重精神障碍患者个案管理服务登记表》填表说明

参加个案管理的患者应填写本表。在随访中发现个人信息有所变更时，要及时修订。

一、患者个人信息

1. 姓名：填写患者姓名。

2. 编号：填写患者个人健康档案编号后七位。

3. 患者监护人姓名：法律规定的、目前行使监护职责的人。

4. 监护人住址及监护人电话：填写患者监护人目前的居住地址及可以随时联系的电话。

二、既往治疗情况

5. 初次发病时间：患者首次出现精神症状的时间。

6. 住院治疗：填写住院次数，未住过院，填写“0”。

7. 确诊诊断：填写患者末次住院的诊断名称。

8. 治疗效果：填写患者末次住院的治疗效果。

9. 发病以来对家庭社会的影响：根据患者从第一次发病到填写此表之时各种情况发生情况，若未发生过，填写“0”，若发生过，填写相应的次数。

- 轻度滋事：指公安机关出警但仅作一般教育等处理的案情，例如患者打、骂他人或者扰乱秩序，但没有造成生命财产损害的，应当属于此类。
- 肇事行为：指患者行为触犯了我国《治安管理处罚法》但未触犯我国《刑法》，例如患者有行凶伤人毁物等但未导致被害人轻、重伤的。
- 肇祸行为：指患者行为触犯了我国《刑法》，属于犯罪行为的。

10. 残疾鉴定：指评定精神残疾的情况。

11. 关锁情况：指出于非医疗目的，使用某种工具（如绳索、铁链、铁笼等）限制患者的行动自由。

三、登记时病情和治疗情况

12. 主要症状：根据登记时患者的症状填写。在适合的情况选项上划“✓”，可多选。

13. 危险性评估：根据患病以来到登记时的情况填写，在相应的级别上填写次数。具体评级标准为：

- 0级：无符合以下1~5级中的任何行为。
- 1级：口头威胁，喊叫，但没有打砸行为。
- 2级：打砸行为，局限在家里，针对财物。能被劝说制止。
- 3级：明显打砸行为，不分场合，针对财物。不能接受劝说而停止。
- 4级：持续的打砸行为，不分场合，针对财物或人，不能接受劝说而停止。
- 5级：持械针对人的任何暴力行为，或者纵火、爆炸等行为。无论在家里还是公共场合

14. 目前病情：指登记时患者病情，只可选一项，不可多选。

- 急性发作期：指患者处于发病状态，精神症状明显。

● 稳定期：指患者精神症状基本消失，基本恢复自知力。

● 波动期：指患者病情时好时坏，有时精神症状明显；或者缓解期<3 月，尚有个别症状存在，缓解时能参加部分生产劳动。

● 慢性残留期：为至少 2 年一直未完全缓解；至少残留个别阳性症状或者个别阴性症状，如思维贫乏、情感淡漠、意志减退，或社会性退缩；人格改变；社会功能和自知力缺陷不严重；最近 1 月症状相对稳定，无明显好转或恶化。

15. 未治原因：可多选。

16. 服药依从性：

● 规律：为按医嘱服药。

● 间断：为未按医嘱服药，频次或数量不足。

● 未服：为未用药物。

17. 服药方式：可多选。

18. 治疗药物及剂量：注明药物名称、剂量和用法。

19. 药物不良反应：可多选。

四、登记时康复情况

20. 康复措施：选择目前正在进行的康复措施，可多选。

21. 患者社会功能状况：评定的依据重点基于对知情人的询问和随访者观察，在适合患者情况的选项上划“✓”。具体标准见后面部分。

《患者个案管理服务随访表》填表说明

此表由个案管理员和精神科执业医师初访和随访患者时逐项填写。填写从上次随访到本次随访期间发生的情况，在适合患者情况的选项上划“✓”，不存在该症状写“0”。

日期为随访当天日期。

一、随访记录（目前症状）

1. 自知力：指患者对其自身精神状态的认识能力。

● 自知力完全：患者精神症状消失，真正认识到自己有病，能透彻认识到哪些是病态表现，并认为需要治疗。

● 自知力不全：患者承认有病，但缺乏正确认识和分析自己病态表现的能力。

● 自知力缺失：患者否认自己有病。

2. 危险性评估级别：根据上次随访到本次随访期间发生的情况评估。

3. 访视人签名：为亲自访视患者的个案管理员或者精神科执业医师签名。

二、随访记录（治疗情况与措施）

4. 用药依从性情况：需要询问与患者一起生活的知情者，检查药品数量和日期与目前存留数量。

● 遵医嘱服药：为按照医嘱，规律按时按量用药。

● 未遵医嘱服药：为间断服药，或者用药的频次或数量不足医嘱用量。

● 医嘱停药：指按照医嘱停止服药。

- 自行停药：为用药后未经医嘱停药。
- 未用药：从来未经药物治疗。

5. 用药方式：分别询问患者和与患者一起生活的知情者后填写。

6. 治疗效果：

- 缓解：为临床症状消失，自知力和社会功能恢复至少已 2 个月。
- 好转：为临床症状、自知力和社会功能较前一次随访时有所改善。
- 无变化：为临床症状活跃、自知力和社会功能缺损与前一次随访时相似。
- 加重：为临床症状、自知力和社会功能缺损比前一次随访时严重。

7. 药物不良反应：如果患者服用的药物有明显的药物不良反应，划“✓”，并在“记录纸”上具体描述哪种药物，何种不良反应。包括最近一次（三个月内）实验室检查中的异常结果。

8. 病情分类：

- 稳定（精神症状基本消失，自知力基本恢复，社会功能处于一般或良好状态，无严重药物不良反应，躯体疾病稳定）。
- 基本稳定（精神症状、自知力、社会功能状况至少有一方面较差，处于“病情不稳定”和“病情稳定”之间）。
- 不稳定（精神症状明显，自知力缺乏，社会功能较差，有影响社会或家庭的行为，有严重药物不良反应或躯体疾病）。

9. 管理等级更改：

根据目前状况和随访等级标准，写入更改后的随访等级。

10. 转介措施（地点）：根据患者此次随访的情况，确定是否要转诊，若给出患者转诊建议，填写转诊医院的具体名称。

11. 用药情况：填写患者将服用的抗精神病药物名称，写明用法。

三、随访记录（社会功能与康复措施）

12. 目前社会功能：依据对知情人的询问和随访者观察评定。

- 个人生活自理

  好：指能够保持个人身体、衣饰、住处的整洁，大小便习惯，进食等。

  中：生活自理差；

  差：生活不能自理，影响自己和他人。

- 家庭职能

好：指日常家庭中应起的作用，如分担家务，参加家庭娱乐，讨论家庭事务等。已婚者，能够夫妻间相互交流，共同处理家务，对对方负责，相互间的爱、支持和鼓励对方。有子女者，对子女的生活照顾，情感交流，共同活动，以及关心子女的健康和成长。

中：不履行家庭义务，较少参加家庭活动；夫妻争吵，不交流，不支持，逃避责任；对子女不关心或缺乏兴趣。

差：几乎不参加家庭活动，不理家人。经常争吵，完全不理对方，或夫妻关系濒于破裂。根本不负责任照顾孩子。

- 学习能力：不仅指在校学生的学习能力。

好：指有学习新事物和参与相关活动的能力、成绩和效率，在学习环境中与他人友好相处等。了解和关心单位、周围、当地和全国的重要消息和新闻。

中：学习能力、成绩和效率明显下降，出现问题；不大关心周围情况和时事。

差：无法正常学习，以至于对新事物的了解显著不足。完全不闻不问周围情况和时事。

- 生产劳动及工作

好：指有工作和职业活动的能力、质量和效率，遵守纪律和规章制度，努力完成生产任务，在工作中与他人合作等。发展新的兴趣或计划。

中：水平明显下降，出现问题，或需减轻工作；对进步和未来不关心。

差：无法工作，或在工作中发生严重问题。完全不关心进步和未来，没有主动性，对未来不考虑。

- 人际交往

好：能够得体地主动和他人交往。能够和其他家庭及社会接触和活动，能够参加集体活动。

中：确有回避他人的情况，经说服仍可克服；不主动参加某些应该且可能参加的社会活动。

差：严重退缩，说服无效。不参加任何社会活动。

13. 康复措施：根据患者本次随访情况，给出应采取的康复措施。

附表 12　严重精神障碍社区/乡镇个案管理情况季度报表

报告期间：自______年______月______日　至　______年______月______日

内　容		人数	人次数
处置内容	危险行为	______人	______人次
	自伤自杀行为	______人	______人次
	急性或严重药物不良反应	______人	______人次
	其他：	______人	______人次
处置措施	现场临时性处置	______人	______人次
	精神科门诊/急诊留观	______人	______人次
	精神科紧急住院	______人	______人次
	精神科会诊	______人	______人次
	其他科会诊	______人	______人次
	其他措施：	______人	______人次
处置诊断	精神分裂症	______人	______人次
	偏执性精神病	______人	______人次
	分裂情感性精神病	______人	______人次
	双相情感障碍	______人	______人次
	其他：	______人	______人次
处置性质	自愿治疗	______人	______人次
	保护性治疗	______人	______人次
	强制性治疗	______人	______人次
处置对象来源	当地居住，已经纳入严重精神障碍管理治疗	______人	______人次
	当地居住，没有纳入严重精神障碍管理治疗	______人	______人次
	非本地常住居民	______人	______人次
处置费用 支付方式	自费	______人	______人次
	免费	______人	______人次
期间应急处置总人数、总人次数		______人	______人次
重大人身伤害、财物损失的个案报告			

注：本报表由精神卫生医疗机构按季度填写，于每年 4 月、7 月、10 月和次年 1 月的 15 日以前报当地县级精防机构。

填报单位：________________________ 报告人：__________ 填报时间：______年____月____日

附表 13A　点对点技术支持记录表
(乡级)

乡镇/街道名称

时　间	________年______月______日
点对点技术支持人员	姓名____________、________________、________________
点对点技术支持方式	现场指导 电话咨询
点对点技术支持具体内容	(重点记录临床医疗内容，如诊断、疗效评估、方案调整、副反应/躯体疾病处理、危险性等级评估等；或电话咨询的具体内容以及点对点医生的具体解答)
接受点对点技术支持医生签名	

附表 13B　点对点技术支持记录表
（县级）

县（市）名称

时　　间	______年______月______日
参加人员	姓名__________、______________、______________
接受点对点技术支持医生姓名及单位	姓名____________、__________，乡镇________________
点对点技术支持具体内容	（重点记录临床医疗内容，如诊断、疗效评估、方案调整、副反应/躯体疾病处理、危险性等级评估等内容）
参加人员签名	

附表 14　关爱帮扶记录表

时　间	______年_____月_____日
帮扶对象	患者__________监护人__________联系方式_________________ 患者__________监护人__________联系方式_________________
参加人员	姓名_________、_________、___________、____________ 单位_________、_________、___________、____________
关爱帮扶具体内容	(重点记录政府、民政、残联、公安和卫生等对患者及其家属关爱帮扶内容，如生活救助、医疗救助等，可另页附图片)
记录人单位及签名	单位______________________　签名______________________

附表 15　严重精神障碍应急处置记录单

应急处置单位：

姓名		性别 （划“✓”）	①男　②女
年龄		身份证号	□□□□□□□□□□□□□□□□□□
第一处置地点			
报告人		报告时间	
报告途径		报告人身份 （划“✓”）	①监护人　②亲属　③目击者 ④警察　⑤社区管理者 ⑥其他
处置开始时间	____年__月__日__时	处置结束时间	___年__月__日__时
现场情况简要描述（包括患者当时的表现、人员财产损失、大致处置过程等情况）			
参与处置人员	公安机关人员：________（单位：________） 精防人员：________　精神科医师：________ 精神科护士：________　其他人员：________		
处置缘由 （划“✓”）	①有自伤自杀行为　②存在自杀自伤行为的危险　③存在危害公共安全或他人安全的行为　④存在危害公共安全或他人安全的危险　⑤病情复发，精神状况明显恶化 ⑥急性或严重药物不良反应 ⑦其他：		
主要处置措施 （划“✓”）	①现场临时性处置　②精神科门诊/急诊留观 ③精神科紧急住院　④会诊　⑤其他：		
诊断	①确定诊断： ②疑似诊断：		
处置效果 （划“✓”）	①有效　②部分有效　③无效		
处置对象类别 （划“✓”）	①当地常住，已经纳入管理 ②当地常住，已登记建档但未纳入管理 ③当地常住，未登记建档 ④非本地常住居民		

填表人：________　　　　填表时间：____年___月___日

附表 16　严重精神障碍失访/死亡患者登记表

报告期间：自_____年_____月_____日　　　至　　　_____年_____月_____日
填报单位：______________________报告人：_________填报时间：___年___月___日

患者姓名	性别	年龄	患者编号	失访原因①	死亡原因②

备注：1. 该表由社区卫生服务中心/乡镇卫生院填写，每月报县级精防机构。

2. 失访原因（标出以下编号或写出具体原因）：①死亡　②外出打工　③迁居他处　④走失　⑤连续 3 次失访　⑥其他（请说明）：______________________________。

3. 死亡原因（标出以下编号或写出具体原因）：

①躯体疾病（选适合项目，其他请具体说明）：脑出血、脑结核瘤、脑囊虫病、肝脓肿、肺动脉栓塞、急性肝坏死、中毒性菌痢、癫痫、尿毒症、脑血管瘤、胰岛细胞瘤、大叶性肺炎、心肌梗死、中毒性肝炎、肝性脑病、肾性脑病、冠心病及心梗、肿瘤、其他。

②自杀（选适合项目，其他请具体说明）：自缢、服毒（精神药物、农药、灭鼠药、其他）、投河、撞车、跳楼、触电、自焚、自刎、割腕、卧轨、其他。

③他杀（选适合项目，其他请具体说明）：中毒（精神药物________、农药________、灭鼠药________、其他________）、坠河、撞车、坠楼、触电、纵火、刀刺、其他。

④意外（选适合项目，其他请具体说明）：中毒（精神药物________、农药________、灭鼠药________、其他__________）、坠河、撞车、坠楼、触电、纵火、刀刺、跌倒、其他。

⑤并发症：粒细胞缺乏症、中毒性肝炎、剥脱性皮炎、中毒性休克、水电解质紊乱、其他。

⑥其他（请说明）：____。

附表 17　双向转诊单

社区—医院转诊单

存　根

患者姓名：__________ 性别：_______ 年龄：_______ 档案编号：__________
家庭住址：______________________________ 联系电话：_______________
于_____年____月____日因病情需要，转入________________________________
单位________________科室，接诊医生为______________。

转诊医生（签字）：
年　月　日

双向转诊（转出）单

________________（机构名称）：

现有患者：____________ 性别：_______ 年龄：_______，因病情需要，需转入贵单位，请予以接诊。

初步印象：

主要现病史（转出原因）：

主要既往史：

治疗经过：

转诊医生（签字）：
联系电话：
____________________（机构名称）
年　月　日

填表说明：

1. 本表供居民双向转诊转出时使用，由转诊医生填写。
2. 初步印象：转诊医生根据患者病情做出的初步判断。
3. 主要现病史：患者转诊时存在的主要临床问题。
4. 主要既往史：患者既往存在的主要疾病史。
5. 治疗经过：经治医生对患者实施的主要诊治措施。

医院—社区转诊单

存　根

患者姓名：__________性别：_____年龄：_____病案号：________________

家庭住址：________________________________ 联系电话：______________

于_____年___月___日因病情需要，转回________________________________

单位，接诊医生为____________________。

转诊医生（签字）：

年　月　日

双向转诊（回转）单

__________（机构名称）：

现有患者____________ 因病情需要，现转回贵单位，请予以接诊。

诊断结果：________________________ 住院病案号：________________

主要检查结果：

治疗经过、下一步治疗方案及康复建议：

转诊医生（签字）：

联系电话：

________________（机构名称）

年　　月　　日

填表说明：

1. 本表供居民双向转诊回转时使用，由转诊医生填写。
2. 主要检查结果：填写患者接受检查的主要结果。
3. 治疗经过：经治医生对患者实施的主要诊治措施。
4. 康复建议：填写经治医生对患者转出后需要进一步治疗及康复提出的指导建议。

附表 18　严重精神障碍应急处置知情同意书

接受应急处置人员姓名：______________ 性别：______ 年龄：_____
现住址：_______省（自治区、直辖市）_______市（地、州、盟）_______县（市、区、旗）_______乡镇（街道）_______村（居）委员会_______号应急处置单位（全称）：

1. 根据目前所掌握的资料，现对患者提出如下意见（在相应处填写或画“✓”）：

①该人员为（疾病名称）______________________疾病的（患者　疑似患者），由于（已经　可能）出现（自伤自杀行为　危害公共安全或他人行为　精神状况明显恶化　严重或急性药物不良反应　其他______________），（已经　将要）给本人或他人的身体、财物造成损失，需要通过应急措施予以制止或避免。

②根据现场情况判断，必须立即对该人员采取（现场临时性应急处置　精神卫生医疗机构治疗）措施。一旦病情得到控制，对本人或他人的危险基本消除，这种措施将予以解除。

2. 以上意见送达情况（在相应处填写或画“✓”）：

①已送达该人员的（监护人　家属）；

②不能立即送达该人员的监护人/家属（注明原因：______________），由公安机关现场执行公务的人员签字证实。

监护人（家属）意见（画“✓”）：同意应急处置 □　　不同意应急处置 □

监护人（家属）签名：______________

联系电话：______________　　时间：_____年___月___日___时

告知人：______________

单　位：______________

联系电话：______________　　时间：_____年___月___日___时

参与现场处理的公安机关名称（全称）：______________________

公安机关公务人员签字：______________　　警号：______________

联系电话：______________　　时间：_____年___月___日___时

附表 19　国家严重精神障碍信息系统用户申请表

<table>
<tr><td colspan="3">申请人所在单位：</td></tr>
<tr><td>申请人姓名：</td><td colspan="2">所在部门（科、室）：</td></tr>
<tr><td colspan="2">固定电话：</td><td>手机：</td></tr>
<tr><td colspan="2">E-mail：</td><td>传真：</td></tr>
<tr><td colspan="3">单位性质：□卫生行政部门　□疾病预防控制机构　□精神卫生医疗机构
□社区卫生服务中心　□乡镇卫生院　□其他：__________
是否为本级精防机构：□是　□否</td></tr>
<tr><td colspan="3">用户角色：□业务管理　□数据质控　□数据浏览
□按要求登记患者管理（无须填写用户级别）
□发病报告患者管理（无须填写用户级别）</td></tr>
<tr><td colspan="3">用户级别：□国家级　□省级　□市级　□区县级</td></tr>
<tr><td colspan="3">申请用途：□系统管理　□业务管理　□业务查阅</td></tr>
<tr><td colspan="3">申请管理权限：
1. 用户管理
□用户管理（用户建立、角色授予、用户资料修改）
2. 发病报告及出院信息管理
□全部　□发病报告信息录入　□出院信息录入　□发病报告信息浏览
□出院信息浏览　□患者流转　□患者流转浏览
3. 个案信息管理
□全部　□个案信息录入　□个案信息浏览　□信息上挂　□上挂信息浏览
□患者流转　□患者流转浏览
4. 报表管理
□全部　□月报表录入　□年报表录入　□报表浏览　□报表审核</td></tr>
<tr><td colspan="3">申请账号使用有效期：　年　月　日至　年　月　日</td></tr>
<tr><td>申请人签字：

年　月　日</td><td colspan="2">单位主管领导签字（盖章）：

年　月　日</td></tr>
<tr><td colspan="3">备注：</td></tr>
</table>

附表 20 国家严重精神障碍信息系统用户申请回执

单位名称：		
申请人姓名：	所在部门（科、室）：	联系电话：
申请用途：☐系统管理 ☐业务管理 ☐业务查阅		
用户角色：☐业务管理 ☐数据质控 ☐数据浏览 ☐按要求登记患者管理（无须填写用户级别） ☐发病报告患者管理（无须填写用户级别）		
用户级别：☐国家级 ☐省级 ☐市级 ☐区县级		
审批情况：☐批准 ☐批准，有变更 ☐未获批准 ☐其他		
理由：（如申请未获批准或其他，请给出详细说明）		
账号批准有效期： 年 月 日至 年 月 日		
登录地址：		
用户账号：	初始密码：	
业务管理员签字： 年 月 日	单位主管领导签字（盖章）： 年 月 日	
注意：初次登录使用时，必须更改初始密码！不得在公共计算机上登录本系统！		

附表 21　国家严重精神障碍信息系统用户角色对应表

序号	用户	角色	功能点集合
1	国家级业务管理员	国家级业务管理	用户账号建立和授权
2	国家级本级用户	国家级数据质控	个案信息浏览 个案报表浏览 非在管/汇总患者应急处置报表浏览 发病报告浏览 出院信息浏览 上挂信息浏览 精神卫生工作年报表统计浏览 精神卫生工作年报表审核
		国家级数据浏览	个案报表浏览 非在管/汇总患者应急处置报表浏览 精神卫生工作年报表统计浏览
3	省级业务管理员	省级业务管理	用户账号建立和授权
4	省级本级用户	省级数据质控	个案信息浏览 个案报表浏览 非在管/汇总患者应急处置报表浏览 发病报告浏览 出院信息浏览 信息上挂 上挂信息浏览 精神卫生工作年报表录入 精神卫生工作年报表统计浏览 精神卫生工作年报表审核
		省级数据浏览	个案报表浏览 非在管/汇总患者应急处置报表浏览 精神卫生工作年报表统计浏览
5	市级业务管理员	市级业务管理	用户账号建立和授权

续表

序号	用户	角色	功能点集合
6	市级本级用户	市级数据质控	个案信息浏览 个案报表浏览 非在管患者应急处置月报表录入 非在管/汇总患者应急处置报表浏览 发病报告浏览 出院信息浏览 信息上挂 上挂信息浏览 精神卫生工作年报表录入 精神卫生工作年报表统计浏览 精神卫生工作年报表审核
		市级数据浏览	个案报表浏览 非在管/汇总患者应急处置报表浏览 精神卫生工作年报表统计浏览
7	县级业务管理员	县级业务管理	用户账号建立和授权
8	县级本级用户	县级数据质控	个案信息浏览 个案报表浏览 发病报告浏览 发病报告审核 出院信息浏览 患者流转 患者流转浏览 精神卫生工作年报表录入 精神卫生工作年报表统计浏览
		县级数据浏览	个案报表浏览 精神卫生工作年报表统计浏览
9	直报用户	按要求登记患者管理	工作概况 个案信息录入 个案信息浏览 患者流转 患者流转浏览
		发病报告患者管理	工作概况 发病报告录入 发病报告浏览 出院信息录入 出院信息浏览 患者流转 患者流转浏览

附表 22A　业务管理员现场质量控制记录表

内容	结　果		方　法
县级工作日志是否翔实	是□	否□	查看工作日志
县级是否发现不规范情况	是□	否□（跳过下一项）	查看工作日志
县级发现不规范情况是否及时处理	是□	否□	查看工作日志
权限分配是否规范	是□	否□	查看系统中用户权限分配
密码保存是否规范	是□	否□	查看工作环境
用户申请表及回执是否规范	是□	否□	查看用户申请表及回执
本级用户是否合理	是□	否□	查看权限系统中本级用户数量及所在单位，原则上每个单位本级用户不应超过 2 个，各级数据质控员只能有 1 个。
无活动账号是否核实后删除	是□	否□	查看权限系统中无活动账号

附表 22B　数据质控员现场质量控制记录表

<table>
<tr><th colspan="2">内　容</th><th colspan="2">结　果</th><th>方　法</th></tr>
<tr><td colspan="2">患者信息是否真实</td><td>是□</td><td>否□</td><td>电话核对/入户调查</td></tr>
<tr><td rowspan="3">患者信息是否准确</td><td>患者与纸版表格</td><td>是□</td><td>否□</td><td rowspan="3">电话核对/入户调查，核对患者本人、纸版表格、系统三者之间信息的准确性
（无纸化办公地区核对患者本人与系统录入信息）</td></tr>
<tr><td>纸版表格与系统</td><td>是□</td><td>否□</td></tr>
<tr><td>患者与系统</td><td>是□</td><td>否□</td></tr>
<tr><td colspan="2">工作日志是否翔实</td><td>是□</td><td>否□</td><td>查看工作日志</td></tr>
<tr><td colspan="2">数据使用是否规范</td><td>是□</td><td>否□</td><td>询问直报用户与下级数据质控员、查看数据使用记录</td></tr>
<tr><td colspan="2">患者信息重复性</td><td colspan="2">______人，______人次</td><td rowspan="7">查看统计报表</td></tr>
<tr><td colspan="2">发病报告不及时比例</td><td colspan="2">______%</td></tr>
<tr><td colspan="2">随访信息录入及时性</td><td colspan="2">______天/人</td></tr>
<tr><td colspan="2">月报表录入及时性</td><td>是□</td><td>否□</td></tr>
<tr><td colspan="2">年报表录入及时性</td><td>是□</td><td>否□</td></tr>
<tr><td rowspan="2">信息流转及时性</td><td>医院来源迁出待处理</td><td colspan="2">______人，______人次</td></tr>
<tr><td>社区来源迁出待处理</td><td colspan="2">______人，______人次</td></tr>
<tr><td rowspan="3">知情同意变化情况</td><td>是否合理</td><td>是□</td><td>否□</td><td>对照国家下发列表核对纸版知情同意书记录</td></tr>
<tr><td>不同意变为同意</td><td colspan="2">______人，______人次</td><td></td></tr>
<tr><td>同意变为不同意</td><td colspan="2">______人，______人次</td><td></td></tr>
<tr><td colspan="2">应管未管患者是否纳入管理</td><td>是□</td><td>否□</td><td rowspan="4">对照国家下发列表，检查发现问题及解决情况</td></tr>
<tr><td colspan="2">持续关锁患者是否解锁</td><td>是□</td><td>否□</td></tr>
<tr><td colspan="2">持续住院患者是否出院</td><td>是□</td><td>否□</td></tr>
<tr><td colspan="2">持续不稳定患者病情是否好转</td><td>是□</td><td>否□</td></tr>
</table>

注：电话核对指伴听社区随访人员的电话随访；入户调查指与社区随访人员共同入户。

附表 23A　县（区、市）业务管理员质量控制工作日志

序号	用户名	用户命名		角色分配		密码保存		发现不规范情况的处理
		规范	不规范	规范	不规范	规范	不规范	
1								
2								
3								
4								
5								
6								
7								
8								
9								
10								

注：请在对应栏目下画“✓”。

序号	直报用户姓名	数据使用		发现不规范情况的处理
		规范	不规范	
1				
2				
3				
4				
5				
6				
7				
8				
9				
10				

附表 23B　县（区、市）数据质控员质量控制工作日志

序号	患者编号	姓名	性别	患者是否真实存在		患者信息是否准确	
				是	否	准确	不准确（写出不准确的条目）
1							
2							
3							
4							
5							
6							
7							
8							
9							
10							

注：真实性和准确性的质控结果请在对应栏目下画“✓”。

附表 24A　严重精神障碍患者肇事肇祸事（案）件调查表

姓名		性别	1 男　　2 女　□
出生日期	______年____月____日	身份证号	□□□□□□□□□□□□□□□□□□
户籍地	________省（自治区、直辖市）______市（地、州、盟）________县（市、区、旗） ________乡镇（街道）____________村（居）委员会____________（详至门牌号）		
现住址	□同户籍地；*如与户籍地不同，请继续填写：* ________省（自治区、直辖市）______市（地、州、盟）________县（市、区、旗） ________乡镇（街道）____________村（居）委员会____________（详至门牌号）		
婚姻状况	1 未婚　2 已婚　3 丧偶　4 离婚　5 未说明的婚姻状况　□		
文化程度	1 研究生　2 大学本科　3 大学专科和专科学校　4 中等专业学校　5 技工学校 6 高中　　7 初中　　8 小学　9 文盲或半文盲　　10 不详　□		
经济状况	1 贫困，在当地贫困线标准以下　　2 非贫困　□		
	是否为当地低保患者：0 否　　1 是　□		
既往诊断情况	诊断：______________确诊医院：______________确诊日期：______年__月__日		
初次发病时间	_____年__月__日	首次使用抗精神病药物治疗时间	____年__月__日
既往主要症状	1 幻觉　2 交流困难　3 猜疑　4 喜怒无常　5 行为怪异　6 兴奋话多　7 伤人毁物 8 悲观厌世　9 无故外走　10 自语自笑　11 孤僻懒散　12 其他__________（*可多选*） □/□/□/□/□/□/□/□/□/□/□/□		
既往住院治疗情况	曾住精神专科医院/综合医院精神专科____次 末次出院时间：_____年__月__日		
最近一年服药情况	1 规律　　2 间断　　3 不服药　　4 医嘱勿需用药　□ 不服药或间断服药的原因：①药物副作用大　　②认为不需要服药　□ ③药品价格贵，医疗负担重　④其他____________ 若选择“1”或“2”，请填写药物名称、用法：		
	药物 1：	每日（月）剂量________mg	
	药物 2：	每日（月）剂量________mg	
	药物 3：	每日（月）剂量________mg	
治疗费用是否有医保报销	0 否　　1 是　□ 若选择“是”，医保报销占_____%，其他补助占_____%，个人自付占_____%。		

续表

<table>
<tr><td>是否享受救治救助政策</td><td colspan="7">0 无　1 有　□
若选择"有"，选择来源（可多选）：□/□/□/□/□
1 生活补贴　2 护理补贴　3 医疗救助　4 低保补助　5 其他</td></tr>
<tr><td>监护人履行监护责任情况</td><td colspan="7">监护人姓名：________ 年龄：________ 电话：__________ 与患者关系：________
1 能履行监护责任　2 不能履行监护责任　□
若选择"不能"，请说明原因：
是否领取监护补助：0 否　1 是，________元/年　□</td></tr>
<tr><td rowspan="2">本次肇事肇祸情况</td><td colspan="2">诱因</td><td colspan="5"></td></tr>
<tr><td colspan="2">当事人目前状况</td><td colspan="5">1 公安部门场所　2 精神卫生医疗机构　3 居家　4 死亡
5 其他____________________　□</td></tr>
<tr><td rowspan="9">是否纳入管理</td><td colspan="7">0 否　1 是　□
如未纳入管理，请说明原因：</td></tr>
<tr><td colspan="7">纳入管理时间：______年__月__日
（下面管理记录只需填写最近一年的情况）</td></tr>
<tr><td>随访时间</td><td>危险性评级</td><td>病情</td><td>是否服药</td><td>服药依从性</td><td>实验室检查</td><td>转诊</td></tr>
<tr><td>（______年__月__日）</td><td>0 级 1 级
2 级 3 级
4 级 5 级</td><td>1 稳定
2 基本稳定
3 不稳定</td><td>0 否
1 是</td><td>1 规律
2 间断
3 不服药
4 医嘱勿需用药</td><td>0 无
1 有</td><td>1 转精神专科
2 转综合医院
3 未转诊</td></tr>
<tr><td></td><td></td><td></td><td></td><td></td><td></td><td></td></tr>
<tr><td></td><td></td><td></td><td></td><td></td><td></td><td></td></tr>
<tr><td></td><td></td><td></td><td></td><td></td><td></td><td></td></tr>
<tr><td></td><td></td><td></td><td></td><td></td><td></td><td></td></tr>
<tr><td></td><td></td><td></td><td></td><td></td><td></td><td></td></tr>
<tr><td>其他调查情况</td><td colspan="7"></td></tr>
</table>

调查人：____________　调查单位：__________________　调查时间：______年____月____日

填表说明：

1. 辖区内严重精神障碍患者（或疑似精神障碍患者）发生肇事肇祸事（案）件后，卫生健康行政部门应按照工作规范要求在 48 小时内开展调查并填写此表。

2. 在填写此表的基础上，撰写严重精神障碍患者肇事肇祸事（案）件调查报告，提纲如下：

一、事（案）件经过

客观、真实、完整地说明事（案）件经过，包括时间、地点、事（案）件发生的详细情况、调查处置过程及初步调查结果等。

二、肇事肇祸人员发病及治疗管理情况

（一）基本情况

包括患者姓名、性别、年龄、身份证号、户籍地和现住址、婚姻状况、文化程度、家庭经济状况，以及监护人姓名及年龄、与患者关系等。

（二）患病、治疗和管理情况

1. 患病及治疗情况

既往病史包括初次发病时间、发病原因、诊断、诊断机构名称、首次抗精神病药物治疗时间、既往门诊治疗、住院治疗及相关检查情况。

现病史包括发病时间、原因、发病经过及处置情况。

同时，说明患者治疗费用是否纳入当地医保报销范围，报销比例及个人自付比例。是否为低保患者，是否享受医疗救助和生活救助，如重大公共卫生专项严重精神障碍管理治疗项目、残联项目、民政项目、慈善机构或当地财政补助项目等。

2. 管理情况

社区/乡镇管理：说明患者基本信息是否登记在国家严重精神障碍信息系统、是否纳入管理等。若纳入管理，应说明纳入管理时间及近一年每次随访时间、危险性评级、病情、服药依从性及转诊情况等；若未纳入管理，请说明原因。

家庭管理：监护人能否履行监护责任，不能履行监护责任的需说明原因。监护人是否领取监护补贴等。

（三）其他调查情况

三、肇事肇祸原因分析

分析该患者肇事肇祸行为产生的可能原因，总结经验教训。

四、后续处置情况

事（案）件发生后，当地政府、各相关部门、卫生健康行政部门、精神卫生医疗机构或精防机构、基层卫生医疗机构主动采取的应对策略。说明对患者的处置和对整个事件的处理情况。

五、下一步工作措施

说明拟采取哪些措施来预防此类事件的发生。

附表 24B　严重精神障碍患者肇事肇祸事（案）件调查报告

一、事（案）件经过

要求客观、真实、完整地反映事（案）件前后经过。内容包括：时间、地点、事（案）件发生的详细情况、调查处置过程及初步调查结果等。

二、肇事肇祸人员发病及治疗管理情况

（一）患者基本情况

包括患者姓名、性别、年龄、身份证号、户籍地和现住址、婚姻状况、文化程度、家庭经济状况以及监护人姓名、与患者关系等。

（二）患者患病和管理情况

1. 患病及治疗情况（包括既往病史及现病史）

既往病史：包括初次发病时间、发病原因、诊断、诊断机构名称、首次抗精神病药治疗时间、既往门诊治疗、住院治疗及相关检查情况。同时，请说明患者治疗费用是否纳入当地医保报销范围，医保报销比例以及个人自付比例分别占多少。是否属于贫困（在当地贫困线标准以下）患者，是否享受医疗救助和生活救助，如 686 项目、残联项目、民政项目、慈善机构或当地财政补助对象等。

本次发病情况：包括发病时间、原因、发病经过及处置情况。

2. 管理情况

（1）社区/乡镇管理：说明患者基本信息是否登记在国家严重精神障碍信息管理系统或当地基本公共卫生服务均等化系统，以及患者是否纳入管理。若纳入管理，应说明纳入管理时间，以及每次随访时间、危险性评级、病情、服药依从性及是否根据病情严重程度转诊等。重点反映最后一次随访情况，如具体随访时间、危险性评级、病情稳定性、是否服药、服药依从性等。若危险性评估为 3～5 级，是否与当地公安部门进行信息交换，社区是否建议转诊等。若未纳入管理，请说明未纳入管理的原因。

（2）家庭管理：监护人履行监护责任情况或监护人不能履行监护责任的原因。

（三）其他调查情况

三、肇事肇祸原因分析

分析该患者肇事肇祸行为产生的可能性原因，要求明确具体到哪个（些）环节问题，并总结经验教训。

四、后续处置情况

事（案）件发生后，当地政府、各相关部门、卫生行政管理部门、精神卫生医疗机构或精防机构、基层卫生医疗机构主动采取的应对策略。说明对患者的处置和对整个事件的处理情况。

五、下一步工作措施

说明拟采取哪些措施以防此类事件的发生（提出干预措施，制订预案，预防此类事件的再次发生）。

附表 25A　严重精神障碍管理治疗工作督导检查表（A）
（卫生行政部门用）

督导地区：________省（自治区、直辖市）　督导时间：__________年___月___日

________市（地、州）　督导组织单位：________________________

________区（县、旗）　督导人员：__________________________

被督导单位：____

一、组织管理		
1	本级是否成立了政府精神卫生工作领导组织？（要求提供原始文件，了解人员构成）	（1）已成立　（2）未成立 如已成立，则原始文件：（1）有　（2）无 名称：
2	本级是否制定并下发相关管理工作制度、工作流程等文件？（要求提供原始文件）	（1）已制定　（2）未制定 （3）正在制定中 如已制定，则原始文件：（1）有　（2）无
3	是否设立了本级精神卫生防治技术管理和指导机构？其工作职责是什么？（要求提供文件）	（1）已设立　（2）未设立 如已设立，名称： 设在： 上一年度财政经费：_______万元
4	本级精神卫生防治技术管理和指导机构人员组成是怎样的？（要求提供人员名单） 该机构编制：___________人 现有人员共：___________人 其中，专职：___人　兼职：___人 人员名单：（1）有　（2）无	现有人员包括： 行政管理人员：___________名 精神科医生：_____________名 精神科护士：_____________名 心理卫生人员：___________名 其他人员：_______________名
5	本级指定承担技术任务的精神卫生医疗机构名称（即精神专科医院/具有精神科的综合医院）及其工作职责是什么？（要求提供文件）	精神卫生医疗机构名称： 工作职责： 机构编制人员数：_____________人 上一年度补助经费：_________万元

续表

一、组织管理		
6	本级是否建立了严重精神障碍管理治疗网络？（要求提供参与机构的名单） 机构名单：（1）有　（2）无	（1）已建立　（2）未建立 如已建立，参与的机构有： 省级医院：__________个 市级医院：__________个 区/县级医院：__________个 社区卫生服务中心：__________个 社区卫生服务站：__________个 乡镇卫生院：__________个 村卫生室：__________个 居民委员会：__________个 村民委员会：__________个
二、工作管理		
7	本级是否下发了年度工作计划？ （要求提供原始文件）	（1）是，下发日期：________（2）否 如是，则原始文件：（1）有　（2）无
8	本级是否组织开展人员培训？ （要求提供原始文件）	（1）是　（2）否 如是，则原始文件：（1）有　（2）无 已开展_____年，已举办___期，培训___人 培训主要内容：__________
9	本级是否组织过工作督导/检查/绩效考核/评价？ （要求提供原始文件）	（1）是　（2）否 如是，则原始文件：（1）有　（2）无 已组织过_____年，已开展督导/检查_____ ___次， 绩效考核/评价________次
10	本级是否建立了《严重精神障碍信息系统》？（要求提供原始文件）	（1）是　（2）否 如是，则上一年度补助经费：________万元

督导员签字：

督导日期：_____年____月____日

附表 25B　严重精神障碍管理治疗工作督导检查表（B）（业务单位用）

督导地区：________省（自治区、直辖市）　督导时间：________年____月____日
________市（地、州）　督导组织单位：________________
________区（县、旗）　督导人员：________________
被督导单位：________________________________

一、组织管理		
1	是否成立了严重精神障碍管理治疗工作领导组？（要求提供原始文件，了解人员构成）	（1）已成立，日期__________（2）未成立 如已成立，则原始文件：（1）有　（2）无
2	是否成立了严重精神障碍管理治疗工作办公室？（要求提供原始文件）	（1）已成立，日期__________（2）未成立 如已成立，则形式：（1）单独设置，人数：______ （2）与__________科（室）联合办公
3	是否成立了严重精神障碍社区管理治疗组？（要求提供人员名单） （1）已成立　（2）未成立 如已成立，则现有人员共：_____人 其中，专职：___人　兼职：___人 人员名单：（1）有　（2）无	（1）已成立，日期__________（2）未成立 如已成立，则人员包括： 精神科医生_____名，其中：主任医师_____名， 副主任医师___名，主治医师___名，住院医师___名 精神科护士_____名，其中：主任护师___名， 副主任护师___名，护师___名，护士___名 其他人员_______名，其中：
4	是否成立了严重精神障碍应急处置组？（要求提供人员名单） 人员名单：（1）有　（2）无	（1）已成立，日期__________（2）未成立 如已成立，则现有人员__________人，其中： 精神科医生_____名，精神科护士_____名， 其他人员___名，为： 专用电话：（1）有，号码：__________（2）无
5	是否有专人负责数据/资料的质量管理（质管员）？	（1）是，姓名：________ （2）否
6	是否建立了严重精神障碍管理治疗工作队伍？（要求提供人员名单） 人员名单：（1）有　（2）无	（1）已建立　（2）未建立 如已建立，则参与工作的人员有： 精神科医生________________名 精神科护士________________名 社区全科医师/护士________________名 乡镇卫生院医师/护士________________名 乡村医生________________名 警察________________名 街道办事处/乡镇政府________________名 居委会/村委会人员________________名 其他人员________________名

续表

二、经费情况		
7	行政拨款： 本年度计划拨款：__________万元 其中，人员经费：__________万元 工作经费：________________万元 患者补助经费：___________万元	上一年度共收到行政拨款：_______万元。 其中， （1）中央：______万元（2）省级：______万元 （3）地市级：______万元（4）区县级：______万元 （5）街道/乡镇：______万元
8	机构自筹经费	时间：________年，金额：______万元 来源：
9	科研合作经费	时间：________年，金额：______万元 来源：
10	其他来源经费	时间：________年，金额：______万元 来源： 时间：________年，金额：______万元 来源：
三、工作情况　　累积至：______年____月____日		
11	登记严重精神障碍患者并建档立卡	____________例
12	录入《国家严重精神障碍信息系统》	____________例
13	社区/乡镇基层医疗机构已随访患者	____________例
14	应急处置的患者数： 其中，医保报销患者数： 　　　政府经费补助患者数： 　　　其他____________渠道经费补助患者数： 自费患者数：	____________例 ____________例 ____________例 ____________例 ____________例
15	药物治疗的患者数 其中，医保报销患者数： 　　　政府经费补助患者数： 　　　其他__________渠道经费补助患者数： 自费患者数：	____________例 ____________例 ____________例 ____________例 ____________例
16	住院治疗的患者数： 其中，医保报销患者数： 　　　政府经费补助患者数： 　　　其他__________渠道经费补助患者数： 　　　自费患者数：	____________例 ____________例 ____________例 ____________例 ____________例
17	解关锁患者数： 其中，医保报销患者数： 　　　政府经费补助患者数： 　　　其他__________渠道经费补助患者数：	____________例 ____________例 ____________例 ____________例

续表

四、培训情况		
18	截至______年____月， 共办培训班______期，培训________人次	主要培训内容：
19	上一年培训内容：________________ （查文件、培训原始材料） 举办时间：__________ 培训天数：__________ 参加人数：__________ 对象：______________	（1）执行培训情况总结 （2）培训日程表 （3）教材 （4）考试试题 （5）学员情况及学员意见汇总表 （6）学员名单 （7）声像记录
20	上一年，培训内容：________________ （查文件、培训原始材料） 举办时间：__________ 培训天数：__________ 参加人数：__________ 对象：______________	（1）执行培训情况总结 （2）培训日程表 （3）教材 （4）考试试题 （5）学员情况及学员意见汇总表 （6）学员名单 （7）声像记录
21	上一年，培训内容：________________ （查文件、培训原始材料） 举办时间：__________ 培训天数：__________ 参加人数：__________ 对象：______________	（1）执行培训情况总结 （2）培训日程表 （3）教材 （4）考试试题 （5）学员情况及学员意见汇总表 （6）学员名单 （7）声像记录
五、技术质量（抽查重点为得到政府经费补助的患者）		
22	抽查10例药物治疗患者记录表 注：如发现所使用的药物品种、初始剂量、药物剂量调整原则或对最主要副作用的处理原则不合理，则免费用药方案不合理。	实际查：____例，有政府经费补助患者：____例 其中，方案不合理：______例 主要问题：
23	检查上述10例药物治疗患者的“实验室检查记录表” 注：如发现所查项目及对阳性结果的处理不合理，则对异常项目的临床处理不合理。	实际查：__________例 对异常项目的临床处理不合理：______例 主要问题：

续表

五、技术质量（抽查重点为得到政府经费补助的患者）		
24	抽查“应急处置记录表”5例 注：如发现所处置的问题不属于应急处置范围，则评为不符合应急处置范围。如发现采取的应急处置方式不合理，则评为不合理。	实际查：_______例 不符合应急处置范围：__________例 原因： 处置措施不合理：__________例 原因：
25	抽查3例住院治疗患者记录表 注：如发现不符合住院标准，则为不符合住院条件。如发现采取的治疗方法不合理，则评为不合理。	实际查：_______例 不符合住院条件：_____例 原因： 治疗方法不合理：________例 原因：
26	普通居民、患者/监护人和工作人员核心知识知晓率和满意度调查	（1）普通居民实际查：___例， 问卷实际得分：_____分，问卷平均得分：___分 （2）患者/监护人实际查：___例， 问卷实际得分：_____分，问卷平均得分：___分 （3）工作人员实际查：___例， 问卷实际得分：_____分，问卷平均得分：___分
六、综合评价		
（1）优　（2）良　（3）中　（4）差		
请写出300字左右的简要报告；如有必要，提出今后改进意见。		

督导员签字：

督导日期：_____年___月___日

附表 26　严重精神障碍核心知识知晓率及满意度调查问卷

1. 通过入户、电话或拦截调查等形式，随机选取基层医疗卫生机构辖区内常住居民、患者/监护人、基层医疗卫生工作人员进行访谈，了解服务对象对严重精神障碍核心知识的知晓情况，了解服务对象对严重精神障碍管理治疗工作的综合满意程度。

2. 调查人员核实访谈对象姓名后，按照调查问卷要求进行访谈，并如实记录，根据访谈情况，在各题的选项上打“✓”，将各题回答结果的选项序号填在“回答”栏中。

3. 问卷内容由访谈对象回答，严禁代答，严禁诱导性提问。

先生/女士：

您好！我是卫生委调查人员，目前正在开展严重精神障碍管理治疗工作调查，希望能了解您对严重精神障碍管理治疗核心知识的知晓情况及对服务的满意情况，为今后改进服务提出建议。您是我们随机抽选到的访问对象，您的回答将成为我们的重要依据，我们将对您提供的信息严格保密。希望能得到您的支持和帮助，衷心感谢您的支持与合作！

问卷序号		回　答
1	基础资料	
1.1	访谈对象类型 ①普通常住居民　②患者　③患者监护人　④基层医疗卫生机构工作人员	
1.2	姓名：________________	
1.3	性别：　①男　②女	
1.4	居住地：____________县（市、区、旗）____________ ______乡镇（街道）	
1.5	联系方式：①面对面核查　②电话核查（电话：____________）	
1.6	实足年龄（岁）：________岁	
1.7	户口是否在本县区：　①是　②否	
2	核心知识的知晓情况：	
2.1	您知道国家能为部分精神病人（严重精神障碍患者）免费提供一些卫生服务吗？（满分为2分，选①得2分） ①知道　②不知道　③不知道还有免费服务	
2.2	您知道国家为部分精神病人（严重精神障碍患者）提供哪些免费服务？（除⑤⑥以外，其他选项可多选，满分为3分） ①健康体检　②健康教育　③家庭康复指导 ④其他服务（请注明）：________________。 ⑤知道有服务，但不知道是免费的　⑥不知道有哪些服务	

续表

问卷序号		回 答
2.3	您认为精神病能不能预防？能不能治疗呢？（选②⑤或②⑥或②⑤⑥者每个得 1.5 分，满分 3 分） ①精神病不能预防　②精神病可以预防　③不知道精神病能不能预防 ④精神病不能治疗　⑤精神病可以治疗　⑥精神病可以治疗但治不彻底，需要长期吃药	
2.4	您知道部分精神病人（严重精神障碍患者）可以从哪些机构免费得到这些服务呢？ （除⑦以外，其他选项可多选，满分为 4 分，选项中包括①②③④⑤⑥任一项，得 2 分） ①社区卫生服务中心　②乡镇卫生院　③村卫生室（村医）　④精神卫生中心 ⑤精神病医院　⑥疾控中心　⑦不知道	
2.5	您是从什么渠道得知可以免费得到这些服务的？（可多选） ①报纸　②电视或/和广播　③基层医疗卫生机构宣传栏　④社区宣传栏或告示　⑤宣传活动　⑥宣传单或宣传册　⑦各类广告　⑧手机短信/微信　⑨医生/村医电话通知 ⑩听别人告诉　⑪其他（请注明）：________________。	
2.6	知晓率实际得分（满分 10 分）	
3	综合满意度（请在 1~10 分中选择，1 分代表“最不满意”，10 分代表“最满意”。请您根据自己的满意程度进行打分）	
3. 1	您在本地的社区卫生服务中心/乡镇卫生院/村医得到这些服务方便吗？以 10 分为满分，您给打几分？	
3. 2	您对本地的社区卫生服务中心/乡镇卫生院/村医提供这些服务技术水平满意吗？以 10 分为满分，您给打几分？	
3. 3	您对本地的社区卫生服务中心/乡镇卫生院/村医提供这些服务满意吗？以 10 分为满分，您给打几分？	
3. 4	您认为本地的社区卫生服务中心/乡镇卫生院/村医提供这些服务有用吗？以 10 分为满分，您给打几分？	
3. 5	综合满意度实际得分（满分 40 分）	

调查人（签字）：　　　　　　调查时间：　　　　年　　月　　日　调查当地负责人：

附表 27 严重精神障碍管理治疗绩效考核评分表（A）
（卫生行政部门用）

考评地区：　　　　　　考评单位：
考评组织单位：　　　　考评人员：
说明：满分 300 分　　　考评时间：

考核指标		分值	考核内容及要求	考核方式	评分标准	得分
类别	项目					
1. 体系建设（175 分）	1.1 建立领导及部门协调机制，出台严重精神障碍患者治疗补偿制度。	80	建立省/市/县（市）政府精神卫生工作领导组织与部门协调机制，纳入综治平安建设目标考评内容，并至少召开两次协调会议。地方政府或部门出台严重精神障碍患者门诊或/和住院治疗补偿制度或免费治疗制度。	查阅原始文件和联席会议通知、日程安排、人员签到簿、影像资料和会议纪要/会议记录等，了解人员构成情况、精神卫生工作是否纳入综治平安建设目标考评内容、是否出台严重精神障碍综合管理相关政策。	A.（1）已成立并纳入综治平安建设目标考评内容，得 20 分；已成立但未纳入综治平安建设目标考评内容，得 10 分；未成立，得 0 分。	
					（2）年度内至少召开一次联席会议，得 10 分；未召开联席会议者，得 0 分。	
					B.（1）地方政府出台门诊或/和住院治疗补偿制度或免费治疗制度，得 10 分；部门出台门诊或/和住院治疗补偿制度或免费治疗制度，得 5 分，未出台，得 0 分。	
					（2）门诊和住院治疗医疗费用平均自付比例均低于 10%得 40 分；平均自付比例大于 10%者，每超过 5%扣 10 分，扣完为止。	

续表

考核指标		分值	考核内容及要求	考核方式	评分标准	得分
类别	项目					
1. 体系建设（175分）	1.2 防治网络建设	5	县（市、区）专科医院（或综合医院精神科）按要求开设精神科门诊或心理治疗门诊。	现场了解机构简要情况（包括机构名称、编制数、床位数、功能科室开展情况等）。	A. 县（市、区）专科医院（或综合医院精神科）按要求开设精神科门诊或心理治疗门诊，且有简要情况介绍，得5分；已按要求开设但无简要情况介绍，得3分。	
					B. 县（市、区）专科医院（或综合医院精神科）仅开设心理咨询门诊得1分。	
					C. 县（市、区）专科医院（或综合医院精神科）未按要求开设精神科门诊或心理治疗门诊，得0分。	
		5	县（市、区）精卫中心内设精防科室（如精防科等），人员配备合理，并提供必要的办公条件。	查阅精卫中心内部原始文件，明确精防科室的机构职责、精防人员队伍名单。精防人员按照每10万人1~2人的标准进行配备，其中专职人员不少于2人。县（市、区）疾控中心至少有1名专职人员参与严重精神障碍防治工作。	A（1）设立精防科室，职责明确，且有2名及以上专职人员者，得2分；不足2人或仅有兼职人员，得1分。	
					（2）办公面积、办公条件均达标者，得2分；办公面积或办公条件一项不达标者，得1分；办公面积和办公条件均不达标者，得0分。	
					B县（市、区）疾控中心至少有1名专/兼职人员参与严重精神障碍防治工作得1分；无专/兼职人员得0分。	

续表

考核指标		分值	考核内容及要求	考核方式	评分标准	得分
类别	项目					
1. 体系建设（175分）	1.2 防治网络建设	80	至少建立一所形式多样的院外（社区）康复机构，并开展精神障碍患者社区康复工作。	现场了解社区康复机构简要情况（包括机构名称、编制数、床位数等），相关人员结构；康复机构经费来源、日常运行及精神障碍患者开展社区康复服务情况等。	A 有机构、工作职责明确、人员结构合理 得10分；有机构，人员结构、分工不合理，得5分；无机构，得0分。	
					B（1）政府或者其他部门提供专项经费，康复机构能运行正常，得60分；政府或者其他部门提供部分专项经费，辅以项目经费，能维持康复机构正常运行者，得30分。仅以项目经费维持康复机构正常运行者，得10分。难以正常运行者，得0分。	
					（2）开展精神障碍患者康复，并有康复活动日志、阶段评价者，得10分；未开展精神障碍患者康复活动者，得0分；开展精神障碍患者康复活动，但日志/阶段评价不全者，得5分；无康复活动日志和阶段评价者，得0分。	
		5	制定心理危机干预预案，组建心理危机干预队伍。	查看政府、部门原始文件。	A 制定心理危机干预预案且组建心理危机干预队伍者，得5分。	
					B 制定心理危机干预预案，但未组建心理危机干预队伍者，得3分。	
					C 未制定心理危机干预预案，也未组建心理危机干预队伍者，得0分。	

续表

考核指标		分值	考核内容及要求	考核方式	评分标准	得分
类别	项目					
2. 组织管理（50分）	2.1 三大措施工作管理制度和工作流程	20	制定“双向转诊”“点对点技术支持”和“关爱帮扶小组”工作制度与流程，保证患者信息流转“无缝衔接”和患者社区管理各项技术措施落实到位。	查看原始文件、方案。	A（1）部门制定三大措施工作制度者，得10分；缺一项措施，扣4分；均未制订者，得0分。	
					（2）精卫中心制订三大措施工作制度者，得7分；缺一项措施，扣3分；均未制订者，得0分。	
					B（1）部门制定三大措施工作流程者，得10分；缺一项措施，扣4分；均未制定者，得0分。	
					（2）精卫中心制定三大措施工作流程者，得7分；缺一项措施，扣3分；均未制定者，得0分。	
	2.2 计划总结	5	政府/部门出台严重精神障碍防治综合管理中长期规划；部门/单位制订年度工作计划、总结。	查看原始文件。	A政府制订中长期规划者，得3分；部门制订中长期规划者，得2分；未制订者，得0分。	
					B部门/单位制订有年度工作计划和总结者，得2分；缺一项者，得1分；均未制订/缺失者，得0分。	
	2.3 工作会议	5	组织召开年度精神卫生工作部署会议。	查看工作部署会议档案：会议通知、日程安排、人员签到簿、影像资料等。	A召开年度工作部署会议者，得3分；未召开者，得0分。	
					B会议资料规范、齐全者，得2分；资料不规范或不齐全者，得1分；均不合格者，得0分。	
	2.4 工作培训	20	组织开展专业人员培训，每年至少2次。	查看专业人员培训档案：培训通知、培训资料、日程安排、人员签到簿、影像资料、培训效果评估资料等。	A. 按要求开展专业培训至少2次者，得15分；缺一次者，得7分；不足2次者，得0分	
					B培训资料规范、齐全者，得5分；资料不规范或不齐全者，得2分；均不合格者，得0分。	

续表

考核指标		分值	考核内容及要求	考核方式	评分标准	得分
类别	项目					
3. 经费管理与使用（35分）	3.1 管理制度	5	制定本地区精神卫生工作经费管理办法与资金使用方案。	查看原始文件。	A 部门制定经费管理办法和资金使用方案者，得5分；缺一项者，得2分；均未制定者，得0分。	
					B. 精卫中心制定经费管理办法和资金使用方案者，得3分；缺一项者，得1分；均未制定者，得0分。	
	3.2 经费保障	20	地方政府或部门安排年度精神卫生工作经费或专项经费。	查看原始文件和相关财务账簿。政府将严重精神障碍防治专项经费纳入本级财政预算，或部门安排工作经费。	A（1）政府安排专项经费，并纳入财政预算者，得15分；政府安排专项经费，但未纳入财政预算者，得5分；政府未安排专项经费者，得0分。	
					（2）政府安排的专项经费及时到位且能满足工作需要者，得5分；专项经费不能及时到位或不能满足工作需要者，得2分；均不合格者，得0分。	
					B 部门安排年度工作专项经费者，得5分；未安排年度工作专项经费者，得0分。	
					C 政府和部门均安排工作经费者，以政府安排专项经费类别计算得分。	
	3.3 经费使用	10	按照拨付方要求及财务管理规定合理使用各项经费。（具体经费使用情况落实在项目执行单位）。	抽查5笔支出情况。	A 均按规定要求合理使用各项经费者，得10分。	
					B（1）合理使用经费2~4笔者，按每笔2分计算相应得分。	
					（2）合理使用经费1笔或均不合理使用者，得0分。	

续表

考核指标		分值	考核内容及要求	考核方式	评分标准	得分
类别	项目					
4. 督导与考核（40分）	4.1 督导情况	20	制订本级督导计划，年内组织本级督导2次，完成分析评估及总结。	查看督导计划、通知、督导原始记录和督导报告或部门通报等。	A 制订年度督导计划者，得5分；未制订者，得0分。	
					B（1）年度内开展两次督导者，得10分；缺一次督导扣5分。	
					（2）两次督导资料均齐全，得5分；一次督导资料不全扣3分。	
	4.2 考核情况	20	制定本级考核方案或计划，年内组织实施。	查看考核资料。	A 制定年度考核方案或计划者，得5分；未制定者，得0分。	
					B（1）年度内开展考核者，得10分；未开展考核者，得0分。	
					（2）考核资料齐全者，得5分；考核资料不齐全者，得0分。	
5. 社会综合治理效果（扣分项）	5.1 肇事肇祸事件		年度内无严重精神障碍患者肇事肇祸事件发生。	以政府或综治部门通报为准。	发生肇事肇祸事件者，每一起事件扣50分。	
	5.2 肇事肇祸案件		年度内无严重精神障碍患者肇事肇祸案件发生。	以政府或综治部门通报为准	发生肇事肇祸案件者，每一起案件扣100分。	
合计得分						

被考评部门负责人签字：　　　　　　　　　　考评日期：　　年　　月　　日

考评人员签字：　　　　　　　　　　考评日期：　　年　　月　　日

附表 27　严重精神障碍管理治疗绩效考核评分表（B）（业务单位用）

考评地区：　　　　考评单位：
考评组织单位：　　考评人员：
说明：满分 300 分　　考评时间：

考核指标		分值	考核内容及要求	考核方式	评分标准	得分
类别	项目					
1. 健全精神卫生服务网络（40 分）	1.1 组建技术队伍	5	组建本级严重精神障碍管理治疗专家指导组。人员包括精神医学、公共卫生等领域专业人员。	查看原始文件，了解人员构成情况。	A 已成立，有人员名单，且人员构成符合要求者，得 5 分。	
					B 已成立，有人员名单，但人员构成不符合要求者，得 2 分。	
					C 未成立或无人员名单者，得 0 分。	
		5	组建本级严重精神障碍管理治疗督导组。	查看原始文件。	A 已成立且有人员名单者，得 5 分。	
					B 未成立或无人员名单者，得 0 分。	
		5	组建本级严重精神障碍应急处置组并制定应急处置预案。人员构成要求：不少于 3 人，其中至少有 1 人为精神科主治医师、1 人为精神科护士。	查看原始文件，了解人员构成情况。	A 成立应急处置组、制定应急处置方案、有人员名单，且人员构成符合要求者，得 5 分。	
					B 每缺一项扣 2 分，扣完为止。	

续表

考核指标 类别	项目	分值	考核内容及要求	考核方式	评分标准	得分
1. 健全精神卫生服务网络（40分）	1.1 组建技术队伍	5	成立多功能服务团队，由精神科医生、护士、心理治疗师、康复师、社会工作者等组成，开展患者个案管理。	查看原始文件，了解人员构成情况、个案管理计划、团队成员职责等情况。	A已成立，有人员名单，且人员构成符合要求者，得5分。	
					B已成立，有人员名单，但人员构成不符合要求者，得3分。	
					C未成立或无人员名单者，得0分。	
	1.2 设置康复科（室）	20	精卫中心内设置康复科（室）。	实地查看，了解康复师、心理治疗等人员设置、制度等。	A已成立，制度完善、人员合理者，得20分。	
					B已成立，制度不完善或/和人员欠合理者，得10分。	
					C未设立者，得0分。	
2. 组织管理（90分）	2.1 协助制订工作规划、年度计划、总结	5	协助本级卫生行政部门制订区域内精神卫生工作规划与年度计划、总结。	查看原始资料。	A提供规划起草资料者，得2分；未提供者，得0分。	
					B制订工作计划、总结者，得3分；缺一项扣2分。	
	2.2 宣传活动	10	至少组织开展一次精神卫生知识宣传教育、健康促进活动。	要求提供原始文件、宣传材料、参与人数、影像资料和宣传总结等。	A（1）开展了宣传活动且有完整工作记录者，得5分。	
					（2）开展了宣传活动但未提供完整工作记录者，得3分。	
					B有活动总结者，得5分；无活动总结者，得0分。	
					C未开展宣传活动者，得0分。	

续表

考核指标		分值	考核内容及要求	考核方式	评分标准	得分
类别	项目					
2. 组织管理（90分）	2.3 信息系统管理与维护	10	负责（或者协助 CDC 开展）本级严重精神障碍管理治疗信息系统的管理与维护，设数据质控员和业务管理员负责系统数据资料的质控与管理，保障信息系统的正常运转，及时录入国家严重精神障碍信息系统。	现场察看信息系统运行情况，核查基本公共卫生服务项目与国家专网间数据误差（整个辖区数据资料）。	A（1）系统正常运行者，得3分；系统不能正常运行者，得0分。	
					（2）按要求设置数据质控员和业务管理员者，得2分；设置不合理，得1分；未按要求设置，得0分。	
					B 基本公共卫生服务项目与国家信息系统数据逻辑上无误差者，得5分；以国家信息系统为准，逻辑上误差每超过5%，扣2分，扣完为止。	
	2.4 信息报表收集、汇总、分析、上报	15	承担本级精神卫生服务信息的收集、统计、汇总、分析、上报，为政府/部门制定相关政策提供依据。分析报告年度内至少2次。	查看相关工作报表（至少包括工作规范中四个年报表和湖北省管理治疗工作季度报表）和分析报告。	A 年报表和季报表齐全、完整者，得5分；每缺一份扣1分，扣完为止。	
					B 年报表和季报表，表内、表间数据无逻辑矛盾者，得3分；每份报表一处逻辑矛盾扣1分，扣完为止。	
					C 年报表和季报表均按要求上报者，得3分；一次未按要求上报扣1分，扣完为止（各类报表上报情况，由省项目办提供）。	
					D（1）年度内提供分析报告2次者，得2分；缺一次扣1分。	
					（2）分析报告专业、合理者，得2分；报告不专业或不合理者，得1分；报告既不专业又不合理者，得0分。	

续表

考核指标		分值	考核内容及要求	考核方式	评分标准	得分
类别	项目					
2. 组织管理（90分）	2.5 落实三大措施	50	协助卫生行政部门建立精神卫生医疗机构与基层医疗卫生机构之间的双向转诊制度、点对点技术支持和关爱帮扶小组制度，并开展工作。	查看三大措施制度及工作记录原始资料。	A（1）提供双向转诊制度和转诊原始资料者，得10分。	
					（2）仅提供双向转诊制度者，得2分。	
					（3）无双向转诊制度，但开展双向转诊工作者，得8分。	
					（4）既无双向转诊制度，又无开展双向转诊原始资料者，得0分。	
					B（1）提供“点对点技术支持”工作制度和“点对点技术支持”原始资料，经与被抽查的基层医疗卫生机构核对，逻辑上吻合者，得30分；逻辑上不吻合者，得15分。	
					（2）仅提供“点对点技术支持”工作制度者，得5分。	
					（3）无“点对点技术支持”工作制度，但开展“点对点技术支持”工作，与被抽查的基层医疗卫生机构核对，逻辑上吻合者，得25分；逻辑上不吻合者，得10分。	
					（4）既未提供“点对点技术支持”工作制度又未开展“点对点技术支持”工作者，得0分。	
					C（1）提供关爱帮扶小组工作制度和开展工作资料，经与被抽查的基层医疗卫生机构核对，逻辑上吻合者，得10分；逻辑上不吻合者，得5分。	

续表

考核指标 类别	考核指标 项目	分值	考核内容及要求	考核方式	评分标准	得分
2. 组织管理（90分）	2.5 落实三大措施	50	协助卫生行政部门建立精神卫生医疗机构与基层医疗卫生机构之间的双向转诊制度、点对点技术支持和关爱帮扶小组制度，并开展工作。	查看三大措施制度及工作记录原始资料。	（2）仅提供关爱帮扶小组工作制度者，得2分。	
					（3）无关爱帮扶小组工作制度，但开展关爱帮扶小组工作，经与被抽查的基层医疗卫生机构核对，逻辑上吻合者，得8分；逻辑上不吻合者，得3分。	
					（4）既未提供关爱帮扶小组工作制度又未开展工作者，得0分。	
3. 项目任务（50分）	3.1 病例筛查与确诊	15	检查项目任务完成情况（病例筛查与确诊、贫困患者门诊服药补助/专项检查/复诊、应急处置/随访技术指导、病人家属护理教育、项目管理技术指导）。	检查项目任务汇总表和原始资料。	A病例筛查与确诊：任务完成者，得10分；资料齐全者，得5分；任务未完成者，得5分；资料不齐全者，得2分；工作未开展者，得0分。	
	3.2 贫困患者门诊服药补助（一年专项检查4次和复诊2次）	10			B贫困患者门诊服药补助：任务完成者（一年专项检查4次和复诊2次），得5分；资料齐全者，得5分；任务未完成者（一年专项检查4次和复诊2次），得2分；资料不齐全者，得2分；工作未开展者，得0分。	
	3.3 应急处置/随访技术指导	10			C应急处置/随访技术指导：任务完成者，得5分；资料齐全者，得5分；任务未完成者，得2分；资料不齐全者，得2分；工作未开展者，得0分。	
	3.4 病人家属护理教育	10			D病人家属护理教育：任务完成者，得5分；资料齐全者，得5分；任务未完成者，得2分；资料不齐全者，得2分；工作未开展者，得0分。	
	3.5 项目管理技术指导	5			E项目管理技术指导：任务完成者，得3分；资料齐全者，得2分；任务未完成者，得2分；资料不齐全者，得1分；工作未开展者，得0分。	

续表

考核指标		分值	考核内容及要求	考核方式	评分标准	得分
类别	项目					
4. 社区康复（50分）	精神障碍患者院外（社区）康复	50	开展形式多样的精神障碍患者院外（社区）康复工作。	赴康复机构或居家患者家中，了解康复工作开展情况。要求：（1）对非住院患者在精神科专业医生技术指导下，采取基本的康复手段、措施，开展康复训练、治疗，促进患者基本功能早日恢复，为走向社会做准备；（2）对康复工作定期进行总结，并提出可行的改进计划；（3）了解参与精神康复活动的人数与人次数。	A 参加康复训练、治疗者一半以上为非住院患者，得 10 分；一半以下为非住院患者，得 5 分；均为住院患者，得 0 分。	
					B 患者康复训练治疗，均有专业医生进行技术指导者，得 10 分；专业医生不定期进行技术指导者，得 5 分；均无专业医生技术指导者，得 0 分。	
					C 有具体的康复手段、措施（如康复训练器材、设施、方法等）者，得 10 分；无具体的康复手段、措施者，得 0 分。	
					D 有齐全的康复训练治疗日志、阶段评价者，得 10 分；康复训练治疗日志不全/阶段评价者，得 5 分；无康复训练治疗日志、阶段评价者，得 0 分。	
					E 有康复工作总结，并有可行的改进计划者，得 10 分；有康复工作总结，但改进计划不可行者，得 5 分；无康复工作总结者，得 0 分。	
5. 专业培训（10分）	专业技术人员培训	10	协助或自行举办专业技术培训班 2 次	查看培训档案资料，包括：培训通知、培训材料、日程安排、人员签到簿、影像资料等。	A 举办培训班 2 次，资料齐全者，得 10 分；一次资料不齐全扣 2 分。	
					B 举办培训班 1 次，资料不全者，得 5 分；资料不齐全者，扣 2 分。	
					C 未按要求举办专业技术培训班者，得 0 分。	

续表

考核指标		分值	考核内容及要求	考核方式	评分标准	得分
类别	项目					
6. 督导与考核（30分）	6.1　工作督导	20	承担本级精神卫生工作督导、评价与考核。要求全年4次督导，1次评价考核。	要求提供原始材料，包括通知、名单、记录、总结等。	A（1）全年4次督导者，得6分；缺1次督导扣2分；未督导或只有1次督导者，得0分。	
					（2）4次督导资料均齐全者，得4分；1次资料不全者，扣1分；均资料不全或只有1次资料齐全者，得0分。	
	6.2　考核评价	10			B（1）全年1次考核评价者，得6分；未考核评价者，得0分。	
					（2）考核评价资料齐全者，得4分；资料不全者，得2分；无考核评价资料者，得0分。	
					A（1）参与基本公共卫生服务项目督导者，得5分；未参加者，得0分。	
					（2）参加基本公共卫生服务项目考核评价者，得5分；未参加者，得0分。	
7. 解关锁工作（20分）	精神障碍患者解关锁	20	调查、分析辖区内精神障碍患者关锁现状，向卫生行政部门提出解关锁报告。	查看关锁患者现状调查、分析报告和解关锁报告。	A有辖区内精神障碍患者关锁现状调查、分析报告者，得10分；无现状调查、分析报告者，得0分。	
					B有解关锁报告者，得10分；无解关锁报告者，得0分。	

续表

考核指标		分值	考核内容及要求	考核方式	评分标准	得分
类别	项目					
8. 救治救助工作（10分）	贫困住院患者救治救助	10	利用政府和民政、残联等部门力量，对部分贫困住院患者，进行救治救助。	查看年度内贫困住院患者救治救助资料，包括名单、减免金额凭证、汇总表等	A 开展贫困住院患者救治救助工作者，得 5 分；未开展者，得 0 分。	
					B 有名单、减免金额凭证和汇总表者，得 5 分；无资料者，得 0 分。	
合计得分						

被考评单位负责人签字： 考评日期： 年 月 日

考评人员签字： 考评日期： 年 月 日

附表 27　严重精神障碍管理治疗绩效考核评分表（C）（基层医疗卫生机构用）

考评地区：　　　　考评单位：

考评组织单位：　　　　考评人员：

说明：满分 200 分　　　　考评时间：

考核指标		分值	考核内容及要求	考核方式	评分标准	得分
类别	项目					
1. 组织管理（95 分）	1.1 工作制度与流程	5	制定基本公共卫生服务项目——严重精神障碍患者管理服务工作制度和工作流程。	查看工作制度、流程。	A 制定了工作制度和工作流程者，得 5 分。	
					B. 未制定工作制度或工作流程者，得 2 分。	
					C. 既未制定工作制度又无工作流程者，得 0 分。	
	1.2 人员配备	5	配备接受过严重精神障碍管理相关培训的专/兼职人员。	现场了解并向精防人员提问。	A 配备人员，且接受过专业培训者，得 5 分。	
					B 配备人员但未接受过专业培训者，得 2 分。	
					C 未配备人员者，得 0 分。	
	1.3 信息共享	15	定期与街道（乡镇）、派出所、居（村）委会等相关工作人员沟通，互通患者信息，协商管理事宜。	提供信息共享工作记录（每季度 1 次）。	A. 有信息共享相关工作记录，且次数 4 次以上者，得 15 分；缺 1 次扣 4 分，扣完为止。	
					B 未能提供信息共享相关工作记录者，得 0 分。	

续表

考核指标		分值	考核内容及要求	考核方式	评分标准	得分
类别	项目					
1. 组织管理（95分）	1.4 成立精神卫生综合管理小组	10	街道、乡镇成立精神卫生综合管理小组（包括社区关爱帮扶小组），年度内至少召开两次关爱帮扶小组工作例会。	现场查两个基层医疗卫生机构，查阅成立关爱帮扶小组原始文件和召开工作例会通知、人员签到簿、影像资料和会议纪要/会议记录等。	A（1）基层政府成立综合管理小组（关爱帮扶小组）者，得4分；未成立者，得0分。	
					（2）基层医疗卫生机构成立综合管理小组（关爱帮扶小组）者，得2分；未成立者，得0分。	
					B（1）年度内至少有召开两次工作例会的资料者，得4分；缺一次扣2分。	
					（2）两次工作例会资料均齐全者，得2分；一次资料不齐全者得1分；无工作例会资料者，得0分。	
	1.5 落实三大措施	50	制定双向转诊、“点对点技术支持”和关爱帮扶小组制度，并开展工作。	现场查两个基层医疗卫生机构，查看三大措施制度及工作记录原始资料，包括开展活动的记录、图片、总结等。	A（1）提供双向转诊制度和转诊原始资料者，得10分。	
					（2）仅提供双向转诊制度者，得2分。	
					（3）无双向转诊制度，但开展双向转诊工作者，得8分。	
					（4）既无双向转诊制度，又无开展双向转诊原始资料者，得0分。	
					B（1）提供“点对点技术支持”工作制度和“点对点技术支持”原始资料，经与精卫中心核对，逻辑上吻合者，得30分；逻辑上不吻合者，得15分。	

续表

考核指标		分值	考核内容及要求	考核方式	评分标准	得分
类别	项目					
1. 组织管理（95分）	1.5 落实三大措施	50	制定双向转诊、点对点技术支持和关爱帮扶小组制度，并开展工作。	现场查两个基层医疗卫生机构，查看三大措施制度及工作记录原始资料，包括开展活动的记录、图片、总结等。	（2）仅提供“点对点技术支持”工作制度者，得5分。	
					（3）无“点对点技术支持”工作制度，但开展“点对点技术支持”工作，经与精卫中心核对，逻辑上吻合者，得25分；逻辑上不吻合者，得10分。	
					（4）既未提供“点对点技术支持”工作制度又未开展“点对点技术支持”工作者，得0分。	
					C（1）提供关爱帮扶小组工作制度和开展工作资料，经与精卫中心核对，逻辑上不吻合者，得10分；逻辑上不吻合者，得5分。	
					（2）仅提供关爱帮扶小组工作制度者，得2分。	
					（3）无关爱帮扶小组工作制度，但开展关爱帮扶小组工作，经与精卫中心核对，逻辑上吻合者，得8分；逻辑上不吻合者，得3分。	
					（4）既未提供关爱帮扶小组工作制度又未开展工作者，得0分。	
	1.6 宣传活动	10	至少组织开展一次精神卫生知识宣传教育、健康促进活动。	要求提供原始文件、宣传材料、参与人数、影像资料和宣传总结等。	A（1）开展了宣传活动且有完整工作记录者，得5分。	
					（2）开展了宣传活动但未提供完整工作记录者，得3分。	

续表

考核指标		分值	考核内容及要求	考核方式	评分标准	得分
类别	项目					
1. 组织管理（95分）	1.6 宣传活动				B 有活动总结者，得5分；无活动总结者，得0分。	
					C 未开展宣传活动者，得0分。	
2. 信息系统（45分）	2.1 信息系统应用	20	建立严重精神障碍信息系统。	现场查两个基层医疗卫生机构，并现场演示信息系统。	A（1）系统正常运行者，得5分；系统不能正常运行者，得0分。	
					（2）能熟练使用国家系统者，得5分；不能熟练使用国家系统者，得0~4分。	
					B 能正确回答相关问题者，得10分；能部分正确回答问题者，得5分；不能正确回答问题者，得0分。	
	2.2 系统数据质控	20	有专人负责信息录入，并及时将患者信息录入国家严重精神障碍信息系统。	现场核查基本公共卫生服务项目与国家专网间数据误差（整个辖区数据资料）。	基本公共卫生服务项目与国家信息系统数据逻辑上无误差者，得20分；以国家信息系统为准，逻辑上误差每超过5%，扣5分，扣完为止	
	2.3 信息安全	5	凡涉及患者个人信息的所有纸质资料，均应专人专柜上锁保管。	现场查看。	专人专柜上锁保存者，得5分；非专人专柜保存者，得0分。	
3. 关锁调查（10分）	开展辖区关锁病人现状调查	10	开展辖区精神病人关锁现状调查。	查看调查报告或总结。	有调查报告或总结者，得10分；无调查报告或总结者，得0分。	

续表

考核指标		分值	考核内容及要求	考核方式	评分标准	得分
类别	项目					
4. 失访（死亡）信息上报（10分）	失访（死亡）病人上报	10	及时填报失访（死亡）病人登记表。	查看失访（死亡）病人登记表，并与国家信息系统核对。	全部上报者，得10分；一例未报告扣3分，扣完为止。	
5. 社区管理（40分）	5.1 危险性评估	10	对患者进行危险性评估，并判断评估的正确性。	随机抽取5例患者，查看危险性评估结果。	A 开展危险性评估者，得1分/例；未开展者得0分/例	
					B 危险性评估正确者，得1分/例；不正确者得0分/例	
	5.2 随访管理	10	按照要求分别对病情稳定、基本稳定、不稳定患者进行随访管理，随访频次符合要求，有关处置措施得当。随访表内容填写完整、准确，无缺项、错项。	随机抽取5例患者，查看随访管理情况。	A 随访频次符合要求者，得1分/例；不符合要求者，得0分/例。	
					B 随访记录表填写完整、无缺项错项者，得1分/例；不符合要求者，得0分/例。	
	5.3 康复指导与护理教育	10	定期开展患者康复指导与家属护理教育。	随机抽取5例患者，查看康复指导与护理教育开展情况或者查看相关工作记录。	A 开展康复指导者，得1分/例；未开展者，得0分/例。	
					B 开展护理教育者，得1分/例；未开展者，得0分/例。	
	5.4 健康体检	10	每年1次健康体检，包括体格检查、血压、体重、血常规、转氨酶、血糖、心电图等。享受门诊服药补助患者，实验室检查4次/年。	随机抽取5例患者（至少1例享受门诊服药补助患者），查看康复指导与护理教育开展情况或者查看相关工作记录。	A 每年1次体检或有知情不同意者，得1分/例；未体检也无知情不同意者，得0分/例（享受门诊服药补助患者，不得知情不同意）。	

续表

考核指标		分值	考核内容及要求	考核方式	评分标准	得分
类别	项目					
5. 社区管理（40分）					B体检项目齐全（含部分体检项目知情不同意）者，得1分/例；体检项目不齐全者，得0分/例（享受门诊服药补助患者，需有4次实验室检查结果）。	
合计得分						

备注：1. 现场考核两个基层医疗卫生机构，一个由被检查县市推荐（上年度考评已推荐的基层医疗卫生机构除外），另外一个由考核组随机抽取；2. 基层医疗卫生机构得分，系所查两个机构的平均分值。

被考评单位负责人签字：　　　　　　考评日期：　　年　　月　　日

考评人员签字：　　　　　　考评日期：　　年　　月　　日

附表 27　严重精神障碍管理治疗绩效考核评分表（D）
（工作效果）

考评地区：　　　　考评单位：
考评组织单位：　　考评人员：
说明：满分 200 分　　考评时间：

工作指标及测算方法	分值	考核方法	评分标准	得分
乡镇/街道严重精神障碍管理治疗网络覆盖率＝建立严重精神障碍管理治疗网络的乡镇或街道数或辖区内全部乡镇或街道数×100%	5	提供开展严重精神障碍管理治疗工作的乡镇或街道名单及工作方案等，并进行现场或电话核实。	A 不能提供相关材料者，得 0 分。	
			B 覆盖率达 100%者，得 5 分；每降低 10%扣 2 分，扣完为止。	
报告患病率（‰）＝在册患者人数/辖区内常住人口数×1000‰	35	要求提供登记在册的严重精神障碍患者统计名单以及辖区内常住人口总数。	A 检出率达 4.5‰者，得 35 分；每超过 0.5‰，额外得 3 分，最高加至 40 分。	
			B 检出率位于 4.5‰～4.0‰者，得 25 分；检出率位于 3.9‰～3.5‰者，得 10 分；检出率低于 3.5‰以下者得 0 分。	
管理率（%）＝年在管患者人数/在册患者人数×100%	20	要求提供登记在册的严重精神障碍患者数和在管患者数。	A 管理率达 85%以上者，得 20 分；每超过 5%，额外得 3 分，最高加至 30 分。	
			B 管理率位于 85%～80%者，得 10 分；管理率位于 80%～75%者，得 5 分；管理率低于 75%，得 0 分。	

续表

工作指标及测算方法	分值	考核方法	评分标准	得分
规范管理率（%）=本年1月1日起所有随访记录中任何两次相邻的随访记录月份间隔≤3个月的患者人数/在册患者人数×100%	20，	要求提供所有随访记录中任何两次相邻的随访记录月份间隔≤3个月的患者人数和在册患者人数	A 规范管理率达85%者，得20分；每超过5%，额外得3分，最高加至30分。	
			B 规范管理率位于85%~80%者，得10分；规范管理率位于80%~75%者，得5分；规范管理率低于75%者，得0分。	
服药率（%）=（本年1月1日起最后一次随访时规律服药+间断服药人数+目前正在住院的患者人数）/年在管患者人数×100%	20	要求提供（社区服药+住院）在管患者人数和在管患者人数。	A 服药率达65%者，得20分；服药率每超过5%，额外得3分，最高加至30分。	
			B 服药率位于65%~60%者，得10分；服药率位于60%~50%者，得5分；服药率低于50%者，得0分。	
规律服药率（%）=（本年1月1日起最后一次随访时规律服药人数+目前正在住院的患者人数）/年在管患者人数×100%	20	要求提供（规律服药+住院）在管患者人数和在管患者人数。	A 规律服药率达60%者，得20分；服药率每超过5%，额外得3分，最高加至30分。	
			B 规律服药率位于60%~55%者，得10分；规律服药率位于55%~45%者，得5分；规律服药率低于45%者，得0分。	
普通人群心理健康知识和精神障碍预防知识知晓率。	10	以精神卫生宣传教育核心信息和知识要点为基础开展相关问卷调查，并提供相关调查材料。2015年城市、农村分别达70%和60%。	A（1）开展了调查且材料齐全者，得5分。	
			（2）开展了调查但材料不全者，得3分；不能提供相关材料者，得0分。	
			B 精神障碍核心知识知晓率达60%及以上者，得5分；每低5%扣2分，扣完为止。	
患者个案管理率=接受个案管理的患者人数/在管患者人数×100%	20	要求提供有个案管理档案人数和在管患者人数，尤其是病情不稳定患者以及危评3~5级患者数。	2016年不稳定患者在社区接受个案管理的患者比例为100%者，得分20；每少5%扣2分，扣完为止。	

续表

工作指标及测算方法		分值	考核方法	评分标准	得分
项目年度任务完成率=实际完成数/任务数×100%	1. 病例筛查与确诊	10	要求100%完成任务。	A 100%完成项目任务者，得6分；未完成项目任务者，得0分。	
				B 资料齐全者，得4分；资料不齐全者，得0分。	
	2. 贫困患者门诊服药治疗补助（含专项检查和半年复诊）	10	要求100%完成任务。	A 100%完成项目任务者，得6分；未完成项目任务者，得0分。	
				B 资料齐全者，得4分；资料不齐全者，得0分。	
	3. 应急处置和随访技术指导	10	要求100%完成任务。	A 100%完成项目任务者，得6分；未完成项目任务者，得0分。	
				B 资料齐全者，得4分；资料不齐全者，得0分。	
	4. 病人家属护理教育	10	要求100%完成任务。	A 100%完成项目任务者，得6分；未完成项目任务者，得0分。	
				B 资料齐全者，得4分；资料不齐全者，得0分。	
	5. 项目管理技术指导	10	要求100%完成任务	A 100%完成项目任务者，得6分；未完成项目任务者，得0分。	
				B 资料齐全者，得4分；资料不齐全者，得0分。	
合计得分					

被考评单位负责人签字：　　　　考评日期：　　年　　月　　日

考评人员签字：　　　　考评日期：　　年　　月　　日

附表 27 严重精神障碍管理治疗绩效考核评分表（E）
（附加分）

考评地区：　　　　　　　　　　考评单位：
考评组织单位：　　　　　　　　考评人员：
说明：满分 200 分　　　　　　　考评时间：

考核指标	分值	考核内容及要求	考核方式	评分标准	得分
1. 探索开展形式多样的院外（社区）康复工作	100	康复工作扎实、有效，能长期运行；能全省推广。	现场查看，走访患者或/和家属等。	A 康复工作扎实、有效，能长期运行者，得 0~50 分。	
				B 能全省推广者，得 50~100 分。	
2. 有具有创造性的工作模式或值得推广的先进经验，工作取得明显效果。	50	结合本地实际，有效开展严重精神障碍患者管理治疗工作，并取得实效（报告患病率、管理率、治疗率等明显提高；轻度滋事率、肇事肇祸率明显下降；三大措施得以真正落实；各项工作扎实推进）。	县、乡级考核及查看文件、计划、总结，对比分析材料等。	A 积累的先进经验能全省推广，得 0~30 分。	
				B 建立的工作模式能全省推广，得 30~50 分。	
3. 开展心理援助热线	30	开展心理援助热线。	现场查看人员及设备配备、工作保障、工作记录等材料。	A. 能长期、有效开展心理援助热线工作，得 10~30 分。	
				B. 保障措施难以长期落实，有待改进与加强，得 0~10 分。	

续表

考核指标	分值	考核内容及要求	考核方式	评分标准	得分
4. 其他：地方政府、卫生行政部门出台相关政策，切实提高精神卫生专业人员待遇，提高专业人员工作积极性	20	查阅原始政策文件。	现场座谈，查阅专业人员工资档案，走访医护人员。	A 出台提高专业人员待遇文件，提高专业人员积极性者，得 0~10 分。	
				B 能全省推广者，得 10~20 分。	
小计得分：					

考评实际总得分：

考评人员签字：　　　　考评日期：　　年　　月　　日

附表 28　年度严重精神障碍管理治疗工作绩效考核现场考评小结

被考核单位 ：　　　　　　　　　　实际得分：

工作成绩 及亮点	
存在的问题 与不足	
建议	
结 论	

考核组：第______小组　　　考核员：　　　　　组长：　　　　　日期：　　年　　月　　日